▶ 国家卫生和计划生育委员会"十二五"规划教材
▶ 全国高等医药教材建设研究会规划教材
▶ 全国高等学校医药学成人学历教育（专科）规划教材
▶ 供临床、预防、口腔、护理、检验、影像等专业用

病原生物与免疫学

第3版

主　编　夏克栋　陈　廷
副主编　李水仙　王　勇
编　者　（以姓氏笔画为序）

马兴铭（兰州大学）

王　勇（河南科技大学医学院）

刘　仿（广东医学院）

刘爱芹（哈尔滨医科大学）

李水仙（长治医学院）

杨维平（扬州大学）

张　艳（南华大学）

张晓丽（哈尔滨医科大学）

陈　廷（济宁医学院）

林巧爱（温州医科大学）

夏克栋（温州医科大学）

曹　婧（大连医科大学）

薛庆节（济宁医学院）

人民卫生出版社

图书在版编目（CIP）数据

病原生物与免疫学/夏克栋，陈廷主编. —3 版. —北京：
人民卫生出版社，2013. 10

ISBN 978-7-117-17668-2

Ⅰ. ①病… Ⅱ. ①夏…②陈… Ⅲ. ①病原微生物-医学
院校-教材②免疫学-医学院校-教材 Ⅳ. ①R37②R392

中国版本图书馆 CIP 数据核字（2013）第 198673 号

| 人卫社官网 | www. pmph. com | 出版物查询，在线购书 |
| 人卫医学网 | www. ipmph. com | 医学考试辅导，医学数
据库服务，医学教育资
源，大众健康资讯 |

病原生物与免疫学
第 3 版

主　　编：夏克栋　陈　廷
出版发行：人民卫生出版社（中继线 010-59780011）
地　　址：北京市朝阳区潘家园南里 19 号
邮　　编：100021
E - mail：pmph @ pmph. com
购书热线：010-59787592　010-59787584　010-65264830
印　　刷：三河市尚艺印装有限公司
经　　销：新华书店
开　　本：787×1092　1/16　印张：28
字　　数：699 千字
版　　次：2000 年 7 月第 1 版　2013 年 10 月第 3 版
　　　　　2018 年 12 月第 3 版第 7 次印刷（总第 34 次印刷）
标准书号：ISBN 978-7-117-17668-2/ R・17669
定　　价：52. 00 元
打击盗版举报电话：010-59787491　E-mail：WQ @ pmph.com
（凡属印装质量问题请与本社市场营销中心联系退换）

全国高等学校医药学成人学历教育规划教材第三轮
修订说明

　　随着我国医疗卫生体制改革和医学教育改革的深入推进，我国高等学校医药学成人学历教育迎来了前所未有的发展和机遇，为了顺应新形势、应对新挑战和满足人才培养新要求，医药学成人学历教育的教学管理、教学内容、教学方法和考核方式等方面都展开了全方位的改革，形成了具有中国特色的教学模式。为了适应高等学校医药学成人学历教育的发展，推进高等学校医药学成人学历教育的专业课程体系及教材体系的改革和创新，探索医药学成人学历教育教材建设新模式，全国高等医药教材建设研究会、人民卫生出版社决定启动全国高等学校医药学成人学历教育规划教材第三轮的修订工作，在长达 2 年多的全国调研、全面总结前两轮教材建设的经验和不足的基础上，于 2012 年 5 月 25～26 日在北京召开了全国高等学校医药学成人学历教育教学研讨会暨第三届全国高等学校医药学成人学历教育规划教材评审委员会成立大会，就我国医药学成人学历教育的现状、特点、发展趋势以及教材修订的原则要求等重要问题进行了探讨并达成共识。2012 年 8 月 22～23 日全国高等医药教材建设研究会在北京召开了第三轮全国高等学校医药学成人学历教育规划教材主编人会议，正式启动教材的修订工作。

　　本次修订和编写的特点如下：

　　1. 坚持国家级规划教材顶层设计、全程规划、全程质控和"三基、五性、三特定"的编写原则。

　　2. 教材体现了成人学历教育的专业培养目标和专业特点。坚持了医药学成人学历教育的非零起点性、学历需求性、职业需求性、模式多样性的特点，教材的编写贴近了成人学历教育的教学实际，适应了成人学历教育的社会需要，满足了成人学历教育的岗位胜任力需求，达到了教师好教、学生好学、实践好用的"三好"教材目标。

　　3. 本轮教材的修订从内容和形式上创新了教材的编写，加入"学习目标"、"学习小结"、"复习题"三个模块，提倡各教材根据其内容特点加入"问题与思考"、"理论与实践"、"相关链接"三类文本框，精心编排，突出基础知识、新知识、实用性知识的有效组合，加入案例突出临床技能的培养等。

　　本次修订医药学成人学历教育规划教材临床医学专业专科教材 26 种，将于 2013 年 9 月陆续出版。

全国高等学校医药学成人学历教育规划教材临床医学专业

（专科）教材目录

教材名称	主编	教材名称	主编
1. 人体解剖学	孙 俊 冯克俭	14. 医用化学	陈莲惠
2. 生理学	杜友爱	15. 医学遗传学	傅松滨
3. 生物化学	徐跃飞	16. 预防医学	肖 荣
4. 病理学	阮永华 赵卫星	17. 医学文献检索	赵玉虹
5. 药理学	吴兰鸥 姚继红	18. 全科医学概论	王家骥
6. 病原生物与免疫学	夏克栋 陈 廷	19. 卫生法学概论	樊立华
7. 诊断学	刘成玉 魏 武	20. 医学计算机应用	胡志敏
8. 医学影像学	王振常 耿左军	21. 皮肤性病学	邓丹琪
9. 内科学	王庸晋 曲 鹏	22. 急诊医学	黄子通
10. 外科学	田晓峰 刘 洪	23. 循证医学	杨克虎
11. 妇产科学	王晨虹	24. 组织学与胚胎学	郝立宏
12. 儿科学	徐立新 曾其毅	25. 临床医学概要	闻德亮
13. 传染病学	李 群	26. 医学伦理学	戴万津

注：1～13为临床医学专业专科主干课程教材，14～26为临床医学、护理学、药学、预防医学、口腔医学和检验医学专业专科、专科起点升本科共用教材或选用教材。

第三届全国高等学校医药学成人学历教育规划教材
评审委员会名单

顾　　　　　问　何　维　陈贤义　石鹏建　金生国

主　任　委　员　唐建武　闻德亮　胡　炜

副主任委员兼秘书长　宫福清　杜　贤

副　秘　书　长　赵永昌

副　主　任　委　员（按姓氏笔画排序）
　　　　　　　　史文海　申玉杰　龙大宏　朱海兵　毕晓明　佟　赤
　　　　　　　　汪全海　黄建强

委　　　　　员（按姓氏笔画排序）
　　　　　　　　孔祥梅　尹检龙　田晓峰　刘成玉　许礼发　何　冰
　　　　　　　　张　妍　张雨生　李　宁　李　刚　李小寒　杜友爱
　　　　　　　　杨克虎　肖　荣　陈　廷　周　敏　姜小鹰　胡日进
　　　　　　　　赵才福　赵怀清　钱士匀　曹德英　矫东风　黄　艳
　　　　　　　　谢培豪　韩学田　漆洪波　管茶香

秘　　　　　书　白　桦

前　言

　　2012 年 8 月，全国高等医药教材建设研究会和人民卫生出版社在北京组织召开了全国高等学校成人学历教育教材修订工作会议，本次会议对第 3 版临床医学专业成人学历教育（专科）教材修订工作提出了新的目标和要求。指出教材在内容安排上既要注意与同层次全日制普通高等教育教材基本相衔接，又要力求体现成人学历教育的特点；在内容上强调基础理论、基础知识和基本技能，注重实用性。本教材就是根据这次会议精神组织编写的。

　　本教材内容由传统的基础免疫学、医学微生物学和人体寄生虫学三部分组成，适当增加了基础免疫学部分的比重。在内容编排方面做了一些调整，在基础免疫学部分，将"免疫系统"分为"免疫器官与免疫细胞"、"细胞因子"两章编写；将"固有免疫应答"的有关内容放在"免疫应答"一章介绍。在医学微生物学部分，压缩了并不常见的病原体内容，增加了近年来新出现的病原体的内容；在人体寄生虫学部分，以介绍常见寄生虫为主。根据成人学历教育的学历需求性、非零起点性等特点，为了便于学生自学和复习，在每章正文前列入"学习目标"，正文后列入"学习小结"和"复习题"等模块的内容。在有关章节中，根据内容情况，还插入"相关链接"、"理论与实践"和"病案举例"等模块，以利于学生对所学知识的拓展、巩固和提高。

　　本教材之所以能顺利完成，是各位编者共同努力的结果，也离不开各参编学校的大力支持，在此一并致谢。

　　限于我们的水平和编写能力，本教材不足之处，恳请广大师生和读者批评指正。

夏克栋

2013 年 5 月

目 录

第三篇　人体寄生虫学

绪　论

学习目标 ▶▶

掌握:微生物的概念、特征、细胞结构类型及相关种类,医学微生物学基本概念;寄生虫的
　　概念、主要大类及相关种类,人体寄生虫学概念;现代免疫学的概念和三大功能。
熟悉:微生物与人类的关系;寄生虫病基本特征和流行情况;免疫应答的两大类型。
了解:微生物学、人体寄生虫学和免疫学的发展概况。

第一节　病原生物学概述

病原生物学是研究病原生物的生物学特性、致病性、免疫学特性及其传播相关疾病的实验室诊断和防治措施的一门学科,是基础医学中的一门重要学科。病原生物学包括医学微生物学和人体寄生虫学。

一、医学微生物学

(一)微生物的概念与基本类型

1. 微生物的概念和主要特征　微生物(microorganism)是广泛存在于自然界中的一群肉眼不能观察,必须借助光学显微镜或电子显微镜放大数百倍、数千倍甚至数万倍才能观察到的微小生物。微生物具有个体微小、结构简单、种类繁多、分布广泛、繁殖迅速、容易变异等主要特征。

2. 微生物的基本类型　按微生物的形态结构等差异可分成三大类。

(1)真核细胞型微生物:细胞核的分化程度较高,有核膜、核仁和染色体,胞质内有完整的细胞器,如内质网、核糖体、线粒体和高尔基体等结构。真菌属于此类型微生物。

(2)原核细胞型微生物:细胞核分化程度低,仅有原始核质,没有核膜与核仁,细胞器不完善。与医学相关的微生物包括放线菌、细菌、螺旋体、支原体、立克次体和衣原体等六类,这类微生物广义上均属于细菌的范畴。

(3)非细胞型微生物:是最小的一类微生物。没有细胞结构,仅由衣壳蛋白和单一的核酸(RNA或DNA)组成,亦无产生能量的酶系统,只能在宿主细胞内增殖。病毒属于此类型微生物。

（二）微生物与人类的关系

1. 人类的生存和社会发展离不开微生物　微生物在空气、土壤、水等自然界中广泛分布，在人类的体表及其与外界相通的腔道中也大量存在。绝大多数微生物对人类和动、植物的生存是有益的，而且有些是必需的。例如空气中的大量氮气只有依靠固氮菌的作用才能被植物吸收；自然界中的微生物能将死亡动植物的有机体降解并转化为无机物和二氧化碳，以供植物生长的需要，而植物又为人类和动物所利用。因此，如果没有微生物的存在，地球上的食物链将无法形成，而人类和动物也将无法生存。在人类的生活和生产活动中，微生物的作用已被广泛应用于各个领域。如在农业方面开辟了以菌造肥、以菌催长、以菌防病治病等农业增产新途径；在工业方面，微生物在食品、医药、制革、纺织、石油、化工等领域的应用越来越广泛。

2. 人类疾病的发生与微生物密切相关　在自然界中有一小部分微生物能引起人类或动、植物的病害，这些具有致病性的微生物称为病原微生物，如伤寒沙门氏菌、霍乱弧菌、结核分枝杆菌、肝炎病毒、麻疹病毒、梅毒螺旋体等。医学微生物学（medical microbiology）就是研究与人类疾病有关的病原微生物的生物学特性、致病性、免疫性，以及实验室诊断与防治的学科。

（三）微生物学的发展概况

医学微生物学是人类在长期对传染性疾病病原性质的认识和疾病防治过程中总结出来的一门学科。进入 20 世纪中叶，随着分子生物学的进展、各种新技术的建立和改进，医学微生物学得到了迅速的发展。近些年来，从分子水平上探讨病原微生物的基因结构与功能、致病的物质基础，使人们对病原微生物的活动规律更深刻的认识，并促进了对微生物感染的诊断方法以及防治措施的研究。

虽然人类在医学微生物学领域已取得巨大成就，但人类与微生物的斗争永远不会结束。目前，由病原微生物引起的多种传染病仍严重威胁人类的健康。据世界卫生组织报道，近年来全球每年有 1700 多万人死于各种传染病。新的病原体的不断出现，将引起新的传染病；原有的病原体因变异、耐药等原因而重新发生流行。1996 年日本暴发由大肠埃希菌 O157：H7 株引起的食物中毒，发病人数达 1 万余。1998 年英国暴发疯牛病，有 10 万余头牛因病死亡，并殃及人类。2003 年在中国以及其他国家和地区发生了由新型冠状病毒引起的 SARS 的流行。2004 年在东南亚地区相继发生禽流感病毒传播，使家禽养殖业损失严重，同时也感染人类。2005 年在中国四川省暴发猪链球菌感染，造成 200 多人发病。2013 年 3 月我国发现 H7N9 新型禽流感病毒，至 5 月底确诊感染 131 人，死亡 39 人。因此，医学微生物学今后还要继续加强对病原微生物的生物学特性、致病性和免疫性研究，建立特异、灵敏、快速、简便的诊断方法，积极研制安全有效的疫苗，开发抗微生物的新型药物，以提高防治效果。只有这样，才能加快医学微生物学的发展，为早日控制和消灭危害人类健康的各种传染病做出贡献。

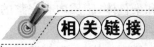

相关链接

微生物学发展史料

1676 年荷兰人列文虎克（Antory Van Leeuwenhoek）用自制的显微镜首先观察到各种形态的微生物，为微生物学的发展奠定了基础。

1857 年法国科学家巴斯德（Louis Pasteur）首先实验证明有机物质的发酵与腐败是由微生物所引起，并采用加热处理来预防酒类变质，巴斯德消毒法至今仍沿用于酒类和乳类的消毒。巴斯德的研究开创了微生物的生理学时代，微生物开始成为一门独立学科。

德国学者郭霍（Robert Koch）是微生物学的另一奠基人。他创用固体培养基，可将细菌从标本中分离成单一菌落，便于对各种细菌分别研究。同时又创用了染色方法和实验性动物感染，为发现各种传染病的病原体提供了有利条件。

1892 年俄国学者伊凡诺夫斯基（Iwanovsky）发现了第一种病毒即烟草花叶病病毒，为病毒学研究开创了先河，以后相继分离出许多对人类和动、植物致病的病毒。

1929 年弗来明（Fleming）首先发现青霉菌产生的青霉素能抑制金黄色葡萄球菌的生长，青霉素的发现和应用为感染性疾病的治疗带来一次革命，为人类健康做出了巨大贡献。

二、人体寄生虫学

（一）寄生虫的概念与分类

寄生虫（parasite）是指失去自生生活能力，长期或短暂地依附于另外一种生物的体内或体表，获得营养并给对方造成损害的低等无脊椎动物和单细胞原生生物。由三部分组成：

1. 医学原虫　为单细胞原生生物，具有独立和完整的生理功能。寄生于人体的原虫属原生动物门，约 40 多种，其中致病的主要有溶组织阿米巴原虫、疟原虫、弓形虫和阴道毛滴虫等。

2. 医学蠕虫　为多细胞无脊椎动物，体软，借助肌肉伸缩蠕动。寄生于人体的蠕虫有 160 多种，其中重要的有 20 多种。如：蛔虫、钩虫、丝虫、血吸虫、绦虫等。

3. 医学节肢动物　与人类致病密切关系的主要有蚊、蝇、虱、蚤、螨和蜱等。

（二）人体寄生虫学的发展概况

人体寄生虫学（human parasitology）是研究人体寄生虫的形态结构、生活史、致病机制、实验室诊断、流行规律与防治措施的一门学科。人类对寄生虫的认识由来已久，尤其是显微镜的问世对寄生虫学的发展起到了很大的推动作用，但寄生虫学作为一门独立的学科始于 1860 年。近几十多年来由于各种新技术的开发应用，特别是电子显微镜和分子生物学技术的应用，对寄生虫形态结构等生物学特性的研究进入了亚细胞和分子水平；对寄生虫的致病机制、诊断和防治方面的研究均取得了显著成绩。

寄生虫病具有分布范围广、患者多、危害性大等特点，尤其好发于热带和亚热带地区发展中国家，与公共卫生设施及环境状态有着密切的关系。据估计，当今在全世界范围，蛔虫、鞭虫、钩虫等感染人数分别为 12.83 亿人、8.7 亿人和 7.16 亿人，阴道毛滴虫、弓形虫、蓝氏贾第鞭毛虫和囊虫的感染也十分严重。在热带地区，大约有 10 亿寄生虫病患者，其中以血吸虫病、丝虫病、疟疾等最为严重。血吸虫病患者人数达 2 亿~2.7 亿人，丝虫病患者约为 2.5 亿人，疟疾患者约为 1 亿人，每年因感染疟疾死亡病例有 100 万~200 万人。

新中国成立初期我国寄生虫病流行十分广泛，危害严重，寄生虫病成为突出的公共卫生问题严重地制约了社会经济的发展。建国后国家对多种寄生虫病有针对性地开展防治工作，把疟疾、血吸虫病、丝虫病、黑热病和钩虫病列为重点防治的"五大寄生虫病"。经过几十年的努力,取得了辉煌的成绩。血吸虫病和疟疾的发病人数已从新中国成立初期的1116万人和3000多万人分别下降到目前的76万人和30万人;黑热病于1958年就已得到全面有效的控制;至1994年,全国已基本消灭了丝虫病。然而我国地跨寒、温、热三带,自然条件差别大,人们的生活习惯复杂多样,感染寄生虫的范围大,给寄生虫病的防治工作带来了巨大压力。据报道统计,在我国人体内已发现的寄生虫有229种,其中线虫35种,吸虫47种,绦虫16种,原虫41种,其他寄生动物90种。有些寄生虫病的防治工作虽已取得显著成绩,但疫情不稳定,局部地区有反复。如血吸虫病在部分地区疫情有所回升;部分地区的疟疾疫情仍比较严重;丝虫病和黑热病将面临监测新感染者和媒介昆虫的任务;食源性寄生虫病有所上升;肠道线虫病、带绦虫病、囊虫病、包虫病、旋毛虫病、肝吸虫病和肺吸虫病等在全国和局部地区仍是值得重视的寄生虫病。因此,我国寄生虫病的防治仍然是公共卫生中的重要课题。人体寄生虫学的研究需要继续结合防治工作实际,进行生物学、生态学、免疫学、血清诊断学以及防治措施等方面的研究。

第二节　免疫学概述

一、免疫学的概念与功能

免疫(immunity)一词的原意为免除瘟疫。很早以前,人们就认识到一些传染病(如天花)患者痊愈后,对该病就有持久的抵抗力,也就是获得了免疫力,因此,长期以来人们对免疫的认识局限于机体免除疾病及抵抗疾病的能力。随着免疫学理论和实验技术的研究进展,人们认识到机体不仅对微生物感染,而是对各种"非己"物质都能进行识别和排斥。因此,免疫的现代概念是指机体识别和排除抗原性异物,以维持机体的生理平衡和稳定的功能。机体免疫系统对"非己"抗原物质产生排斥效应的过程,即称为免疫应答,在正常情况下是发挥机体免疫保护作用,如抗感染免疫和抗肿瘤免疫。但在免疫功能失调的情况下,免疫应答可造成机体组织损伤,产生疾病。免疫的功能概括为:

1. 免疫防御(immunological defence)　指机体免疫系统在正常情况下,抵抗病原微生物入侵,清除侵入的病原体及其他异物,以保护机体免受外来异物侵害的功能。如果免疫防御功能过高可引起超敏反应,过低则易引起感染。

2. 免疫自稳(immunological homeostasis)　指机体免疫系统对自身成分的耐受、对体内出现的损伤和衰老的细胞进行清除,以维持机体生理平衡的功能。当免疫稳定异常时,可导致自身免疫病。

3. 免疫监视(immunological surveillance)　指免疫系统具有识别、清除体内突变细胞的作用。当免疫监视功能异常时,机体易患肿瘤。

二、免疫应答的类型

根据机体对抗原物质的作用方式和特点的不同,可将机体的免疫应答分为固有免疫和适应性免疫两类。

1. 固有免疫（innate immunity）　是物种在长期的进化过程中逐渐建立的防御功能。固有免疫个体出生时就具备，也称天然免疫。由于对抗原无针对性，因此又称非特异性免疫。固有免疫构成了机体抵抗病原微生物入侵的第一道防线，其组成包括：①屏障结构，如皮肤黏膜屏障、血-脑屏障和胎盘屏障等可阻止或限制病原微生物的侵袭；②免疫细胞，如吞噬细胞、自然杀伤细胞等可直接在病原微生物进入机体的早期阶段发挥吞噬杀伤作用；③体液中的抗菌物质，如补体、溶菌酶、干扰素等成分协助或参与机体的炎症反应，以溶解或清除病原体。

2. 适应性免疫（adaptive immunity）　是机体出生后在抗原的诱导下产生的针对该抗原特异性的免疫，也称特异性免疫或获得性免疫。根据参与免疫应答的细胞及产生的效应不同，可分为体液免疫和细胞免疫两类，体液免疫由 B 淋巴细胞介导，在特异性抗原的刺激下，B 细胞活化、增殖、分化为浆细胞，由浆细胞产生特异性抗体发挥免疫效应。细胞免疫由 T 淋巴细胞介导，在特异性抗原的刺激下，T 细胞活化、增殖、分化为致敏的 T 淋巴细胞，通过直接杀伤或产生细胞因子发挥特异性免疫效应。

三、免疫学的发展概况

免疫学（immunology）是研究人体免疫系统的组成和功能、免疫应答规律，以及免疫学在疾病诊断与防治中应用的一门科学。免疫学是人类在与传染病斗争过程中发展起来的。从中国人接种"人痘"预防天花的正式记载算起，到其后的 Edward Jenner 接种牛痘苗预防天花，直到现在，免疫学的发展已有三个半世纪。前后经历过经验免疫学时期、免疫科学建立时期和现代免疫学时期。自 20 世纪 70 年代后，随着分子免疫学的兴起，免疫学更是进入了快速发展阶段。

免疫学已成为生命科学的前沿学科之一。现代免疫学理论和技术的发展促进了现代生物学和医学的发展。如单克隆抗体、DNA 疫苗、基因工程重组细胞因子、免疫活性细胞、完全人源抗体等研究，为防治传染病、恶性肿瘤、自身免疫病、超敏反应、移植物排斥反应，以及延缓衰老等方面提供了新途径。现代免疫学已涉及现代生物学和临床医学的很多领域，并形成了很多分支学科。相信随着免疫学研究的不断深入，该学科为防治疾病，提高人类的健康水平将有更大的作用。

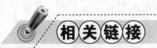
相关链接

免疫学发展史料

11 世纪（宋朝）中国人早已有吸入天花病人皮肤痂粉预防天花的记载，至 17 世纪后叶（明朝）则有接种"人痘"预防天花的正式记载。后来，该方法经丝绸之路传至欧洲各国。18 世纪末，英国琴纳（Edward Jenner）创用牛痘苗来预防天花，并对人体无害，为人类传染病的人工免疫预防奠定基础。19 世纪后期巴斯德研制出鸡霍乱、炭疽和狂犬病疫苗；德国的 Behring 用白喉免疫血清治疗白喉患者获得成功，为传染病的预防开辟了新途径。1883

年俄国的 Metchnikoff 根据吞噬细胞的吞噬现象提出了细胞免疫学说。1897 年德国的 Ehrlich 提出了体液免疫学说。1945 年 Owen 发现异卵胎盘融合的双生小牛,其体内有两种血型不同的红细胞共存,互相排斥,称之为天然耐受。1949 年澳大利亚的 Burnet 提出了免疫耐受的理论,随后又提出抗体生成的克隆选择学说,这些学说解释了许多重要免疫生物学现象,如对抗原的识别、免疫记忆的形成、自身耐受的建立以及自身免疫的发生等,促进了现代免疫学理论的形成。

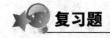

学习小结

　　病原生物学分医学微生物学和人体寄生虫学。微生物按照细胞结构分为真核细胞型(仅有真菌)、原核细胞型(包括细菌、放线菌、螺旋体、支原体、立克次体和衣原体)和非细胞型(仅有病毒)三大类。微生物学与人类关系密切:一方面人类的生存和社会发展离不开微生物,另一方面少数微生物可引起人类和动植物疾病。

　　寄生虫分医学原虫、医学蠕虫和医学节肢动物三大类。人体寄生虫学是研究人体寄生虫的形态结构、生活史、致病机制、实验室诊断、流行规律与防治措施的一门学科。

　　现代免疫的概念是指机体识别和排除抗原性异物,以维持机体生理平衡和稳定的功能,即免疫防御、免疫稳定和免疫监视三大功能。机体免疫系统对"非己"抗原物质产生排斥效应的过程称为免疫应答,可分为固有免疫应答和适应性免疫应答,前者是物种在长期的进化过程中逐渐建立的防御功能,后者是机体出生后在抗原的诱导下产生的针对该抗原特异性的免疫,也称特异性免疫或获得性免疫。

(夏克栋)

复习题

一、名词解释

1. 原核细胞型和真核细胞型微生物
2. 医学原虫和医学蠕虫
3. 固有免疫和适应性免疫

二、简答题

1. 微生物根据细胞结构可分哪三大类型,各有哪些种类?
2. 寄生虫分哪几大类,各有哪些种类?
3. 简述现代免疫的概念和功能,如果功能发生异常将会有哪些后果?

第一篇　基础免疫学

第一章

抗　原

学习目标 ‖

掌握:抗原、抗原决定基、共同抗原、交叉反应、异嗜性抗原、肿瘤抗原、佐剂的基本概念;
　　　抗原的基本特性;医学上重要的抗原物质及医学意义。
熟悉:TD-Ag、TI-Ag 的基本概念;影响抗原免疫原性的因素;抗原的分类。
了解:抗原结合价、丝裂原的基本概念;佐剂的种类与作用机制。

抗原(antigen,Ag)是指能刺激机体产生免疫应答,并与相应的免疫应答产物即抗体或效应 T 细胞特异性结合,进而发挥免疫效应的物质。

抗原一般具有两种基本特性:①免疫原性(immunogenicity),即抗原刺激机体产生抗体或效应 T 细胞的能力;②抗原性(antigenicity),又称免疫反应性或反应原性,即抗原与相应抗体或效应 T 细胞特异性结合的能力。同时具有以上两种特性的物质称为完全抗原,如细菌、病毒、异种动物血清等。只具有抗原性而无免疫原性的小分子物质(如某些药物)称为不完全抗原或半抗原(hapten)。半抗原本身没有免疫原性,但与大分子蛋白质载体结合后可成为完全抗原,能诱导机体产生针对半抗原的特异性抗体或效应 T 细胞。

第一节　影响抗原免疫原性的因素

某种物质是否具有免疫原性以及免疫原性的强弱,主要取决于该物质本身的理化性状、机体对该物质的反应性和免疫方式。

一、异　物　性

机体免疫系统的重要生理功能是区分"自己"与"非己",并对非己异物产生免疫应答。一般情况下,抗原与机体之间的亲缘关系越远,结构差异越大,异物性越强,其免疫原性就越强。

例如,鸡卵蛋白对鸭是弱抗原,对兔(哺乳动物)则是强抗原。

　抗原性异物不仅包括来自体外的非己抗原物质,还包括某些结构改变的自身物质和胚胎期未与机体免疫系统接触过的正常自身物质。例如,眼晶状体蛋白通常与自身免疫细胞处于隔离状态,免疫系统视其为"异物",当眼外伤造成晶状体蛋白释放后会引起免疫应答反应,导致交感性眼炎。

二、抗原的理化特性

　　1. 分子大小　具有免疫原性物质的相对分子质量通常在 10kD 以上。通常相对分子质量越大的物质免疫原性越强。小分子物质则免疫原性较弱,甚至无免疫原性。

　　2. 化学性质与组成　抗原物质的化学特性也与免疫原性密切相关。天然抗原多为有机物,其中蛋白质的免疫原性最强,某些多糖也具有较强的免疫原性,而脂类和核酸免疫原性较弱,难以诱导免疫应答。在蛋白质中,含芳香族氨基酸者免疫原性较强,例如,胰岛素相对分子质量只有 5.7kD,但含有芳香族氨基酸,因此具有一定的免疫原性。明胶蛋白相对分子质量高达 100kD,免疫原性却很弱,原因在于明胶蛋白是由直链氨基酸组成,稳定性差,在体内易被降解。若在明胶蛋白分子上连接少量酪氨酸(属于芳香族氨基酸)后,其免疫原性显著增强。

　　3. 易接近性　系指抗原表面一些特殊的化学基团与淋巴细胞表面相应的抗原受体相互接触的难易程度。易接近性的难易程度常与这些化学基团在抗原分子中分布的部位有关。如存在于抗原分子表面的化学基团易与淋巴细胞抗原受体结合,免疫原性较强;若存在于抗原分子的内部,则不易与淋巴细胞表面的抗原受体接近,而不表现免疫原性。

　　4. 物理状态　抗原物质可因其物理状态不同而呈现出不同的免疫原性。聚合状态的蛋白质通常较其单体免疫原性强;颗粒性抗原较可溶性抗原免疫原性强。因此,对一些免疫原性弱的抗原,可采用使其聚合或吸附在某些大颗粒表面的方法,增强其免疫原性。

三、免疫方法

　　抗原剂量、抗原进入机体的途径、免疫次数和间隔时间等均可影响机体对抗原的免疫应答。抗原剂量要适中,剂量过高或过低可诱导免疫耐受。免疫途径以皮内注射应答反应最强,皮下注射次之,腹腔或静脉注射效果最差,口服抗原易导致免疫耐受。免疫间隔要适当,次数过频或间隔过长均不利于获得良好的免疫效果。

四、机体因素

　　1. 遗传因素　机体的遗传背景对抗原的免疫原性有明显影响。例如,多糖对人和小鼠具有免疫原性,而对豚鼠则无免疫原性。不同品系的动物对同一种抗原刺激的应答能力也有所不同,有些品系为高应答品系,有些品系则为无应答或低应答品系。临床实践中也发现,不同个体对某些抗原的免疫应答反应也常常呈现较大差异,这种差异与遗传因素有关,起主要作用的遗传基因是位于人类第 6 号染色体上的主要组织相容性复合体。

2. 年龄、性别与健康状态 一般情况下,青壮年比幼儿和老年人免疫应答能力强;雌性比雄性产生抗体的能力强,但妊娠期应答能力受抑制;健康状态不佳、感染、应用免疫抑制剂都能抑制机体对抗原的免疫应答。

第二节 抗原的特异性与交叉反应

一、抗原的特异性

抗原的特异性既表现在免疫原性上,也表现在抗原性上。某一特定抗原只能激活具有相应受体的淋巴细胞克隆,产生针对该抗原的特异性抗体和效应 T 细胞;而且只能与相应的抗体和效应 T 细胞结合并发生反应。例如,接种伤寒疫苗(抗原)只能诱导机体产生针对伤寒杆菌的抗体,这种抗体也只能与伤寒杆菌结合,而不能与痢疾杆菌或其他抗原结合。

抗原的特异性是免疫学诊断与免疫学防治的重要理论依据。决定抗原特异性的结构基础是抗原分子中的抗原决定基。

1. 抗原决定基 抗原决定基(antigenic determinant)是指抗原分子中决定抗原特异性的特殊化学基团,又称表位(epitope),通常由 5～17 个氨基酸残基或 5～7 个多糖残基/核苷酸组成。抗原表位是 T 细胞、B 细胞及抗体识别结合的基本结构单位。

抗原决定基对抗原特异性的影响是通过人工结合抗原证实的。实验方法简述如下:①将几种已知的化学基团(半抗原)分别与同一种载体蛋白结合,组成人工结合抗原;②免疫动物,获得相应的免疫血清(抗体);③用免疫血清分别与上述已知化学基团进行反应。实验结果如表 1-1 所示,苯胺、对氨基苯甲酸、对氨基苯磺酸、对氨基苯砷酸这四种结构上仅有一个酸基不同的半抗原只能与相应免疫血清(抗体)结合,而不能与其他免疫血清结合。这表明化学基团(即抗原决定基)的性质决定了抗原的特异性。此外,类似的研究还发现,抗原的特异性不仅与化学基团的性质有关,还与其空间位置及立体构型有关。

表 1-1 不同酸基对半抗原—抗体反应特异性的影响

免疫血清(抗体)	半抗原(表位)			
	苯胺 NH_2	对氨基苯甲酸 NH_2 / COOH	对氨基苯磺酸 NH_2 / SO_3H	对氨基苯砷酸 NH_2 / AsO_3H_2
苯胺抗体	+++	－	－	－
对氨基苯甲酸抗体	－	++++	－	－
对氨基苯磺酸抗体	－	－	++++	－
对氨基苯砷酸抗体	－	－	－	++++

2. 抗原结合价 系是指一个抗原分子上能与相应抗体结合的抗原决定基的总数。大多数天然抗原分子结构复杂,表面具有许多相同和不同的抗原决定基,为多价抗原。有些抗原,如肺炎球菌荚膜多糖水解产物只有一种抗原决定基,为单价抗原。半抗原也属于单价抗原。

二、交叉反应

天然抗原通常带有多种抗原决定基,免疫机体后,可产生多种抗体。如果两种不同的抗原分子具有某种相同或相似的抗原决定基,那么由这两种抗原刺激机体产生的抗血清(抗体),不仅能与诱导它们产生的抗原特异性结合,而且能与含有相同或相似抗原决定基的其他抗原发生反应,但反应强度明显减弱(图1-1)。免疫学中,将两种不同的抗原分子之间相同或相似的抗原决定基称为共同表位,而这两种抗原则称为共同抗原(common antigen)或交叉抗原。将某种抗原刺激机体产生的抗体,与具有相同或相似抗原决定基的其他种类抗原发生的反应,称为交叉反应。

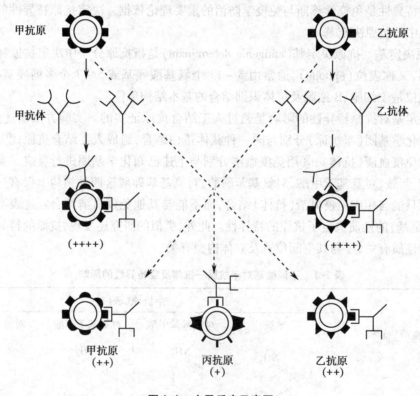

图 1-1 交叉反应示意图

第三节 抗原的分类

自然界抗原的种类繁多,分类方法也有多种。

一、根据抗原与机体的亲缘关系分类

1. 异种抗原　系指来自另一物种的抗原性物质。病原微生物及其代谢产物（如细菌外毒素）、异种动物血清（如马血清）对人来说都是异种抗原。

2. 同种异型抗原　系指来自同一种属不同基因型个体的抗原性物质。如人的红细胞抗原和组织相容性抗原。

3. 自身抗原　系指能引起自身免疫应答的自身组织成分。包括在胚胎期未与免疫细胞接触过的自身成分（如眼晶状体蛋白、甲状腺球蛋白等），以及在感染、药物等因素影响下结构发生改变的自身成分。

二、根据刺激抗体产生是否需要T细胞辅助分类

1. 胸腺依赖性抗原（thymus dependent antigen, TD-Ag）　这类抗原刺激B细胞产生抗体时需要T细胞辅助。绝大多数蛋白质抗原都是TD抗原，如细菌及其代谢产物、血清蛋白、血细胞等。

2. 胸腺非依赖性抗原（thymus independent antigen, TI-Ag）　这类抗原刺激B细胞产生抗体时无需T细胞辅助。TI抗原种类较少，主要有细菌脂多糖、荚膜多糖和聚合鞭毛素等。

三、其他分类方法

抗原的其他分类方法简述如下：①根据产生方式，可将抗原分为天然抗原和人工抗原；②根据抗原是否在抗原提呈细胞内合成，可将抗原分为外源性抗原和内源性抗原；③根据抗原性能，可将抗原分为完全抗原和半抗原；④根据物理性状，可将抗原分为颗粒性抗原和可溶性抗原；⑤根据化学性质，可将抗原分为蛋白质抗原、多糖抗原和多肽抗原等；⑥根据诱导免疫应答的特征，可将抗原分为肿瘤抗原、移植抗原、变应原和耐受原等。

第四节　医学上重要的抗原物质

一、病原微生物及其代谢产物

1. 病原微生物　对人而言，细菌、病毒、立克次体、螺旋体等病原微生物都属于异种物质，具有较强的免疫原性。这些微生物结构虽然简单，但化学组成相当复杂，含有多种性质不同的蛋白质以及与蛋白质结合的多糖和脂类，是由多种抗原成分组成的复合体。若将其制成疫苗进行预防接种，可诱导机体对相应病原体感染产生有效免疫保护作用。

2. 外毒素与类毒素　外毒素是革兰阳性菌代谢过程中分泌到菌体外的毒性物质，其化学性质为蛋白质，有很强的免疫原性，能刺激机体产生相应的抗体（即抗毒素）。外毒素经0.3%～0.4%甲醛处理后，丧失毒性而保留原有的免疫原性，称为类毒素。类毒素能刺激机体

产生特异性抗体,可用于预防由外毒素引起的疾病。临床常用的类毒素有破伤风类毒素和白喉类毒素。

二、动物免疫血清

临床上通常使用抗毒素防治破伤风、白喉等疾病,抗毒素一般是用类毒素免疫马制备的。这种含抗毒素的动物免疫血清对人体具有两重性:一方面它含有特异性抗体,可以与体内相应的外毒素(抗原)结合,从而使外毒素失去毒性,起到防治疾病的作用;另一方面它对于人体又是具有免疫原性的异种蛋白,能刺激机体产生抗体,诱发超敏反应。因此,在注射此类生物制剂之前,必须做皮肤过敏试验。

三、异嗜性抗原

异嗜性抗原是一类存在于人、动物、植物和微生物之间、与种属无关的共同抗原,最初由 Forssman 发现,故又称 Forssman 抗原。此类抗原可引发某些疾病,如溶血性链球菌表面某些成分与人肾小球基底膜和心肌组织具有共同抗原,因此溶血性链球菌刺激机体产生的抗体有可能与人肾脏和心肌组织中的共同抗原发生交叉反应,引起肾小球肾炎或心肌炎。大肠杆菌 O14 型脂多糖与人结肠黏膜有共同抗原存在,有可能引发溃疡性结肠炎。

四、同种异型抗原

在人类的不同个体之间或同种不同品系的近交系动物之间,由于遗传基因不同,细胞表面结构存在差异。这种具有异物性的物质即为同种异型抗原。人类的同种异型抗原主要是血型抗原(亦称红细胞抗原,包括 ABO 血型抗原及 Rh 血型抗原)和人类白细胞抗原。

1. ABO 血型抗原 根据人类红细胞表面携带 A、B 抗原的不同,可将人类血型分为 A、B、AB、O 四种类型。人类 ABO 血型分类见表 1-2。ABO 血型抗原不仅存在于人红细胞膜上,也存在于唾液、精液、胃液、汗液、尿液、泪液等体液中,以及胃、十二指肠、胰腺、胆囊等组织器官的细胞表面。人体内存在天然的 ABO 血型抗体,为 IgM 类抗体,不能通过胎盘,但每个人血清中不含有与本人血型相对应的抗体。

表 1-2 ABO 血型抗原及抗体

血型	基因型	红细胞表面抗原	血清中天然抗体
A	A/A,A/O	A	抗 B
B	B/B,B/O	B	抗 A
AB	A/B	A 和 B	无抗 A、无抗 B
O	O/O	H(无 A、无 B)	抗 A 和抗 B

2. Rh 血型抗原 Landsteiner 和 Wiener(1840 年)发现用恒河猴(Rhesus monkey)红细胞免疫家兔后获得的免疫血清可与多数人的红细胞发生凝集,表明在人类红细胞与恒河猴红细胞

表面具有某些相同的抗原成分,称之为 Rh 抗原。人类红细胞表面有 Rh 抗原者称为 Rh 阳性,缺乏 Rh 抗原者为 Rh 阴性。中国汉族人中 99% 为 Rh 阳性。正常情况下,人体血清中不存在针对 Rh 抗原的抗体,只有当 Rh 阳性红细胞进入 Rh 阴性的个体时,方可刺激机体产生针对 Rh 抗原的 IgG 类抗体。此类抗体能通过胎盘,可导致血型为 Rh 阳性的胎儿发生新生儿溶血症(详见第七章:超敏反应)。

3. 人类白细胞抗原　人类白细胞抗原存在于白细胞等多种细胞表面,是人体最复杂的抗原系统。人类白细胞抗原是引起临床同种异体器官移植排斥反应的物质基础,此外,它还参与提呈抗原、约束免疫细胞间相互作用、诱导胸腺内 T 细胞分化成熟等重要的生理功能(详见第五章:主要组织相容性复合体)。

五、自身抗原

自身抗原是指在机体发育过程中与免疫系统相对隔绝,未能与 T、B 淋巴细胞接触的自身物质或结构改变的自身物质。上述自身物质一旦释放或形成就可刺激机体免疫细胞产生免疫应答。

1. 隐蔽的自身抗原　某些自身抗原在胚胎期未与自身淋巴细胞接触,机体未能对其建立免疫耐受,生理状态下又与免疫细胞相对隔绝,称为隐蔽的自身抗原,主要包括眼晶状体蛋白、眼葡萄膜色素蛋白、甲状腺球蛋白、精子和神经髓鞘碱性蛋白等。当外伤、感染或手术不慎等原因使这些物质进入血流时,便可引起自身免疫应答,重者发生自身免疫性疾病。如精子抗原释放可引起男性不育;神经髓鞘碱性蛋白释放,可引起脑脊髓炎和外周神经炎等。

2. 改变(修饰)的自身抗原　自身组织细胞一般不具有免疫原性,但在某些理化或生物因素(如电离辐射、化学药物和微生物感染等)作用下,组织细胞结构发生改变,可刺激机体产生免疫应答,重者能引起自身免疫性疾病。如服用甲基多巴类药物后,可使红细胞表面化学结构发生改变,出现新的抗原决定基,从而引起自身免疫性贫血。

六、肿瘤抗原

肿瘤抗原是指细胞癌变过程中出现的新抗原或过度表达的抗原物质。根据肿瘤抗原的特异性,可将其分为肿瘤特异性抗原和肿瘤相关抗原两类。

1. 肿瘤特异性抗原　系指只存在于某种肿瘤细胞而不存在于正常细胞的新抗原。如表达于人类黑色素瘤细胞的 MAGE-1。

2. 肿瘤相关抗原　系指肿瘤细胞和正常细胞均可表达的抗原,只是其含量在细胞癌变时明显增高。如肝癌细胞产生的甲胎蛋白。

第五节　非特异性免疫细胞刺激剂

一、丝　裂　原

丝裂原(mitogen)又称有丝分裂原,是一种非特异性的淋巴细胞多克隆激活剂,可使静止的

T细胞或B细胞活化增殖、发生有丝分裂。丝裂原通常用于观察淋巴细胞的增殖情况或细胞因子分泌情况,间接判断机体的免疫功能。

能活化T细胞的有丝分裂原主要有刀豆蛋白A(ConA)、美洲商陆和植物血凝素(PHA);能活化B细胞的有丝分裂原主要有脂多糖(LPS)、葡萄球菌A蛋白和美洲商陆(PWM)。

二、佐　剂

佐剂(adjuvant)是指预先或与抗原同时注入体内后,能够增强机体对该抗原的免疫应答能力或改变免疫应答类型的非特异性免疫增强物质。

佐剂的种类很多,主要包括如氢氧化铝、磷酸铝、磷酸钙、卡介苗、短小棒状杆菌、百日咳杆菌、细菌脂多糖、细胞因子、多聚肌苷酸:胞苷酸(polyI:C)、及免疫刺激复合物(ISCOMs)和CpG脱氧寡核苷酸等。动物实验中最常使用的佐剂是弗氏不完全佐剂和弗氏完全佐剂。弗氏不完全佐剂是由液体石蜡(或植物油)和羊毛脂(或吐温)混合形成油包水乳剂;在不完全佐剂中加入死分枝杆菌或卡介苗就成为弗氏完全佐剂。弗氏完全佐剂作用较强,但在注射局部易形成肉芽肿和持久性溃疡,故不适于人体使用。目前在人体疫苗中添加的佐剂主要包括氢氧化铝、磷酸钙等。

佐剂的作用机制如下:①改变抗原物理性状,延缓抗原降解和排除,更加有效地刺激免疫应答;②刺激单核-巨噬细胞,增强它们对抗原的处理和提呈能力;③刺激淋巴细胞增殖分化,增强和扩大免疫应答的能力。

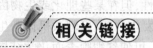

相关链接

超　抗　原

超抗原(superantigen,SAg)是一类只需极低浓度(1~10ng/ml)即可非特异激活多克隆T细胞(约占T细胞总数的2%~20%),使之产生大量细胞因子,引发强烈免疫反应的大分子蛋白物质。超级抗原的作用机制与普通抗原和丝裂原均有较大的区别,其一端与抗原提呈细胞表面MHC-Ⅱ类分子抗原肽结合槽外侧保守序列结合,另一端与T细胞表面抗原受体(TCR)β链可变区(Vβ)外侧某些保守氨基酸序列结合。因此,超抗原激活T细胞虽需抗原提呈细胞参与,但其作用不受MHC限制。目前已知作用于αβT细胞的超抗原有金黄色葡萄球菌肠毒素、A族链球菌致热外毒素和小鼠乳腺肿瘤病毒蛋白等。作用于γδT细胞的超抗原有热休克蛋白(heat shock protein,HSP)等。超抗原可能与细菌性食物中毒、球菌感染所致毒性休克综合征、自身免疫性疾病和某些肿瘤的发生有关。

学习小结

抗原通常具有免疫原性和抗原性两种基本性能。机体免疫系统对非己异物产生免疫应答,抗原理化特性不同,免疫原性强弱不同。抗原剂量、进入机体的途径、免疫次数与间隔时间、个体的年龄和健康状态、遗传背景等均可影响其免疫原性。抗原决定基的性质、空间位置及立体构型决定了抗原的特异性,共同抗原可引发交叉反应。根据抗原与机体的亲缘关系,可分为异种抗原、同种异型抗原和自身抗原;根据抗原诱导机体产生抗体是否需要T细胞辅助,可分为胸腺依赖性抗原和胸腺非依赖性抗原;根据抗原是否在抗原提呈细胞内合成,可分为外源性抗原和内源性抗原。医学上重要的抗原物质包括:病原微生物、外毒素与类毒素、动物免疫血清、异嗜性抗原、同种异型抗原、自身抗原和肿瘤抗原。丝裂原和佐剂是一种非特异性的淋巴细胞多克隆激活剂。

(马兴铭)

 复习题

一、名词解释

1. 抗原与抗原决定基
2. 共同抗原与交叉反应
3. 异嗜性抗原与自身抗原
4. TD- Ag 与 TI- Ag
5. 肿瘤特异性抗原与肿瘤相关抗原
6. 佐剂与丝裂原

二、简答题

1. 抗原的基本特性有哪些。
2. 简述影响抗原免疫原性的主要因素。
3. 简述医学上重要的抗原物质及医学意义。
4. 简述抗原的种类。

第 二 章
免疫球蛋白与抗体

　　抗体(antibody,Ab)是 B 细胞接受抗原刺激后增殖分化为浆细胞所产生的一类具有免疫功能的球蛋白。抗体主要存在于血清、组织液等体液中,能与相应抗原特异性结合,是介导体液免疫的重要效应分子。

　　免疫球蛋白(immunoglobulin,Ig)是指具有抗体活性或化学结构与抗体相似的球蛋白。免疫球蛋白可分为分泌型和膜型两种类型,分泌型免疫球蛋白即为体液中的抗体,膜型免疫球蛋白(membrane immunoglobulin,mIg)作为抗原识别受体表达于 B 细胞膜表面。

　　免疫球蛋白与抗体这两个概念既有密切的联系,又有一定差异。免疫球蛋白所指的范畴更为宽泛,它包括了抗体和另外一些没有抗体功能,但化学结构与抗体相似的球蛋白,例如多发性骨髓瘤患者体内的骨髓瘤蛋白。免疫球蛋白的概念着重于化学结构,而抗体的概念强调生物学功能。

第一节　免疫球蛋白的分子结构

一、免疫球蛋白的基本结构

　　各类免疫球蛋白的基本单位都是由四条肽链组成的对称结构,包括两条相同的分子量较大的重链和两条相同的分子量较小的轻链。重链和轻链之间以及两条重链之间由二硫键相连(图 2-1)。

　　1. 重链与轻链　免疫球蛋白重链(heavy chain,H 链)由 450～550 个氨基酸残基组成,分子量约为 50～75kDa。根据重链氨基酸组成和排列顺序的不同和免疫原性差异,可将其分为五

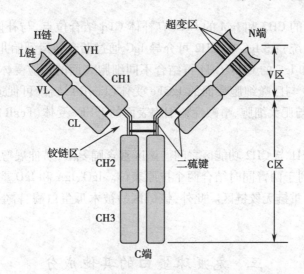

图2-1 免疫球蛋白的基本结构及功能区示意图

类,即 μ 链、γ 链、α 链、δ 链、ε 链;它们分别与轻链组成五类相应的免疫球蛋白分子,称为 IgM、IgG、IgA、IgD、IgE。同一类 Ig 又可分为不同的亚类,人 IgG 可分为 IgG1、IgG2、IgG3、IgG4 四个亚类;IgA 可分为 IgA1 和 IgA2 两个亚类。

免疫球蛋白轻链(light chain,L 链)由 214 个氨基酸残基组成,分子量约为 25kDa。根据轻链氨基酸组成、排列和免疫原性的不同,可将其分为两型,即 κ 型和 λ 型。这两种轻链均能与各类重链结合,但在一个天然免疫球蛋白分子上,两条重链的类别一定相同,两条轻链的型别也一定相同。λ 链可分为 λ1、λ2、λ3、λ4 四个亚型。

2. 可变区与恒定区 比较不同的免疫球蛋白分子的氨基酸序列时发现,在轻链氨基端(N 端)1/2 以及重链氨基端 1/4(或 1/5)的区域内,不同分子间的氨基酸残基的组成和排列顺序多变,故称其为可变区(variable region,V 区);其余部分氨基酸残基的组成和排列顺序相对稳定,称为恒定区(constant region,C 区)。

在可变区内,氨基酸残基的组成和排列顺序的变化程度并不均一,某些特定区段具有更多的变化,称为超变区(hypervariable region,HVR)。重链和轻链各有三个超变区,它们共同构成免疫球蛋白的抗原结合部位。由于超变区能与相应抗原表位互补结合,因此又称为互补决定区(complementarity determining region,CDR)。超变区氨基酸残基的多种变化是免疫球蛋白分子与数量庞大的抗原特异性结合的结构基础。可变区中,超变区之外的部分称为骨架区(framework region,FR),重链和轻链各有四个骨架区,它们与超变区间隔排列,对维持免疫球蛋白分子可变区的空间构型起着重要的作用。

二、免疫球蛋白的功能区

免疫球蛋白重链和轻链可通过链内二硫键折叠形成若干球状结构,每个球状结构由约 110 个氨基酸残基组成,它们与免疫球蛋白的某些生物学功能有关,称为功能区(图2-1)。轻链有两个功能区(VL 和 CL)。IgG、IgA、IgD 重链有四个功能区(VH、CH1、CH2、CH3);IgM 和 IgE 重链有五个功能区,即多一个 CH4。各功能区的主要作用如下:①VH 和 VL 是与抗原表位特异性结合的部位;②IgG 的 CH2 和 IgM 的 CH3 有补体 C1q 结合位点,与补体经典途径激活有关(详见第三章:补体系统);③IgG 的 CH2 可介导 IgG 通过胎盘转运到胎儿体内,发挥天然免疫作用;④IgG 的 CH3 和 IgE 的 CH3、CH4 可结合不同细胞表面的相应受体,产生不同的免疫效应。例如,IgG 的 CH3 与巨噬细胞表面的 IgGFc 受体(FcγR)结合,可促进巨噬细胞的吞噬作用;IgE 的 CH3、CH4 与肥大细胞、嗜碱性粒细胞表面的 IgEFc 受体(FcεR)结合,可介导 Ⅰ 型超敏反应。

Ig 铰链区位于 CH1 与 CH2 功能区之间。该区富含脯氨酸,易伸展弯曲,能改变 Ig 两个 Y 形臂之间的距离,有利于两臂同时结合两个抗原表位。IgG、IgA 和 IgD 重链 CH1 与 CH2 之间有铰链区,IgM 和 IgE 重链无铰链区。此外,铰链区易被木瓜蛋白酶、胃蛋白酶水解,产生不同的水解片段。

三、免疫球蛋白的其他成分

除上述基本结构外,某些类别的免疫球蛋白还有其他辅助成分,即 J 链和分泌片。

1. J 链　J 链又称连接链,是一条富含半胱氨酸的多肽链,由浆细胞合成,主要功能是将单体 Ig 分子连接为多聚体。两个 IgA 单体由 J 链连接组成二聚体;五个 IgM 单体由二硫键相互连接,并通过二硫键与 J 链连接组成五聚体。IgG、IgD 和 IgE 为单体,无 J 链。

2. 分泌片　分泌片又称分泌成分,是一种含糖的肽链,由黏膜上皮细胞合成,是分泌型 IgA(secretory IgA,SIgA)的重要组成部分。分泌片的主要功能是介导 IgA 二聚体从黏膜下转运至黏膜表面,并保护分泌型 IgA 的铰链区免受蛋白酶水解(图 2-2)。

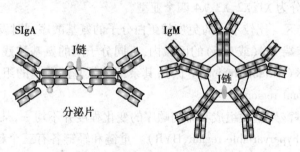

图 2-2　免疫球蛋白的 J 链和分泌片

四、免疫球蛋白的水解片段

在对免疫球蛋白进行研究时,常采用蛋白水解酶将免疫球蛋白肽链水解为不同的片段,以研究免疫球蛋白各部分的结构和功能。木瓜蛋白酶和胃蛋白酶是最常用的两种蛋白水解酶,它们水解 IgG 后所形成的片段见图 2-3。

1. 木瓜蛋白酶水解片段　木瓜蛋白酶可在 IgG 重链铰链区链间二硫键近氨基端(N 端)将其断裂为三个片段:即两个完全相同的抗原结合片段(fragment antigen binding,Fab),和一个可结晶片段(fragment crystallizable,Fc)。每个 Fab 段由一条完整的轻链和部分重链(VH 和 CH1)组成。该片段具有单价抗体活性,只能与一个相应抗原表位结合,因此与相应抗原结合后不能

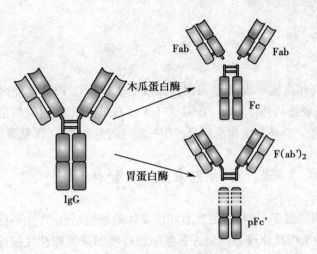

图 2-3　IgG 水解片段

形成大分子免疫复合物。Fc 段主要由 CH2 和 CH3 功能区组成,是 IgG 与表达 IgGFc 受体的免疫效应细胞结合的部位。此外,IgG 同种型抗原表位主要存在于 Fc 段,用人 IgG 免疫动物可获得针对人 IgG Fc 段的抗体,此类抗体为抗 Ig 同种型抗体。

2. 胃蛋白酶水解片段　胃蛋白酶水解 IgG 的部位是在重链链间二硫键的近羧基端(C端),可获得一个大分子的 F(ab')₂ 片段和若干小分子片段 pFc'。F(ab')₂ 是由两个 Fab 及铰链区组成,由于 Ig 分子的两个臂仍由二硫键连接,因此具有双价抗体活性,与相应抗原表位结合后可形成大分子免疫复合物。小片段 pFc' 无生物学活性。根据上述酶解特性,用胃蛋白酶水解破伤风抗毒素等抗体制剂,使其具有同种型抗原表位的 Fc 段裂解,可大大减少临床使用时可能引起的超敏反应。

第二节　抗体的生物学作用

一、特异性结合抗原

特异性识别并结合抗原是免疫球蛋白分子的主要功能,执行该功能的结构是免疫球蛋白分子的 V 区,其中超变区是与抗原表位互补结合的区域,因此免疫球蛋白 V 区,特别是超变区的空间构型决定了免疫球蛋白的特异性。免疫球蛋白结合抗原表位的个数称为抗原结合价。单体免疫球蛋白分子为双价;分泌型 IgA 为四价;五聚体 IgM 理论上为十价,但由于立体结构的空间位阻,实际上一般为五价。

免疫球蛋白在体内与相应抗原特异性结合,可介导多种生理和病理效应。例如,抗毒素(针对外毒素的抗体)能中和细菌的外毒素,保护宿主细胞免受毒素侵害;针对病毒的中和抗体能阻断病毒吸附和穿入细胞,保护宿主细胞不被病毒感染;黏膜表面的分泌型 IgA 能抑制细菌对黏膜上皮细胞的黏附,阻止细菌的入侵。在体外,免疫球蛋白也能与相应抗原特异性结合,以此为基础建立了各种抗原抗体检测方法(详见第十章:免疫学临床应用)。

二、激活补体

IgG1～3 和 IgM 与相应抗原结合后,可因构象改变使其 CH2/CH3 功能区内的补体结合位点暴露,从而通过经典途径激活补体系统。IgG4 和 IgA 本身难以激活补体,但形成聚合物后可通过旁路途径激活补体系统。补体系统激活后可产生一系列的免疫效应(详见第三章:补体系统)。

三、与细胞表面 Fc 受体结合

IgG、IgA 和 IgE 可通过 Fc 段与表面具有相应受体的细胞结合,产生不同的生物学效应。

1. 调理作用　系是指抗体或补体促进吞噬细胞吞噬细菌等颗粒性抗原的作用。抗体(主要是 IgG、IgA)的 Fc 段与中性粒细胞、巨噬细胞表面的 FcγR 结合后所产生的促吞噬作用即为抗体的调理作用(图 2-4)。通过调理作用,吞噬细胞吞噬病原体等抗原性异物的能力明显增强,在机体的抗感染、抗肿瘤免疫过程中具有重要意义。

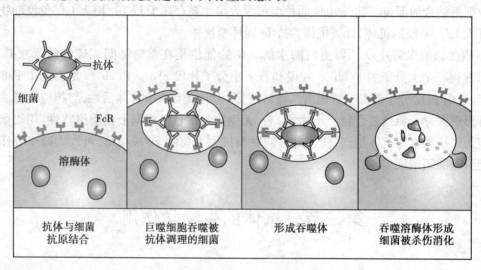

图 2-4　抗体介导的调理作用

2. 抗体依赖性细胞介导的细胞毒作用　抗体依赖性细胞介导的细胞毒作用(antibody-dependent cell-mediated cytotoxicity,ADCC)是指具有杀伤活性并表达 Fc 受体的细胞(NK 细胞、巨噬细胞、中性粒细胞)通过识别抗体的 Fc 段直接杀伤被抗体包被的靶细胞。例如,IgG 通过 V 区与肿瘤细胞或病毒感染的靶细胞表面抗原表位特异性结合后,可通过 Fc 段与 NK 细胞表面的 FcγR 结合,NK 细胞释放穿孔素、颗粒酶等细胞毒物质使靶细胞溶解破坏或凋亡(图 2-5)。

3. 介导 I 型超敏反应　IgE 的 Fc 段可与肥大细胞、嗜碱性粒细胞表面的 FcεR 结合,促使这些细胞合成和释放生物活性介质,引起 I 型超敏反应(详见第八章:超敏反应)。

四、通过胎盘与黏膜

母体内 IgG 可借助 Fc 段与胎盘滋养层细胞表面的相应受体结合,主动穿过胎盘进入胎儿

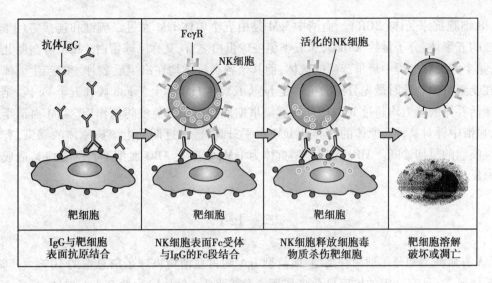

图 2-5 NK 细胞介导的 ADCC

血循环,为胎儿和新生儿提供保护性抗体。

分泌型 IgA 可在分泌片介导下穿越呼吸道、消化道等部位的黏膜上皮细胞,到达黏膜腔,发挥黏膜局部抗感染作用。

第三节 五类免疫球蛋白的特性

五类免疫球蛋白虽然都有特异性结合抗原的共性,但它们在分子结构、体内分布、生物学功能等方面又各具特点。

一、IgG

IgG 主要存在于血液和组织液中,为血清中含量最高的免疫球蛋白,约占血清免疫球蛋白总量的 75% ~ 80%,分子量约为 150kD,血清半衰期较长约 23 天,主要由脾脏和淋巴结中的浆细胞合成分泌,是再次体液免疫应答产生的主要抗体,具有重要的抗感染免疫作用。IgG 是唯一能够通过胎盘的抗体,在新生儿抗感染中起重要作用;IgG 在婴儿出生后 3 个月开始合成,3 ~ 5 岁接近成人水平。IgG 有四个亚类,即 IgG1、IgG2、IgG3 和 IgG4,各亚类在生物学功能上稍有差别,其中 IgG1 ~ 3 与相应抗原结合后,可激活补体经典途径,IgG4 凝物可激活补体旁路途径。IgG 的 Fc 段可与多种细胞表面的 FcγR 结合,从而发挥调理作用和 ADCC 效应。IgG 的 Fc 段还可与葡萄球菌蛋白 A(staphylococcus protein,SPA)结合,此特点可用于 IgG 的纯化或免疫学诊断。

二、IgM

IgM 分为膜结合型和血清型两种类型。膜结合型 IgM(mIgM)为单体 IgM,表达于 B 细胞表面,是 B 细胞抗原受体(BCR)。血清中 IgM 是由五个单体 IgM 通过二硫键和连接链(J 链)相连组成的五聚体,分子量约 950kD,居五类免疫球蛋白之首,又称巨球蛋白。IgM 可在胎儿晚期生成,是个体发育过程中最早产生的抗体,而其余各类抗体均在出生后数月才能产生。体内浆细胞在受到抗原刺激时最先分泌的抗体是 IgM,五聚体 IgM 含十个 Fab 段和五个 Fc 段,结合抗原和激活补体的能力均超过 IgG,因此在感染早期发挥重要的免疫防御作用。IgM 血清半衰期较短,血清中针对某种病原体的特异性 IgM 水平升高,提示近期发生该病原体的感染,有助于感染性疾病的早期诊断。ABO 天然血型抗体为 IgM,临床上 ABO 血型不符的输血易造成严重的溶血反应。

三、IgA

IgA 有血清型和分泌型两种类型,血清型 IgA 约占血清免疫球蛋白总量的 10%～15%,主要为单体形式,具有一定的抗感染免疫作用。分泌型 IgA(SIgA)由两个 IgA 单体、一条 J 链和一个分泌片组成。在黏膜下浆细胞内,IgA 由 J 链连接形成二聚体,当通过黏膜上皮细胞向外分泌时,二聚体 IgA 与上皮细胞合成的分泌片结合形成完整的分泌型 IgA 分子并释放到黏膜腔。分泌型 IgA 主要存在于呼吸道、消化道、泌尿生殖道黏膜表面及唾液、乳汁、泪液等外分泌液中,是参与黏膜局部免疫的主要抗体。婴儿可从母乳中获得分泌型 IgA,这对婴儿抵抗呼吸道、消化道病原体感染具有重要意义,因此应大力提倡母乳喂养。

四、IgD

IgD 分为血清型和膜结合型两种类型,二者均以单体形式存在。血清型 IgD 含量低,仅为血清免疫球蛋白总量的 0.2%,其生物学功能目前还不十分清楚。膜结合型 IgD 作为抗原受体(BCR)表达于 B 细胞表面,是 B 细胞分化成熟的标志,未成熟 B 细胞膜表面只有 IgM,成熟 B 细胞表面同时有 IgM 和 IgD。

五、IgE

IgE 是五类免疫球蛋白中血清含量最低者,仅占血清免疫球蛋白总量的 0.003%。在某些过敏性疾病或寄生虫感染患者血清中,特异性 IgE 含量显著增高。IgE 主要由黏膜下淋巴组织中的浆细胞合成,为亲细胞抗体,可与肥大细胞、嗜碱性粒细胞表面受体以高亲和力结合,引起 I 型超敏反应。

第四节　人工制备的抗体

研究抗体的分子结构与功能、抗体与抗原的相互作用,以及将抗体应用于临床疾病的诊断、预防及治疗等都需要人工制备抗体。目前根据制备方法可将人工制备的抗体分为多克隆抗体、单克隆抗体和基因工程抗体三类。

一、多克隆抗体

用天然抗原免疫动物后获得的免疫血清是含有多种抗体的混合物,称为多克隆抗体。大多数天然抗原带有多种抗原表位,可刺激体内多个 B 细胞克隆产生多种针对不同抗原表位的抗体。多克隆抗体制备相对简单,但特异性不高,易出现交叉反应,因此应用受到限制。

二、单克隆抗体

1975 年 Köhler 和 Milstein 采用细胞融合技术首次成功制备了单克隆抗体(monoclonal antibody,McAb),是指由单一克隆杂交瘤细胞产生的只识别某一特定抗原表位的同源抗体。单克隆抗体制备的基本原理是:小鼠骨髓瘤细胞在体内外适当条件下可无限增殖,但不能分泌抗体;而抗原免疫后的小鼠脾细胞(含 B 细胞)能产生抗体,但在体外不能无限增殖。将上述骨髓瘤细胞与免疫脾细胞融合后,在 HAT 选择培养基(含次黄嘌呤、氨基蝶呤和胸腺嘧啶)中培养,未融合的免疫脾细胞因不能在体外长期存活而死亡,未融合的骨髓瘤细胞因其 DNA 合成的主要途径被氨基蝶呤阻断,同时又因缺乏次黄嘌呤鸟嘌呤磷酸核糖转化酶,不能利用次黄嘌呤完成 DNA 的合成过程而死亡。融合成功的杂交瘤细胞从脾细胞获得了次黄嘌呤鸟嘌呤磷酸核糖转化酶,因此能在 HAT 培养基中存活和增殖,它们既保持了骨髓瘤细胞能够在体外长期培养、大量增殖的特性,又继承了免疫 B 细胞合成分泌特异性抗体的能力,经筛选和克隆化建株,可获得能够产生某种特异性抗体的杂交瘤细胞,将这种杂交瘤细胞株在体外培养扩增或接种于小鼠腹腔内,则可从细胞培养上清液或腹水中获得单克隆抗体。

单克隆抗体结构均一,纯度高,具有高度特异性,几乎不与其他抗原发生交叉反应,而且易于大量制备,因此广泛用于医学、生物学各领域。例如,①在体外检测某种抗原时,用单克隆抗体代替多克隆抗体,可有效地减少交叉反应,提高实验的特异性和敏感性;②将单克隆抗体和凝胶颗粒连接制成亲和层析柱,可用于分离纯化微量抗原;将单克隆抗体吸附在小磁珠表面,可用于分离纯化各种细胞;③将针对某种肿瘤抗原的单克隆抗体与抗癌药物或放射性物质偶联,构建生物导弹,可用于肿瘤的辅助治疗。

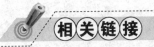 **相关链接**

基因工程抗体

由于单克隆抗体通常为鼠源性,对人而言是异种抗原,临床患者反复应用会导致机体产生人抗鼠抗体,使其效果降低并可能发生超敏反应。随着分子生物学技术的发展,目前已有多种不同特异性的基因工程抗体作为药物进入临床使用。基因工程抗体是指应用 DNA 重组技术和蛋白质工程技术,在基因水平上对免疫球蛋白分子进行切割、拼接或修饰而形成的新型抗体。基因工程抗体的主要类型包括人-鼠嵌合抗体、重构抗体(CDR 移植抗体)、抗体融合蛋白、双特异性抗体、小分子抗体及人源抗体等。基因工程抗体可以保留单克隆抗体的主要生物学活性(如特异性结合抗原、结合细胞等),同时又可去除或减少一些不需要的结构(如鼠源单克隆抗体中免疫原性较强、易诱导产生人抗鼠抗体的部分),并可赋予抗体分子以新的生物学功能。其优点是人源化、均一性强、可工业化生产,但不足之处是其亲和力弱,效价不高。

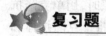 学习小结

　　抗体是介导体液免疫的重要效应分子,由 B 细胞接受抗原刺激后增殖分化为浆细胞所产生。Ig 的基本结构是由两条重链和两条轻链通过二硫键相连组成单体结构,分为 IgM、IgD、IgG、IgA 和 IgE 等 5 类。Ig 可分可变区、恒定区和铰链区,可变区识别及结合抗原;恒定区具有激活补体、结合 Fc 受体和穿过胎盘和黏膜的功能;铰链区经木瓜蛋白酶水解后裂解为 2 个 Fab 段和 1 个 Fc 段。IgG 在血清和胞外液中含量最高,是再次免疫应答产生的主要抗体,可穿过胎盘屏障;IgM 是个体发育过程中最早合成和分泌的、分子量最大的抗体,天然血型抗体属于 IgM;分泌型 IgA 主要参与黏膜局部免疫;膜结合型 IgD 构成 B 细胞受体,是 B 细胞分化发育成熟的标志;IgE 是正常人血清中含量最少的 Ig,为亲细胞抗体,与 I 型超敏反应和机体抗寄生虫免疫有关。多克隆抗体、单克隆抗体和基因工程抗体是人工制备抗体的主要类型。

(马兴铭)

复习题

一、名词解释

1. 抗体
2. 免疫球蛋白
3. 调理作用
4. ADCC
5. 多克隆抗体
6. 单克隆抗体

二、简答题

1. 简述免疫球蛋白的结构与主要生物学作用。
2. 简述免疫球蛋白功能区及其主要功能。
3. 简述五大类免疫球蛋白的主要特性与功能。

第 三 章

补 体 系 统

学习目标 ▶▶▶

掌握：补体系统的基本概念、组成、主要理化特性及生物学作用。

熟悉：补体系统的激活途径；主要活性产物。

了解：补体激活的调控。

第一节 概 述

一、补体系统的概念

补体系统（complement system）是存在于人或脊椎动物血清、组织液和细胞膜表面的一组蛋白质，包括30余种可溶性蛋白和膜结合蛋白。生理条件下，绝大多数补体成分以无活性的酶前体形式存在，可通过三条不同的途径以酶促级联反应的方式激活。补体系统激活后，可产生多种生物活性物质，引起一系列生物学效应。补体系统不仅是机体固有免疫系统的重要组成部分，在特异性体液免疫应答和效应阶段也发挥重要作用。

二、补体系统的组成与命名

（一）补体系统的命名

19世纪末，比利时学者 Bordet 通过实验发现，抗体只能特异性结合细菌，若要溶解细菌还需要血清中另一种不耐热蛋白质的辅助。人们认为该种蛋白是抗体发挥溶菌作用时必须补充的条件，故称其为补体（complement，C）。后来发现补体并非单一成分，而是由多种蛋白质分子组成，故称之为补体系统。

1968年世界卫生组织（WHO）对补体系统进行了统一命名。参与经典途径激活的补体分子以符号"C"表示，按发现的先后顺序命名为C1～C9，其中组成C1的三个亚单位命名为C1q、C1r、C1s。参与旁路途径激活的补体分子以及某些补体调节蛋白以英文大写字母表示，如B因子、D 因子、P 因子、H 因子、I 因子、S 蛋白等。其他补体分子的命名则多与功能相关,如甘露聚糖结合凝集素(mannan- binding lectin,MBL)、MBL 相关的丝氨酸蛋白酶(MBL- associated serine protease,MASP)、C1 抑制物、衰变加速因子等。

补体活化后形成的裂解片段以该成分的名称加小写英文字母表示,小片段为 a,大片段为 b,如 C3a、C3b。具有酶活性的补体分子或补体复合物在其符号上加一横线表示,如 $\overline{C\,4b2b}$。已失活的补体成分则在其符号前加英文字母 i 表示,如 iC3b。

（二）补体系统的组成

构成补体系统的 30 余种蛋白根据功能可分为以下三组:

1. **补体固有成分**　包括参与经典途径的 C1、C4、C2、C3;参与 MBL 途径的 MBL 和 MASP-1、2;参与旁路途径的 B 因子、D 因子、P 因子;以及参与共同末端通路的 C5、C6、C7、C8、C9。

2. **补体调节蛋白**　是指控制补体活化强度和范围的蛋白分子。存在于体液中的补体调节蛋白称为可溶性调节蛋白,包括 C1 抑制物、I 因子、C4 结合蛋白、H 因子、S 蛋白等;存在于细胞膜表面的补体调节蛋白称为膜结合调节蛋白,包括膜辅助蛋白、衰变加速因子、同源限制因子和保护素等。

3. **补体受体**　指存在于某些细胞表面,能与补体激活过程中形成的活性片段相结合,介导多种生物学效应的受体分子。目前已发现的补体受体有 C1q 受体、C3 受体(即 CR1 ~ CR5)、C3a/C4a/C5a 受体等。

三、补体的理化性质和来源

血清中的补体多数属于 β 球蛋白,少数为 α 或 γ 球蛋白。补体绝大多数由肝脏合成,少数分子由单核-巨噬细胞、内皮细胞、上皮细胞等合成。补体各成分之间相对分子质量相差很大,以 C1q 相对分子质量最大(462kD)、肽链数目也最多(18 条)。血清中补体以 C3 含量最高,D 因子含量最低。正常人血清中补体总量相对恒定,含量降低常见于系统性红斑狼疮、肾小球肾炎等自身免疫病所导致的补体消耗增加,或严重肝病导致的补体合成不足。

补体不耐热,加热 56℃、30 分钟即被灭活;在 0 ~ 10℃ 条件下,活性只能保持 3 ~ 4 天,故补体应保存在 −20℃ 以下。此外,紫外线照射、机械振荡或某些添加剂等均可能破坏补体。

第二节　补体系统的激活

补体系统有三条不同的激活途径,即经典途径、MBL 途径和旁路途径。三条途径的激活物和起始阶段反应过程各不相同,但终末反应过程完全相同,即具有共同的末端通路。

一、经典激活途径

经典途径的激活物主要是 IgG1、IgG2、IgG3 和 IgM 与相应抗原结合形成的抗原-抗体复合物,即免疫复合物(immune complex,IC)。

补体经典途径激活过程可分为识别和活化两个阶段。

1. 识别阶段 识别阶段是指 C1 识别免疫复合物,C1q、C1r、C1s 相继活化的阶段。

C1 是由一个 C1q、两个 C1r 和两个 C1s 借 Ca^{2+} 连接组成的复合大分子(图 3-1)。C1q 由六个相同的花蕾状亚单位组成,各亚单位氨基端(N 端)聚合成束,羧基端(C 端)为球形结构,是与抗体 IgG 或 IgM 结合的部位。

IgG1~3 和 IgM 与相应抗原结合后,抗体分子构型改变,Fc 段的补体结合位点(IgG CH2 或 IgM CH3)暴露,可与 C1q 的羧基端结合,使 C1q 活化,进而激活 C1r 和 C1s。活化的 C̄1s具有蛋白酶活性,可依次裂解 C4 与 C2,即进入经典途径的活化阶段。C1 分子活化需要 C1q 与两个或两个以上补体结合位点"桥联"结合,IgM 分子为五聚体,故单个 IgM 分子即可有效地激活 C1。而 IgG 是单体分子,至少需要两个相邻(<7nm)的 IgG 分子方可激活 C1(图 3-1)。

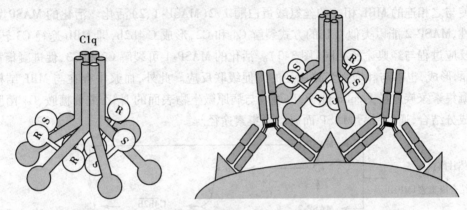

图 3-1 C1 分子结构(左)与 C1 活化(右)示意图

2. 活化阶段 活化阶段是指 C̄1s裂解 C4 和 C2,形成 C3 转化酶和 C5 转化酶的阶段。

C̄1s首先裂解 C4,形成 C4a 和 C4b 两个片段,小片段 C4a 释放至液相,大片段 C4b 则与细胞膜或免疫复合物结合。在 Mg^{2+} 存在的条件下,C2 可与细胞膜或免疫复合物表面的 C4b 结合,继而被 C̄1s裂解,所产生的小片段 C2a 进入液相,大片段 C2b 与 C4b 形成 C̄4b2b复合物,即经典途径 C3 转化酶。

C3 转化酶可裂解 C3,产生 C3a 和 C3b 两个片段。小片段 C3a 释放至液相,大片段 C3b 与细胞膜或免疫复合物表面的 C̄4b2b结合,形成 C̄4b2b3b复合物,即经典途径 C5 转化酶(图 3-2)。

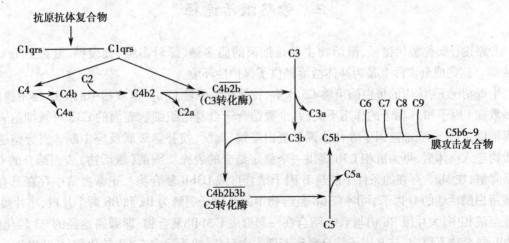

图 3-2 补体活化的经典途径

27

C5 转化酶形成后,进入三条途径共同的终末反应阶段,即共同末端通路。

二、MBL 激活途径

MBL 途径又称凝集素途径,激活物主要是病原微生物表面的甘露糖、N-乙酰葡糖胺、岩藻糖等糖结构,它们可直接结合血浆中的甘露聚糖结合凝集素。

病原微生物感染早期,体内的炎性细胞因子(IL-1、IL-6、TNF-α 等)刺激肝细胞合成分泌多种急性期蛋白,其中包括 MBL。MBL 是一种钙依赖性糖结合蛋白,正常血清中其含量极低,感染早期则明显升高。MBL 与病原微生物表面的甘露糖残基等糖类配体结合后,其构象发生改变可使与之相连的 MBL 相关的丝氨酸蛋白酶 1、2(MASP-1、2)活化。活化的 MASP 具有蛋白酶活性,MASP-2 能以类似 C $\overline{1s}$ 的方式裂解 C4 和 C2,形成 C $\overline{4b2b}$,即 MBL 途径 C3 转化酶,其后的反应过程与经典途径相同(图 3-3)。活化的 MASP-1 可裂解 C2 和 C3,促进凝集素途径 C3 转化酶形成,也参与和增强旁路途径的酶促级联反应。此外,血浆中存在与 MBL 结构类似的胶原凝集素家族成员 Ficolin 分子,也可以与病原微生物表面的 N-乙酰葡糖胺、G⁺菌胞壁磷壁酸等成分结合,通过激活 MASP 而启动凝集素途径。

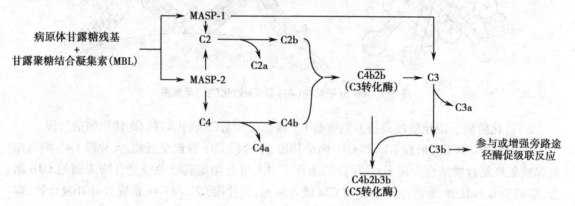

图 3-3 补体活化的 MBL 途径

三、旁路激活途径

旁路途径又称替代途径,激活物主要是细菌的脂多糖、酵母多糖、葡聚糖、凝聚的 IgA 和 IgG4 等。这些成分实际上是为补体激活提供了保护性环境。

生理情况下,体内的蛋白酶可将 C3 水解,持续产生少量 C3b。但液相中的 C3b 很不稳定,大多数在 I 因子和 H 因子的作用下失活;少数结合于自身组织细胞表面的 C3b 可被细胞表面的膜辅助蛋白、衰变加速因子等补体调节蛋白降解、灭活,使补体级联反应中断。当旁路途径激活物进入机体后,可为液相 C3b 提供一个稳定结合的表面。细菌(激活物)表面结合的 C3b 不易降解,在 Mg^{2+} 存在的条件下能与 B 因子结合形成 C3bB 复合物。正常血清中存在具有丝氨酸蛋白酶活性的 D 因子,可将 C3bB 复合物中的 B 因子裂解为 Ba 和 Bb 两个片段,小片段 Ba 释放至液相中,大片段 Bb 仍与 C3b 结合在一起形成 C $\overline{3bBb}$ 复合物,即旁路途径的 C3 转化酶。C $\overline{3bBb}$ 复合物不稳定,与 P 因子结合后半寿期大大延长,成为稳定态 C3 转化酶(C $\overline{3bBbP}$)。稳定态 C3 转化酶可裂解更多的 C3 分子,产生大量 C3b;C3b 又可与 B 因子结合生成更多的 C3 转化酶,因此构成一个正反馈环,放大了补体系统的作用。

旁路途径 C3 转化酶裂解 C3 产生的 C3b 分子又可沉积在邻近的细菌表面,并与 C3bBb 结合成新的多分子复合物 $\overline{C3bBb3b}$(或 $\overline{C3bnBb}$),即旁路途径 C5 转化酶,可裂解 C5(图3-4),进入三条途径共同的末端通路。

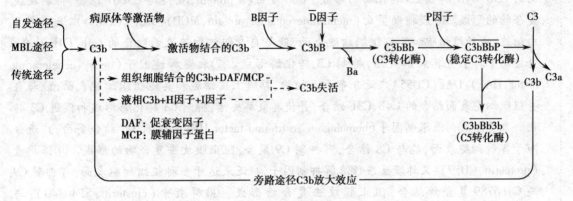

图3-4 补体活化的旁路途径

四、补体激活的共同末端效应

补体系统的三条激活途径虽然起点不同,但均可形成 C5 转化酶($\overline{C4b2b3b}$ 或 $\overline{C3bBb3b}$),由此进入共同末端通路。C5 转化酶可将 C5 裂解成 C5a 和 C5b 两个片段,小片段 C5a 释放入液相,大片段 C5b 依次与 C6、C7 结合,形成 C5b67 复合物并插入细胞膜脂质双层中。C5b67 进而与 C8 结合,形成 C5b678 复合物,此时细胞膜出现轻微损伤。C5b678 又可促进 C9 聚合,形成 C5b6789 复合物,即膜攻击复合物(membrane attack complex,MAC)。12~15 个 C9 分子插入细胞膜脂质双层中,形成跨膜管状通道(内径约为 10nm),水和电解质能从该通道进出,而蛋白质类大分子则不能通过,因此造成细胞内渗透压改变,最终导致细胞溶解破坏。

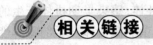

补体激活的调控

在正常人体内,补体活化过程受多种调节蛋白的严密控制,以保证补体活化适度有序,从而在不损伤自身组织细胞的情况下,产生对机体有益的免疫防御作用。一方面补体激活过程中生成的某些中间产物极不稳定,易衰变失活,成为级联反应的重要自限因素,如:不同激活途径的 C3 转化酶($\overline{C4b2b}$ 和 $\overline{C3bBb}$)均极易衰变,从而限制 C3 裂解及其后的酶促反应。另一方面各种补体调节因子发挥调节作用,防止补体的过度活化损伤自身组织细胞。

主要的调节蛋白及其作用机制简介如下:①C1 抑制物(C1 inhibitor,C1INH):与活化的

C1r-C1s 共价结合形成稳定的复合物,使 C1r 和 C1s 失活。②C4 结合蛋白(C4 binding protein,C4bp):与 C2 竞争结合 C4b,抑制 C3 转化酶 C 4b2b 形成;与 C4b 结合后,也可促进 I 因子对 C4b 的裂解。③H 因子(factor H):与 B 因子竞争结合 C3b,抑制 C3 转化酶 C 3bBb 形成;与 C3b 结合后,也可促进 I 因子对 C3b 的裂解。④I 因子:裂解灭活液相中或细胞膜表面的 C3b、C4b,抑制 C3 转化酶的形成。⑤S 蛋白(S protein,SP):与 C5b67 结合,抑制攻膜复合物的形成。⑥膜辅助蛋白(membrane cofactor protein,MCP):MCP(CD46)广泛分布于白细胞、成纤维细胞和其他组织细胞表面,能与自身组织细胞表面结合的 C3b、C4b 结合,并协助 I 因子将其裂解灭活,抑制 C3 转化酶形成。⑦衰变加速因子(decay-accelerating factor,DAF):DAF(CD55)广泛分布于血细胞、黏膜上皮细胞和其他组织细胞表面,能与自身组织细胞表面结合的 C4b、C3b 结合,并使其裂解失活,抑制 C3 转化酶形成和促进 C3 转化酶衰变。⑧同源限制因子(homologous restriction factor HRF):又称 C8 结合蛋白,广泛分布于各种细胞表面,能与 C8 结合,可抑制 C9 聚合,阻止膜攻击复合物的形成。⑨保护素(protectin,CD59):又称膜反应性溶解抑制因子,广泛表达于多种组织细胞表面,可抑制 C9 与 C5b6789 复合物结合,阻止膜攻击复合物形成。⑩群激素(clusterin,SP40/40):与 C5b67、C5b678、C5b6789 结合,抑制膜攻击复合物形成。

第三节 补体系统的生物学作用

补体系统激活后形成的终末产物膜攻击复合物可介导细菌或靶细胞溶解;补体激活过程中产生的各种裂解片段则通过与细胞膜上的相应受体结合而发挥多种生物学功能。

一、溶菌和细胞溶解作用

补体介导的溶菌作用是机体抗感染的重要免疫防御机制之一。补体激活产生的膜攻击复合物(C5b~9)在细菌/细胞表面形成穿膜亲水通道,可产生溶菌和细胞溶解作用。当细菌侵入机体后,菌体成分脂多糖、酵母多糖等可直接通过旁路途径激活补体;感染早期机体产生的 MBL 与细菌表面的糖类配体结合后,可通过 MBL 途径激活补体;细菌刺激机体产生的特异性抗体与相应抗原结合后,可通过经典途径激活补体。补体系统激活还可直接溶解有包膜的病毒,阻止病毒对易感细胞的吸附和穿入。除溶菌作用外,补体激活后形成的膜攻击复合物还能使多种靶细胞溶解。革兰阴性菌、支原体以及红细胞和血小板等对补体敏感,革兰阳性菌则不敏感。

二、调理作用

补体裂解片段 C3b、C4b 其氨基端可与细菌等颗粒性抗原(或免疫复合物)结合,羧基端可与表面有 C3b 受体的吞噬细胞结合,从而起到"桥梁"作用,促进吞噬细胞吞噬细菌的功能,即为调理作用。

三、炎症介质作用

1. 过敏毒素作用　补体裂解片段 C3a、C4a、C5a 又称过敏毒素,它们能使肥大细胞、嗜碱性粒细胞脱颗粒,释放组胺等一系列生物活性物质,引起类似于过敏反应的炎症反应,即血管扩张、血管通透性增加、平滑肌收缩。其中 C5a 的作用最强,C4a 的作用最弱。

2. 趋化作用　C5a 和 C3a 具有趋化作用,可诱导中性粒细胞定向移动至炎症部位,并使之活化、吞噬杀伤功能增强。

3. 激肽样作用　C2a 具有激肽样作用,可使小血管扩张,通透性增加。

上述作用总的结果是导致病原体侵入部位的急性炎症反应:引起局部充血、水肿,并促进血液循环中的免疫细胞(单核巨噬细胞、中性粒细胞等)和免疫分子(抗体、补体等)聚集到感染区域,发挥抗感染免疫作用。

四、免疫复合物清除作用

补体裂解片段 C3b 或 C4b 能与循环中的可溶性抗原抗体复合物结合,然后与表达 C3b/C4b 受体的红细胞或血小板结合(此过程又称免疫黏附),通过血液循环将免疫复合物运送到肝脏或脾脏,被吞噬细胞吞噬清除。

五、免疫调节作用

补体活化产物可通过不同的作用机制,参与机体对免疫应答反应的调节。①C3 的多种裂解片段可与 B 细胞表面 CR1 或 CR2 结合,促进 B 细胞活化及增生分化;②位于淋巴结内的滤泡树突状细胞通过表面 CR1 或 CR2,可将抗原-抗体-补体(C3b/iC3b)复合物长期滞留于淋巴结皮质区内,诱导 B 细胞活化和记忆 B 细胞形成。

学习小结

经典激活途径是以抗原-抗体复合物为主要激活物,使补体成分以 C1-C4-C2-C3-C5～C9 顺序发生酶促级联活化。MBL 途径是指血浆中 MBL 与病原微生物表面糖类结构结合后,补体成分以 MASP-C4-C2-C3-C5～C9 顺序发生酶促级联活化。途径旁路途径是以脂多糖、酵母多糖、葡聚糖、凝聚的 IgA 和 IgG4 为激活物,直接与液相 C3b 结合后,补体成分以 C3、C5～C9 顺序发生酶促级联活化。补体激活后形成的膜攻击复合物发挥溶菌和细胞溶解作用,补体裂解片段 C3b、C4b 介导调理吞噬和免疫黏附作用,C3a、C4a、C5a 具有过敏毒素样作用,C5a 和 C3a 具有趋化作用,C2a 具有激肽样作用,补体活化产物也可参与机体对免疫应答反应的调节。

(马兴铭)

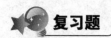 复习题

一、名词解释

1. 补体系统　　　　　　　　　　　　　　　　3. 调理作用
2. 经典激活途径

二、简答题

1. 比较补体系统三条激活途径的主要异同。
2. 补体系统激活后可产生哪些具有重要生物学活性的裂解片段? 它们有哪些主要作用。
3. 简述补体的主要理化特性。

第 四 章

免疫器官与免疫细胞

免疫系统(immune system)是执行免疫功能的组织系统,是机体发生免疫应答的物质基础,人和高等动物的免疫系统包括免疫器官和免疫组织、免疫细胞及免疫分子。

第一节 免 疫 器 官

免疫器官按其功能不同,可将其分为中枢免疫器官和外周免疫器官(图4-1),二者通过血液循环及淋巴循环互相联系。

一、中枢免疫器官

中枢免疫器官(central immune organ),或称初级淋巴器官,是免疫细胞发生、分化、成熟的场所,哺乳动物的中枢免疫器官包括胸腺和骨髓,鸟类的腔上囊(法氏囊)相当于哺乳动物的骨髓。

(一)骨髓

骨髓(bone marrow)是各类血细胞和免疫细胞发生、分化和成熟的场所。骨髓功能的发挥与其微环境有密切关系。

1. 骨髓的结构　骨髓位于骨髓腔中,分为红骨髓和黄骨髓。红骨髓由造血组织(包括基质细胞和造血细胞)和血窦组成,具有活跃的造血功能。胎儿和婴幼儿时期的骨髓都是红骨髓,大约从 5 岁开始,长骨干的骨髓腔出现脂肪组织,并随年龄的增长而增多,即为黄骨髓。成人的红骨髓和黄骨髓各占一半。红骨髓主要分布在扁骨、不规则骨和长骨骺端的松质骨中,造血功能活跃。黄骨髓内仅有少量幼稚血细胞,故仍保持造血潜能,当机体需要时可转变为红骨髓。

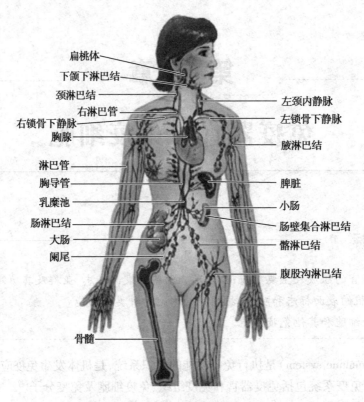

扁桃体
下颌下淋巴结
颈淋巴结
右淋巴管
右锁骨下静脉
胸腺
淋巴管
胸导管
乳糜池
肠淋巴结
大肠
阑尾
骨髓

左颈内静脉
左锁骨下静脉
腋淋巴结
脾脏
小肠
肠壁集合淋巴结
髂淋巴结
腹股沟淋巴结

图 4-1　人体的免疫器官和组织

2. 骨髓造血微环境　骨髓造血微环境(hemopoietic inductive microenvironment, HIM)由骨髓基质细胞、细胞因子和细胞外基质组成。是造血细胞赖以分化发育的环境。

3. 骨髓的功能　①各类血细胞和免疫细胞发生的部位：多能干细胞在骨髓微环境中，首先分化为髓样祖细胞(myeloid progenitor)和淋巴样祖细胞(lymphoid progenitor)；淋巴样祖细胞则分化为各种淋巴细胞，包括 T 细胞、B 细胞和 NK 细胞；②B 淋巴细胞分化成熟的场所：淋巴样祖细胞一部分经血液迁入胸腺，发育成熟为 T 细胞，另一部分则在骨髓内继续分化为成熟 B 细胞或 NK 细胞；③再次体液免疫应答的场所：成人骨髓不仅是 B 细胞分化成熟的场所，也是再次体液免疫产生抗体的主要部位。

（二）胸腺

胸腺(thymus)是 T 细胞发育、分化、成熟的场所。

1. 胸腺的结构　胸腺表面覆盖一层结缔组织被膜，被膜深入胸腺实质将胸腺分隔成许多小叶。小叶的外层为皮质(cortex)，内层为髓质(medulla)，皮髓质交界处含大量血管(图 4-2)。

皮质内 85% ~ 90% 的细胞为未成熟 T 细胞(即胸腺细胞)，少量为上皮细胞、巨噬细胞(macrophage, Mφ)和树突状细胞(dendritic cell, DC)等。

髓质内有大量胸腺上皮细胞和疏散分布的胸腺细胞、Mφ 和 DC。髓质内聚集的上皮细胞呈同心圆状包绕排列形成哈氏小体(Hassall corpuscle)，也称胸腺小体(thymic corpuscle)，是胸腺结构的重要特征。

胸腺内的细胞主要由胸腺细胞和胸腺基质细胞组成。骨髓产生的前 T 细胞经血循环进入胸腺，即成为胸腺细胞。胸腺基质细胞(thymic stromal cell, TSC)以胸腺上皮细胞为主，还包括

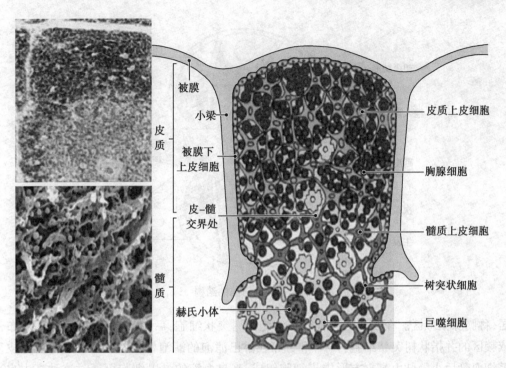

图4-2　胸腺的结构和示意图

胸腺内的 Mφ、DC 及成纤维细胞等。

2. 胸腺微环境　胸腺微环境由胸腺基质细胞及其产生的局部活性物质和细胞外基质组成,其在胸腺细胞分化、增殖、选择性发育中发挥重要作用。

3. 胸腺的主要功能　①T 细胞分化、成熟的场所:胸腺是 T 细胞(90% 为 αβT 细胞)发育的主要场所;②免疫调节:胸腺基质细胞可产生多种胸腺肽类激素和细胞因子,它们不仅促进胸腺细胞的分化成熟,也参与对外周免疫器官和免疫细胞的调节;③屏障作用:胸腺皮质的毛细血管内皮细胞连接紧密,具有屏障作用,可阻止血液中大分子抗原物质进入胸腺,此为血-胸腺屏障(blood thymus barrier)。

二、外周免疫器官

外周免疫器官是成熟淋巴细胞定居聚集的场所,也是这些淋巴细胞对外来抗原产生免疫应答的主要部位。外周免疫器官包括淋巴结、脾脏、黏膜相关淋巴组织和皮肤相关淋巴组织。

(一)淋巴结

人体约有 500~600 个淋巴结,广泛分布于全身非黏膜部位的淋巴通道上,常成群地分布于肺门、腋下及腹股沟。

1. 淋巴结的结构及细胞组成　淋巴结实质可分为皮质和髓质两部分,前者分浅皮质区和深皮质区(图4-3)。浅皮质区中含有淋巴小结,又称初级淋巴滤泡,主要由 B 细胞聚集而成。抗原刺激后,此处的 B 细胞分裂增殖形成生发中心,又称次级淋巴滤泡,内含大量增殖分化的 B 淋巴母细胞,此细胞向内转移至淋巴结中心部髓质,即成为可产生抗体的浆细胞。

浅皮质区主要由 B 细胞定居,亦称骨髓依赖区。深皮质区为弥散淋巴组织,主要由 T 细胞

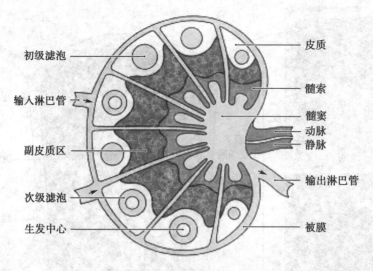

图 4-3 淋巴结的结构

定居,称胸腺依赖区。在皮质区还有巨噬细胞和树突状细胞,后者又有两种类型,即分布于胸腺依赖区的并指状树突状细胞(IDC)和分布在淋巴滤泡的滤泡树突状细胞(FDC)。深皮质区的毛细血管后小静脉由高立方形内皮细胞组成,来自血液的淋巴细胞可通过这种高内皮小静脉进入淋巴结实质,与淋巴细胞再循环过程密切相关。

髓质由髓索和髓窦组成。髓索内含有 B 细胞、T 细胞、浆细胞、肥大细胞及 Mφ。髓窦内 Mφ 较多,有较强滤过作用。

2. 淋巴结的功能 ①T 细胞及 B 细胞居留的场所;②免疫应答发生的场所;③参与淋巴细胞再循环;④过滤作用。

（二）脾脏

1. 脾脏的结构 脾脏(spleen)是人体最大的淋巴器官,也是血液循环的一个滤器,其无输入淋巴管,也无淋巴窦,但有大量血窦,内有血液循环,但无淋巴循环。其表面为结缔组织被膜,被膜深入脾内形成许多分支的小梁。脾脏可分为白髓、红髓和边缘区三部分(图 4-4)。白

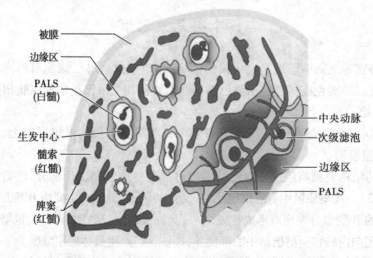

图 4-4 脾脏的结构

髓由密集的淋巴组织构成,又分为动脉周围淋巴鞘和淋巴小结两部分。动脉周围淋巴鞘为 T 细胞居住区,即胸腺依赖区;鞘内的淋巴小结(淋巴滤泡)为 B 细胞居住区,为非胸腺依赖区,初级淋巴滤泡受抗原刺激后出现生发中心,为次级淋巴滤泡。红髓包括脾索和脾窦,脾索为条索状,含大量 B 细胞、浆细胞、巨噬细胞和树突状细胞等。由脾索围成的脾窦内充满血液,脾索和脾窦壁上的巨噬细胞能吞噬和清除血液中的细菌等有害异物和伤残血细胞。

2. **脾脏的功能**　①免疫细胞定居的场所;②免疫应答的场所;③合成生物活性物质;④血液滤过作用。此外,脾脏也是机体贮存红细胞的血库。

（三）黏膜相关淋巴组织和皮肤相关淋巴组织

淋巴细胞和其他免疫细胞除了分布在上述有完整结构的淋巴器官(淋巴结和脾脏)外,还广泛分布在黏膜和皮肤组织。黏膜和皮肤组织是机体接受外来抗原刺激的首要和最主要的部位,不仅是免疫防御的第一道防线,也是免疫细胞发生免疫应答的主要部位。

1. **黏膜相关淋巴组织**(mucosal associated lymphoid tissue,MALT)　也称黏膜免疫系统(mucosal immune system,MIS),包括消化道,呼吸道和泌尿生殖道等黏膜的淋巴组织,可分为两种类型:①具有一定结构的黏膜淋巴滤泡,包括肠道黏膜集合淋巴结、扁桃体、阑尾等;②弥散的黏膜淋巴组织,广泛分布于黏膜组织固有层。一般认为,黏膜淋巴滤泡是免疫细胞接受抗原刺激后活化增殖的部位,而弥散淋巴组织是活化的免疫细胞发生免疫效应的部位。

2. **皮肤相关淋巴组织**(skin associated lymphoid tissue,SALT)　也称皮肤免疫系统(cutaneous immune system,CIS),皮肤相关淋巴组织既是机体针对经皮肤入侵抗原的免疫应答激发部位,也是发生免疫效应的部位,如细胞免疫介导的迟发型超敏反应常发生在皮肤组织中。皮肤、黏膜的上皮是机体内部和外界环境之间的屏障,构成重要的第一道防线。

三、淋巴细胞再循环

定居在外周免疫器官的淋巴细胞,可由输出淋巴管进入胸导管,经上腔静脉进入血液循环,在毛细血管后微静脉处穿越 HEV,并重新分布于全身淋巴器官和组织。淋巴细胞在血液、淋巴液、淋巴器官和组织间周而复始循环的过程称淋巴细胞再循环。成熟淋巴细胞穿越高内皮小静脉内皮定居于淋巴结称淋巴细胞归巢(图 4-5)。

淋巴细胞再循环的生物学意义:①使淋巴细胞在淋巴组织和器官中分布更为合理;②淋巴组织不断从循环池中补充新的淋巴细胞,有助于增强整个机体的免疫功能;③有利于淋巴细胞与抗原和抗原提呈细胞接触;④有利于动员效应淋巴细胞迁移至炎症部位;⑤定居在外周免疫器官的记忆细胞也参与再循环,其接触相应抗原后进入淋巴组织,并迅速发生活化、增殖和分化,产生再次免疫应答。总而言之,淋巴细胞再循环是维持机体正常免疫应答并发挥免疫功能的必要前提。

 问题与思考 •••

1. 免疫器官是怎样组成的? 其在免疫中的作用是什么?

2. 淋巴结和脾脏有哪些相同结构和不同结构? 两者在机体免疫中发挥作用有何特点?

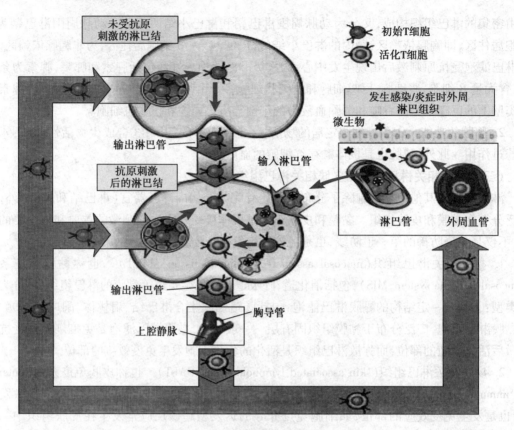

图 4-5 淋巴细胞再循环示意图

第二节 免疫细胞

免疫细胞泛指所有参与免疫应答或与免疫应答有关的细胞及其前体,包括造血干细胞、淋巴细胞、抗原提呈细胞及其他免疫细胞等。

一、造血干细胞

造血干细胞(hemopoietic stem cell,HSC)是具有高度自我更新能力和多能分化潜能的造血前体细胞。HSC 属一群原始造血细胞,它们并非固定的组织细胞,可存在于造血组织及血液中。造血干细胞是血细胞的"种子",体内所有血细胞(如淋巴细胞、DC、巨噬细胞、各类粒细胞、红细胞、血小板等)均由其分化而来。

多能造血干细胞首先分化为定向干细胞,包括淋巴样祖细胞和髓样祖细胞。淋巴样祖细胞继续分化为 B 细胞、T 细胞和 NK 细胞,其中 T 细胞和 NK 细胞在发育早期有共同前体细胞。髓样干细胞可继续分化为具有产生红细胞系、粒细胞系、巨核细胞系和单核/巨噬细胞系潜能的集落形成单位,可分别分化为红细胞、中性粒细胞、血小板、单核/巨噬细胞、嗜酸性粒细胞、嗜碱性粒细胞(图 4-6)。人造血干细胞的主要表面标志为:$CD34^+$ 和 $CD117^+$(c-kit)。应用针对造血干细胞表面标记的单克隆抗体,有助于造血干细胞的分离、纯化和研究。

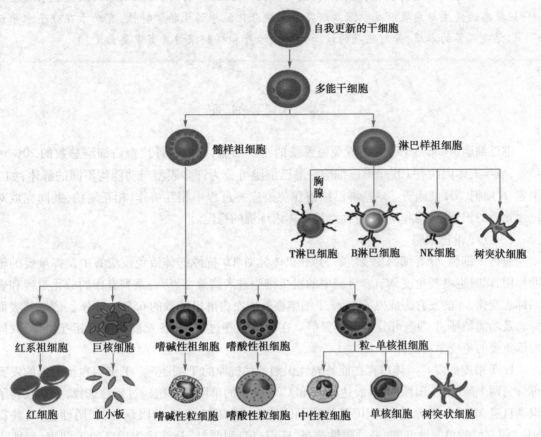

图4-6 骨髓造血干细胞的分化发育

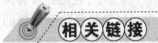

白细胞分化抗原

　　白细胞分化抗原是不同谱系白细胞在正常分化、成熟的不同阶段及活化过程中,出现或消失的细胞表面标志。白细胞分化抗原种类繁多,分布广泛,除表达于白细胞之外,还广泛分布于不同分化阶段的红系、巨核细胞/血小板谱系和非造血细胞(如血管内皮细胞、成纤维细胞、上皮细胞、神经内分泌细胞等)表面。1982年起先后召开的人类白细胞分化抗原国际协作组会议决定,应用以单克隆抗体鉴定为主的聚类分析法,将不同实验室所鉴定的同一白细胞分化抗原归为同一分化群(cluster of differentiation,CD)。用CD加数字序号命名细胞表面抗原或分子,如$CD4^+$T细胞(又称CD4T细胞),表明该T细胞表面具有CD4抗原(又称CD4分子);$CD4^-CD8^+$细胞,表明该细胞表面不具有CD4抗原而具有CD8抗原。人白细胞CD的编号已从CD1命名至CD350。

　　白细胞分化抗原具有重要的生物学意义,不仅可作为表面标志用于细胞的鉴定和分离,还广泛参与细胞的生长、成熟、分化、发育、迁移与激活。另外,分化抗原的改变也与某些病理状态的发生与发展有关。深入研究白细胞分化抗原的生物学特性,有助于在分子水平认识免疫应答的本质,并对疾病的诊断、预防、治疗和机制探讨具有重要意义。

二、淋 巴 细 胞

淋巴细胞(lymphocyte)是构成免疫系统的主要细胞,它们占外周血白细胞总数的20% ~ 45%,成年人体内约有10^{12}个淋巴细胞。淋巴细胞可分为许多表型与功能均不同的群体,如T细胞、B细胞、NK细胞等。这些淋巴细胞在免疫应答过程中相互协作、相互制约,共同完成对抗原物质的识别、应答和清除,进而维持机体内环境的稳定。

(一)T淋巴细胞

简称T细胞,介导细胞免疫应答,并在机体针对TD抗原的体液免疫应答中发挥重要的辅助作用,同时也参与免疫调节。骨髓中的祖T细胞进入胸腺,经历一系列有序的分化过程和表面标志变化,才能发育为成熟T细胞,T细胞在外周血占淋巴总数的65% ~80%。依据其表面标志及功能特征,T细胞可分为若干亚群。在免疫应答过程中,各亚群T细胞相互协作,共同发挥重要的免疫学功能。

1. T细胞的发育 体内存在能特异性识别各种抗原的T细胞库。T细胞在胸腺内的发育可分为两个阶段:①阳性选择:表达CD8和CD4分子的单阳性细胞经过阳性选择,分别获得了识别自身MHCⅠ类分子和MHCⅡ类分子的能力,即具有MHC的限制性;②阴性选择:获得MHC限制性的单阳性细胞,经过阴性选择,获得自身耐受性,最终成为成熟的T细胞(CD4$^+$T细胞或CD8$^+$T细胞),到达外周淋巴器官定居。

2. T细胞表面标志 淋巴细胞表面标志指存在于细胞表面的多种膜分子,包括各种表面受体和表面抗原。它们是淋巴细胞识别抗原、与其他免疫细胞相互作用以及接受信号刺激的分子基础,亦为鉴别和分离淋巴细胞的重要依据。T细胞表面标志包括表面抗原、T细胞表面受体和黏附分子。表面抗原是用特异性抗体检测的表面标志,表面受体是指细胞表面能与相应配体结合的结构。某些表面受体和黏附分子可用特异性抗体鉴定,所以也属表面抗原。TCR、CD3和CD2分子是外周血成熟T细胞各亚群表面标志中的共有标志。

(1)T细胞表面抗原

1)MHC抗原:所有T细胞均表达MHCⅠ类抗原,人T细胞被激活后还可表达MHCⅡ类抗原。因此,MHCⅡ类抗原亦可视为T细胞活化的标志。MHC抗原参与对抗原肽的识别与应答过程(详见第六章:主要组织相容性复合体)。

2)白细胞分化抗原:T细胞表达多种CD分子,如CD3、CD4和CD8、CD28、CD45等,它们在T细胞特异性识别抗原、激活和对T细胞的鉴定中分别具有不同的作用。

CD3分子可表达于所有成熟T细胞表面,它是由γ、δ、ε、ζ和η五种肽链组成。CD3分子胞质区含免疫受体酪氨酸活化基序(immunoreceptor tyrosine-based activation motif,ITAM),与传导TCR结合抗原的信息有关。CD3是参与TCR信号转导的关键分子,CD3肽链缺陷或缺失,将导致T细胞活化缺陷。

CD4 分子属 Ig 超家族,为细胞膜表面的单链糖蛋白。T 细胞表面的 CD4 分子可与 APC 表面的 MHC Ⅱ类分子结合,是参与 Th 细胞激活的共受体(co-receptor),亦是人类免疫缺陷病毒(HIV)的主要受体。CD4 分子还可参与细胞内信号传导。

CD8 分子属 Ig 超家族,为细胞膜表面的双链糖蛋白,CTL 在特异性识别靶细胞时,其 CD8 分子与 MHC Ⅰ类分子非多态区结合,有助于稳定 TCR 与抗原肽-MHC Ⅰ类分子复合物间的相互作用。因此,CD8 分子也被称为参与 CTL 激活的共受体。CD8 与 MHC Ⅰ类分子结合后,可参与 TCR/CD3 介导的信号传导,进而启动 MHC Ⅰ类限制性 T 细胞应答(详见第七章:免疫应答)。

CD28 为双链糖蛋白,属 Ig 超家族成员。外周血中,几乎所有 CD4$^+$T 细胞和 50% 的 CD8$^+$T 细胞表达 CD28。活化 T 细胞 CD28 表达水平升高。CD28 分子胞质区可与多种信号分子相连,能转导 T 细胞活化的共刺激信号。

CD152 又称细胞毒性 T 细胞抗原4(cytotoxic T lymphocyte antigen 4,CTLA-4),为同源二聚体,主要表达于活化 T 细胞,静止 T 细胞则不表达。CD152 的配体也是 B7-1 和 B7-2,但二者结合能抑制活化 T 细胞增殖,对 T 细胞应答起负调节作用,故 CD152 属抑制性受体。

CD2 又称淋巴细胞功能相关抗原2(lymphocyte function associated antigen 2,LFA-2)或绵羊红细胞受体,可表达于所有外周血 T 细胞,但正常 B 细胞不表达。人 CD2 的配体是跨膜单链 CD58(LFA-3)分子,CD2 与 CD58 结合可介导 T 细胞与其他免疫细胞间的黏附作用,从而参与 T 细胞多种功能。

(2)T 细胞表面受体

1)T 细胞受体(T cell receptor,TCR):TCR 为 T 细胞特异性识别抗原的受体,也是所有 T 细胞的特征性表面标志。T 细胞表面的 TCR 与 CD3 分子结合成 TCR-CD3 复合体(图 4-7)。TCR 乃由 α、β 或 γ、δ 两条多肽链以二硫键连接组成的异二聚体,具有两种形式。

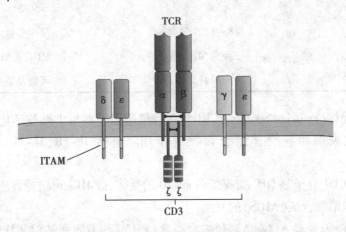

图 4-7　TCR-CD3 复合体结构示意图

TCRαβ 由 α 和 β 链组成,α 链及 β 链分子结构与免疫球蛋白类似,其膜外部分各含 2 个 Ig 样结构域:一个为膜近端的恒定区;另一个为膜远端的可变区。α 链和 β 链的可变区分别由 V-J-C 及 V-D-J-C 基因片段重排后所编码,形成特异性各不相同的 TCR 分子,由此决定 TCR 的多样性和 T 细胞识别抗原的特异性,可对环境中千变万化的抗原进行特异性识别。TCR 通常仅能识别抗原提呈细胞(APC)膜表面的抗原肽/MHC 分子复合物,而不能直接识别可溶性抗原分子,此乃 T 细胞与 B 细胞识别抗原的主要不同之处。TCR 的胞内段很短,不具备传递信号的条件。在抗原识别过程中,CD3 分子负责将抗原信号传入胞内,在其他共刺激分子(如 CD28)的共同作用下,使 T 细胞活化。αβT 细胞是参与免疫应答的主要细胞群。

TCRγδ 由 γ 和 δ 链组成,其基因重排与 TCRαβ 相似。此两类细胞均为 CD2$^+$CD3$^+$,但 γδT 细胞多为 CD4$^-$CD8$^-$ 细胞(少数为 CD8$^+$ 细胞);αβT 细胞则为 CD4$^+$ 或 CD8$^+$ 细胞。在末梢血中,γδT 细胞仅占 5%~10%。γδT 细胞主要分布于皮肤、肠道、呼吸道及泌尿生殖道的黏膜和皮下组织,某些胸腺内早期 T 细胞也为 γδT 细胞。γδT 细胞的 TCR 的多样性有限,主要发挥非特异性杀伤功能,γδT 细胞可能是具有原始受体的第一线防御细胞,在抗微生物感染免疫,尤其是在皮肤黏膜表面的免疫防御功能中,以及抗分枝杆菌感染中发挥重要作用。此外,近年发现 γδT 细胞还具有杀瘤作用,也可能参与对坏死细胞的清除(表 4-1)。

表 4-1　αβ T 细胞与 γδ T 细胞特性比较

		αβ T 细胞	γδ T 细胞
TCR 多样性		极高	低
分布	占外周血 T 细胞比例	90%~95%	5%~10%
	组织	外周淋巴组织	皮肤、黏膜上皮
表型	CD2$^+$ CD3$^+$	100%	100%
	CD4$^+$ CD8$^-$	60%~65%	<1%
	CD4$^-$ CD8$^+$	30%~35%	20%~50%
	CD4$^-$ CD8$^-$	<5%	>50%
识别抗原		8~17 个氨基酸	简单多肽、HSP、脂类、多糖
MHC 限制性		经典 MHC 分子	MHC 类似分子
功能		介导特异性免疫应答	可能是第一线防御细胞

2)细胞因子受体(cytokine receptor,CKR):多种细胞因子参与 T 细胞活化、增殖和分化,它们通过与 T 细胞表面相应受体结合而发挥作用。包括 IL-1R、IL-2R、IL-4R、IL-6R 及 IL-7R 等。

3)病毒受体:CD4 分子是 HIV 壳膜蛋白 gp120 的受体,故 HIV 可选择性感染 CD4$^+$T 细胞,导致获得性免疫缺陷综合征(AIDS)的发生。

4)丝裂原受体:刀豆素 A(ConA)、植物血凝素(PHA)和美洲商陆(PWM)等丝裂原可与 T 细胞表面相应受体结合诱导 T 细胞增殖。应用 PHA 等刺激人外周血 T 细胞,以观察 T 细胞增殖程度,此即淋巴细胞转化试验。是一种细胞免疫功能体外检测方法。

3. T 细胞亚群及其功能　T 细胞是高度异质性的细胞群体,根据其表面标志及功能特点,可分为不同亚群。根据 T 细胞表面表达 CD4 分子或 CD8 分子,可分为 CD4$^+$ 或 CD8$^+$T 细胞;根据 TCR 双肽链的构成不同,可分 αβT 细胞和 γδT 细胞;根据免疫效应功能特点,可分为辅助性 T 细胞(helper T lymphocyte,Th)、细胞毒性 T 细胞(cytotoxic T lymphocyte,CTL 或 cytotoxic T

cell,Tc)、调节性 T 细胞(regulatory T cell,Treg)和 Th17 等。

(1)CD4$^+$T 细胞:CD4$^+$T 细胞识别抗原受 MHC-Ⅱ类分子限制。CD4$^+$T 细胞为 Th,也非均一的细胞群,具有辅助性和效应性功能。初始 T 细胞(naive T cell),如 Th0 细胞,在抗原的刺激下,并分别接受 IL-12、IL-4 为主的细胞因子作用后,可分化为 Th1 和 Th2 两个亚群。Th1 细胞主要分泌 IFN-γ、IL-2、IL-12 和 TNF-β/a 等细胞因子。Th2 细胞主要分泌 IL-4、IL-5、IL-6 和 IL-10 等细胞因子。Th1 细胞在抗胞内病原体感染中发挥重要作用。Th1 细胞持续性强应答,可能与器官特异性自身免疫病、接触性皮炎、不明原因的慢性炎症性疾病、迟发型超敏反应性疾病、急性同种异体移植排斥反应等的发生有关。在对蠕虫感染和环境变应原的应答中,主要是 Th2 细胞参与。过度的 Th2 细胞应答可能在与遗传有关的超敏反应中起重要作用。

Th17 细胞是独立于 Th1 和 Th2 细胞的第三类 Th 细胞亚群,通过分泌 IL-17 参与固有免疫和某些炎症的发生,已被证实在自身免疫和感染等疾病中发挥重要的作用。

少数 CD4$^+$T 细胞具有抑制免疫应答的作用,如 CD4$^+$CD25$^+$ Treg。此类细胞可抑制 CD4$^+$ 或 CD8$^+$T 细胞活化与增殖,在免疫应答中发挥负向调节作用。

(2)CD8$^+$T 细胞:CD8$^+$T 细胞主要指 CTL,其主要功能是特异性杀伤靶细胞。CTL 受 MHC-Ⅰ类分子限制,CTL 的 TCR 特异性识别靶细胞(如病毒感染细胞、肿瘤细胞等)表面的抗原肽/MHC-Ⅰ类分子复合物,方能杀伤靶细胞。CTL 参与抗病毒感染、抗肿瘤和介导同种异体移植排斥反应等。CD8$^+$T 细胞也可依据所分泌细胞因子的不同而分为 Tc1 和 Tc2 亚群。

？ 问题与思考 ●●●

T、B 细胞主要表面分子有哪些? 其主要作用是什么?

(二)B 淋巴细胞

B 淋巴细胞是由哺乳动物骨髓或鸟类法氏囊中的淋巴样前体细胞分化而来。成熟 B 细胞主要定居于淋巴结皮质浅层的淋巴小结和脾脏的淋巴小结内。在外周血中,B 细胞约占淋巴细胞总数的 10%~15%。

1. B 细胞的个体发育 B 细胞来源于骨髓多能干细胞,其发育分为两个阶段,即抗原非依赖期和抗原依赖期。第一阶段的发育在骨髓中进行,经过祖 B 细胞(pro-B)阶段、前 B 细胞(pre-B)阶段、未成熟 B 细胞阶段,最终分化发育形成成熟 B 细胞。成熟 B 细胞的表型特征是同时表达 mIgM 和 mIgD,也表达 CR1、某些丝裂原受体和细胞因子受体,并对抗原具有应答能力。第二阶段通常发生在外周免疫器官,成熟 B 细胞在外周淋巴器官接受外来抗原刺激和 T 细胞辅助,多数最终分化为能分泌特异性抗体的浆细胞,少数分化为长寿记忆细胞。

2. B 细胞的表面标志 B 细胞表面标志也包括表面受体和表面抗原,它们参与抗原识别、免疫细胞间以及免疫细胞与免疫分子间的相互作用,并成为分离和鉴别 B 细胞的重要依据。

(1)MHC 抗原:B 细胞可表达 MHC-Ⅰ类和 MHC-Ⅱ类抗原。MHC-Ⅱ类抗原可与 Th 细胞表面 CD4 分子结合,增强 B 细胞与 Th 细胞间的黏附作用。MHC-Ⅱ类分子的交联过程参与信号传导,可促进 B 细胞活化,并参与抗原提呈过程。

（2）白细胞分化抗原：B细胞表达多种CD分子，它们参与B细胞的活化、增殖和分化。同时，在B细胞不同分化发育阶段，CD分子的表达亦不完全相同。以下介绍几种重要的CD分子。①CD19和CD20分子：CD19是所有B细胞共有的表面标志，B细胞活化后亦不消失。CD20在B细胞激活后逐渐丢失；②CD21分子：主要表达于成熟B细胞，未成熟B细胞也可少量表达。有两种不同的受体功能，其一为C3d受体（CR2），其二为EB病毒受体；③CD40分子：是B细胞表面最重要的共刺激分子受体，其与T细胞表面CD40L结合，对激活B细胞以及阻止B细胞凋亡具有重要意义；④CD80（B7-1）/CD86（B7-2）分子：表达在活化B细胞及其他APC表面，是T细胞表面CD28分子和CTLA-4的配体，是重要的共刺激分子之一。

（3）B细胞表面受体

1）B细胞抗原受体（B cell antigen receptor，BCR）：BCR是嵌入细胞膜类脂分子中的膜表面免疫球蛋白（mIg），是参与B细胞特异性应答的关键分子。在B细胞应答中，BCR直接识别抗原分子中的B细胞表位。人外周血中大部分B细胞同时表达mIgM和mIgD，不到10%的B细胞表达mIgG、mIgA或mIgE。mIg的类别随B细胞发育阶段而异：未成熟B细胞仅表达IgM；成熟B细胞同时表达IgM和IgD；接受抗原刺激后，B细胞mIgD很快消失；记忆B细胞不表达mIgD。与TCR类似，BCR必须与其他结构共同作用才能完成信号转导。即由mIg与Igα（CD79a）/Igβ（CD79b）异二聚体非共价结合，形成BCR-Igα/Igβ复合物（图4-8）。Igα和Igβ参与细胞内信号传递分子间的偶联，介导酪氨酸激酶的活化和级联反应。

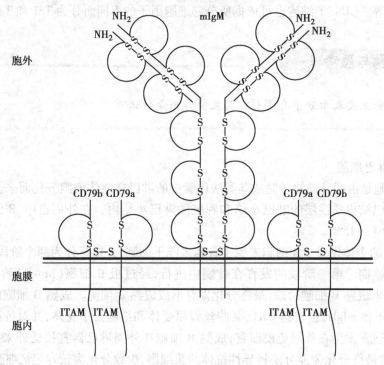

图4-8 BCR复合物结构示意图

2）补体受体（CR）：CR多见于成熟B细胞表面，大多数B细胞表达能与补体C3b和C3d结合的受体，分别称为CR1和CR2（即CD35和CD21）。CR1与相应配体结合可促进B细胞活化。CR2（CD21）是EB病毒受体，在体外应用EB病毒感染B细胞可使之转化为B淋巴母细胞系,从而达到永生化。CR2 与 EB 病毒选择性感染 B 细胞有关。

3）丝裂原受体:有些丝裂原通过与 B 细胞表面相应受体结合,使 B 细胞被激活并增殖分化为淋巴母细胞,可用于检测 B 细胞功能状态。B 细胞表达 PWM、LPS、SPA 等丝裂原受体,美洲商陆(PWM)对 T 细胞和 B 细胞均有致有丝分裂作用;LPS 是常用的小鼠 B 细胞丝裂原。

4）细胞因子受体:B 细胞表面表达 IL-1R、IL-2R、IL-4R、IL-5R、IL-6R、IL-7R 和 IFN-γR 等多种细胞因子受体。细胞因子通过与 B 细胞表面相应受体结合而调节 B 细胞活化、增殖和分化。

5）Fc 受体:大多数 B 细胞表达 IgG Fc 受体 II（FcγR II）,可与免疫复合物中 IgG Fc 段结合,有利于 B 细胞捕获和结合抗原,并促进 B 细胞活化和抗体产生。活化 B 细胞表面还可表达 FcγR II-B,可能与 B 细胞分化增殖密切相关,该受体与免疫复合物结合后,免疫复合物把 BCR 与 FcR 连接后,FcR 的酪氨酸残基发生磷酸化,给 BCR 提供负信号,而抑制 B 细胞活化。

3. B 细胞亚群及功能 根据是否表达 CD5（即小鼠 LY-1 抗原）,可将 B 细胞分为 B1（CD5$^+$）细胞和 B2（CD5$^-$）细胞两个亚群（表 4-2）。B1 细胞表面表达 CD5,由于发育在先,因此称为 B1 细胞。B1 细胞主要定居于腹腔、胸腔以及肠壁的固有层,其产生的抗体多为低亲和力的 IgM、IgA 和 IgG3,主要针对多种细菌成分（如多糖、脂质、蛋白质）,参与抗细菌感染的黏膜免疫应答,特别对防止肠道细菌感染有重要作用。B1 细胞也能产生多种针对自身抗原的抗体,与自身免疫病的发生密切相关。B2 细胞即通常所称的 B 细胞,是参与体液免疫应答的细胞。B2 细胞产生高亲和力抗体,行使体液免疫功能。此外,B2 细胞还能产生多种细胞因子,具有抗原提呈和免疫调节等功能。

表 4-2 两个 B 细胞亚群的特征

	B1（T 细胞非依赖性细胞）	B2（T 细胞依赖性细胞）
发生部位	胚胎肝脏	骨髓
外周分布	腹腔、胸腔	脾脏、淋巴结
外周血和淋巴器官	5%～10%	90%～95%
SmIgM	+	+
SmIgD		+
CD5	+	
补充更新	自我更新	由骨髓更新
IL-10 产生		
抗体产生	IgM	IgM、IgG 等
针对抗原	TI 抗原,自身抗原	TD 抗原
再次抗体应答	—	+

（三）NK 细胞

NK 细胞既可由骨髓造血干细胞分化发育而来,也可从胸腺分化发育而来,发育和分化过程尚未完全明确。人类和小鼠 NK 细胞主要分布于外周血和脾脏,在淋巴结以及其他组织内也有少量 NK 细胞存在。人外周血中,NK 细胞占淋巴细胞总数的 15%。NK 细胞属于第三类淋巴细胞,其表面缺少 T 细胞和 B 细胞的特异性标志,如 TCR 和 mIg,其形态学特点为胞质内有许多嗜苯胺颗粒,故又称其为大颗粒淋巴细胞(large granular lymphocyte,LGL)。NK 细胞无需预先致敏,就具有直接杀伤靶细胞效应,这类细胞不依赖于抗原刺激,能够自发地溶解多种肿瘤细胞和被病毒感染的细胞,称为自然杀伤细胞(natural killer,NK),因此在机体免疫监视和早期抗感染免疫中起重要作用。此外 NK 细胞还参与免疫调节、移植排斥反应、自身免疫病和超敏反应的发生。

1. NK 细胞的表面标志　NK 细胞具有很多表面标志,但多为与其他免疫细胞所共有,而很少为 NK 细胞所特有。NK 细胞表面主要有 CD2(即 E 受体)、CD16(低亲和力 IgG Fc 受体,FcγR Ⅲ)以及 CD56 等。一般认为,CD16 和 CD56 分子可视为 NK 细胞特异性标志,抗 CD16 和抗 CD56 可用来鉴定和分离 NK 细胞。NK 细胞表面也有 IL-2 受体(β 链和 γ 链)和干扰素受体,IL-2 和 IFN-γ 能活化 NK 细胞和增强其细胞毒活性。

2. NK 识别靶细胞的受体　NK 细胞可杀伤病毒感染的细胞和突变的肿瘤细胞,而对机体正常自身细胞则无细胞毒作用,表明它们具有识别正常自身组织和体内异常细胞的能力。NK 细胞可表达两类不同受体:一类是激发 NK 细胞杀伤作用的受体称为杀伤细胞活化受体(killer activatory receptor,KAR);另一类是抑制 NK 细胞杀伤作用的受体称为杀伤细胞抑制受体(killer inhibitory receptor,KIR)。NK 细胞可同时表达活化和抑制受体,宿主组织细胞表面正常表达自身 MHC Ⅰ 类分子,结合 KIR 介导 NK 的抑制作用,表现为 NK 细胞失活,自身组织细胞不被破坏。病毒感染细胞和肿瘤细胞表面 MHC Ⅰ 类分子表达减少、缺失,或由于 MHC Ⅰ 类分子结构发生异常,影响 NK 细胞 KIR 对相应配体的识别,使 NK 细胞 KAR 的作用占主导地位,表现为 NK 细胞活化并显示杀伤活性,从而导致病毒感染细胞和肿瘤细胞坏死或凋亡(图 4-9)。

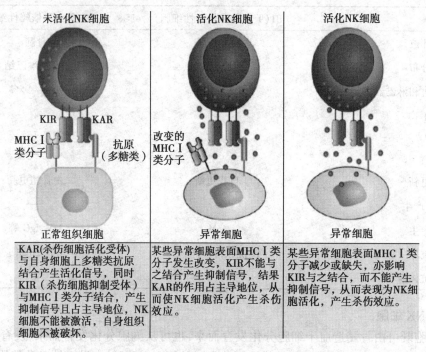

图 4-9　NK 细胞 KIR 和 KAR 的作用

3. NK 细胞杀伤靶细胞的机制 NK 细胞通过上述受体与靶细胞相互作用,当 KAR 介导的活化信号占主导地位,则发挥杀伤功能。其杀伤靶细胞的主要机制是:①释放穿孔素,使靶细胞溶解破坏;②释放丝氨酸酯酶(颗粒酶),其单独并不能诱导靶细胞凋亡,但当穿孔素在靶细胞上形成"孔洞"后,丝氨酸酯酶可进入靶细胞,通过激活内源性内切酶系统,使靶细胞 DNA 断裂而导致细胞凋亡;③释放细胞因子,如 NK 细胞毒因子和 TNF 等,可与靶细胞表面的相应受体结合后杀伤靶细胞;④NK 细胞具有 IgG Fc 受体,可通过 ADCC 杀伤相应靶细胞。

三、抗原提呈细胞和其他免疫细胞

抗原提呈细胞(antigen-presenting cell,APC)是指能捕捉、加工、处理抗原,并将抗原信息提呈给 T 淋巴细胞的一类免疫细胞。APC 分为专职和非专职两类。前者包括单核吞噬细胞系统(mononuclear phagocyte system,MPS)、树突状细胞、B 细胞,后者包括内皮细胞、成纤维细胞、上皮细胞、间皮细胞等,它们在正常情况下并不表达 MHC Ⅱ 类分子,亦无抗原提呈能力,但在炎症过程中或受到 IFN-γ 等刺激,也可表达 MHC Ⅱ 类分子并处理和提呈抗原。病毒感染的细胞和肿瘤细胞也具有抗原提呈功能,可视为广义 APC。

(一)单核吞噬细胞系统

单核吞噬细胞系统(mononuclear phagocyte system,MPS)包括骨髓前单核细胞、外周血单核细胞(monocyte,Mon)和各种组织巨噬细胞(macrophage,Mφ)。它们是机体内重要的免疫细胞,具有广泛生物学功能,如抗感染、抗肿瘤、参与免疫应答和免疫调节等。单核吞噬细胞在体外培养生长时具有黏附玻璃及塑料表面的特性,故又称黏附细胞。

1. 单核吞噬细胞的来源 MPS 由骨髓干细胞衍生而来。骨髓髓样干细胞受某些细胞因子(如单核细胞集落刺激因子及单核细胞生长因子)作用而发育成前 Mon;前 Mon 在单核诱生因子刺激下发育为 Mon,并不断进入血流;Mon 在血液中仅存留数小时至数日,随即移行至全身各组织器官内,发育成熟为 Mφ,其寿命可达数月以上。定居在组织中的 Mφ 一般不再返回血流,但可在组织间隙中自由移动,成为游动的 Mφ,或在组织中成为固定的 Mφ。Mφ 在不同器官组织中有不同名称,如结缔组织中的组织细胞、肝脏组织的库普弗(Kupffer)细胞、肺组织的尘细胞、腹腔的巨噬细胞、神经组织的小胶质细胞等(表4-3)。

表 4-3 单核吞噬细胞的来源以及在各种组织中的分布

组织部位	细胞名称
骨髓	干细胞→单核母细胞→前单核细胞→进入血液
骨髓和血液	单核细胞→进入组织
各种组织的巨噬细胞	组织细胞(结缔组织)、库普弗(Kupffer)细胞(肝)、肺泡巨噬细胞(肺)、腹腔巨噬细胞(腹腔)、胸腔巨噬细胞(胸腔)、游走及固定巨噬细胞(淋巴结)、游走及固定巨噬细胞(脾)、破骨细胞(骨)、固定巨噬细胞(骨髓)、小胶质细胞(神经组织)、组织细胞及朗格汉斯细胞(皮肤)、滑膜 A 型细胞(关节)

2. 单核吞噬细胞的表面标志 单核吞噬细胞(尤其是 Mφ)表达多种表面标志,包括 MHC Ⅰ 类和 Ⅱ 类抗原、某些黏附分子和共刺激分子(如 B7 分子)、补体受体、Fc 受体、细胞因子

受体、模式识别受体(如甘露糖受体、清道夫受体、Toll 样受体等)等。这些表面标志多为跨膜蛋白或糖蛋白,参与单核吞噬细胞的迁移、黏附、识别抗原、吞噬等多种功能,并在机体免疫防御、炎症反应、修复等生理、病理过程中发挥重要作用。

3. 单核吞噬细胞的主要生物学作用 ①吞噬杀伤作用;②抗原处理及提呈;③分泌功能;④调节免疫应答。此外,单核吞噬细胞还参与炎症以及组织修复和再生等生理作用。

(二)树突状细胞

树突状细胞(dendritic cell,DC)细胞膜向外伸出许多很长的树状突起,胞质内无溶酶体及吞噬体,通常无吞噬能力,但可通过胞饮作用摄取抗原异物,或利用其树突捕捉和滞留抗原异物。DC 是提呈抗原能力最强的专职 APC,其在体内的数量较少,但分布很广,抗原提呈能力远强于 Mφ、B 细胞等其他 APC。

1. DC 的来源 体内 DC 均起源于多能干细胞,主要可分为髓系 DC 和淋巴系 DC 两大类。髓系 DC 与单核细胞、粒细胞有共同的祖细胞,淋巴系 DC 与 T 细胞和 NK 细胞有共同前体细胞。大多数 DC 来源于骨髓,由骨髓进入外周血,再分布到全身各组织。

2. DC 的发育 体内 DC 按其发育程度可分为成熟和未成熟 DC,二者的生物学特征有明显差异。未成熟髓系 DC 高表达 Fc 受体、补体受体、甘露糖受体等与吞噬有关的受体,低表达 CD54、CD40、CD80 等共刺激分子和黏附分子,体外激发 MLR 能力较弱,但具有较强抗原内吞和加工处理能力;还可参与诱导免疫耐受。成熟 DC 低表达与吞噬有关的受体,高表达 MHC Ⅱ类分子和 CD54、CD40、CD80、CD86 等共刺激分子及黏附分子,体外激发 MLR 和抗原提呈能力强,而摄取、加工抗原的能力明显降低。正常情况下体内绝大多数 DC 处于非成熟状态。

3. DC 的分布与分类 DC 广泛分布于机体所有组织和器官,根据其特征和功能可分为两种:与 T 细胞有关的并指状 DC(interdigitating dendritic cells,IDC)和与 B 细胞有关的滤泡 DC(follicular dendritic cells,FDC)(表 4-4)。

表 4-4 两种 DC 的特征和功能

细胞名称	组织或器官分布	MHCⅡ类分子	FcR	CR1	主要功能
并指状 DC	外周淋巴组织的 T 细胞区	+++	-	-	提呈抗原 维持记忆性 T 细胞
滤泡 DC	外周淋巴组织的 B 细胞区	-	++	++	滞留抗原 诱导记忆性 B 细胞

(1)并指状 DC:IDC 是参与初次免疫应答的主要抗原提呈细胞,由皮肤朗格汉斯细胞移行至淋巴结衍生而来,分布于淋巴组织胸腺依赖区和次级淋巴组织中,其表面缺乏 FcR 和 C3bR,但富含 MHC Ⅰ类和Ⅱ类抗原。IDC 通过其突起与周围 T 细胞密切接触,可有效将抗原提呈给特异性 T 细胞。

(2)滤泡 DC:FDC 是参与再次免疫应答的主要抗原提呈细胞。主要分布于 B 细胞区的初级和次级淋巴滤泡中,FDC 不表达 MHC Ⅱ类分子,而高表达 FcR 和 CD35(CR1)、CD21(CR2),可与抗原抗体复合物和(或)抗原-抗体-补体复合物结合,但并不发生内吞,使抗原长期滞留在细胞表面(数周、数月、甚至数年),从而参与记忆性 B 细胞产生和维持。

4. DC 的生物学功能 ①抗原提呈;②参与 T 细胞在胸腺的分化发育;③免疫调节;④FDC 可参与 B 细胞发育、分化、激活及记忆 B 细胞形成和维持。

 问题与思考 ●●●

> 简述树突状细胞(DC)的分类,并举例说明 DC 的生物学作用。

(三)其他抗原提呈细胞

某些细胞在通常情况下并不表达 MHC Ⅱ类分子,亦无抗原提呈能力,但在炎症过程中,或接受某些活性分子(如 IFN-γ)刺激后,则可表达 MHC Ⅱ类分子,并能处理和提呈抗原。这些细胞被称为非专职 APC,包括血管内皮细胞、各种上皮细胞和间质细胞、皮肤的成纤维细胞等。另外,肿瘤细胞和病毒感染细胞等均表达 MHC Ⅰ类分子,具有提呈内源性抗原并特异性激活 CTL 的功能,均被视为广义的 APC。

(四)其他免疫细胞

骨髓造血干细胞、红细胞、各种粒细胞等对抗原虽然无特异性反应,但在免疫应答效应阶段的炎症反应中发挥重要作用,还可能参加超敏反应,故也属免疫细胞。

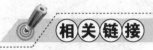 **相关链接**

过继免疫治疗

作为肿瘤生物治疗手段之一的过继性免疫治疗,是将体外培养的免疫活性细胞和细胞因子过继性地输注到宿主体内以发挥其抗肿瘤作用。目前,用于临床的主要有淋巴因子活化的杀伤细胞、肿瘤浸润淋巴细胞、细胞因子诱导的杀伤细胞等。

淋巴因子活化的杀伤细胞(lymphokine activated killer cells,LAK):用正常人或小鼠淋巴细胞加入 IL-2 在体外培养使之活化增殖,这种经 IL-2 活化增殖的淋巴细胞在体外能杀伤自体和异体新鲜肿瘤细胞,称为 LAK 细胞。实验和临床都已证明,LAK 细胞对肿瘤的治疗具有重要意义。

肿瘤浸润淋巴细胞(tumor-infiltrating lymphocytes,TIL):是继 LAK 后,又一新的、更强的能杀伤自体肿瘤的免疫活性细胞,其对肿瘤的杀伤效应较 LAK 高 50～100 倍,并具有一定的特异性。其主要来源于新鲜的肿瘤组织或肿瘤局部引流淋巴结,以及癌性体腔积液。

细胞因子诱导的杀伤细胞(cytokine-induced killer,CIK):与以往过继免疫治疗所使用过的 LAK 和 TIL 相比,CIK 具有更强的细胞增殖能力和更强的抗肿瘤细胞作用,且毒副作用很小,可以在不损伤机体免疫系统结构和功能的前提下,直接杀伤肿瘤细胞,并且调节和增强机体的免疫功能,为肿瘤治疗提供了新的途径。

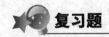

学习小结

免疫器官分为中枢免疫器官和外周免疫器官。中枢免疫器官是免疫细胞发生、分化、成熟的场所,哺乳动物的中枢免疫器官包括胸腺和骨髓。外周免疫器官是成熟淋巴细胞定居聚集的场所,也是产生免疫应答的主要部位。外周免疫器官包括淋巴结、脾脏、黏膜相关淋巴组织和皮肤相关淋巴组织。

免疫细胞包括造血干细胞、淋巴细胞、抗原提呈细胞及其他免疫细胞等。造血干细胞是血细胞的"种子",体内所有血细胞均由其分化而来。本章重点介绍淋巴细胞(T 细胞、B 细胞、NK 细胞)。淋巴细胞的表面有重要的标志,包括表面抗原和表面受体,这些标志与其功能和鉴定密切相关。T、B 细胞又可分为若干亚群,在免疫应答过程中,各亚群细胞相互协作,共同发挥重要的免疫学功能。NK 细胞在机体免疫监视和早期抗感染免疫中起重要作用。抗原提呈细胞主要包括 MPS、树突状细胞、B 细胞等,在抗原提呈中发挥重要作用,病毒感染的细胞和肿瘤细胞也具有抗原提呈功能,可视为广义 APC。其他免疫细胞包括骨髓造血干细胞、红细胞、各种粒细胞等。

(刘 仿)

复习题

一、名词解释

1. 白细胞分化抗原(CD 抗原)　　　　　3. 抗原提呈细胞

2. 淋巴细胞再循环

二、简答题

1. 简述免疫器官的组成和功能。

2. 简述 T 细胞的亚群及功能。

3. NK 细胞是如何发挥生物学效应的?

第 五 章

细 胞 因 子

学习目标 ▐▌

掌握:细胞因子的概念和共同特点。

熟悉:细胞因子的分类和生物学活性。

了解:各类细胞因子的作用特点;细胞因子与临床。

细胞因子(cytokines,CKs)是一类包括免疫细胞在内的多种细胞产生的高活性、多功能小分子蛋白质。自 1957 年 Issacs 发现干扰素以来,先后有大量具有不同生物学活性的细胞因子被发现。随着免疫学研究的深入,人们对这一类分泌性免疫分子也有了更多的了解。目前我们已认识到细胞因子在机体的免疫应答和免疫调节中发挥重要作用;同时,它们还与许多疾病发生密切相关,人工合成的细胞因子也已用于很多临床疾病的治疗。

第一节 细胞因子的共同特点

一、细胞因子的性质和作用方式

1. 化学性质 细胞因子为分泌到细胞外的小分子蛋白质(相对分子量约 8~80kD),一般为糖蛋白或多肽,其成熟分泌型分子所含氨基酸多在 200 个以内。细胞因子通常由抗原、丝裂原或其他刺激物活化细胞所分泌。

2. 作用方式 细胞因子是通过与靶细胞表面的特异性受体结合而发挥作用的(图5-1A),其作用方式主要有自分泌、旁分泌和内分泌三种方式。自分泌是指细胞因子作用于产生这些细胞因子的细胞本身;旁分泌是指细胞因子作用于产生这些细胞因子的细胞附近的细胞;内分泌则是细胞因子作用于与产生这些因子的细胞相距较远的靶细胞,可导致全身反应(图5-1B)。

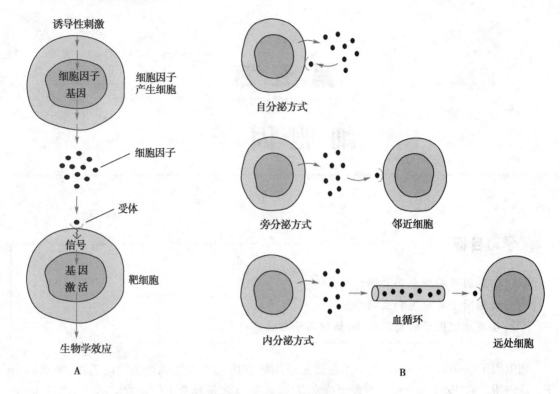

图 5-1 细胞因子的作用方式
A. 细胞因子通过与细胞因子受体的结合发挥作用;B. 细胞因子的自分泌,旁分泌和内分泌三种作用方式

二、细胞因子的生物学效应特点

1. **高效性** 一般而言,细胞因子很低水平就能表现出生物学活性,其作用具有显著的高效性。细胞因子与其受体间的亲和力通常是抗原抗体亲和力的 100~1000 倍。此外,亲和力也明显高于 MHC 分子与抗原肽的亲和力。

2. **多效性** 一种细胞因子可同时作用于多种靶细胞,产生多种生物学效应,此为多效性。如 IL-4 既可作用 B 细胞使其增殖分化,又可作用于胸腺细胞和肥大细胞,促进其增殖(图 5-2A)。

3. **重叠性** 不同的细胞因子可作用于同一种靶细胞,产生相同或相似的生物学效应显示出细胞因子作用的重叠性。如 IL-2、IL-4 和 IL-5 均可促进 B 细胞的增殖与分化(图 5-2B)。

4. **协同性与拮抗性** 一种细胞因子对另一种细胞因子的生物学功能有加强作用即为协同性;而一种细胞因子对另一种细胞因子的生物学功能有抑制作用即为拮抗性。各种细胞因子在体内相互影响、相互制约形成复杂的调节网络,并以此参与维持了机体的生理平衡(图 5-2C、D)。

5. **短暂性** 通常细胞因子在细胞内并无储存,当细胞受到刺激后可诱导产生。细胞因子基因的激活、转录通常是暂时的,故细胞因子的半衰期相对较短。一般细胞受刺激后 3~8 小时,其上清液中便可查到细胞因子,24~72 小时其产量达到高峰。

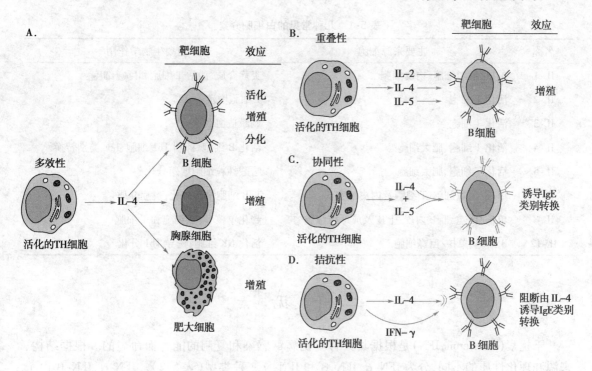

图 5-2　细胞因子的生物学效应特点

A. 多效性；B. 重叠性；C. 协同性；D. 拮抗性

6. 双向性　适量的细胞因子具有生理性的作用,而过量的细胞因子则可能损伤机体。此外,同一种细胞因子也能产生双向作用,如 TNF-α 能杀伤肿瘤,但肿瘤细胞本身表达的 TNF-α 则能抵抗凋亡,有利于肿瘤细胞的存活。

7. 级联反应性　一种细胞因子作用于靶细胞可使细胞再产生一种或多种细胞因子,依次引起其他的靶细胞产生其他的细胞因子(图 5-3)。

第二节　细胞因子的分类

细胞因子根据其主要功能共分为六大类,即白细胞介素、干扰素、肿瘤坏死因子、集落刺激因子、趋化因子和生长因子。

一、白细胞介素

白细胞介素(interleukin, IL)指主要来源于白细胞和其他一些细胞,并参与白细胞间相互作用的细胞因子。因其最初发现来源于白细胞,故而得名 IL。目前发现的 IL 已达 30 余种。几种常见的 IL 名称、来源及主要功能见表 5-1。

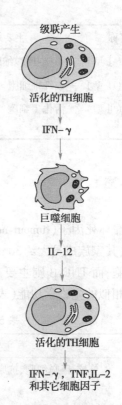

图 5-3　细胞因子的级联反应性

表5-1　几种常见的白细胞介素

名称	主要来源细胞	主要生物学作用
IL-1	单核/巨噬细胞、内皮细胞	炎症介质、激活 T 细胞和巨噬细胞
IL-2	活化 T 细胞	T 细胞增殖
IL-3	活化 T 细胞	刺激造血
IL-4	活化 T 细胞、肥大细胞	活化 B 细胞、抑制 Th1 细胞、IgE 类别转换
IL-5	活化 T 细胞、肥大细胞	嗜酸性粒细胞增殖分化
IL-6	单核/巨噬细胞、T 细胞及内皮细胞	T、B 细胞增殖分化；炎症介质
IL-8	单核/巨噬细胞、内皮、上皮及成纤维细胞	趋化单核/巨噬细胞和 T 细胞
IL-12	B 细胞、单核/巨噬细胞	活化 NK 细胞；诱导 Th1 分化

二、干 扰 素

干扰素(interferon,IFN)是根据其具有干扰病毒感染和复制的能力而命名的。根据结构、来源和理化性质的不同,分为 IFN-α、IFN-β 和 IFN-γ 三种类型(表5-2)。IFN-α、IFN-β 由于受体相同,属于Ⅰ型干扰素,其抗病毒功能强于免疫调节功能;IFN-γ 属于Ⅱ型干扰素,其免疫调节功能强于抗病毒功能。此外,Ⅰ型干扰素对热、酸的稳定性均不如Ⅱ型干扰素。

表5-2　三种型别 IFN 的比较

名称	主要来源	主要生物学作用
IFN-α(Ⅰ型)	单核-巨噬细胞	抗病毒,促进 MHC-Ⅰ和Ⅱ类分子表达
IFN-β(Ⅰ型)	成纤维细胞	抗病毒,促进 MHC-Ⅰ和Ⅱ类分子表达
IFN-γ(Ⅱ型)	活化 T 细胞、NK 细胞	免疫调节,促进 MHC-Ⅰ和Ⅱ类分子表达;激活巨噬细胞、NK 细胞;促进 Th1 细胞分化;抑制 Th2 细胞;抗病毒

三、肿瘤坏死因子

肿瘤坏死因子(tumour necrosis factor,TNF),指在体内外均可杀伤肿瘤细胞,使其出血坏死的因子,其家族成员大约30个,主要成员为 TNF-α 和 TNF-β。TNF-α 主要来源于活化的单核-巨噬细胞,而 TNF-β 则主要来源于活化的 T 细胞,又称为淋巴毒素(lymphotoxin,LT)。两种 TNF 有相似的生物学功能(表5-3)。

表5-3　TNF-α 和 TNF-β 的主要来源与功能比较

名称	主要来源	主要生物学作用
TNF-α	单核-巨噬细胞、抗原刺激的 T 细胞等	抗肿瘤和抗感染、调节免疫应答与造血、介导炎症反应和致热作用
TNF-β	活化的 T 细胞、NK 细胞	同上

四、集落刺激因子

集落刺激因子(colony stimulating factor,CSF)是指在体内外均可刺激造血干细胞增殖、分化并形成某一特定谱系的细胞因子。这些细胞因子可刺激不同造血细胞系或不同分化阶段的细胞在半固体培养基中形成细胞集落,故而得名。CSF 主要包括:粒细胞集落刺激因子(granulocyte-CSF,G-CSF)、巨噬细胞集落刺激因子(macrophage-CSF,M-CSF)、粒细胞/巨噬细胞集落刺激因子(GM-CSF)、干细胞因子(stem cell factor,SCF)、红细胞生成素(erythropoietin,EPO)、血小板生成素(thrombopoietin,TPO)和 IL-3 等(表5-4)。

表 5-4 主要集落刺激因子的来源与功能

名称	主要来源细胞	主要生物学功能
G-CSF	单核-巨噬细胞、成纤维细胞	诱导骨髓前体粒细胞成熟分化
M-CSF	单核-巨噬细胞、成纤维细胞、内皮细胞、上皮细胞	诱导骨髓前体单核细胞成熟分化
GM-CSF	单核-巨噬细胞、T 细胞	诱导骨髓造血干细胞成熟分化为粒细胞和单核细胞
SCF	成纤维细胞、肝细胞、间质细胞	诱导各类造血干细胞增殖与分化
EPO	肾细胞、肝细胞	诱导前体红细胞增殖与分化
TPO	平滑肌细胞	诱导骨髓巨核细胞增殖与分化
IL-3	激活的 T 细胞、NK 细胞、肥大细胞及胸腺细胞	诱导多能干髓样前体细胞增殖与分化

五、趋 化 因 子

趋化因子(chemokine)是一类控制多种细胞定向迁移、活化和趋化效应的细胞因子家族,现已发现有 50 多个家族成员,属于细胞因子中最大的家族。该家族成员根据其分子 N 端半胱氨酸的数目及间隔可分为 4 个亚家族:①C 趋化因子亚家族:N 端仅有 1 个半胱氨酸,其代表因子是淋巴细胞趋化蛋白(lymphotactin);②CC 趋化因子亚家族:N 端有 2 个相邻的半胱氨酸(半胱氨酸-半胱氨酸),其代表因子为单核细胞趋化蛋白-1(monocyte chemoattractant protein-1,MCP-1);③CXC 趋化因子亚家族:N 端虽含 2 个的半胱氨酸,但中间插入一个任一氨基酸(半胱氨酸-任一氨基酸-半胱氨酸),其代表因子为 IL-8;④CX₃C 趋化因子亚家族:N 端有 2 个半胱氨酸,第 1 个半胱氨酸后接 3 个任一氨基酸,再连接 1 个半胱氨酸(半胱氨酸-3 个任一氨基酸-半胱氨酸),其代表因子为分形素(fractalkine)。

六、生 长 因 子

生长因子(growth factor,GF)是一群以刺激细胞生长为主要功能的细胞因子,主要包括:转化生长因子-β(transforming growth factor-β,TGF-β)、血管内皮细胞生长因子(vascular endothelial cell growth factor,VEGF)、表皮生长因子(epithelial growth factor,EGF)、成纤维细胞生长因子(fibroblast growth factor,FGF)、血小板源性生长因子(platelet-derived growth factor,PDGF)和神经生长因子(nerve growth factor,NGF)。

 问题与思考 ●●●

    1. 与抗体、补体相比,细胞因子具有哪些特点?
    2. 目前已知的细胞因子有哪几类?

第三节　细胞因子的主要生物学作用

细胞因子具有非常广泛的生物学活性,包括促进靶细胞的增殖和分化,增强抗感染和细胞杀伤效应,促进或抑制其他细胞因子和膜表面分子的表达,促进炎症过程,影响细胞代谢等。

一、免疫调节和免疫效应作用

1. 参与免疫调节　免疫细胞之间的调节关系错综复杂,细胞因子便是传递调节信号必不可少的信息分子。例如 T 细胞产生 IL-2、4、10、13 以及干扰素 γ 等细胞因子刺激 B 细胞的分化、增殖和抗体产生。通过研究细胞因子的免疫网络调节,能更好地理解完整的免疫系统调节机制,并有助于指导细胞因子作为生物应答调节剂应用于临床治疗免疫性疾病。

2. 发挥免疫效应　细胞因子是重要效应分子之一。例如 TNF-α 和 TNF-β 可直接造成肿瘤细胞的凋亡;干扰素 α、β、γ 可干扰各种病毒在细胞内的复制,从而防止病毒扩散等。

二、刺 激 造 血

从多能造血干细胞到成熟免疫细胞的分化发育过程中,几乎每一阶段都需要有细胞因子的参与。根据它们刺激的造血细胞种类不同有不同的命名,如 GM-CSF、G-CSF、M-CSF、multi-CSF(IL-3)等。因此某种细胞因子缺陷就可能影响相应血细胞的分化。目前多种刺激造血的细胞因子已成功地用于临床血液病,有非常好的发展前景。

三、促 进 炎 症 反 应

炎症是机体对外来刺激产生的一种病理反应过程。一些细胞因子在这一过程中起到重要的促进作用,如 IL-1、IL-6、IL-8、TNF-α 等可促进炎症细胞的聚集,IL-8 同时还可趋化中性粒细胞到炎症部位,加重炎症症状。目前已开始利用细胞因子抑制剂治疗炎症性疾病,例如利用 IL-1 的受体拮抗剂和抗 TNF-α 抗体治疗败血性休克、类风湿关节炎等,已收到初步疗效。

IL-1、IL-6、TNF 被称为内源性致热原,可引起机体发热,通过适当的体温升高达到抑制病原体生长的目的。

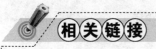

黏附分子

黏附分子(adhesion molecule,AM)是一类介导细胞与细胞、细胞与细胞外基质间黏附作用的膜表面糖蛋白。它们在胚胎的发育和分化、正常组织结构的维持、炎症与免疫应答、伤口修复、凝血与血栓形成以及肿瘤浸润和转移等一系列生理、病理过程中均具有重要作用。黏附分子分为 5 大类:即选择素家族、黏蛋白样家族、整合素家族、免疫球蛋白超家族、钙离子依赖的细胞黏附素家族(简称钙黏素)。此外,某些尚未归类的分子如 CD44、CD36 等,亦属于黏附分子。

黏附分子与 CD 分子是根据不同角度命名的膜分子:黏附分子以黏附功能归类;CD 分子是借助单克隆抗体鉴定、归类而命名。一大类 CD 分子具有黏附作用,大部分黏附分子也属 CD 分子。

第四节　细胞因子与临床

目前,在临床上已有很多的重组细胞因子或细胞因子的拮抗剂用于防治多种类型的疾病。

1. 感染性疾病　多用 IFN 制剂治疗一些病毒性角膜炎等。

2. 肿瘤　常用 IL-2、IFN 和 TNF-α 制剂治疗某些实体瘤和白血病。

3. 血细胞减少症　通常用 EPO 治疗红细胞减少性贫血;用 CSF 治疗白细胞减少症。

4. 自身免疫性疾病　已有人用 IL-10 和抗 TNF-α 的抗体治疗一些自身免疫性疾病,如类风湿性关节炎。

在上述细胞因子制剂的使用中,以 IFN 和 CSF 最多见。我国已批准上市的部分细胞因子见表 5-5。

表5-5　我国已批准上市的部分细胞因子(举例)

细胞因子	批准时间	主要适应证
重组人 IFN-α2b(注射用)	2001 年	急慢性肝炎、尖锐湿疣、带状疱疹等、多发性骨髓瘤、慢性髓细胞白血病等
重组人 IFN-γ(注射用)	2002 年	疱疹、呼吸道合胞病毒所致毛细支气管炎
重组人 IFN-α2a 栓剂	2002 年	病毒感染引起宫颈炎、阴道炎等
重组人 IFN-α1b(注射用)	2002 年	治疗病毒性疾病和某些恶性肿瘤等
重组人 IL-2(注射用)	2002 年	肾癌、黑色素瘤、恶性淋巴瘤、肝癌及病毒性肝炎等

续表

细胞因子	批准时间	主要适应证
重组人 IL-11(注射用)	2003 年	体瘤、血小板减少症
重组 G-CSF(注射用)	2002 年	肿瘤化疗后的中性粒细胞减少症
重组 GM-CSF(注射用)	2002 年	肿瘤化疗后的白细胞减少症
重组人 EPO(注射用)	2002 年	相关的贫血性疾病
重组人 EGF(外用)	2002 年	烧伤创面、急、慢性创面

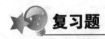

学习小结

　　细胞因子(cytokines,CK)是由细胞分泌的具有生物活性的小分子蛋白质的统称。可产生细胞因子的细胞主要有活化的免疫细胞和非免疫细胞。从不同的角度,细胞因子有多种不同的名称。绝大多数细胞因子是低分子量的蛋白或糖蛋白,主要以旁分泌、自分泌形式发挥其生物学功能。一种细胞因子可以由多种细胞产生,多种不同类型的细胞又可以产生一种或多种相同的细胞因子,从而形成相互作用又相互制约的细胞因子网络系统,参与机体的免疫应答和免疫调节功能。根据细胞因子的生物学功能可将其分为白细胞介素、干扰素、肿瘤坏死因子、集落刺激因子、生长因子和趋化因子等六大类,它们发挥着介导天然免疫、调节特异性免疫应答、介导免疫细胞发育、诱导凋亡和刺激造血等生物学活性。在临床上已有很多的重组细胞因子或细胞因子的拮抗剂用于防治多种疾病。

（刘　仿）

复习题

一、名词解释

1. 细胞因子
2. IL
3. TNF
4. CSF

二、简答题

1. 简述细胞因子的生物学功能。
2. 简述细胞因子的共同特点。

第六章

主要组织相容性复合体

学习目标 |||

掌握:HLA Ⅰ类和Ⅱ类分子的结构、组织分布和功能。

熟悉:MHC 的遗传特征;MHC 的生物学功能。

了解:MHC 的基因结构和功能;MHC 分子和抗原肽的相互作用;HLA 与临床医学的关系。

"组织相容性"是指在不同个体间进行组织或器官移植时,"受者"与"供者"双方相互接受的程度。如果供者提供的移植物与受者"相容",则移植物不受排斥,移植即成功,若"不相容"则发生移植排斥反应。引起同种移植排斥反应的抗原叫组织相容性抗原,其中,在引起移植排斥反应中起主要作用的抗原称为主要组织相容性抗原,其他引起慢而弱的排斥反应的抗原称为次要组织相容性抗原。主要组织相容性复合体(major histocompatibility complex,MHC)系编码主要组织相性抗原的基因群,是早期从组织器官移植实验中发现的。现已证明,MHC 不仅控制着同种移植排斥反应,更重要的是参与机体免疫应答、免疫调节及某些病理状态。

第一节 MHC 的基因结构和功能

MHC 由多个位置相邻的基因座位组成,编码的产物具有相同或相似的功能。根据其结构和功能,组成 MHC 的基因传统上可分为Ⅰ类、Ⅱ类和Ⅲ类基因。近来趋于将其分为两种类型,一为经典的Ⅰ类和Ⅱ类基因,其产物富有多态性,可提呈抗原,直接参与 T 细胞的激活和分化,主要调控特异性免疫应答。本章除特别注明外,一般所指即为经典 MHC。二为免疫功能相关基因,此类基因不显示或仅显示有限的多态性,主要参与抗原提呈和固有性免疫应答。

一、经典的Ⅰ类和Ⅱ类基因

MHC 的发现、基因组成和功能的了解,多基于小鼠实验。小鼠的 MHC 位于第 17 号染色体上,称为 H-2 复合体,长约 1500kb(图 6-1A)。人 MHC 位于第 6 号染色体短臂,是迄今已知的人体最复杂的基因体系,称为人类白细胞抗原(human leukocyte antigen,HLA)复合体或 HLA 基因,HLA 基因已鉴定出 200 余个基因座位,其中 130 个为能表达产物的功能性基因。按 HLA

基因在染色体上的排列分为三个区:远离着丝点的 B、C、A 三个座位即为经典的 I 类基因,又称为 HLA I a 型基因,其编码产物为 HLA I 类分子重链即 α 链(45kD),HLA I 类分子的轻链 β_2 微球蛋白(β_2 microglobulin,β_2m)的编码基因位于第 15 号染色体上;经典的 HLA II 类基因较为复杂,位于近着丝点一端,主要包括 HLA-DP、DQ、DR 三个亚区,HLA II 类基因所编码的产物称 HLA II 分子;HLA III 类基因区位于二者之间(图 6-1B)。

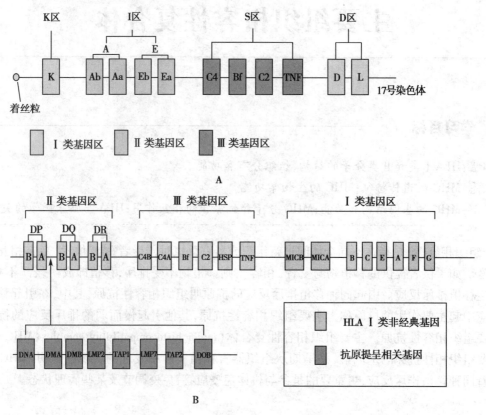

图 6-1　小鼠 H-2 复合体(A)和人 HLA 复合体结构(B)示意图

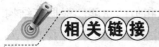

免疫功能相关基因

　　HLA 复合体中存在免疫功能相关基因,它们一般不参加抗原提呈,可分为 4 类,其结构、分布和功能相差甚远,但均与机体免疫应答和免疫调节有关:①血清补体成分编码基因:包括 C2、C4 与 B 因子基因;②抗原加工提呈相关基因:包括 LMP、TAP、HLA-DM、HLA-DO、TAP 相关蛋白基因等;③非经典 HLA I 类基因:主要有 HLA-E、F、G、H、J、K、L 基因,又称为 HLA I b 型基因;④炎症相关基因:包括 TNF、HSP 基因等。

　　HLA 复合体中还存在某些免疫无关基因,如位于 III 类基因区的 21 羟化酶(CYP21)基因等,以及一批假基因。这集中反映出 HLA 基因复合体的多基因性。

二、HLA 分子的结构和分布

经典的 HLA Ⅰ 类和Ⅱ类基因的编码产物分别称为 HLA Ⅰ 类分子（Ⅰ类抗原）和 HLA Ⅱ 类分子（Ⅱ类抗原）。它们在免疫应答中起着重要作用。

（一）HLA Ⅰ 类分子

HLA Ⅰ 类分子为糖蛋白，由 α 链和 β_2m 非共价结合组成。α 链由Ⅰ类基因编码，包括胞外区、跨膜区和胞内区。胞外区可进一步分为 α1、α2 和 α3 三个功能区（结构域），通过氨基酸顺序的分析比较发现，氨基酸的变化主要发生在远膜端的 α1、α2 结构域，功能研究发现这两个结构域正是 HLA Ⅰ 类分子与抗原肽结合的部位，即抗原结合槽。β_2m 由第 15 号染色体编码，无同种特异性，与 α3 功能区以非共价键连接，有助于Ⅰ类抗原的表达和稳定性，两者均属于免疫球蛋白超家族（immunoglobulin superfamily，IgSF），很少变异，它们的氨基酸序列与免疫球蛋白恒定区的氨基酸序列相似，又被称为免疫球蛋白样区。α3 结构域为 T 细胞 CD8 分子的识别部位。跨膜区含疏水性氨基酸，排列成 α 螺旋，跨越脂质双分子层。胞内的氨基酸被磷酰化后有利于细胞外信息向胞内传递。经典的 HLA Ⅰ 类抗原广泛分布于人体各种组织的有核细胞表面，以淋巴细胞上的密度最大。

（二）HLA Ⅱ 类分子

HLA-DP、DQ、DR 等Ⅱ类分子是由Ⅱ类基因编码的 α 链（35kD）和 β 链（28kD）非共价连接的糖蛋白。α 链和 β 链，均由胞外区、跨膜区和胞内区组成。胞外区各含两个功能区 α1、α2 和 β1、β2，α1 和 β1 区构成抗原结合槽，具有多态性。α2、β2 区靠近细胞膜，具有 Ig 样结构，β2 为 T 细胞 CD4 分子的识别部位。Ⅱ类抗原的分布面较窄，主要分布于 B 细胞、Mφ、树突状细胞等专职抗原提呈细胞（APC）。此外，胸腺上皮细胞、血管内皮细胞、精细胞及被活化的 T 细胞也可诱导性表达Ⅱ类抗原（图 6-2）（表 6-1）。

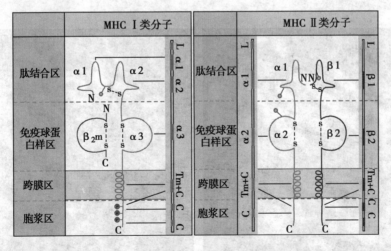

图 6-2　HLA Ⅰ 类、Ⅱ类分子结构示意图

分布在细胞表面的 HLA Ⅰ、Ⅱ类抗原，也可以可溶性形式出现在血清、尿液、唾液、精液及乳汁中。

表6-1　HLA Ⅰ类和Ⅱ类分子的结构、组织分布和功能特点

HLA 类别	分子 结构	抗原槽 结构域	表达 特点	组织分布	功能		
					提呈 Ag	结合受体	识别限制
Ⅰ 类	α 链 45kD β2m 12kD	α1 + α2	共显性	全部有核细胞	内源性 Ag	CD8	CTL
Ⅱ 类	α 链 35kD β 链 28kD	α1 + β1	共显性	APC、活化的 T 细胞等	外源性 Ag	CD4	Th

问题与思考 ●●●

HLA 分子可分为几类？各有什么特点和作用？

第二节　MHC 分子和抗原肽的相互作用

MHC 以其产物提呈抗原肽供 TCR 识别，必然涉及其与抗原肽的结合。MHC 分子与抗原肽结合的部位称抗原结合槽，MHC Ⅰ类分子抗原结合槽两端封闭，接纳抗原肽的长度有限，一般为 8～10 个氨基酸残基（图6-3A）；MHC Ⅱ类分子的情况较复杂，其抗原结合槽两端开放，可容纳含 13～25 个残基（或更长）的肽段，但结合后通常被酶解为含 13～17 个氨基酸残基的肽段（图6-3B）。

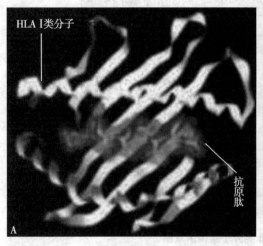
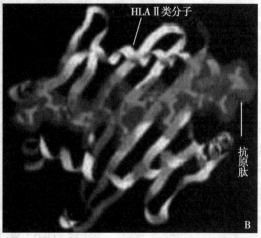

图6-3　MHC Ⅰ类分子（A）和 MHC Ⅱ类分子（B）抗原示意图

一、抗原肽和 HLA 分子相互作用的分子基础

对从 HLA 分子抗原结合槽中洗脱下来的各种天然抗原肽的一级结构进行分析,发现都有与 MHC 凹槽相结合的特定部位,称为锚定位。该位置的氨基酸残基被称为锚定残基。同时发现,能够和同一类 MHC 分子结合的抗原肽的锚定位和锚定残基往往相同或相似。如:进入小鼠 H-2K^d 分子凹槽中的 9 肽都有两个由特定残基组成的锚定位,其第 2 位皆为酪氨酸(Y),是为相同;构成第 9 位锚定残基的氨基酸虽不尽相同,但其中的缬氨酸(V)、异亮氨酸(I)、亮氨酸(L)同属疏水氨基酸,为相似。这表明:H-2K^d 分子所接纳的抗原肽均有一个特征性的共同基序,即 x-Y*-x-x-x-x-x-x-V/L*(Y* 和 V/L* 为锚定残基,x 代表任意氨基酸残基)。如图 6-4 所示,各种天然抗原肽均借特定的锚定位和锚定残基与不同的 HLA 等位基因分子结合。相对于Ⅰ类分子来说,Ⅱ类分子格局较为复杂,一是锚定位的数量较多,二是组成锚定残基的氨基酸种类变化很大(图 6-5)。

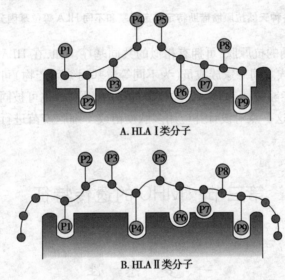

A. HLA Ⅰ类分子

B. HLA Ⅱ类分子

图 6-4　抗原肽与 HLA Ⅰ类分子(A)和Ⅱ类分子(B)的结合以及相应的锚定位

二、抗原肽和 MHC 分子相互作用的特点

如前所述,不同型别 MHC 分子结合的抗原肽其共同基序各异,此即 MHC 分子与抗原肽结合的相对选择性。换言之,不同型别 MHC 分子选择性与某些抗原肽结合,故不同的 MHC 等位基因产物有可能提呈同一抗原分子的不同表位,造成不同个体可以对同一抗原分子的不同表位发生免疫应答。

深入研究发现,MHC 分子与抗原肽的结合无严格的专一性,即不是一对一的关系,而是一种 MHC 分子可结合带有特定共同基序的一群肽段,由此构成两者相互作用的包容性。这种包容性体现在不同层次:①组成共同基序的"x"氨基酸的顺序和结构可以改变;②特定 MHC 分子所"选择"的锚定残基不止一种氨基酸,以至于多种抗原肽段可"符合"特定共同基序的条件;

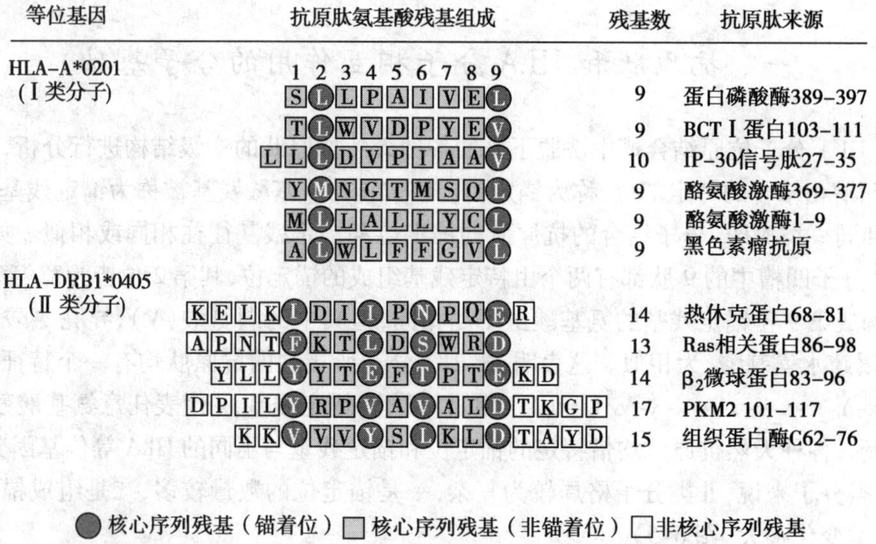

等位基因	抗原肽氨基酸残基组成	残基数	抗原肽来源
HLA-A*0201 (Ⅰ类分子)	1 2 3 4 5 6 7 8 9		
	S L L P A I V E L	9	蛋白磷酸酶389-397
	T L W V D P Y E V	9	BCT Ⅰ蛋白103-111
	L L L D V P I A A V	10	IP-30信号肽27-35
	Y M N G T M S Q L	9	酪氨酸激酶369-377
	M L L A L L Y C L	9	酪氨酸激酶1-9
	A L W L F F G V L	9	黑色素瘤抗原
HLA-DRB1*0405 (Ⅱ类分子)			
	K E L K I D I I P N P Q E R	14	热休克蛋白68-81
	A P N T F K T L D S W R D	13	Ras相关蛋白86-98
	Y L L Y Y T E F T P T E K D	14	β₂微球蛋白83-96
	D P I L Y R P V A V A L D T K G P	17	PKM2 101-117
	K K V V V Y S L K L D T A Y D	15	组织蛋白酶C62-76

● 核心序列残基(锚着位) ■ 核心序列残基(非锚着位) □ 非核心序列残基

图6-5 各种天然抗原肽借助特定锚定残基和不同 HLA 等位基因分子结合

③不同 MHC 分子所接纳的抗原肽,可拥有相似的共同基序。如,在 HLA Ⅰ类分子中已鉴定出 A2、A3、B7、B44 四个家族。同一家族成员(为不同等位基因编码产物)可结合拥有相似共同基序的抗原肽。换言之,能够被某一 HLA Ⅰ类分子提呈的抗原肽,也可被同一家族的其他等位基因产物所识别和提呈。这一点对设计并应用多肽疫苗或 T 细胞疫苗进行免疫学防治提供了重要理论基础。

第三节 MHC 的遗传特征

一、多 态 性

多态性指群体中各基因座位的等位基因的变化,反映群体中不同个体 HLA 等位基因拥有的状态不同。HLA 复合体是迄今已知人体最复杂的基因系统,具有高度多态性。至 2012 年 10 月,已鉴定的经典 HLA 基因的等位基因总数达 8320 个(表6-2)。

表6-2 已鉴定的经典 HLA 基因的等位基因数(2012 年 10 月)

基因	A	B	C	DRA	DRB	DQA1	DQB1	DPA1	DPB1	合计
等位基因数*	2132	2798	1672	7	1297	49	179	36	158	8320

* 资料来源为 http://www.ebi.ac.uk/ipd/imgt/hla/stats.html

HLA 系统基因的命名:基因座位*等位基因。如 HLA-DRB1*1102 是Ⅱ类基因 D 区 DR 亚区 DRB1 座位第 11 主型第 2 号等位基因,这一命名系统为有待发现的基因座位和等位基因预留出了位置。

HLA 多态性的表现及其形成的遗传学基础:①复等位基因:HLA 复合体的每一座位均存

在为数众多的复等位基因,这是 HLA 高度多态性的主要表现;②共显性:一对等位基因同为显性表达,此为共显性。即在杂合状态下,同源染色体上的等位基因均表达相应产物。因此极大增加了人群中 HLA 表型的多态性。

HLA 多态性生物学意义:特定 HLA 等位基因产物对所提呈的抗原具有一定选择性。即不同的 MHC 等位基因产物可以提呈结构不同的抗原肽,并诱发出特异性和强度不同的免疫应答,从而极大扩展了物种的应变能力。这可能是高等动物抵御不利环境因素的一种适应性表现,有利于维持种群生存与延续。但另一方面,HLA 高度多态性也给人类器官移植中选择组织型别合适的供者造成很大困难。

二、单元型遗传

HLA 复合体是紧密连锁的,这些连锁在一条染色体上的等位基因很少发生同源染色体间的交换,从而构成一个单元型。单元型乃指同一条染色体上 HLA 等位基因的组合,在遗传过程中,HLA 单元型作为一个完整的遗传单位由亲代传给子代,因此,子女的 HLA 基因型中,一个单元型与父亲相同,另一个单元型与母亲相同。例如父亲的 HLA 单元型为 a 和 b,母亲的是 c 和 d,则其子女可出现 ac、bc、ad 和 bd 4 种基因型(图6-6)。这样,亲代与子代之间有一个单元型是相同的。同胞兄弟姐妹之间,HLA 基因型完全相同的几率为 25%,完全不相同的几率亦为 25%,一个单元型相同的几率为 50%。至于亲代与子代之间,则必然有一个单元型相同,同时,也只能有一个单元型相同。这一遗传特点可应用于器官移植供者的选择和法医学中亲子鉴定。

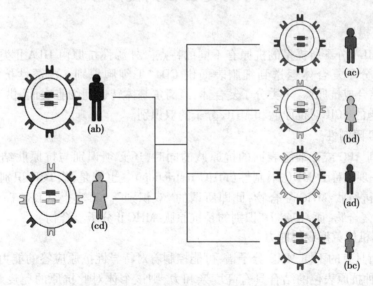

图6-6　HLA 单元型遗传示意图

 问题与思考

　　HLA 基因有什么遗传特点?为什么能作为亲子鉴定的依据?

三、连锁不平衡

HLA 复合体各等位基因均有其各自的基因频率。基因频率指群体中某一等位基因的数目占该座位各等位基因数目总和的比例。随机婚配的群体中,在无新突变和自然选择的情况下,基因频率可代代维持不变。由于 HLA 复合体的多基因性,若各座位的等位基因随机组合构成单元型,则某一单元型型别的出现频率应等于组成该单元型各基因频率的乘积。但实际上,HLA 各基因并非完全随机地组成单元型。例如,在北欧白人中 HLA-A1 和 HLA-B8 频率分别为 0.17 和 0.11。若随机组合,则单元型 A1-B8 的预期频率应为 $0.17 \times 0.11 = 0.019$。但实际所测得的 A1-B8 单元型频率是 0.088,远远高于预期频率,这种现象(即某些基因比其他基因能更多或更少地连锁在一起)被称为连锁不平衡。HLA 复合体中已发现有 50 余对等位基因显示连锁不平衡,其产生机制和意义目前尚不清楚。

第四节 MHC 的生物学功能

HLA 分子最初是作为同种异型抗原诱发移植排斥反应而被发现的,但很快就认识到它在调节免疫应答和某些疾病的易感性中起重要作用。

一、参与适应性免疫应答

(一)抗原提呈

已知两类 HLA 分子所提呈的抗原有不同的特点。外源性抗原由 HLA Ⅱ类分子结合成抗原肽- HLA Ⅱ类分子复合体运送到细胞表面供 CD4$^+$T 细胞识别。内源性抗原与新合成的 HLA Ⅰ类分子结合成抗原肽- Ⅰ类分子复合体,经高尔基体转运到细胞表面,供 CD8$^+$T 细胞识别。实现 T 细胞的 TCR 对抗原肽和 MHC 分子的双识别。

(二)MHC 限制性

TCR 在识别 APC 或靶细胞表面的抗原肽的同时,还必须识别与抗原肽结合成复合物的 MHC 分子,这一现象称为 MHC 限制性(MHC restriction)。也就是说,TCR 识别的并非是单纯的抗原肽,而是抗原肽- MHC 复合物,此即所谓的"双识别"。事实上,CD8$^+$Tc 识别的是抗原肽- MHC Ⅰ分子复合物,而 CD4$^+$Th 识别的是抗原肽- MHC Ⅱ分子复合物。

(三)控制机体免疫应答能力

不同个体所具有的不同 MHC 分子谱,可能控制着对特异性抗原应答的能力。如某个体的 MHC 分子与某种抗原表位的结合具有高度亲和力,则该个体对此抗原的免疫刺激呈高应答;相反,则呈低应答。这一特点赋予不同个体抗病能力的差异,从而在群体水平有助于增强物种的适应能力,推动生命的进化。

此外,HLA 分子还参与 T 细胞在胸腺中的选择和分化(详见造血干细胞的分化发育)。

二、参与固有性免疫应答

MHC 中的部分免疫功能相关基因参与非特异性免疫应答的调控。主要有以下三个方面的表现:①经典的Ⅲ类基因编码的补体分子,参与补体反应;②非经典的Ⅰ类基因和 MIC 基因产物,能以不同的亲和力结合激活性或抑制性受体,从而调节杀伤细胞的活性;③炎症相关基因产物参与启动和调控炎症反应,并可在应激反应中发挥作用。

第五节　HLA 与临床医学的关系

一、HLA 与器官移植

器官移植存活率的高低与供者和受者之间组织配型有重要关系。为了提高器官移植的成功率,须尽量选择比较理想的供者,即 ABO 血型相同,HLA 抗原尽可能相近的供者。其中 HLA 等位基因的匹配程度起关键作用,在 HLA 各位点中,HLA-DR 抗原相配程度最重要,HLA-A 和 B 次之,而 HLA-C 抗原相配对延长移植物存活无明显重要性。

病案举例

患者,男性,35 岁。临床表现:高血压、蛋白尿,血肌酐高出正常 5 倍,肾穿刺活检,病理切片显示肾小球玻璃样变。医生建议立即进行血液透析治疗,同时寻找合适供体准备接受肾移植手术。为寻找合适供体,患者及亲属进行配型检测,结果如下:

患者　血型 O,Rh$^+$,HLA:A 2,23,B8,27,DR3,DR4

妹妹　血型 B,Rh$^+$,HLA:A 2,23,B8,27,DR1,DR4

母亲　血型 B,Rh$^+$,HLA:A 1,23,B8,15,DR3,DR2

父亲　血型 A,Rh$^+$,HLA:A 2,11,B7,27,DR1,DR4

叔叔　血型 O,Rh$^-$,HLA:A 2,29,B8,27,DR1,DR2

姑姑　血型 O,Rh$^+$,HLA:A 2,23,B7,27,DR2,DR4

正在筛选供者期间,有一意外事故发生,使患者获得更好的肾源。死者 28 岁,男性,血型为 O,Rh$^+$,配型 HLA:A2,23,B8,11,DR3,DR15。活检死者肾正常,患者很快接受肾移植手术。手术期间点滴免疫抑制剂,同时辅用 40mg 的 ICAM 单克隆抗体治疗,术后第一天尿量为 200ml(是正常的 1/5),免疫抑制剂加量,继续使用 40mg 的 ICAM 单克隆抗体,尿量逐渐增加,5 天后血肌酐降至正常,停用 ICAM 单克隆抗体,其他免疫抑制也相应减量。10 天后尿量、血肌酐及血压均达到正常出院。出院 1 周后,患者意识到尿量开始减少,每天不足 500ml,检测血肌酐是正常的 3 倍。经肾穿刺活检,病理切片显示,血管周围大量淋巴细胞浸润。立即加大免疫抑制剂量,同时静脉点滴 5mg 的 CD3 单克隆抗体治疗 10 天,外周血 CD3$^+$细胞降到 15%,其他症状也得到改善,停用 CD3 单克隆抗体,免疫抑制剂仍维持较大剂量,在家休养。随后 1 年内患者的血压及血肌酐基本维持正常,持续服用低剂量的免疫抑制剂,并回到工作岗位。

问题与思考

1. 如在亲属中选择供体,谁最佳?为什么?

2. 患者手术出院后1周所出现的症状表示什么?为何用 CD3 单克隆抗体治疗?解释其作用机制。

3. 患者在手术中及术后接受 ICAM 单克隆抗体治疗,其目的是什么?并解释其作用机制。

二、HLA 与疾病相关性

通过群体调查的方法揭示,强直性脊柱炎患者中有 90% 以上带有 HLA-B27 抗原,这种现象称为关联。确定与 HLA 有关的疾病,大多是发病机制不明并伴有免疫功能异常和有遗传倾向的疾病。因此,分析 HLA 与疾病的相关性不仅有助于某些疾病的诊断,而且对了解 HLA 在某些疾病的发病机制中的作用有重要意义(表6-3)。关于 HLA 与疾病关联的机制,有受体学说、分子模拟学说、连锁不平衡学说及免疫应答基因学说等。一般认为,不同病种与 HLA 的关联可能有不同的机制。

表6-3　HLA 和疾病的相关性

疾病	HLA 抗原型别		相对危险性(RR)
强直性脊柱炎	Ⅰ类	B27	>100
青少年类风湿性关节炎		B27	24
Reiter 病		B27	30~50
牛皮癣性关节炎		B17	6
		CW6	9
Behcet 综合征		B51	10~15
发作性睡眠	Ⅱ类	DR2	20
寻常型天疱疮		DR4	24
1 型糖尿病		DR3/DR4	20
多发性硬化症		DR2	4
全身性红斑狼疮	Ⅲ类	C4AQO	6
全身性硬化症		C4BO	11
		C4AQO	9

三、HLA 抗原表达异常与疾病的关系

某些传染性疾病、免疫性疾病、造血系统疾病和肿瘤等均可影响细胞表面 HLA 抗原表达。

例如:AIDS 患者单核细胞 HLA Ⅱ类抗原表达明显减少;某些人体肿瘤或肿瘤细胞系 HLA Ⅰ类抗原表达缺失或减少;某些自身免疫病的靶器官可异常表达 HLA Ⅱ类抗原。上述异常表达的机制及其免疫病理学意义不明,可能与这些疾病的发生发展有关。

四、HLA 与法医学

由于 HLA 具有高度多态性,无关个体间 HLA 表型全相同的几率极低,故 HLA 型别被视为伴随个体终生的特异性遗传标记。法医学可借助检测 HLA 基因型和(或)表型进行个体识别。由于 HLA 具有高度多态性以及单元型遗传的特点,使 HLA 分型成为鉴定亲子关系的重要手段。

理论与实践

亲子鉴定——DNA 检测发现串子案

所谓亲子关系鉴定是通过人类遗传基因分析及现代化的 DNA 检验技术来判断父母与子女是否亲生关系。近年来,亲子鉴定逐步成为了重要的公证证明。

37 岁的张先生,有个 12 岁的儿子小庆。一个偶然的机会,张先生发现儿子的朋友小文长得很像自己,而且和自己儿子都是同一天中午在镇上的医院里出生。经过双方家长协商,两对夫妻一起带着两个孩子来到了江苏省人民医院亲子鉴定中心。

两个鉴定小组,分两次对两个孩子的真正归属作了鉴定,最后的判定结果是镇医院在小孩出生时归属上发生了错误,即小文应为张家夫妇所亲生,小庆则是另一夫妇的亲骨肉!

学习小结

MHC 不仅控制着同种移植排斥反应,更重要的是参与机体免疫应答、免疫调节及某些病理状态。

经典的 Ⅰ类和 Ⅱ类基因是主要调控特异性免疫应答的基因,其产物富有多态性,可提呈抗原,直接参与 T 细胞的激活和分化。MHC Ⅰ类分子是 Ⅰ类基因的产物,广泛分布于人体各种组织的有核细胞表面,以淋巴细胞上的密度最大,Ⅰ类分子由 α 链 β_2m 组成,α1 + α2 结构域组成 MHC Ⅰ类分子的抗原结合槽,其两端封闭,接纳抗原肽的长度一般为 8~10 个氨基酸残基,Ⅰ类分子可提呈内源性抗原,激活 CTL。MHC Ⅱ类分子是 Ⅱ类基因的产物,主要分布于 APC,Ⅱ类分子由 α、β 链组成,α1 + β1 结构域组成 MHC Ⅱ类分子的抗原结合槽,其两端开放,可容纳 13~17 个氨基酸残基的肽段。Ⅱ类分子可提呈外源性抗原,激活 Th 细胞。HLA 复合体是迄今已知人体最复杂的基因系统,在遗传过程中,HLA 单元型作为一个完整的遗传单位由亲代传给子代。HLA 与临床医学和法医学也有着密切关系。

(刘　仿)

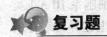 复习题

一、名词解释

1. HLA
2. MHC
3. 多态性

二、简答题

1. 简述 MHC 的生物学功能。
2. 试比较 HLA Ⅰ 类和 Ⅱ 类分子的结构、组织分布和功能特点。

第 七 章

免 疫 应 答

第一节 概 述

一、免疫应答的基本类型及其特点

机体免疫系统最重要和最基本的生理功能就是对"自己"和"非(异)己"抗原的识别和应答,在此基础上产生对"非己"抗原的排除,借此维护内环境的生理平衡和稳定。机体免疫系统识别和排除抗原性异物的过程称为免疫应答(immune response)。

免疫应答包括固有性免疫应答(innate immune response)和适应性免疫应答(adaptive immune response),二者参与的免疫细胞和作用特点等均有所不同(表7-1)。

固有免疫应答亦称非特异性免疫(non-specific immunity)或天然免疫(natural immunity),是生物体在长期种系发育和进化过程中逐渐形成的一系列防御功能,是机体对入侵病原体首先并迅速发挥防御作用的免疫应答。固有免疫应答的特点是应答迅速而广泛,对病原体等抗原性异物的识别与排除无特定针对性和免疫记忆性。

适应性免疫应答亦称特异性免疫(specific immunity)或获得性免疫(acquired immunity),是机体受抗原刺激后,特异性 T、B 细胞识别抗原并发生活化、增殖、分化或失能、凋亡,进而表现出一定生物学效应的全过程。适应性免疫应答的特点是作用发挥较慢,初次接触抗原需经数天至数周方可显示免疫效应,其对抗原性异物的识别和排除具有特异性和免疫记忆性。

表 7-1 固有免疫和适应性免疫的比较

	固有免疫	适应性免疫
参与的细胞	吞噬细胞、NK 细胞、NK T 细胞、γδT 细胞、B-1 细胞及构成体表、体内屏障的上皮细胞和其他组织细胞等	T 细胞、B 细胞、APC
参与的分子	补体、溶菌酶、防御素、急性期蛋白、细胞因子等	抗体、细胞因子
作用特点	作用迅速(即刻~96 小时内)、广泛,但较弱,对抗原性异物的识别与排除无特异性,也无免疫记忆性	作用较慢(96 小时后),但较强,对抗原性异物的识别与排除有特异性和免疫记忆性

二、正常免疫应答与异常免疫应答的关系

适应性免疫应答的类型取决于抗原的质和量以及机体的免疫功能状态。在正常情况下,机体对"非己"抗原的刺激产生正应答并将其清除,从而发挥抗感染与抗肿瘤等免疫保护效应;对自身抗原则产生负应答(即自身耐受),以保护自身组织不受免疫攻击而被破坏。在异常情况下,机体对"非己"抗原产生过强的应答易造成组织损伤或功能障碍,表现为超敏反应;对"非己"抗原若产生负应答,则可导致免疫功能低下或缺失,从而易发生严重感染或肿瘤;对自身抗原耐受性的破坏,则可引起自身免疫应答甚至导致自身免疫病。

第二节 固有免疫应答

固有免疫是指种系在长期进化过程中逐渐形成的、可遗传的、具种属特异性而非抗原特异性的先天性免疫。机体参与固有免疫应答功能的组分包括屏障结构、固有免疫细胞和正常体液中的抗菌物质。

一、屏 障 结 构

1. 皮肤黏膜屏障 覆盖在全身体表的皮肤以及与外界相通的腔道内衬着的黏膜共同构成皮肤黏膜屏障,是机体抵御病原体侵袭的第一道防线。完整的皮肤黏膜屏障具有物理屏障作用、化学屏障作用和生物学屏障作用。

2. 血-脑屏障 由软脑膜、脉络丛的脑毛细血管壁和包在壁外的星状胶质细胞形成的胶质膜所组成。婴幼儿(尤其是小于 5 岁)血-脑屏障尚未发育完善,故易发生中枢神经系统感染。

3. 血-胎屏障 由母体子宫内膜的基蜕膜和胎儿的绒毛膜滋养层细胞共同构成。此屏障可防止母体内病原微生物进入胎儿,保护胎儿免遭感染。妊娠早期(尤其是怀孕前 3 个月)此屏障尚不完善,此时孕妇若感染某些病毒(风疹病毒、巨细胞病毒等)可致胎儿畸形、流产或死胎等。

二、固有免疫细胞

1. 吞噬细胞 包括中性粒细胞与单核巨噬细胞系统(MPS),在固有免疫中发挥极为重要的作用,是清除致病微生物的重要效应细胞。吞噬细胞的吞噬过程依次为:定向迁移、识别、吞噬和杀伤等环节。中性粒细胞又称小吞噬细胞,存在于外周血,其寿命短、更新快、数量多,是最早被招募到炎症部位的细胞。巨噬细胞的作用更为持久(感染后1~2天),是参与固有免疫晚期应答的主要效应细胞。

2. 树突状细胞 树突状细胞(dendritic cell,DC)广泛分布于全身组织和脏器,血液中数量较少,约占人外周血单个核细胞的1%,因成熟DC表面具有许多树突状突起而得名。DC具有吞噬杀伤作用,但主要功能是摄取、加工处理和提呈抗原,从而启动适应性免疫应答,是体内最重要的专职的抗原提呈细胞(APC)。

3. NK细胞 NK细胞主要杀伤感染胞内寄生微生物(如病毒、结核分枝杆菌等)的靶细胞,其效应的出现远早于特异性CTL。NK细胞的细胞毒作用机制主要是ADCC作用和分泌穿孔素、颗粒酶致靶细胞凋亡。活化的NK细胞可产生IL-2、IL-12、IFN-γ等多种细胞因子,从而在固有免疫中发挥重要作用。

4. γδT细胞 主要分布于黏膜、上皮组织以及外周血中。其生物学特征是:以非MHC限制性的方式直接识别完整的多肽抗原;抗原识别谱较窄,主要针对分枝杆菌等胞内菌的热休克蛋白(heat shock protein,HSP)、CD1提呈的非多肽抗原(如分枝杆菌的脂类抗原)、某些磷酸化抗原(如细菌裂解产物)以及疱疹病毒的蛋白质抗原等。γδT细胞参与皮肤黏膜表面的免疫防御,可视为机体抵御胞内菌和病毒感染的第一道防线。

5. NKT细胞 是表达小鼠NK1.1和TCR、CD3的T细胞。主要定居于肝脏、骨髓,其TCR缺乏多样性,抗原识别谱较窄,主要针对CD1分子所提呈的脂类和糖脂类抗原。其杀伤靶细胞的机制与CTL类似。

6. B-1细胞 主要定居在腹腔、胸腔以及肠壁固有层。B-1细胞的抗原识别谱较窄,主要针对细菌的荚膜多糖和脂多糖。B-1细胞主要承担腹腔、胸腔部位的固有免疫防御功能。

7. 其他固有免疫细胞 包括肥大细胞、嗜碱性粒细胞和嗜酸性粒细胞。分布于皮肤、呼吸道、胃肠道黏膜下结缔组织和血管壁周围组织中的肥大细胞和血液嗜碱性粒细胞在LPS或C3a、C5a作用下可释放胞内活性介质,发挥趋化、激活补体和致炎效应,以达到清除病原菌的作用。血液嗜酸性粒细胞在某些细胞因子作用下活化,可释放一系列生物活性介质,这些物质可杀伤寄生虫和病毒感染靶细胞。

三、正常体液中的抗菌物质

包括补体分子、防御素、细胞因子、溶菌酶等。

1. 补体系统 感染早期抗体尚未产生时,补体系统即可通过旁路和MBL激活途径发挥溶菌作用(详见第三章:补体系统)。

2. 防御素(defensin) 防御素是一组耐蛋白酶的多肽分子,对细菌、真菌和有包膜病毒具有广谱的直接杀伤活性。其机制为:通过静电作用,致膜屏障破坏及膜通透性增高,最终导致病原体死亡;刺激病原体自溶酶产生、干扰 DNA/蛋白质合成;并可诱导 IL-8、白三烯 B4 (LTB4)、IFN-γ、IL-6 和 IL-10 等产生,具有致炎和趋化作用;β-防御素主要由上皮细胞产生,其效应机制尚不清楚。

3. 细胞因子 微生物感染后产生的多种细胞因子可发挥非特异性效应,包括致炎、致热、引发急性期反应、趋化炎症细胞、激活免疫细胞、抑制病毒复制、细胞毒作用等。例如:IL-1 可激活血管内皮细胞和淋巴细胞,增强白细胞黏附性;IL-1、IL-6 和 TNF-α 在诱导肝脏急性期反应中发挥重要作用,并可致热;IFN-γ 主要生物学活性为免疫调节作用,激活巨噬细胞并促进其功能,诱导多种细胞表达 MHC Ⅰ类和Ⅱ类分子,增强 NK 细胞和 CTL 的活性。

4. 溶菌酶 主要来源于吞噬细胞,广泛存在于各种体液、外分泌液和吞噬细胞溶酶体中。溶菌酶可水解细菌胞壁的肽聚糖,从而使 G⁺ 细菌溶解,并可激活补体和促进吞噬。

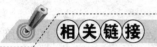

相关链接

固有免疫的识别机制

固有免疫应答具有不同于适应性免疫应答的识别特点。固有免疫细胞通过其表面的"模式识别受体"(pattern recognition receptors,PRR)识别"病原相关分子模式"(pathogen associated molecular pattern,PAMP)以达到识别"非己"作用。所谓 PRR 是一类主要表达于固有免疫细胞表面、可识别一种或多种 PAMP 的识别分子。如 MBL、清道夫受体、Toll 样受体等就是几种重要的 PRR。所谓 PAMP 是某些微生物病原体(及其产物)共有的、高度保守的为微生物生存和致病性所必需的分子结构,如脂多糖、磷壁酸、肽聚糖、甘露糖和葡聚糖等。PAMP 可被固有性免疫细胞的 PRR 所识别。

第三节 适应性免疫应答

一、免疫应答的基本过程

根据参与免疫应答和介导免疫效应的组分和细胞种类不同,机体对外来抗原的适应性免疫应答可分为 T 细胞介导的细胞免疫(cellular immunity)和 B 细胞介导的体液免疫(humoral immunity)。

免疫应答的过程极为复杂,涉及多种免疫细胞和免疫分子,并受诸多因素的调控,其中某些环节迄今尚未完全阐明。适应性免疫应答的全过程可大致划分为感应(识别)、增殖与分化以及效应三个阶段。

1. 感应(识别)阶段 是指抗原提呈细胞对抗原的摄取、加工处理和提呈,以及 T、B 细胞对抗原的特异性识别的阶段。

2. 活化、增殖和分化阶段 指 T、B 细胞识别抗原后传递活化信号,并在相关的黏附分子和细胞因子参与下活化、增殖和分化。T细胞经增殖、分化为效应性T细胞(Th1、CTL);B细胞则增殖、分化为浆细胞,合成和分泌抗体。部分T、B细胞分化为记忆性细胞,参与对相应抗原的再次应答。

3. 效应阶段　指产生的效应细胞(如Th1、CTL)和效应分子(如抗体)等与相应抗原结合,发挥T细胞介导的细胞免疫效应和B细胞介导的体液免疫效应,包括免疫保护效应和免疫病理效应。

二、免疫应答的场所

外周免疫器官是产生免疫应答的主要场所。病原体及其产物等抗原进入机体后,经淋巴循环或经血液循环转运至外周免疫器官,在该处被APC捕获、加工、处理后,提呈给抗原特异性淋巴细胞识别,从而启动适应性免疫应答。免疫应答发生时,常伴有局部淋巴结肿大,这是由于抗原特异性淋巴细胞增殖、多种细胞因子的作用以及炎性细胞聚集、浸润等诸多因素作用所致。随着免疫应答逐渐减弱和消退,肿大的淋巴结恢复正常。

三、T细胞介导的免疫应答

T细胞介导的细胞免疫应答简称细胞免疫应答或细胞免疫,主要有两类细胞参与细胞免疫:①T细胞:主要是$CD4^+$Th1与$CD8^+$CTL(或Tc),$CD4^+$Th1细胞介导慢性炎症或迟发型超敏反应,$CD8^+$CTL可对靶细胞产生特异性杀伤作用;②抗原提呈细胞(APC):包括DC细胞和单核巨噬细胞系统。

(一)T细胞对抗原的识别

引起细胞免疫的天然抗原主要为TD抗原,通常是蛋白质抗原。TI抗原因缺乏T细胞识别的表位,故不能激发细胞免疫应答。但初始T细胞的TCR不能直接识别TD抗原,必须经APC加工为抗原肽-MHC分子复合物后,方可被T细胞识别。换言之,TCR在特异性识别APC所提呈的抗原肽时,需同时识别与抗原肽形成复合物的MHC分子,这种特性称为MHC限制性。$CD4^+$Th细胞和$CD8^+$CTL不同,前者识别抗原肽-MHC Ⅱ类分子复合物,其识别受MHC Ⅱ类分子限制;后者识别抗原肽-MHC Ⅰ类分子复合物,其识别受MHC Ⅰ类分子限制。

APC对外源性抗原和内源性抗原的加工、处理与提呈方式有所不同(图7-1)。

外源性抗原是来源于APC外的抗原,如被吞噬或吞饮的微生物及其产物、某些自身成分等,主要通过MHC Ⅱ类分子途径进行提呈。不同APC对外源性抗原的摄取方式不尽相同,DC、Mφ能通过胞吞作用(或称内化作用)摄入外源性抗原,包括吞噬、吞饮和受体(如Fc受体、C3b受体)介导的内吞作用;B细胞则通过BCR(mIg)特异性地结合并捕获抗原。所摄入的外源性抗原由细胞膜包裹形成内体(即吞噬体)进入APC的胞质,并与溶酶体融合形成吞噬溶酶体。在溶酶体中酸性环境下,外源性抗原被蛋白酶水解成具有12~20个氨基酸残基的抗原肽,再与新合成的MHC Ⅱ类分子结合,形成抗原肽-MHC Ⅱ类分子复合物并转运至APC表面,提呈给$CD4^+$Th细胞(图7-2)。

内源性抗原是指细胞内合成的抗原,如病毒编码的蛋白质、肿瘤细胞表达的肿瘤抗原以及细胞内某些自身正常成分等,主要通过MHC Ⅰ类分子途径进行提呈。内源性抗原在细胞内可

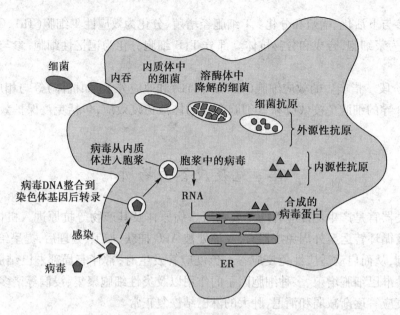

图 7-1　外源性抗原及内源性抗原的产生

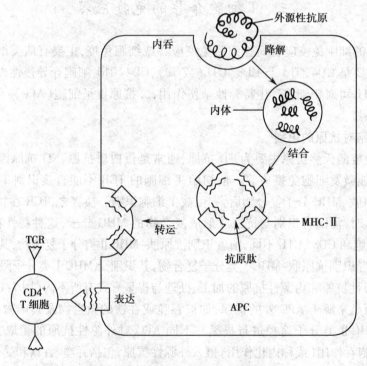

图 7-2　外源性抗原处理与提呈示意图

被蛋白酶体降解成具有 8~10 个氨基酸残基的短肽（抗原肽），再由抗原肽转运体（TAP）转运到内质网中，与新合成的 MHC Ⅰ类分子结合形成抗原肽-MHC Ⅰ类分子复合物，然后运送到 APC 表面,提呈给 CD8⁺CTL（图 7-3）。

（二）T 细胞的活化、增殖与分化

1. T 细胞活化的信号要求　在特异性识别 APC 所提呈的抗原肽-MHC 分子复合物后,

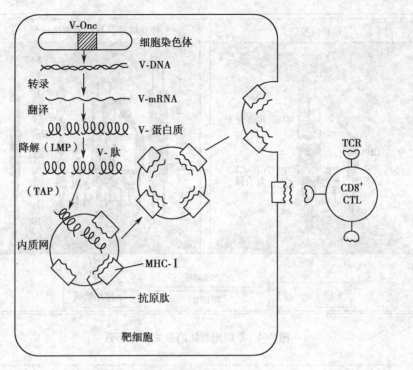

图 7-3 内源性抗原处理与提呈示意图

T 细胞需要接受两个胞外信号的刺激才能被激活,此称双信号活化。

(1)T 细胞活化的第一信号:T 细胞活化的第一信号主要来自 TCR 与抗原肽-MHC 分子的特异性结合,即对抗原的特异性识别。TCR 识别抗原产生的第一信号主要通过 CD3 分子传入 T 细胞内。在此过程中,表达于 T 细胞表面的 CD4 或 CD8 分子作为 TCR 识别抗原的辅助受体,可分别识别或结合 APC 或靶细胞表面的 MHC Ⅱ 和 MHC Ⅰ 类分子的非多态区,从而增强 TCR 与特异性抗原肽-MHC 分子复合物结合的亲和力,并参与第一信号的启动和转导。

(2)T 细胞活化的第二信号:T 细胞的活化除需要第一信号外,还需要 APC 提供的协同刺激信号(即第二信号)。协同刺激信号主要是通过 APC 表面的协同刺激分子(黏附分子)与 T 细胞表面的相应配体结合而产生,如 B7 与 CD28、ICAM-1 与 LFA-1、LAF-3 与 CD2 或 ICAM-2 等,其中,以 APC 表达的 B7 分子与 T 细胞上 CD28 的结合尤为重要。初始 T 细胞接受双信号刺激后,引起胞内相关蛋白酪氨酸激酶(PTK)、丝裂原激活的蛋白激酶(MAPK)等活化的级联反应,产生活化信号转导,最终通过激活转录因子而导致细胞因子及其受体等的基因转录和产物合成。如果仅有第一信号而无第二信号,则不仅不能激活 T 细胞,反而会导致 T 细胞无能(anergy),继而凋亡(图 7-4)。

APC 表面协同刺激分子的表达可受多种因素调节。正常组织中的静止 APC 一般仅低表达或不表达协同刺激分子,故不能诱导抗原特异性的初始 T 细胞活化。当病原体侵袭而发生炎症时,感染灶炎症细胞可释放多种细胞因子,使局部 APC 表面的协同刺激分子表达增高,从而有利于针对病原体的特异性 T 细胞活化。

T 细胞活化除需有双信号刺激外,其充分活化还有赖于多种细胞因子的参与。如活化 APC 分泌的 IL-1、IL-12 等在 T 细胞激活中也具有重要作用。

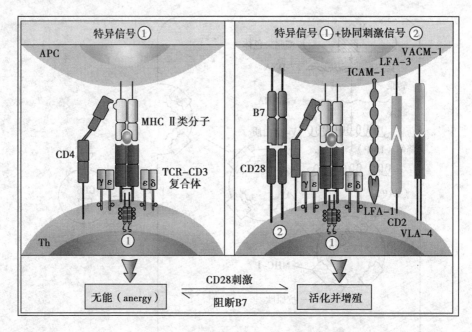

图 7-4　T 细胞活化的相关信号分子

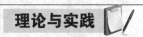

阻断或增强第一/第二信号,治疗相关疾病

　　T 细胞有赖于双信号刺激,这一现象为临床治疗提供了新的途径。例如,应用人工合成的拮抗肽(抗原肽类似物)竞争性结合 TCR,阻断第一信号的产生可作为某些自身免疫病的治疗。又如对肿瘤细胞进行基因修饰,使其高表达 B7 分子,可诱导有效的 T 细胞抗肿瘤效应;相反,应用抗 B7 抗体封闭 B7 分子,或应用 CTLA-4 干扰 CD28 与 B7 分子结合,可抑制移植排斥反应,延长同种移植物存活期。

　　2. T 细胞的增殖与分化　初始 T 细胞经双信号刺激并活化后,可表达多种细胞因子受体,能与自身或其他活化 T 细胞分泌的相应细胞因子结合,迅速进入细胞周期,通过有丝分裂而大量增殖。激活的 T 细胞可表达高亲和力 IL-2R,通过自分泌或旁分泌作用,IL-2 与 T 细胞表面 IL-2R 结合,介导 T 细胞增殖和分化。此外,IL-4、IL-12、IL-15 等细胞因子在 Th1 和 Th2 细胞增殖和分化的调控中发挥重要的作用。多数 T 细胞增殖 4~5 天后,分化为效应性 Th 和 CTL,然后离开淋巴结等外周免疫器官或组织,随血液循环到达靶细胞部位。部分 T 细胞可分化为长寿命的记忆性 T 细胞,若再次受相同抗原刺激时,记忆性 T 细胞能迅速增殖为效应 T 细胞,在再次免疫应答中发挥重要作用。

　　T 细胞被激活后可表达 CTLA-4,其配体也是 B7 分子,但其与 CD28 分子的作用相反,CTLA-4 与配体结合可向 T 细胞发出抑制信号,使活化 T 细胞及其增殖的子代细胞对抗原刺激的敏感性降低,从而限制应答的强度。活化 T 细胞也可表达死亡受体 Fas 和 FasL,二者结合后可启动 Caspase 酶级联反应而导致自身或邻近活化 T 细胞凋亡,此称活化诱导的细胞死亡

（activation induced cell death，AICD）。AICD 有助于控制特异性 T 细胞克隆的扩增水平，从而对免疫应答发挥重要的负向调节作用。

（三）效应性 T 细胞的效应功能

1. CD4$^+$Th 细胞的效应　效应性 Th 细胞包括 Th1 和 Th2 细胞，均由 Th0 细胞分化而成。初始 CD4$^+$Th 细胞被活化后增殖分化为 Th0 细胞，Th0 分别在 IL-12 和 IL-4 的诱导下进一步分化为效应性 Th1 和 Th2 细胞。

CD4$^+$Th1 细胞在机体抗胞内病原体感染中发挥重要作用。Th1 细胞可通过活化巨噬细胞及释放各种细胞因子清除胞内病原体。活化 Th1 细胞表达的 CD40L 及其释放的 IFN-γ 均能激活巨噬细胞，加强其吞噬和胞内杀伤功能；IFN-γ 还能促进巨噬细胞表达 MHC Ⅱ类分子，提高其抗原提呈能力，增强免疫应答。Th1 细胞可产生 IL-2 等细胞因子，促进 T 细胞的增殖和分化，从而放大免疫效应。IL-2、IFN-γ 均可激活 NK 细胞，增强 NK 细胞的杀瘤和抗病毒活性。TNF 能刺激血管内皮细胞表达黏附分子和释放 IL-8、MCP-1 等，促使淋巴细胞、中性粒细胞、单核细胞等黏附和穿越血管壁，进而迁移和外渗至局部组织，引发慢性炎症反应。

Th2 细胞主要辅助体液免疫应答，其通过产生 IL-4、IL-5 等细胞因子和表达 CD40L 等，促进 B 细胞活化、增殖和分化为浆细胞并产生抗体。Th2 细胞分泌的细胞因子也可激活肥大细胞、嗜碱性粒细胞和嗜酸性粒细胞，参与超敏反应和抗寄生虫感染。

2. CD8$^+$CTL 的效应　效应性 CTL 能特异性识别靶细胞表面的抗原肽-MHC Ⅰ类分子复合物而杀伤靶细胞，如病原体寄生的宿主细胞和肿瘤细胞。CTL 对靶细胞的杀伤特点是有特异性、MHC Ⅰ类分子限制性、连续性和高效性（图 7-5）。

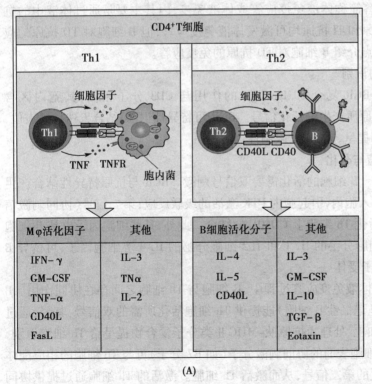
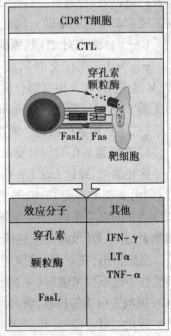

图 7-5　效应 T 细胞及其效应分子

CTL 对靶细胞的杀伤主要通过两条途径:①穿孔素/颗粒酶途径:穿孔素(perforin)是储存于 CTL 胞质中的一种蛋白质,从 CTL 中释放后,可嵌于靶细胞膜并形成聚合体,导致靶细胞膜穿孔而裂解。颗粒酶(granzyme)也是 CTL 的内容物,可循穿孔素形成的孔道进入靶细胞内,通过激活凋亡相关的酶系统而破坏靶细胞的 DNA,介导靶细胞凋亡;颗粒酶也可降解靶细胞内的病毒 DNA,阻止病毒的复制,从而防止病毒释放并再感染邻近的正常细胞;②Fas/FasL 途径:效应性 CTL 能表达 FasL,可与靶细胞表面的 Fas 结合,启动凋亡信号转导而导致靶细胞凋亡。CTL 也能通过分泌 TNF 与靶细胞表面的 TNF 受体结合诱导靶细胞凋亡。

CTL 还能释放颗粒溶解素,进入靶细胞内可直接杀灭其中的病原体,或直接杀伤肿瘤细胞。CTL 在杀伤靶细胞的过程中自身并未受到损伤,可发挥对靶细胞的连续杀伤作用。

(四)细胞免疫应答的生理和病理学意义

1. 抗胞内病原体感染 细胞免疫主要针对胞内感染的病原体,包括某些细菌(如结核分枝杆菌、伤寒沙门菌等)、病毒、真菌及寄生虫的感染,是构成机体抗感染的重要防御机制。细胞免疫功能低下者,易反复发生胞内病原体的机会性感染。

2. 抗肿瘤 T 细胞是机体抗肿瘤的关键细胞。效应性 CTL 能特异杀伤相应肿瘤细胞;Th1 细胞分泌的 TNF-α、IFN-γ、IL-2 等既是效应分子,又可通过激活巨噬细胞及 NK 细胞而杀伤肿瘤细胞。T 细胞缺陷者,肿瘤发生率明显增加。

3. 引起免疫损伤 T 细胞可介导Ⅳ型超敏反应、移植排斥反应和某些自身免疫病。

四、B 细胞介导的免疫应答

B 细胞介导的体液免疫应答简称体液免疫应答或体液免疫,因其主要是通过体液中的抗体发挥免疫效应,故名。TD 抗原和 TI 抗原均可激发体液免疫应答,但 B 细胞对 TD 抗原的应答需要 Th2 细胞的辅助。现重点介绍 B 细胞对 TD 抗原的免疫应答。

(一)B 细胞对 TD 抗原的识别

mIg 与 Igα/Igβ 交联构成 BCR 复合物,Igα/Igβ 的作用与 CD3 分子相似,其胞内区含 ITAM,能转导 BCR 识别结合抗原所产生的活化信号。BCR 可特异性识别、结合天然抗原表位,而无需 APC 对抗原进行处理和提呈,无 MHC 限制性。

(二)B 细胞的活化、增殖与分化

1. B 细胞活化的信号要求 B 细胞的活化需要双信号刺激。BCR 与抗原特异性结合产生第一活化信号,通过 Igα/Igβ 传入胞内,引起胞内 PTK 激活的级联反应;第二信号(协同刺激信号)则由 B 细胞表面 CD40 与活化 Th 细胞上 CD40L 的结合。此外,某些细胞因子也是 B 细胞充分活化的必要条件,如巨噬细胞分泌的 IL-1 和 Th2 细胞分泌的 IL-4 等细胞因子,可诱导 B 细胞表达 IL-2R 及其他细胞因子受体。

必须指出,在对 TD 抗原的体液免疫应答过程中,B 细胞与 Th 细胞之间存在协同作用。B 细胞作为抗原提呈细胞(主要是记忆性 B 细胞)能提供 Th 细胞活化所需的双信号:其一,通过 BCR 摄取蛋白质等抗原,将其加工、处理为抗原肽-MHC Ⅱ类分子复合物提呈给 Th 细胞识别,产生活化的第一信号;其二,B 细胞表面的协同刺激分子(如 B7 分子)可与 Th 细胞的相应配体(如 CD28 分子)结合,产生活化的第二信号,从而激活 Th 细胞。激活的 Th 细胞通过提供协同刺激信号(CD40L/CD40)和分泌 IL-2、IL-4、IL-5、IL-6、IFN-γ 等细胞因子,促进 B 细胞活化、增殖、分化并产生抗体,从而有效地发挥对 B 细胞的辅助作用。B 细胞与 Th 细胞间相互作用如图 7-6 所示。

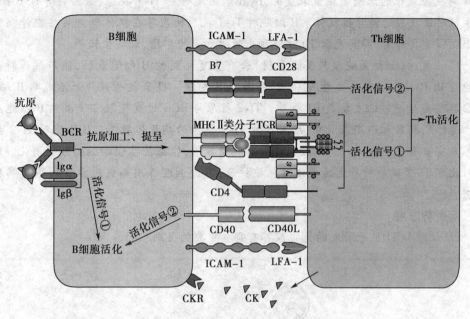

图 7-6　B 细胞与 Th 细胞间相互作用

2. B 细胞的增殖与分化　B 细胞活化后,可相继表达 IL-2、IL-4、IL-5、IL-6、IFN-γ 等细胞因子受体,在 Th 细胞分泌的相应细胞因子的作用下,B 细胞发生增殖和分化。大部分 B 细胞分化为能合成和分泌抗体的浆细胞,并在应答过程中可发生抗体类别的转换以及亲和力的成熟。其中,最先产生的是 IgM 类抗体,然后依次为 IgG、IgA 和 IgE,抗体与抗原结合的亲和力也随之增强。这种 Ig 类别转换和亲和力的成熟,与细胞因子的作用及 CD40-CD40L 的结合等因素有关。X 连锁高 IgM 综合征患者由于 CD40L 缺陷,Th 细胞不能辅助 B 细胞,故只能产生低亲和力 IgM,而不能转换成高亲和力的 IgG 或 IgA。

少数 B 细胞分化为长寿命的记忆性 B 细胞,这种细胞表达高亲和力 BCR,能与低浓度 TD 抗原有效结合,以 Mφ 相似的方式处理、提呈抗原,主要参与对相同抗原的再次应答(图 7-7)。

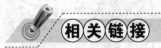

B 细胞对 TI 抗原的应答

TI 抗原引起的体液免疫应答与 TD 抗原不同,其无需 Th 细胞辅助,可直接刺激 B 细胞活化并产生抗体,但主要产生 IgM 类抗体,一般无抗体类别转换及亲和力的成熟,也无记忆性 B 细胞产生。

TI 抗原分为 TI-1 和 TI-2 两类,二者通过不同机制激活 B 细胞。TI-1 抗原(如细菌脂多糖等)常被称为 B 细胞丝裂原,其分子中含有丝裂原和 B 细胞表位两种结构。在高浓度时,TI-1 抗原的丝裂原能与众多 B 细胞表面的丝裂原受体结合,非特异性地激活多克隆 B

细胞,产生多种非特异性抗体,包括某些自身抗体。这种激活仅仅是丝裂原的作用,不依赖 BCR 对抗原表位的识别。在低浓度时,BCR 浓缩足够量 TI-1 抗原,激活特异性 B 细胞,并产生针对该抗原的特异性抗体。B 细胞对 TI-1 抗原的应答在机体抵御某些胞外病原体感染中发挥重要作用,因其无需 Th 细胞预先致敏和克隆扩增,故发生较早。

TI-2 抗原(如细菌胞壁与荚膜多糖)含有重复相同的 B 细胞表位,能与抗原特异性 B 细胞的 BCR 结合并使之发生交联,从而激活 B 细胞。TI-2 抗原只能激活成熟 B 细胞,对 TI-2 抗原发生应答的主要是 B1 细胞。TI-2 抗原与 BCR 过度交联可使成熟 B 细胞产生耐受。婴幼儿期 B 细胞尚未成熟,故对携带 TI-2 抗原的病原体敏感。B 细胞对 TI-2 抗原的应答具有重要生理意义。大多数胞外菌有胞壁多糖,能抵抗吞噬细胞的吞噬消化。B 细胞针对此类 TI-2 抗原所产生的抗体可包被抗原,通过调理作用而促进吞噬细胞对病原体的吞噬。

问题与思考

TD 抗原和 TI 抗原激发的免疫应答有哪些重要的区别?

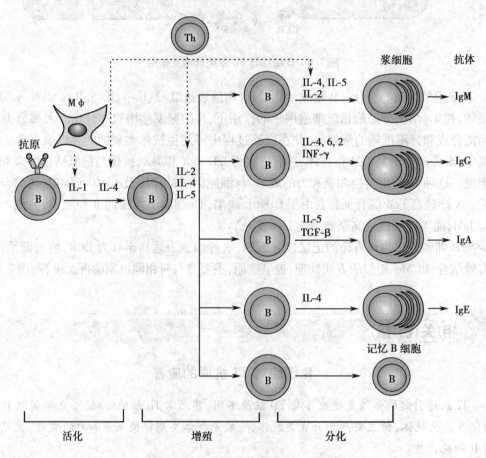

图7-7 B 细胞对 TD 抗原的应答过程

（三）抗体产生的一般规律

1. 个体发育中免疫球蛋白产生的规律 人类个体发育过程中,免疫球蛋白的产生类似于种系发生的规律。在胚胎晚期胎儿已能合成 IgM;出生后第 3 个月开始合成 IgG;第 4~6 个月出现 IgA。

2. 初次应答和再次应答的规律 机体受抗原刺激所发生的免疫应答可分为初次应答和再次应答两种情况,二者抗体产生的规律有所不同(图 7-8)。

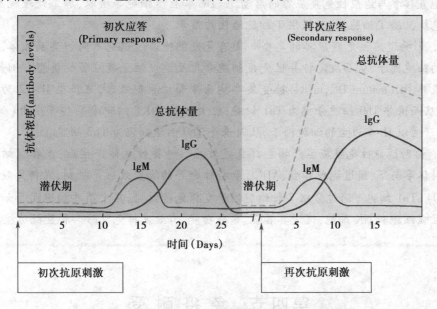

图 7-8 初次及再次免疫应答抗体产生的一般规律

（1）初次应答:是指抗原物质第一次进入机体时引起的免疫应答。其特点是:①抗体产生的潜伏期长,通常需 1~2 周血液中才能出现抗体;②抗体产生量少,效价低;③抗体在体内维持时间短;④主要产生 IgM 类抗体,后期可产生 IgG;⑤产生的抗体为低亲和力抗体。

（2）再次应答:也称回忆反应,是指机体再次接触相同抗原时所发生的免疫应答。其特点是:①潜伏期短,一般为 2~3 天;②抗体产生量多,效价高;③抗体在体内维持时间长;④主要产生 IgG 类抗体,IgM 类含量与初次应答相同;⑤产生的抗体为高亲和力抗体。在再次应答中,抗体产生快而多的原因与初次应答过程中形成的记忆性 B 细胞有关。

了解抗体产生的一般规律具有重要的医学意义。根据抗体产生的规律可指导预防接种,制定最佳计划免疫方案,使机体产生高效价、高亲和力抗体,以维持长久的有效免疫力。根据抗体含量变化,可作为疾病诊断或病情评估依据。如检测特异性 IgM 的水平,可作为某些传染病的早期诊断或宫内感染的指标之一。

（四）体液免疫的生理和病理学意义

1. 抗感染作用 机体清除胞外病原体及其有害产物的特异性免疫机制主要依赖抗体的作用。参与抗胞外病原体感染的特异性抗体主要是 IgG、IgM 和 SIgA 类抗体,可通过中和作用、调理作用、激活补体、ADCC 及局部阻止抗原入侵黏膜细胞等机制发挥防御作用(详见第二章)。

2. 免疫损伤作用 抗体所起的作用并非都对机体有利,在某些情况下,抗体也可参与超敏反应、某些自身免疫病、移植排斥反应等病理过程的发生。

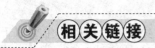

固有免疫应答与适应性免疫应答的关系

1. 启动适应性免疫应答　固有免疫和适应性免疫是相辅相成、密不可分的。固有免疫细胞直接参与适应性免疫应答的启动,如 DC 和巨噬细胞等摄取、加工处理抗原,并将抗原信息提呈给 T 细胞,从而提供 T 细胞活化的信号。

2. 影响适应性免疫应答的类型　固有免疫细胞通过识别不同种类病原体,产生不同类型的细胞因子,从而决定特异性免疫细胞分化及适应性免疫应答的类型。例如:巨噬细胞和成熟 DC(mature DC,mDC)接受某些病原体和抗原刺激后,可产生 IL-12 为主的细胞因子,从而诱导 Th0 细胞分化为 Th1 细胞;肥大细胞、NKT 细胞受某些寄生虫(如蠕虫)感染,可产生以 IL-4 为主的细胞因子,从而诱导 Th0 细胞分化为 Th2 细胞。

3. 协助适应性免疫应答产物发挥免疫效应　特异性抗体产生后,在吞噬细胞、NK 细胞及补体参与下,通过调理吞噬、ADCC 和补体介导的溶菌效应等机制,发挥免疫效应。此外,CD4[+]Th1 细胞可通过分泌多种细胞因子发挥免疫效应,其中某些细胞因子如 IFN-γ 可激活巨噬细胞和 NK 细胞,促进其吞噬、杀伤功能,有效发挥免疫防御和监视功能。

第四节　免疫耐受

一、免疫耐受的概念与类型

免疫耐受(immunologic tolerance)是指机体免疫系统接触某种抗原后所产生的一种特异性无应答状态。诱导免疫耐受形成的抗原称为耐受原(tolerogen)。免疫耐受是免疫应答的一种重要类型,同正常的体液或细胞免疫应答一样,需抗原诱发,具有特异性和记忆性。通常将抗原诱导的体液和细胞免疫应答称为正免疫应答,免疫耐受则称为负免疫应答。生理条件下,机体免疫系统对外来抗原或内源新生抗原可产生正免疫应答,发挥抗感染、抗肿瘤的免疫功能;对自身正常组织成分则形成免疫耐受,避免发生自身免疫病。

免疫耐受按其产生方式可分为天然耐受和获得性耐受。天然耐受是在个体发育过程中自然形成的免疫耐受,如机体对自身组织抗原形成的自身免疫耐受即属天然耐受,这种耐受通常可维持终身。获得性耐受是通过人工诱导建立的免疫耐受,这种耐受可随诱导因素的消失而逐渐终止。同一抗原物质在不同情况下是耐受原还是免疫原,取决于抗原的理化性状、抗原剂量、免疫途径和被免疫个体的遗传背景等因素。

免疫耐受与免疫抑制、免疫缺陷不同。免疫耐受具有抗原特异性,机体只对诱导耐受形成的抗原无应答,对其他无关抗原仍可产生正免疫应答。免疫抑制和免疫缺陷则无抗原特异性,对多种抗原均不应答或应答低下。免疫抑制主要是因应用免疫抑制剂使机体免疫系统的功能受抑制所致,停用抑制剂后,免疫应答可恢复正常。免疫缺陷则是由于遗传或疾病等因素造成机体免疫系统缺陷和功能障碍所致,可表现为体液免疫功能缺陷、细胞免疫功能缺陷或联合免疫缺陷(详见第九章)。

二、诱导免疫耐受的条件

动物实验研究表明,后天诱导免疫耐受形成主要取决于抗原和机体两方面的因素。

(一)抗原方面的因素

抗原的理化性质、剂量、免疫途径等与免疫耐受形成的难易密切相关。

1. 抗原的性质 一般而言,小分子、可溶性、非聚合单体分子是良好的耐受原;而大分子、颗粒性、聚合物则是良好的免疫原。

2. 抗原的剂量 致耐受所需抗原剂量随抗原种类、动物种属、品系及年龄而各异。低剂量和高剂量抗原引起的免疫耐受,分别称为低带(low-zone)耐受和高带(high-zone)耐受。抗原剂量过低,不足以激活 T 及 B 淋巴细胞,不能诱导免疫应答,导致低带耐受。抗原剂量过高,则诱导相应淋巴细胞凋亡,或可能诱导 $CD4^+CD25^+$ 调节性 T 细胞(Treg)活化,从而抑制免疫应答。

T、B 细胞产生耐受所需抗原剂量明显不同。T 细胞所需抗原量较 B 细胞要小 100~10000 倍,且发生快(24 小时内达高峰),持续时间长(数月);而 B 细胞形成耐受不但所需抗原量大,且产生较慢(1~2 周),持续时间短(数周)(图 7-9)。

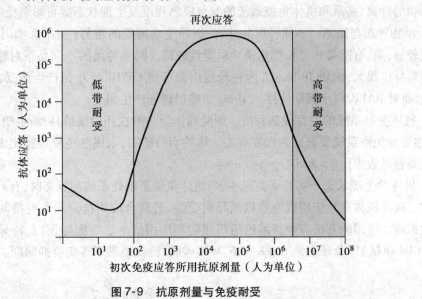

图 7-9 抗原剂量与免疫耐受

3. 抗原表位的特点 抗原表位的性质和结构与免疫耐受的诱导有关。例如,鸡卵溶菌酶(HEL)蛋白免疫小鼠,可致免疫耐受,其原因是 HEL 氨基(N)端的氨基酸构成的表位能诱导 Treg 细胞活化,从而抑制 Th 细胞的功能,故不能产生抗体;如除去 HEL 氨基端的 3 个氨基酸,则可使 Th 细胞活化,从而能辅助 B 细胞产生抗体。

4. 抗原的免疫途径 通常抗原经静脉注射最易诱导免疫耐受,腹腔注射次之,皮下及肌内注射最难。抗原经口服进入机体,可诱导胃肠道派氏集合淋巴结及小肠固有层 B 细胞产生

SIgA,但可导致全身的免疫耐受,这种现象称为"耐受分离"。

理论与实践

口服耐受的研究回顾

口服抗原引起耐受分离的研究由来已久。1911 年,Wells 首次发现口服耐受现象,他给豚鼠预先喂饲卵清蛋白(OVA),再用该蛋白免疫动物,豚鼠将不会出现过敏反应。1946 年,Chase 证实:给豚鼠喂饲半抗原二硝基氟苯(DNFB)可以抑制接触性皮炎。在 70 年代至 80 年代初,对口服耐受的研究更为加强,大量试验证实:预先给动物喂饲某些外来抗原,动物再次遇到相同抗原时,将不会对此种抗原产生免疫应答。随后,许多学者开始利用口服耐受试验性地治疗动物及人的自身免疫性疾病(如脑脊髓膜炎、葡萄膜炎、肌无力、类风湿性关节炎、糖尿病等)。Campbell 等发现母乳喂养的受者在接受来自供者母亲的肾脏后,移植排斥反应率明显降低。80 年代后期,随着人们对口服耐受的进一步认识,关于口服抗原诱导受体对移植物的耐受的研究更加深入,通过大量的动物模型,人们逐渐认识到口服抗原能有效地诱导受者对移植物的耐受。

(二)机体方面的因素

动物的种属、品系和机体免疫系统的发育成熟程度及生理状态等可影响免疫耐受的形成。

1. 动物种属与品系 不同种属的动物,诱导免疫耐受的难易性不同。如小鼠和大鼠对建立耐受较易,兔、有蹄类和灵长类则诱导耐受性较难。同一种属的不同品系对建立耐受性的敏感程度差异也很大,例如,0.1mg 人丙种球蛋白即可使 C57BL/6 小鼠产生耐受,对 A/J 小鼠则需 1mg,而对 BALB/C 小鼠即使注入 10mg 也难以诱导产生耐受。

2. 机体免疫系统的发育成熟程度 耐受的诱导一般在胚胎期最易,新生期次之,成年期最难,这主要与免疫系统发育成熟程度有关。体外实验证明,未成熟免疫细胞比成熟免疫细胞诱导耐受要容易数十倍(>30 倍)。

3. 机体的生理状态 实验研究证实,当机体免疫系统处于抑制状态时,有利于诱导免疫耐受形成。成年机体单独应用抗原难以诱导耐受性,若联合应用抗原和免疫抑制剂等则成功几率大大提高。常用的方法有全身淋巴组织照射和应用抗淋巴细胞球蛋白、特异性单克隆抗体(如抗 CD4 单抗)以及环孢素 A、FK-506、环磷酰胺、糖皮质激素等免疫抑制剂。

三、研究免疫耐受的意义

免疫学理论的核心问题是免疫系统对"自己"和"异己"抗原的有效识别。建立对自身抗原的免疫耐受和对异己抗原的特异性免疫应答,是维持机体免疫稳定和正常生理功能的基础和关键。免疫耐受异常与许多临床疾病的发生和发展有关,通过干预、诱导和终止免疫耐受,有可能为某些疾病的防治提供新的途径。例如:通过诱导和维持免疫耐受,可防治超敏反应性疾病、自身免疫病及移植排斥反应;通过终止免疫耐受,可激发机体产生针对靶抗原的免疫应答,从而有利于病原体的清除及肿瘤防治。

学习小结

固有免疫系统由屏障结构(皮肤黏膜、血-脑屏障和血胎屏障)、固有免疫细胞(主要有中性粒细胞、单核巨噬细胞、NK 细胞、DC 细胞等)和正常体液中的抗菌物质(补体、防御素、溶菌酶和相关细胞因子等)组成。

适应性免疫应答根据产生过程可分为感应(识别)、增殖与分化、效应三个阶段,按效应机制分为 T 细胞介导的细胞免疫和 B 细胞介导的体液免疫。

接受抗原刺激后,T 细胞的活化有赖于双信号和细胞因子的作用。激活的 T 细胞分化为有不同功能特性的效应细胞亚群。参与特异性细胞免疫的效应细胞主要是 $CD4^+Th1$ 细胞和 $CD8^+CTL$ 细胞。前者经活化 Mφ 及释放各种细胞因子清除胞内病原体;后者通过分泌穿孔素、颗粒酶及 Fas-FasL 途径诱导细胞凋亡以杀死病毒感染靶细胞和肿瘤细胞。$CD4^+Th2$ 细胞主要通过分泌多种细胞因子,介导体液免疫应答和部分超敏反应。特异性细胞免疫应答在抗胞内病原体感染、抗肿瘤以及介导Ⅳ型超敏反应、移植排斥反应和某些自身免疫病中起重要作用。

B 细胞应答的主要效应分子为特异性抗体。TD 抗原刺激 B 细胞应答,有赖于 Th 细胞的辅助;TI 抗原则可直接刺激 B 细胞应答。B 细胞对 TD 抗原的应答中,初始 B 细胞活化也需要双信号和细胞因子参与。B 细胞最终分化为浆细胞产生特异性抗体,抗体可通过中和作用、调理作用、激活补体、ADCC 及局部阻止病原菌入侵黏膜细胞等机制发挥防御作用。

免疫耐受是 T 及 B 细胞对抗原的特异不应答或负应答表现,对自身抗原的免疫耐受是免疫系统的正常功能。

(张 艳)

复习题

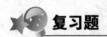

一、名词解释
1. 免疫应答
2. 获得性免疫
3. 非特异性免疫
4. 免疫耐受

二、简答题
1. 简述固有免疫应答和适应性免疫应答的主要特点。
2. 简述 T 细胞活化的第一信号和第二信号。
3. 细胞免疫应答的效应 T 细胞主要有哪些? 简述各自的效应功能及其作用机制。
4. Th 细胞是如何辅助 B 细胞对 TD 抗原进行免疫应答的?
5. 体液免疫的初次应答和再次应答产生抗体有何特点?
6. 简述免疫耐受与临床医学的关系。

第八章

超敏反应

学习目标 ▮▮▮

掌握:超敏反应的概念、分型与特点;Ⅰ型超敏反应的发生机制及常见疾病。

熟悉:Ⅱ~Ⅳ型超敏反应的发生机制及常见疾病。

了解:Ⅰ型超敏反应的防治原则;四型超敏反应的比较。

超敏反应(hypersensitivity)是指机体对某些抗原初次应答后,再次接受相同抗原刺激时,发生的一种以机体生理功能紊乱或组织细胞损伤为主的特异性免疫应答。它的本质仍属于免疫应答,诱导其发生的抗原又称为变应原(allergen)。外部抗原和自身抗原均可作为变应原。超敏反应不是疾病名称,而是一些疾病的组织损伤机制或发病机制。在对超敏反应开始认识的早期阶段,即20世纪初,一些学者使用了变态反应(allergy)或过敏反应(anaphylaxis),超敏反应一词是在20世纪中叶才出现的,其含义比变态反应和过敏反应更加宽泛。但长期以来,在多数情况下,这三个名词似已被视为同义词广泛应用。超敏反应的发生机制多样,临床表现各异,分类方法也显不同。目前被广泛接受并采纳的是 Gell 和 Coombs 根据超敏反应发生机制不同而提出的四型分类法。

第一节 Ⅰ型超敏反应

Ⅰ型超敏反应又称为速发型超敏反应,主要由特异性 IgE 抗体介导产生。主要特征是:①接触变应原后发生快、消退亦快,少数严重的可致休克甚至危及生命;②多数情况下,只使机体出现功能紊乱,而不发生严重组织细胞损伤;③具有明显个体差异和遗传倾向,对变应原易产生 IgE 抗体应答的患者,称为特应性素质个体。

一、参与Ⅰ型超敏反应的主要成分

(一)变应原及其特征

引起Ⅰ型超敏反应的变应原五花八门、种类繁多,多为分子量为 10~40kD 的物质。分子量过大不能有效地穿过呼吸道和消化道黏膜,而分子量过小难以将肥大细胞和嗜碱性粒细胞膜上两个相邻近IgE抗体及其受体桥联起来,因而不能触发介质的释放。常见的有:花粉颗粒、尘螨或其排泄物、真菌菌丝及孢子、动物皮屑或羽毛、昆虫毒液、异种血清以及牛奶、鸡蛋、鱼虾、蟹贝等食物蛋白或部分肽类成分,某些小分子半抗原物质,如一些药物或化学物质。另外,尘螨、细菌、蜂毒中的某些酶类也是导致某些患者致敏的变应原。变应原不同进入机体的途径可不同,包括吸入、食入、注射、接触、叮咬等。吸入性变应原在低剂量(5~10ng/d)时易诱发反应,而食入性变应原在高剂量(10~100g/d)时才易诱发反应。

(二)变应素及其产生

引起I型超敏反应的特异性IgE抗体称为变应素(allergin)。正常人血清中IgE抗体含量很低,而在过敏患者体内,特异性IgE抗体含量异常增高。IgE抗体主要由鼻咽、扁桃体、气管和胃肠道黏膜下固有层淋巴组织中的B细胞产生,这些部位也是变应原易于侵入引发超敏反应的部位。IgE为亲细胞性抗体,可通过其Fc段与肥大细胞和嗜碱性粒细胞表面的IgE FcR(FcεRI)结合,而使机体处于致敏状态。CD4$^+$Th2细胞及其分泌的IL-4是诱导变应原特异性B细胞增殖分化为产生IgE抗体的浆细胞的重要因素。

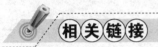

相关链接

卫生假说

近年来,超敏反应发生与环境因素的关系备受关注,并提出了"卫生假说"(hygiene hypothesis)。

1. "卫生假说"的依据 早已观察到,发达国家超敏反应性疾病发病率高达20%~37%,而发展中国家仅2%~10%,提示环境卫生和个人卫生水平与超敏反应性疾病的发生呈负相关,并据此提出了"卫生假说"。

2. "卫生假说"的理论基础 尚未完全阐明。目前多认为与Th1/Th2失衡有关。研究表明:为了妊娠的顺利,胎盘局部主要分泌Th2型细胞因子,以维持母胎耐受。若儿童期经常暴露于病原体环境中,可逐渐强化Th1应答,有助于形成Th1/Th2平衡状态;但在缺乏病原体的环境中,幼童体内难以启动Th1应答,从而持续存在Th2偏移,导致易患超敏反应性疾病。近期研究还认为:各种感染均可诱生IL-10和TGF-β等抑制性细胞因子的产生,而在卫生的环境中,儿童很少感染,导致抑制性细胞因子很少产生,易患超敏反应性疾病。

(三)参与超敏反应的主要效应细胞

1. 肥大细胞和嗜碱性粒细胞 肥大细胞可分为两种类型,即分布于皮下小血管周围结缔组织中的结缔组织肥大细胞和分布于黏膜下层中的黏膜肥大细胞。嗜碱性粒细胞主要分布于外周血中,数量较少,它们能被招募到超敏反应发生部位发挥作用。肥大细胞和嗜碱性粒细胞表面均有高亲和性IgE FcR(FcεRI),胞质内含有类似的嗜碱性颗粒,它们被变应原激活后可释放大致相同的原发(预合成)和继发(新合成)介质,参与后续反应。

2. 嗜酸性粒细胞 嗜酸性粒细胞主要分布于全身黏膜组织中,血循环中仅少量存在。当其被嗜酸性粒细胞趋化因子、IL-5等激活后,可释放一系列活性介质。其中一类是具有毒性作用的蛋白和酶类物质;另一类与肥大细胞和嗜碱性粒细胞释放的继发脂类介质相似,二者均主要参与晚期相反应。此外,嗜酸性粒细胞还能释放分解原发介质的酶类物质,可负调节 I 型超敏反应。

（四）参与超敏反应的主要生物活性介质

参与超敏反应的主要生物活性介质及其作用见表 8-1。

表 8-1　主要生物活性介质及其作用

介质名称	合成方式	主要作用
组胺	预合成	血管扩张、通透性增强;平滑肌收缩;黏膜腺体分泌增强
激肽原酶	预合成	激肽原酶使血浆激肽原生成激肽,其中缓激肽的作用与组胺相似
嗜酸性粒细胞趋化因子	预合成	吸引并促进嗜酸性粒细胞的增殖分化
前列腺素 D_2	新合成	主要刺激支气管平滑肌收缩,使血管扩张和通透性增加
白三烯	新合成	主要刺激支气管平滑肌强烈而持久收缩,是参与晚期相的主要介质
血小板活化因子	新合成	可凝聚和活化血小板使之释放组胺和 5-羟色胺等,主要参与晚期相
细胞因子	新合成	IL-1 和 TNF-α 增加血管内皮细胞黏附分子的表达,参与全身过敏反应;IL-4 和 IL-13 促进产生 IgE;IL-5 吸引并促进嗜酸性粒细胞的增殖分化

二、I 型超敏反应的发生机制

I 型超敏反应的发生机制贯穿于整个发生过程中,其发生过程大致可分为致敏、激发和效应三个阶段;亦可将激发和效应阶段并称为发敏阶段(图 8-1)。

（一）致敏阶段

指变应原进入体内,诱发产生 IgE 抗体并结合到肥大细胞和嗜碱性粒细胞膜上的过程。变应原进入机体后,诱导特异性 B 细胞产生 IgE 抗体,IgE 通过 Fc 段与肥大细胞和嗜碱性粒细胞表面的 FcεR I 结合,此时这些细胞称为致敏肥大细胞和致敏嗜碱性粒细胞,使机体处于对该变应原的致敏状态。致敏状态可维持数月,这期间如不接触相同变应原,致敏状态则逐渐消失。

（二）激发阶段

指相同变应原(2 价或以上的多价变应原)再次进入机体时,与肥大细胞和嗜碱性粒细胞表面的 IgE 结合,使膜表面 FcεR I 交联,并通过其传递活化信号,诱导致敏细胞脱颗粒释放原发介质及合成释放继发介质(表 8-1)。

（三）效应阶段

指活性介质作用于靶组织和器官,引起局部或全身反应的阶段。根据效应发生的快慢和持续时间的长短,可分为即刻/早期相反应(immediate reaction)和晚期相反应(late-phase reac-

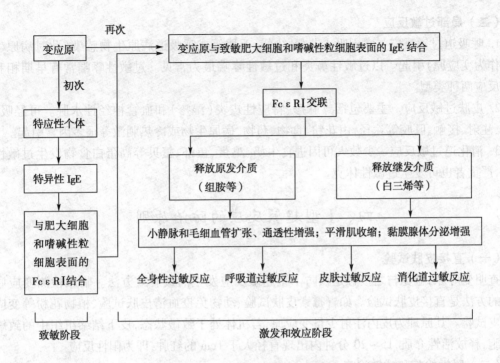

图 8-1 I 型超敏反应的发生机制

tion)两种类型。前者通常在接触变应原后数秒钟内发生,可持续数小时,严重的可出现休克并危及生命,主要由组胺等原发介质和前列腺素 D_2 引起;后者发生在变应原刺激后 6~12 小时,可持续数天,主要由白三烯等继发介质以及嗜酸性粒细胞等参与。

各种活性介质的生物学作用不尽相同,但总的可概括为:使小静脉和毛细血管扩张、通透性增强;刺激支气管、胃肠道等处平滑肌收缩;促进黏膜腺体分泌增强。组胺和前列腺素 D_2 由于释放迅速、作用时间不持久,主要在即刻/早期相反应中发挥作用;白三烯由于作用持久、血小板活化因子由于合成较晚、嗜酸性粒细胞由于需细胞因子等激活,主要在晚期相发挥作用。反复发生的晚期相反应可致组织损伤,表现为器质性病变。

三、临床常见的 I 型超敏反应性疾病

(一)全身性过敏反应

1. 药物过敏性休克 以青霉素引发最为常见,此外头孢菌素、链霉素、普鲁卡因等也可引起。青霉素本身无抗原性,其降解产物青霉噻唑醛酸或青霉烯酸是半抗原,可与体内蛋白共价结合为完全抗原后成为变应原。当再次接触青霉素降解产物时,触发过敏反应,严重者由于全身小静脉和毛细血管迅速扩张、通透性增强,可发生过敏性休克甚至死亡。少数人在初次注射青霉素时就可发生过敏性休克,这可能与其曾经使用过被青霉素污染的注射器等医疗器械,或吸入空气中青霉菌孢子而使机体处于致敏状态有关。

2. 血清过敏性休克 发生于机体再次使用同种动物免疫血清进行治疗或紧急预防时。免疫血清经过胃蛋白酶处理精制提纯后,降低了此病的发生。

3. 其他原因所致的过敏性休克 蜂毒、某些食物等也可导致过敏性休克。

（二）局部过敏反应

1. 呼吸道过敏反应 常因吸入花粉、尘螨、毛屑等或呼吸道病原生物感染（此时病原生物成分作为变应原）引起。以过敏性鼻炎和过敏性哮喘最为常见。过敏性哮喘常有早期相和晚期相反应两种类型。

2. 皮肤过敏反应 主要包括荨麻疹、特应性皮炎（湿疹）和血管神经性水肿。可经吸入、食入、注射、接触、叮咬等途径，由花粉、食物、药物、病原生物或冷热刺激等很多因素引起。

3. 消化道过敏反应 少数人可因进食牛奶、鸡蛋、鱼虾、蟹贝等高蛋白食物发生过敏性胃肠炎，严重者也可发生过敏性休克。

四、I 型超敏反应的防治原则

（一）直接皮肤试验

查明变应原，避免与之接触是预防 I 型超敏反应发生的最有效方法。临床检测变应原最常用的方法是直接皮肤试验。如青霉素皮肤试验、动物免疫血清皮肤试验、植物花粉等变应原的刺皮试验。其原理为皮内注射少量变应原，若机体处于致敏状态，皮下结缔组织中的致敏肥大细胞，释放活性介质，15～20 分钟内出现直径大于 1cm 的红肿，即为阳性反应。

（二）脱敏治疗和减敏治疗

脱敏治疗见于异种免疫血清如抗毒素皮试阳性但又必须使用时，可采用小剂量、短间隔（20～30 分钟）多次注射抗毒素的方法进行脱敏治疗。原理是分期分批地使体内致敏肥大细胞和嗜碱性粒细胞脱敏，以致最终全部解除致敏状态，此时大剂量注射抗毒素就不会发生超敏反应。但此种脱敏是暂时的，一定时间后机体又可重新被致敏。

减敏治疗适宜对已查明而难以避免接触的变应原，可采用小剂量、间隔较长时间（1 周左右）、反复多次皮下注射变应原的方法进行特异性变应原的减敏治疗。其原理可能是改变了变应原进入机体的途径，诱导产生了 IgG 类抗体，降低了 IgE 类抗体的产生；IgG 类抗体可与变应原结合，起封闭抗体的作用，阻止变应原与致敏细胞表面的 IgE 类抗体结合。

（三）药物防治

①抑制生物活性介质合成和释放的药物，主要有阿司匹林、色甘酸二钠、肾上腺素、异丙肾上腺素和氨茶碱等；②生物活性介质拮抗药，主要有苯海拉明、马来酸氯苯那敏（扑尔敏）、异丙嗪、阿司匹林和孟鲁司特钠（顺尔宁）等；③改善效应器官反应性的药物，主要有肾上腺素、葡萄糖酸钙、氯化钙和维生素 C 等。

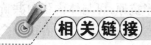

I 型超敏反应的免疫新疗法

多数 I 型超敏反应的免疫新疗法还不成熟，尚在探索之中。①针对 IgE 分子上与 FcεR I 结合部位的人源化单抗，能与游离的 IgE 结合，阻止 IgE 与致敏细胞表面的 FcεR I 结合，已用于某些哮喘的治疗；②调整 Th1/Th2 状态：将起佐剂作用的 IL-12 等分子与变应原共同免疫机体、用编码变应原的基因构建 DNA 疫苗、用重组可溶性 IL-4 受体(sIL-4R)与 IL-4 结合,均可使 Th2 型应答向 Th1 型逆转,减少 IgE 类抗体的产生;③使用 IL-5 的单抗可降低血液中嗜酸性粒细胞的水平。

病案举例

患者,女,27 岁。因鼻痒、打喷嚏、呼吸困难和胸部压迫感而就诊于某医院急诊科。体检显示在呼气和吸气过程中均有弥散的哮鸣音。急诊室内呼吸量测定显示呼气流速峰值降低。询问病史,患者提到 6 个月前,开始养了一只宠物猫,从那时起,患者与宠物猫不仅生活在一起,而且宠物猫就睡在患者的卧室内。医生诊断为急性哮喘,与患者暴露于猫变应原有关。医生为其开了口服抗过敏药物,并建议减少与猫的接触。

问题与思考

1. Ⅰ型超敏反应有哪些主要特征?参与Ⅰ型超敏反应的主要成分有哪些?
2. 简述Ⅰ型超敏反应的防治原则。

第二节　Ⅱ型超敏反应

Ⅱ型超敏反应又称为细胞毒型或细胞溶解型超敏反应。是由 IgG 和 IgM 类抗体与靶细胞表面相应抗原或细胞外基质抗原结合后,在补体、吞噬细胞和 NK 细胞参与下,引起的以细胞溶解或组织损伤为主的病理性免疫反应(图 8-2)。

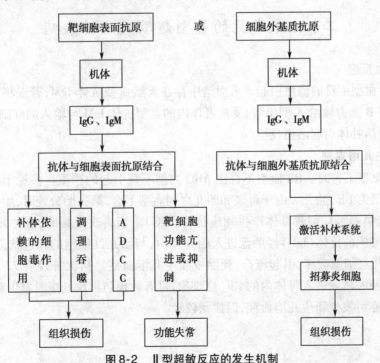

图 8-2　Ⅱ型超敏反应的发生机制

一、Ⅱ型超敏反应的发生机制

（一）引起Ⅱ型超敏反应的变应原

引起Ⅱ型超敏反应的变应原是某些靶细胞表面的抗原或细胞外基质的抗原。可见于：①自体正常组织细胞或细胞外基质，如外源性抗原与正常细胞或细胞外基质具有共同抗原；②异体正常细胞，如与自体不相符的ABO血型抗原、Rh抗原和HLA抗原；③改变的自身细胞或细胞外基质，如感染和理化因素所致的自身细胞或自身细胞外基质抗原改变；④结合在自身细胞表面的半抗原或抗原抗体复合物。

（二）抗体、补体和效应细胞的作用

1. 激活补体溶解靶细胞　靶细胞表面抗原与IgG和IgM类抗体结合后，通过激活补体经典途径使靶细胞溶解破坏。

2. ADCC作用　巨噬细胞、中性粒细胞和NK细胞与靶细胞表面IgG抗体的Fc段结合发挥ADCC作用，使靶细胞破坏。

3. 调理吞噬作用　补体裂解片段C3b、C4b和IgG抗体Fc段的调理吞噬作用，使靶细胞溶解破坏。

4. 非特异性损伤　细胞外基质抗原与抗体结合后，通过激活补体产生的裂解片段，吸引炎症细胞至局部，造成非特异性组织损伤。如：C5a可趋化中性粒细胞在局部聚集，并在试图吞噬抗体与细胞外基质抗原的结合物过程中，通过释放溶酶体酶，使局部组织和周围组织发生非特异性损伤。

5. 细胞功能失常　机体产生抗细胞表面受体的抗体，此抗体与相应受体结合后，可导致细胞功能亢进或抑制，而不破坏靶细胞。

二、临床常见的Ⅱ型超敏反应性疾病

（一）输血反应

多由ABO血型不符的输血引起。人血清中存在天然血型抗体IgM，若误将A型血输给B型患者，或误将B型血输给A型患者，受血者体内的血型抗体IgM与输入的红细胞表面血型抗原结合，从而激活补体引起溶血反应。

（二）新生儿溶血症

见于母子血型不符时。Rh血型不符比ABO血型不符引起的严重。多见于血型为Rh⁻母亲再次妊娠血型为Rh⁺胎儿。由于母亲和胎儿之间血型不合，第一胎分娩时，胎儿Rh⁺红细胞进入母体（胎盘早剥等），刺激母体产生相应抗体（IgG）。当再次妊娠时，若胎儿还为Rh⁺，母体内抗Rh⁺红细胞的抗体（IgG）经胎盘进入胎儿体内，与胎儿红细胞的相应抗原结合，通过激活补体导致胎儿红细胞破坏，引起流产、死胎或新生儿溶血症。初次分娩后72小时内给母体注射Rh抗体，及时清除进入母体内的Rh⁺红细胞，可有效预防再次妊娠时发生新生儿溶血症。ABO血型不符亦可发生新生儿溶血症，但症状较轻。

问题与思考 ●●●

为什么 Rh 血型不符比 ABO 血型不符引起的新生儿溶血症严重？为什么新生儿溶血症多见于 Rh⁻ 母亲第二次怀孕 Rh⁺ 的胎儿时？

（三）药物过敏性血细胞减少症

某些药物如青霉素，其降解产物作为半抗原，或某些药物如非那西汀、氨基比林、磺胺、奎尼丁等自身作为半抗原进入体内后，与血浆蛋白或血细胞膜抗原结合成完全抗原，激发机体产生特异性 IgG 和 IgM 类抗体，当再次服用相同药物时，可循以下途径引起血细胞破坏。①免疫复合物型：药物或其代谢产物作为半抗原与已经形成的特异性抗体结合成抗原抗体复合物，并通过 IgG 的 Fc 段，或活化补体所形成的 C3b，与红细胞、粒细胞、血小板表面的相应受体结合，引发Ⅱ型超敏反应致血细胞破坏；②半抗原型：药物或其代谢产物作为半抗原结合于血细胞表面后，与特异性抗体直接结合，引发Ⅱ型超敏反应致血细胞破坏；③自身免疫型：甲基多巴和磷脂酰甘油等药物能改变血细胞表面的抗原成分，打破自身耐受，致机体产生自身抗体，引发Ⅱ型超敏反应致血细胞破坏。

（四）自身免疫性血细胞减少症

受理化因素刺激或某些病毒感染后，血细胞表面成分改变，刺激机体产生抗血细胞自身抗体，引起自身免疫性血细胞减少症。上述甲基多巴和磷脂酰甘油等药物所致的血细胞减少症即属之。这些诱因清楚的，一旦诱因消失，疾病亦随之好转。诱因不清者，治疗效果不好。

（五）抗细胞表面受体的自身抗体引起的自身免疫性疾病

1. 激动型抗受体自身抗体　Graves 病（毒性弥漫性甲状腺肿）常伴有甲状腺功能亢进。患者体内产生针对甲状腺细胞表面促甲状腺素受体的自身抗体，该自身抗体与促甲状腺素受体结合后，不引起甲状腺细胞破坏，而是刺激甲状腺细胞合成分泌甲状腺素，导致甲亢。

2. 阻断型抗受体自身抗体　重症肌无力患者体内存在乙酰胆碱受体的自身抗体，这种自身抗体在神经肌肉接头处结合乙酰胆碱受体，并使之内化降解，导致肌肉细胞对运动神经元释放的乙酰胆碱的反应性进行性降低，患者出现逐渐加重的肌无力。

第三节　Ⅲ型超敏反应

Ⅲ型超敏反应是由中等大小可溶性免疫复合物沉积于局部或全身毛细血管基底膜后，通过激活补体并在血小板、嗜碱性粒细胞、肥大细胞等参与作用下，引起的以充血水肿、局部坏死和中性粒细胞浸润为主要特征的炎症反应和组织损伤（图 8-3）。又称为免疫复合物型或血管炎型超敏反应。

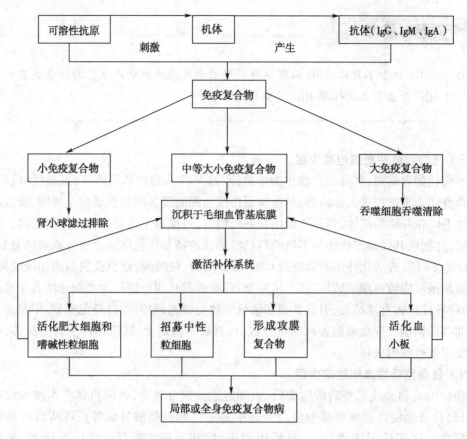

图 8-3   Ⅲ型超敏反应的发生机制

一、Ⅲ型超敏反应的发生机制

（一）中等大小可溶性免疫复合物的形成

一般而言,只有可溶性抗原与相应 IgG、IgM 和 IgA 类抗体结合成沉降系数约 19S 的中等大小可溶性免疫复合物(immune complex,IC)时,才有可能沉积于局部或全身毛细血管基底膜,引起Ⅲ型超敏反应。因为,大的免疫复合物易被吞噬细胞所吞噬,小的免疫复合物易被肾脏滤过排出。

（二）中等大小可溶性免疫复合物的沉积

1. 局部解剖和血流动力学因素的作用   循环免疫复合物易沉积于毛细血管迂回曲折、血流缓慢且易产生涡流、血压较高的肾小球基底膜、关节滑膜、脉络膜丛和眼睫状体等处的血管内皮细胞间隙之中。

2. 血管活性胺类物质的作用   沉积的免疫复合物可与血小板表面 IgG 的 Fc 受体结合,使之活化释放组胺等炎性介质;激活补体产生的过敏毒素(C3a/C5a)和 C3b 分别能使肥大细胞、嗜碱性粒细胞和血小板活化,也释放组胺等炎性介质。高浓度血管活性胺类物质可使血管内皮细胞间隙增大,加剧了免疫复合物的沉积。

3. 机体清除免疫复合物的能力低下   补体系统缺陷和(或)吞噬细胞功能缺陷的个体,因清除免疫复合物的能力低下而易患Ⅲ型超敏反应性疾病。

（三）免疫复合物沉积后引起的组织损伤

免疫复合物的沉积不是组织损伤的直接原因，而是始动因素，补体系统的激活才是造成组织损伤的关键。补体系统激活后循以下机制造成组织损伤。

1. 补体裂解片段 C5a 可趋化中性粒细胞，吞噬免疫复合物，释放溶酶体酶等，使免疫复合物沉积部位和周围组织发生非特异性损伤。

2. 过敏毒素 C3a、C5a 能使肥大细胞、嗜碱性粒细胞活化，释放组胺等炎性介质，高浓度血管活性胺类物质可使血管内皮细胞间隙增大，组织水肿，并加剧免疫复合物在全身毛细血管的沉积。

3. 补体活化产生的 C3b、免疫复合物中 IgG 的 Fc 段以及肥大细胞/嗜碱性粒细胞活化后释放的血小板活化因子，均能使血小板活化，释放组胺、5-羟色胺等炎性介质，也使血管内皮细胞间隙增大，组织水肿，并加剧免疫复合物在全身毛细血管的沉积。

4. 血小板的活化还可使血小板聚集并通过激活凝血机制形成微血栓，造成局部组织缺血坏死进而出血，从而加重局部组织细胞的损伤。

5. 攻膜复合物在局部组织细胞表面的形成，可使细胞溶解导致损伤加重。

问题与思考

在 Ⅱ、Ⅲ 型超敏反应发生过程中，补体系统的作用有何异同点？

二、临床常见的 Ⅲ 型超敏反应性疾病

（一）局部免疫复合物病

1. Arthus 反应　是一种实验性局部 Ⅲ 型超敏反应。1903 年 Arthus 发现用马血清经皮下反复免疫家兔数周后，当再次注射马血清时，可在注射局部出现红肿、出血和坏死等剧烈炎症反应。此现象被称为 Arthus 反应。

2. 类 Arthus 反应　可见于胰岛素依赖型糖尿病患者，尤其当胰岛素为异种动物来源时，局部反复注射可导致与 Arthus 反应类似的局部炎症反应。

3. 过敏性肺泡炎　农民或相关职业的群体在作业环境中长期接触发霉的稻草或稻谷时，吸入含有霉菌的有机粉尘所引起，其机制是抗原刺激机体产生抗体后，仍不断吸入相同的抗原时，即在抗原进入机体的部位形成免疫复合物并沉积下来，导致过敏性肺泡炎，因好发于农民，俗称农民肺。

（二）全身免疫复合物病

1. 血清病　通常在初次大量注射抗毒素（异种血清）后 1~2 周发生，这是由于患者体内抗-抗毒素抗体已经产生而抗毒素尚未完全排除，二者结合形成中等大小可溶性免疫复合物所致，表现为发热、皮疹、淋巴结肿大、关节肿痛和一过性蛋白尿等。目前免疫血清已被特殊处理后精致提纯，血清病已罕见。有时应用大剂量青霉素、磺胺等也可以相似的机制引起类似血清病样的反应，称为药物热。

2. 链球菌感染后肾小球肾炎　一般发生于 A 群溶血性链球菌感染后 2~3 周。此时体内产生的抗链球菌抗体与链球菌可溶性抗原结合形成循环免疫复合物,沉积在肾小球基底膜上,引起肾小球肾炎。

3. 类风湿性关节炎　由于某些因素导致体内 IgG 分子发生变性,刺激机体产生抗变性 IgG 的自身抗体,即类风湿因子。变性 IgG 与类风湿因子结合形成免疫复合物,反复沉积于小关节滑膜时即可引起类风湿性关节炎。

4. 系统性红斑狼疮　机体针对自身核蛋白产生抗体,即抗核抗体。核蛋白与抗核抗体形成免疫复合物,沉积于全身毛细血管基底膜处,引起的一种全身性免疫复合物病。

第四节　Ⅳ型超敏反应

Ⅳ型超敏反应是由效应 T 细胞与相应抗原作用后,引起的以单个核细胞浸润和组织细胞损伤为主要特征的炎症反应。此型超敏反应发生较慢,当机体再次接触相同抗原刺激后,通常需经24~72 小时方可出现炎症反应,因此又称迟发型超敏反应(delayed-type hypersensitivity,DTH)。

一、Ⅳ型超敏反应的发生机制

Ⅳ型超敏反应与细胞免疫应答的发生机制基本一致,是同一过程的两个方面,前者表现为组织损伤,后者表现为抗原被排除机体得以保护(图 8-4)。

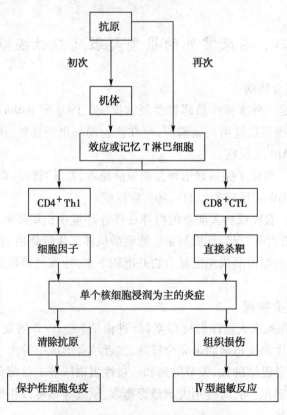

图 8-4　Ⅳ型超敏反应的发生机制

（一）效应 T 细胞和记忆 T 细胞的形成

引起Ⅳ型超敏反应的变应原主要有胞内菌和其他胞内寄生物（某些真菌、病毒、寄生虫）、移植抗原和某些化学物质等。这些抗原性物质由抗原提呈细胞以抗原肽-MHC Ⅰ/Ⅱ类分子复合物的形式，分别提呈给 CD8$^+$CTL 和 CD4$^+$Th1 细胞并在细胞因子 IFN-γ、IL-2 等作用下，增殖分化为效应 T 细胞，即效应性 CD8$^+$ CTL 和 CD4$^+$ Th1；有些成为长寿的记忆 T 细胞，再次与相应抗原接触时可迅速增殖分化为效应 T 细胞。

（二）效应 T 细胞和记忆 T 细胞引起的迟发型超敏反应

1. CD4$^+$ Th1 细胞　记忆性 CD4$^+$ Th1 细胞再次与 APC 表面的抗原肽-MHC Ⅱ类分子复合物作用后迅速活化为效应性 CD4$^+$ Th1 细胞，与体内已有的效应性 CD4$^+$ Th1 细胞一起，通过释放趋化因子、IFN-γ、IL-2、TNF-β、GM-CSF 等细胞因子，产生以单核巨噬细胞及淋巴细胞浸润为主的迟发型免疫损伤效应。

2. CD8$^+$ CTL　记忆性 CD8$^+$ CTL 再次与靶细胞表面抗原肽-MHC Ⅰ类分子复合物作用后迅速活化，与体内已有的效应性 CD8$^+$ CTL 一起，发挥直接的细胞毒作用，表现为以淋巴细胞浸润为主的迟发型免疫损伤效应，接着，由于细胞碎片的清除需要单核巨噬细胞参与，因此，炎症部位也可见到单核巨噬细胞浸润。

二、临床常见的Ⅳ型超敏反应性疾病

（一）传染性迟发型超敏反应

胞内菌和其他胞内寄生物（某些真菌、病毒、寄生虫）感染可使机体发生Ⅳ型超敏反应。由于该超敏反应发生在感染过程中，故称传染性迟发型超敏反应，如结核病。结核菌素试验为典型的实验性传染性迟发型超敏反应。

（二）接触性迟发型超敏反应

接触性皮炎是典型的接触性迟发型超敏反应。是机体经皮肤接触油漆、染料、农药、化妆品、药物如青霉素、磺胺等小分子抗原后，再次接触相同抗原时发生的以皮肤损伤为主要特征的Ⅳ型超敏反应。这些小分子抗原作为半抗原穿过表皮与体内蛋白结合成完全抗原后，通过皮肤朗格汉斯细胞完成抗原提呈，刺激机体产生效应 T 细胞。

第五节　四型超敏反应比较

一、四型超敏反应的主要特征比较

四型超敏反应的参与成分及发生机制不同，临床疾病类型各异（表 8-2）。

二、四型超敏反应与疾病发生发展的关系

根据发生机制可将超敏反应分为四型，但临床实际情况是复杂的，有些超敏反应性疾病可

表 8-2 四型超敏反应的主要特征比较

主要特征	I 型超敏反应	II 型超敏反应	III 型超敏反应	IV 型超敏反应
变应原特点	五花八门、种类繁多	靶细胞表面的抗原或细胞外基质的抗原	游离存在的可溶性抗原	胞内病原体、某些化学物质、同种异体 HLA 等
参与抗体	IgE	IgG、IgM	IgG、IgM、IgA	不参与
补体系统	不参与	细胞毒作用为主	过敏毒素和趋化作用为主	不参与
效应细胞	肥大细胞和嗜碱性粒细胞为主	巨噬细胞、中性粒细胞和 NK 细胞为主	肥大细胞、嗜碱性粒细胞、血小板、中性粒细胞为主	淋巴细胞、单核巨噬细胞为主
特异性细胞免疫	不直接参与	不直接参与	不直接参与	直接参与
典型疾病	过敏性休克、哮喘、特应性皮炎等	新生儿溶血症、输血反应、Graves 病等	血清病、类风湿性关节炎、感染后肾小球肾炎等	结核病、接触性皮炎等

由多种类型同时参与;同一抗原在不同条件下也可引起不同类型的超敏反应。如类风湿性关节炎可同时有 III、IV 型超敏反应参与;移植排斥反应可同时有 II、III、IV 型超敏反应参与;链球菌感染后肾小球肾炎可同时有 II、III 型超敏反应参与;异种血清既可引起 I 型超敏反应,也可引起 III 型超敏反应;青霉素视不同情况可引起 I、II、III、IV 型超敏反应等。

学习小结

超敏反应是指机体对某些抗原初次应答后,再次接受相同抗原刺激时,发生的一种以机体生理功能紊乱或组织细胞损伤为主的特异性免疫应答。

I 型超敏反应又称速发型超敏反应。参与的抗体是 IgE,效应细胞是肥大细胞和嗜碱性粒细胞,并与这些细胞释放的血管活性介质,促进毛细血管扩张透性增加、平滑肌收缩和腺体分泌有关。常见疾病有:全身性过敏反应、呼吸道过敏反应、皮肤过敏反应和消化道过敏反应。II 型超敏反应与自身血细胞溶解有关。又称细胞毒型或细胞溶解型超敏反应。参与的成分有 IgG、IgM、补体系统、巨噬细胞、中性粒细胞和 NK 细胞等。常见疾病有:输血反应、新生儿溶血症、药物过敏性血细胞减少症、Graves 病等。III 型超敏反应与免疫复合物的形成以及在某些部位的沉积有关,又称血管炎型或免疫复合物型超敏反应。参与的成分有 IgG、IgM、IgA、补体系统、肥大细胞、嗜碱性粒细胞、血小板、中性粒细胞等。常见疾病有:类 Arthus 反应、农民肺、血清病、链球菌感染后肾小球肾炎、类风湿性关节炎、系统性红斑狼疮等。IV 型超敏反应又称迟发型超敏反应。淋巴细胞和单核巨噬细胞直接参与作用,抗体和补体不参与。常见疾病有:传染性迟发型超敏反应、接触性迟发型超敏反应等。

(李水仙)

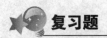 复习题

一、名词解释

1. 过敏性休克
2. 脱敏疗法
3. 农民肺
4. 接触性皮炎

5. 变应原
6. 速发型超敏反应
7. 传染性迟发型超敏反应
8. 免疫复合物

二、简答题

1. 简述超敏反应的概念、特点与分型。

2. 由于青霉素的剂型和使用方法不同，可分别引起Ⅰ～Ⅳ型超敏反应，分别简述其发生机制。

第 九 章

自身免疫病与免疫缺陷病

学习目标

掌握:自身免疫病的概念;免疫缺陷病的概念、分类及主要临床特征。

熟悉:自身免疫病的基本特征;自身免疫病和免疫缺陷病的主要类型。

了解:免疫缺陷病和自身免疫病的发生机制、防治原则。

已如前述,免疫系统的功能是执行免疫应答,即:区分"自己"与"非己"。具体表现为免疫防御、免疫监视和免疫自稳三大功能。免疫自稳的前提是免疫系统对"自己"成分维持自身耐受,否则就可能诱发自身免疫病。而这三大功能均正常的前提是免疫系统的发育必须健全,否则就可导致免疫缺陷病,不能区分"自己"与"非己",出现易感染、高发恶性肿瘤和伴发自身免疫病的倾向。

问题与思考

从免疫系统的功能是区分"自己"与"非己"的角度,阐述你对免疫缺陷病患者易感染、高发恶性肿瘤和伴发自身免疫病倾向这一现象的理解。

第一节 自身免疫病

一、概 述

(一)自身免疫和自身免疫病的概念

自身免疫(autoimmunity)是指机体免疫系统对自身成分发生免疫应答的现象,存在于所有的个体。即在健康个体内均存在一定量自身抗体和自身反应性 T 淋巴细胞,通常情况下这种免疫应答水平很低,不仅不对机体产生伤害,反而有助于清除体内的衰老、凋亡细胞等,从而维持机体内环境的稳定,这种自身免疫称为生理性自身免疫。自身免疫病(autoimmune disease, AID)是指自身免疫应答达到一定强度而导致的疾病状态。表现为组织损伤或功能障碍,属于

ℏ

病理性自身免疫应答。

（二）自身免疫病的基本特征

1. 患者血中可测到高效价的自身抗体和(或)自身应答性 T 细胞;并可通过其使疾病被动转移;某些自身抗体可通过胎盘引起新生儿自身免疫性疾病。

2. 病情的转归与自身免疫应答强度密切相关。

3. 少数有明显诱因,预后较好;但多数诱因不清,常反复发作和慢性迁延。

4. 免疫抑制剂治疗可取得一定疗效。

5. 有遗传倾向,部分自身免疫病的发病有性别差异。

6. 不同自身免疫病的病理性自身免疫应答及组织损伤常有重叠和交叉现象,可表现为一种以上的自身免疫病发生在同一个体。

理论与实践

毒性弥漫性甲状腺肿的垂直传递

自身免疫病在人类个体间的被动转移可用毒性弥漫性甲状腺肿(Graves 病)的垂直传递予以说明。毒性弥漫性甲状腺肿患者体内产生了抗甲状腺刺激素受体的抗体(IgG),此抗体结合甲状腺刺激素受体后可持续刺激甲状腺细胞分泌过多的甲状腺素,使患者出现甲状腺功能亢进。患病母亲体内的抗甲状腺刺激素受体的抗体(IgG),可穿越胎盘进入新生儿体内,这种新生儿出生后几周内可表现有甲状腺功能亢进的症状,但随着母源性抗体被分解,症状就会自动消失。

（三）自身免疫病的分类

根据自身免疫应答所针对的靶抗原分布,可将自身免疫病分为器官特异性和非器官特异性自身免疫病两类,但在两类之间存在一些中间型(表9-1)。器官特异性自身免疫病的靶抗原分布于特定的器官组织,病理损伤常局限于特定器官;非器官特异性自身免疫病的靶抗原(如细胞核成分等)分布广泛,病理损伤可发生于多种器官及结缔组织,故又称结缔组织病或胶原病,也称为全身性自身免疫病或系统性自身免疫病;中间型自身免疫病的病理损伤倾向于局限在某一器官内,但自身抗体却是非器官特异性的,这类疾病的一个典型例子是原发性胆汁性肝硬化,小胆管是自身免疫损伤的主要靶组织,而血清中存在的抗线粒体自身抗体,并非特异性针对肝脏。

表9-1　器官特异性和非器官特异性自身免疫病举例

器官特异性	中间型			非器官特异性
慢性淋巴细胞性甲状腺炎	Goodpasture 综合征	自身免疫性溶血性贫血	原发性胆汁性肝硬化	系统性红斑狼疮
原发性黏液水肿	重症肌无力	特发性血小板减少性紫癜	慢性活动性肝炎	盘状红斑狼疮

续表

器官特异性	中间型			非器官特异性
Graves 病	青少年糖尿病	特发性白细胞减少症	Sjögren 综合征	皮肌炎
恶性贫血	寻常天疱疮		溃疡性结肠炎	硬皮病
自身免疫性萎缩性胃炎	类天疱疮		隐源性肝硬化	类风湿性关节炎
Addison 病	交感性眼炎			
过早停经(少数)	晶状体源性葡萄膜炎			
男性不育(少数)	多发性硬化症			

二、自身免疫病的发生机制

自身免疫病发生机制复杂,至今仍未完全阐明。目前认为与下述因素有关。

(一)自身抗原的出现

1. 隐蔽抗原的释放　隐蔽抗原是指体内某些与免疫系统在解剖位置上隔绝的抗原成分。由于这些抗原在胚胎期未曾与免疫系统接触,其相应的淋巴细胞克隆依然存在并具有免疫活性。精子、眼内容物、髓鞘碱性蛋白通常被视为隐蔽抗原。在手术、外伤或感染等情况下,隐蔽抗原释放,得以与免疫系统接触,引发对隐蔽抗原的自身免疫应答和自身免疫性疾病。如眼外伤导致眼内容物进入血流后,激发机体产生效应 T 细胞或特异性抗体,可同时攻击伤侧和健侧眼球而引发自身免疫性交感性眼炎。

2. 自身组织成分发生改变　理化或生物因素均可改变正常组织成分而使其成为自身抗原,机体的免疫系统将其视为"异己"物质而予以排斥,引起自身免疫病。例如,某些微生物感染可使体内 IgG 发生变性,后者可刺激机体产生 IgM(为主)或 IgG 类自身抗体,即类风湿因子(rheumatoid factor,RF),RF 与自身变性 IgG 结合形成的免疫复合物沉积下来可导致类风湿性关节炎。

3. 分子模拟　某些微生物与人体正常组织成分具有相同或相似的抗原表位,人体产生的抗微生物的抗体或效应性 T 细胞,可交叉性攻击这些自身组织而导致自身免疫病,这种现象被称为分子模拟。如 A 群溶血性链球菌的胞壁成分与人体肾小球基底膜和心肌间质、心瓣膜及关节等部位结缔组织具有相似抗原表位,此类链球菌感染人体后所产生的抗体,能导致肾小球肾炎和风湿病。

(二)免疫应答和免疫调节异常

1. 多克隆刺激剂的作用　许多微生物组分为多克隆激活剂或超抗原,可非特异性激活大量淋巴细胞克隆,产生自身抗体或自身反应性 T 细胞。例如,EB 病毒和细菌脂多糖(LPS)可活化多克隆 B 细胞;金黄色葡萄球菌外毒素 TSST-1 和肠毒素 SEA～E 等属超抗原,可激活大量 T

细胞克隆。

2. 细胞膜分子的表达异常 通常自身组织抗原不能激活自身反应性T细胞,其重要原因之一是其不能有效表达抗原提呈分子 MHC Ⅱ类分子和 B7 等协同刺激分子。多种微生物感染可刺激免疫细胞产生细胞因子,如 IFN-γ,后者可诱导自身组织细胞高表达 MHC Ⅱ类分子和协同刺激分子(B7、CD40 等),终止自身反应性 T 细胞的耐受,引发自身免疫病。

Fas/FasL 异常与自身免疫病的发生有关。如 Fas/FasL 基因缺陷或 Fas/FasL 表达缺陷,可使自身反应性淋巴细胞克隆逃避胸腺或骨髓内的阴性选择,此克隆进入外周血循环后即可能对相应自身抗原产生应答,引起自身免疫病。如多发性硬化症、桥本甲状腺炎(慢性淋巴细胞性甲状腺炎)等的发生即与此有关。

3. 表位扩展 一个抗原分子的表位可分为两种类型:一种是优势表位,另一种是亚优势或隐蔽表位。前者是抗原分子中首先激发免疫应答的表位,后者是指在后续免疫应答中激发免疫应答的表位。针对自身抗原隐蔽表位的淋巴细胞克隆可能逃逸中枢免疫器官的阴性选择,成为存在于淋巴细胞库中的自身应答性淋巴细胞。这些隐蔽表位没有形成自身耐受性。免疫系统针对优势表位发生免疫应答后,可能对隐蔽表位相继发生免疫应答,这种现象称为表位扩展。在自身免疫性疾病发生过程中,表位扩展可导致自身免疫性疾病迁延不愈并不断加重。一些感染可引起对自身抗原隐蔽表位的免疫应答,从而诱发自身免疫性疾病。

另外,Th 细胞旁路活化、Th1/Th2 细胞失衡和免疫忽视状态的打破等均与自身免疫病的发生有关。

(三)遗传因素

1. 个体的 MHC 基因型 不同的 MHC 分子结合提呈抗原的能力不同,有些 MHC 分子适合提呈某些自身抗原肽,因此易患某些自身免疫性疾病。如 B27 与强直性脊柱炎的发生明显相关。

2. 非 MHC 基因 如:Fas/FasL 基因缺陷易患自身免疫性疾病;某些补体基因缺陷导致机体清除免疫复合物的能力下降,易诱发系统性红斑狼疮等。

(四)性别因素

女性发生多发性硬化和系统性红斑狼疮的可能性比男性大 10~20 倍;男性患强直性脊柱炎的可能性约为女性的 3 倍。

三、自身免疫病的组织损伤机制

自身免疫病的组织损伤主要是由自身抗体和自身反应性 T 细胞,通过 Ⅱ、Ⅲ、Ⅳ型超敏反应所致(表9-2)。可见,从组织损伤机制角度讲,所有自身免疫病均为超敏反应性疾病,反之不然。换言之,自身免疫病是以自身抗原作为变应原的超敏反应性疾病。由于自身抗原的持续存在,机体根本无法避免与其"继续接触",所以多数诱因不清的自身免疫病,常反复发作和慢性迁延。

表 9-2　自身免疫病的组织损伤机制(举例)

自身免疫病	自身免疫应答产物	超敏反应类型	病损特征
肺肾综合征	抗肾小球、肺泡基底膜Ⅳ型胶原抗体	Ⅱ	肾炎伴蛋白尿、肾衰,肺出血
自身免疫性溶血性贫血	抗红细胞膜蛋白抗体	Ⅱ	溶血
自身免疫性血小板减少性紫癜	抗血小板膜蛋白	Ⅱ	血小板破坏,减少
重症肌无力	抗神经肌肉接头处乙酰胆碱受体抗体和自身致敏淋巴细胞	Ⅱ、Ⅳ、	乙酰胆碱受体破坏,神经冲动传递低下、肌无力
毒性弥漫性甲状腺肿(Graves 病)	抗 TSH 受体抗体	Ⅱ	甲状腺细胞分泌甲状腺素增加
系统性红斑狼疮	抗 DNA、核蛋白、各种血细胞膜抗原等的抗体	Ⅱ、Ⅲ	血细胞减少,多部位(肾、关节、血管)炎症
类风湿性关节炎	抗变性 IgG 抗体(类风湿因子),抗 HSP 的致敏淋巴细胞	Ⅲ、Ⅳ	关节腔炎症
胰岛素依赖性糖尿病	胰岛细胞抗原	Ⅳ	细胞破坏,血糖增高
桥本甲状腺炎	抗甲状腺滤泡上皮细胞的致敏 T 细胞	Ⅳ	甲状腺炎
实验性变态反应性脑脊髓炎	抗髓鞘碱性蛋白的致敏 T 细胞	Ⅳ	脑脊髓炎

四、自身免疫病的防治原则

1. 预防和控制微生物感染　多种自身免疫病与微生物的感染有关,因此采用疫苗和抗微生物药物控制微生物的感染,尤其是慢性持续的微生物感染,可降低某些自身免疫病的发生率。

2. 应用免疫抑制剂　真菌代谢产物如环孢素 A 和 FK506 对多种自身免疫病的治疗有明显疗效。这两种药物的主要作用机制是抑制 T 细胞 IL-2 基因的转录,使 IL-2 表达受阻,抑制 T 细胞增殖分化。硫唑嘌呤、环磷酰胺、甲氨蝶呤等能抑制淋巴细胞增殖分化,常与皮质激素联合应用治疗自身免疫病。

3. 应用细胞因子抗体及细胞因子受体阻断剂　TNF-α 单抗对类风湿性关节炎有明显的疗效,已成为商品化的药品(infliximab)。可溶性 TNF 受体-IgG1Fc 融合蛋白(etanercept)和 IL-1受体拮抗蛋白(IL-1Ra)均对类风湿性关节炎有明显的疗效。抗 CD52 单抗(Campath-1H)可用于治疗多发性硬化症。

4. 对症治疗

(1)抗炎疗法:皮质激素、水杨酸制剂、前列腺素抑制剂等可抑制炎症反应,减轻自身免疫病的症状。

（2）替代疗法：如胰岛素依赖性糖尿病患者用胰岛素控制血糖；自身免疫性贫血患者进行输血；桥本甲状腺炎患者补充甲状腺素等。

此外，通过口服自身抗原诱导全身耐受、应用人工合成的拮抗肽阻断自身抗原与 TCR/BCR 结合等免疫新疗法已进入临床研究。

第二节　免疫缺陷病

一、概　　述

（一）免疫缺陷病的概念

免疫缺陷病（immunodeficiency disease，IDD）是指免疫器官、组织、细胞或分子等免疫系统中任何一个成分的缺陷而导致免疫功能障碍所引起的一类疾病的总称。

（二）免疫缺陷病的分类

习惯上，免疫缺陷病按发病原因分为原发性免疫缺陷病（primary immunodeficiency disease，PIDD）和继发性免疫缺陷病（secondary immunodeficiency disease，SIDD）；或分别称为先天性（congenital）和获得性（acquired）免疫缺陷病。按主要累及的免疫成分不同分为体液免疫缺陷、细胞免疫缺陷、联合免疫缺陷、吞噬细胞缺陷和补体缺陷。

（三）免疫缺陷病的主要临床特征

1. 感染　患者对各种感染的易感性增加，可出现反复的、持续的、严重的感染。感染性质和严重程度主要取决于免疫缺陷的成分及程度，如体液免疫缺陷、吞噬细胞缺陷和补体缺陷导致的感染主要由化脓性细菌如葡萄球菌、链球菌和肺炎双球菌等引起，临床表现为气管炎、肺炎、中耳炎、化脓性脑膜炎和脓皮病等；细胞免疫缺陷导致的感染主要由病毒、真菌、胞内寄生菌和原虫等引起。

2. 恶性肿瘤　免疫缺陷病患者的恶性肿瘤发生率增高。如原发性免疫缺陷病患者尤其是T 细胞免疫缺陷者，恶性肿瘤的发病率比同龄正常人群高 100～300 倍，以白血病和淋巴系统肿瘤居多。

3. 自身免疫病　免疫缺陷病患者有伴发自身免疫病的倾向。如原发性免疫缺陷病伴发自身免疫病者可高达 14%，以系统性红斑狼疮和类风湿性关节炎多见，而正常人群自身免疫病的发病率仅约 0.001%～0.01%。

二、原发性免疫缺陷病

原发性免疫缺陷病是由于免疫系统先天性缺陷而导致免疫功能障碍所引起的一类疾病的总称。按习惯，根据所累及的免疫成分不同，可分为原发性特异性免疫缺陷（包括 B 细胞或 T 细胞缺陷、两者联合免疫缺陷）和原发性非特异性免疫缺陷（包括补体缺陷和吞噬细胞缺陷）。原发性免疫缺陷病在人群中总的发生率估计为 0.01%。原发性免疫缺陷病的病因尚不完全清楚,已知和遗传因素及宫内感染因素有关。随着分子生物学、遗传学和免疫学等检测技术的不断进步,迄今已发现、命名的原发性免疫缺陷病种类已近 120 种。

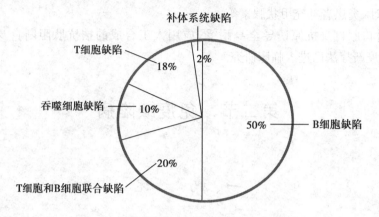

图9-1 各类原发性免疫缺陷病的相对发病率

(一)B 细胞缺陷病

1. X 性连锁无丙种球蛋白血症 又称 Bruton 病,因 1952 年 Bruton 首次报道而得名,亦为人类发现的首例原发性免疫缺陷病。此病为 X 性连锁隐性遗传,故多见于男性婴幼儿。患儿的 B 细胞发育停滞于前 B 细胞阶段,导致成熟 B 细胞数目减少或缺失,各类免疫球蛋白极低或缺失。通常生后 6~9 个月时出现症状,反复化脓性细菌感染最为常见,也可发生某些病毒感染或伴有自身免疫病等。

2. 选择性 IgA 缺陷 为常染色体显性或隐性遗传。患者血清 IgA 和分泌型 IgA 均低。大多数可无临床症状,或表现为各种病原微生物所致的慢性呼吸道感染,通常程度较轻。易引发自身免疫病和超敏反应性疾病。

3. 高 IgM 综合征 是一种罕见的原发性免疫缺陷病。多数为 X 性连锁隐性遗传,患者多为男性;少数为常染色体显性或隐性遗传。X 性连锁高 IgM 综合征的发病机制是 X 染色体上 CD40L 基因突变,活化的 $CD4^+$ T 细胞不表达 CD40L,T 细胞和 B 细胞协同作用受阻,B 细胞增殖和 Ig 类别转换障碍,不能产生 IgG、IgA、IgE 类抗体,IgM 增高,有时伴有 IgD 的增高。主要表现为胞外菌感染。

❓ 问题与思考 ●●●

有学者主张将 X 性连锁高 IgM 综合征归入联合免疫缺陷病,为什么?

(二)T 细胞缺陷病

由于 T 细胞在适应性细胞和体液免疫应答的过程中占有核心地位,T 细胞缺陷往往间接致 B 细胞功能障碍,严重的 T 细胞缺陷常表现为联合免疫缺陷。T 细胞缺陷也常导致单核巨噬细胞功能障碍。

1. 原发性 $CD4^+$ T 细胞缺乏症 在一些肯定不是 HIV 感染的病例中,发现有严重持久的

CD4$^+$T 细胞减少,引起细胞免疫缺陷。患儿有机会性感染,如隐球菌性脑膜炎和口腔白色念珠菌感染。免疫球蛋白略减少。

2. DiGeorge 综合征(DiGeorge syndrome)　又称先天性胸腺发育不全。此病 80%～90% 是由于 22 号染色体某区域发生微缺失,使妊娠早期第Ⅲ、Ⅳ咽囊发育障碍,致使来源于它的器官如胸腺、甲状旁腺、心血管、唇、耳等发育不全。患者易发生胞内菌、病毒、真菌感染。应用胚胎胸腺移植治疗有效。

3. 嘌呤核苷磷酸化酶(purine nucleotide phosphorylase,PNP) 缺陷　属常染色体隐性遗传,PNP 基因缺陷可导致核苷酸代谢产物 dATP 和 dGTP 的蓄积,抑制早期淋巴细胞的发育,由于 T 细胞中的 PNP 含量远比 B 细胞高,所以 PNP 缺陷主要导致 T 细胞发育障碍。有的患者也可表现为联合免疫缺陷。

4. 其他　MHCⅠ类分子缺陷、CD3ε 或 γ 链基因突变、ZAP-70 基因突变等,均可使 T 细胞活化和功能缺陷。

(三)联合免疫缺陷病

1. 重症联合免疫缺陷病(severe combined immunodeficiency,SCID)　包括多种不同病因引起的疾病,但具有某些共同的临床特征。如患儿表现为严重持续的机会性感染;患儿接种麻疹、牛痘、卡介苗等减毒活疫苗,可引起全身弥散性感染而致死亡。骨髓移植或胚肝移植治疗有效。否则,一般在 1～2 岁内死亡。

(1)X 性连重症联合免疫缺陷病(X-linked SCID,XSCID):为 X 性连锁隐性遗传,是 SCID 中最为常见者,约占 SCID 的 46%。其发病机制是 IL-2 受体 γ 链基因突变。IL-2 受体 γ 链是多种细胞因子受体(IL-2R、IL-4R、IL-7R、IL-9R、IL-15R)共有的亚单位,参与调控 T、B 等细胞的分化发育和成熟。IL-2Rγ 链基因突变使 T 细胞发育停滞于 pro-T 阶段,B 细胞和 NK 细胞发育障碍,从而发生重症联合免疫缺陷病。

病案举例

患儿,男,4 月龄,出现严重腹泻症状,状态不佳。过去 2 个月,患儿有过两次需要抗生素治疗的耳部感染。检查发现扁桃体极小,出现鹅口疮及营养不良的症状。血液检查发现淋巴细胞数量明显低于正常值,没有 T 细胞(CD3$^+$)和 NK 细胞(CD16$^+$、CD56$^+$),B 细胞(CD19$^+$)数量明显减少。经相关专家会诊后,诊断为性连 SCID。随后患儿接受了骨髓移植。

问题与思考

1. 为什么 X 性连隐性遗传疾病通常见于男性?

2. 骨髓移植治疗患儿的原理是什么?

(2)腺苷脱氨酶(adenosine deaminase,ADA)缺陷引起的 SCID:属常染色体隐性遗传,由 ADA 基因缺陷所致。ADA 缺陷可导致核苷酸代谢产物 dATP 的蓄积,对早期 T 细胞和 B 细胞有毒性作用,使之发育停滞于 pro-T/B 阶段。

2. 伴湿疹血小板减少的免疫缺陷病(Wiskott-Aldrich syndrome,WAS)　属 X 性连锁隐性遗传。发病机制是 X 染色体上的 WAS 蛋白(WASP)基因缺陷。WASP 表达在胸腺和脾脏淋巴细胞及血小板表面,参与调节细胞骨架的组成,有助于细胞间的相互作用。患者表现为 T 细胞数目和功能缺陷,对多糖抗原的抗体应答明显降低,血清 IgM 水平降低,IgG 可正常。临床以湿疹、血小板减少和极易感染化脓性细菌为其特点,易伴发自身免疫病及恶性肿瘤。

3. 其他 MHC Ⅱ类分子缺陷、毛细血管扩张性共济失调综合征等均可表现为联合免疫缺陷病。T 细胞缺陷病往往也可表现为联合免疫缺陷病。

(四)吞噬细胞缺陷病

1. 中性粒细胞减少或缺乏 发病原因是髓样干细胞分化发育障碍。临床分为粒细胞减少症和粒细胞缺乏症,前者外周血中性粒细胞数低于 $1.5 \times 10^9/L$,后者几乎无此类细胞。临床表现常见为严重咽炎,重者可死于败血症或脑膜炎。

2. 白细胞黏附缺陷(leukocyte adhesion deficiency,LAD) 由于发病机制不同可分为 2 种类型:LAD-Ⅰ 和 LAD-Ⅱ。LAD-Ⅰ 是常染色体隐性遗传,主要由 CD18 基因突变,导致 LFA-1、CR3 和 CR4 缺陷,使吞噬细胞不能与内皮细胞黏附、移行到达感染部位,患者表现为反复的化脓性细菌感染。LAD-Ⅱ 亦是常染色体隐性遗传,患者不能合成选择素的配体 Lewis-X,出现与 LAD-Ⅰ 相似的临床症状,但是 LAD-Ⅱ 还有智力落后的现象,该病的缺陷基因尚不清楚。

3. 慢性肉芽肿病 此病 57% 为 X 性连锁隐性遗传,患者多为男性;43% 为常染色体隐性遗传,患者可男可女。患者吞噬细胞内杀菌功能减弱,引起反复的慢性感染并形成肉芽肿。患者对毒力较低的葡萄球菌、大肠杆菌、沙雷菌、真菌等易感,临床表现为反复出现化脓性感染,皮肤、淋巴结、肝、肺、骨髓等有慢性化脓性肉芽肿。

(五)补体系统缺陷病

补体系统,即:补体固有成分、补体调节因子和补体受体中的任何成分缺陷,都可引起补体系统缺陷病。补体系统缺陷大多数属于常染色体隐性遗传,少数为常染色体显性遗传和 X 性连锁隐性遗传。

1. 补体固有成分缺陷 C1~C4 缺陷常引起类系统性红斑狼疮或其他胶原血管类疾病,也易发生化脓性细菌感染;C5~C9 缺陷对奈瑟菌易感,也易发生类系统性红斑狼疮;B 因子、D 因子和 P 因子缺陷易感染化脓性细菌和奈瑟菌。

2. 补体调节分子缺陷 ①遗传性血管神经性水肿:此病是由于 C1INH 缺陷引起 C2 裂解失控,C2 的裂解片段产生过多,导致血管通透性增高,患者表现为反复发作的皮肤黏膜水肿,若发生在喉头可导致窒息死亡;②阵发性夜间血红蛋白尿:此病是由于 DAF 和 CD59 缺陷,不能锚定在细胞膜上而发生补体介导的溶血,临床表现为慢性溶血性贫血,晨尿中出现血红蛋白等,因为补体作用最适宜的 pH 是 6.8~7.0,而睡眠时呼吸中枢敏感性降低,酸性代谢产物积聚,所以血红蛋白尿常与睡眠有关,早晨较重,下午较轻。

3. 补体受体缺陷 CR1 缺陷可致循环免疫复合物清除障碍,发生某些免疫复合物性疾病。CR3 和 CR4 缺陷参见前述白细胞黏附缺陷部分。

三、继发性免疫缺陷病

继发性免疫缺陷病是后天因素造成免疫系统缺陷而导致免疫功能障碍所引起的一类

疾病的总称。根据所累及的免疫成分不同,亦可分为继发性特异性免疫缺陷(包括 B 细胞或 T 细胞缺陷、两者联合免疫缺陷)和继发性非特异性免疫缺陷(包括补体缺陷和吞噬细胞缺陷)。

(一)引起继发性免疫缺陷病的主要因素

1. 非感染因素 恶性肿瘤(以淋巴系组织的恶性肿瘤最为明显)、营养不良(营养不良、感染和免疫缺陷常常形成恶性循环)、医源性因素(具有免疫抑制作用的诊疗方法,如使用免疫抑制药物等)、蛋白丧失(如肾病综合征、严重烧伤等)、代谢和内分泌异常(如库欣综合征、糖尿病等)、其他(如老化、中毒、酗酒、自身免疫病、移植物抗宿主反应等)。

2. 感染因素 某些病毒、细菌和寄生虫感染,可不同程度地影响机体的免疫系统,导致继发性免疫缺陷。导致免疫缺陷的常见病原生物有:人类免疫缺陷病毒、麻疹病毒、风疹病毒、巨细胞病毒、EB 病毒、结核分枝杆菌、麻风杆菌、疟原虫和血吸虫等。长期慢性感染亦可致继发性免疫缺陷。

(二)获得性免疫缺陷综合征

获得性免疫缺陷综合征(acquired immune deficiency syndrome,AIDS)是由人类免疫缺陷病毒(human immunodeficiency virus,HIV)侵入机体,引起以细胞免疫缺陷为主,进而导致以机会性感染、恶性肿瘤和神经系统病变为特征的临床综合征,简称艾滋病。自 1981 年发现首例 AIDS 病例以来,AIDS 在全世界迅速广泛蔓延。AIDS 已成为全球最棘手的公共卫生问题之一。内容详见第三十章逆转录病毒。

四、免疫缺陷病的防治原则

重视婚前检查与教育、加强孕期检查与保健对 PIDD 的预防有一定意义;规避和去除引起继发性免疫缺陷病的主要因素对 SIDD 的预防非常重要。

1. 免疫重建 常用骨髓移植或胸腺移植。骨髓移植实质上是干细胞移植,可治疗致死性免疫缺陷病,如重症联合免疫缺陷病、Wiskott- Aldrich 综合征、DiGeorge 综合征和慢性肉芽肿病等。胸腺移植可用于治疗 DiGeorge 综合征等。

2. 基因治疗 将正常腺苷脱氨酶基因转染患儿淋巴细胞后,再回输体内,治疗腺苷脱氨酶缺陷引起的重症联合免疫缺陷病已获成功。该方法由于淋巴细胞寿命短,需反复多次治疗。其他基因缺陷也有可能通过基因治疗获得疗效。

3. 替补治疗 输入免疫球蛋白或免疫细胞是常用的替补疗法。一般用静脉注射免疫球蛋白(intravenous immunoglobulin,IVIg)治疗体液免疫缺陷。IVIg 治疗只能替补 IgG 而无法重建免疫功能。选择性 IgA 缺陷患者一般不用 IVIg 治疗,因 IVIg 中所含 IgA 很少,不足以替补 IgA 的缺陷,反而可能产生抗 IgA 抗体而引起严重的过敏反应。正常红细胞含有大量的 ADA 和 PNP,输入红细胞可治疗 ADA 和 PNP 缺陷引起的免疫缺陷病。细胞因子也常用于替补治疗,如 IL-2 可增强 AIDS 患者免疫功能。

4. 抗感染 感染是免疫缺陷病患者死亡的主要原因,用抗生素、抗真菌、抗原虫、抗病毒等药物控制或长期预防感染是临床处理大多数免疫缺陷病的重要手段之一。

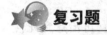 学习小结

　　自身免疫是指免疫系统对自身成分发生免疫应答的现象,自身免疫病是指自身免疫应答达到一定强度而导致的疾病状态。自身免疫病具备一些基本特征。根据自身免疫应答所针对的靶抗原分布,可将自身免疫病分为器官特异性和非器官特异性自身免疫病两类,但在两类之间存在一些中间型。自身免疫病的发生机制尚未完全阐明,可能包括:自身抗原的出现(隐蔽抗原的释放、自身组织成分发生改变、分子模拟),免疫应答和免疫调节异常(多克隆刺激剂的作用、细胞膜分子的表达异常、表位扩展),遗传因素(个体的 MHC 基因型、Fas/FasL 基因和补体基因),性别因素。自身免疫病的组织损伤机制属于Ⅱ、Ⅲ、Ⅳ型超敏反应。自身免疫病的防治原则有:预防和控制微生物感染、应用免疫抑制剂、应用细胞因子抗体和细胞因子受体阻断剂、对症治疗、免疫新疗法等。

　　免疫缺陷病是指免疫器官、组织、细胞或分子等免疫系统中任何一个成分的缺陷而导致免疫功能障碍所引起的一类疾病的总称。按发病原因分为原发性免疫缺陷病和继发性免疫缺陷病;按主要累及的免疫成分不同分为体液免疫缺陷、细胞免疫缺陷、联合免疫缺陷、吞噬细胞缺陷和补体缺陷。免疫缺陷病具有易感染、高发恶性肿瘤和伴发自身免疫病的临床倾向。原发性免疫缺陷病是由于免疫系统先天性缺陷而导致免疫功能障碍所引起的一类疾病的总称。目前已发现近 120 种。继发性免疫缺陷病是后天因素造成免疫系统缺陷而导致免疫功能障碍所引起的一类疾病的总称。其中主要的是由人类免疫缺陷病毒(HIV)感染导致的获得性免疫缺陷综合征(AIDS)。免疫缺陷病的防治原则有:重视预防、免疫重建、基因治疗、替补治疗、抗感染等。

(李水仙)

复习题

一、名词解释

1. 自身免疫和自身免疫病
2. 隐蔽抗原
3. 分子模拟
4. 原发性免疫缺陷病
5. 联合免疫缺陷病
6. 获得性免疫缺陷综合征

二、简答题

1. 简述自身免疫病的概念和基本特征。
2. 简述自身免疫病的发生机制及组织损伤机制。
3. 简述免疫缺陷病的概念、分类及主要临床特征。

第 十 章

免疫学的临床应用

学习目标 ▮▮▮

掌握:人工自动免疫和人工被动免疫的概念、常用生物制品及主要应用领域;计划免疫的概念和内涵;抗原抗体反应的原理、特点及影响因素。

熟悉:过继免疫的概念、常用生物制品及主要应用领域;常用免疫学检测技术的原理及其应用范围。

了解:生物应答调节剂和免疫抑制剂的概念及主要应用领域;常用免疫学检测技术的基本方法。

目前,免疫学理论与技术的临床应用已触及临床各学科,如免疫相关疾病的发病机制研究。本章仅从免疫学防治和免疫学诊断角度进行介绍。

第一节　免疫学防治

免疫学防治包括免疫预防(immunoprophylaxis)和免疫治疗(immunotherapy)两方面内容。免疫学防治是指利用免疫学原理,达到防病和治病目的所采取的措施。人类在与传染病斗争的长期实践中观察到,隐性感染或显性感染后机体可获得对该病原体的特异性免疫力,称之为自然自动免疫;胎儿或新生儿可经胎盘或乳汁获得母亲体内的抗体,称之为自然被动免疫。鉴于此,人们设想并实施了多种人工免疫的方式,进行对传染病和非传染病的免疫学防治。目前人工免疫的方式大致可分为三种(表 10-1)。

表 10-1　三种人工免疫方式的比较

区别点	人工自动免疫	人工被动免疫	过继免疫
输入的物质	抗原	抗体	免疫细胞、细胞因子、转移因子等
免疫力出现时间	较慢,约需 1～4 周潜伏期	立即	立即或较快
免疫力维持时间	较长(数月～数年)	较短(2 周～数月)	不均等
主要用途	预防为主	治疗或应急预防	治疗为主

一、人工自动免疫

人工自动免疫(artificial active immunization)是指给机体接种具有免疫原性的疫苗等物质,刺激机体自动产生特异性免疫力的方法。主要用于免疫预防传染病。目前,人工自动免疫不仅已向非传染病预防领域扩展,而且,正在成为一种极具前途的免疫治疗新方法。

(一)传统疫苗

疫苗(vaccine)是能诱导机体自动产生针对某种免疫原性物质的特异性免疫应答,供人工自动免疫用的生物制品。传统疫苗指利用传统方法制备的用于预防传染病的疫苗。

1. 灭活疫苗(inactivated vaccine)　亦称死疫苗,是选用免疫原性强的病原体,经人工大量培养后,用理化方法灭活制成的生物制品。灭活疫苗虽较为安全,但由于其进入体内不能增殖,故剂量大,常需多次接种,注射局部和全身的反应较重;灭活的病原体不能进入宿主细胞内增殖,难以通过内源性抗原提呈途径诱导 CTL 应答,免疫效果尤其对病毒的预防效果存在一定的局限性;灭活疫苗在灭活过程中常常造成重要抗原的丢失,难以诱导全面的 Th1 和体液免疫应答,也是其缺憾之一。常用的灭活疫苗有百日咳、狂犬病、乙型脑炎等灭活疫苗。

2. 减毒活疫苗(live-attenuated vaccine)　亦称活疫苗,是用减毒或无毒力的活病原体制成的生物制品。是从自然界发掘,或通过人工培育筛选而获得的减毒或无毒株,但保留免疫原性。减毒活疫苗的疫苗病原体就像野生病原体一样,接种人体后类似隐性感染或轻症感染,在体内有一定的生长繁殖能力,一般用量小,只需接种一次可同时诱导体液免疫和细胞免疫,作用持久,经自然途径接种还可诱导黏膜局部免疫的产生。其缺点是存在毒力返祖的危险,尽管十分罕见,但仍需警惕。免疫缺陷病患者和孕妇一般不宜接种减毒活疫苗。常用的减毒活疫苗有卡介苗、麻疹活疫苗、脊髓灰质炎活疫苗等。

？ 问题与思考 ●●●

为什么减毒活疫苗比死疫苗诱导免疫力全面且持久?

3. 类毒素(toxoid)　是用细菌的外毒素经 0.3% ~0.4% 的甲醛脱毒处理制成。因其毒性丧失,免疫原性保留,故接种后能诱导机体产生抗毒素。常用的类毒素有破伤风类毒素和白喉类毒素。

(二)新型疫苗

新型疫苗体现在疫苗制备技术和应用领域两方面有别于传统疫苗(表10-2)。有的已成功用于人体,如重组乙型肝炎疫苗、流脑多糖疫苗等。

表 10-2　新型疫苗的主要种类

新型疫苗技术	主要应用领域（预防、治疗、计划生育等）
亚单位疫苗	乙肝、百日咳、流脑、精子表面膜抗原、人促绒毛膜性腺激素（HCG）等
结合疫苗	流感杆菌、脑膜炎球菌、肺炎球菌、人促绒毛膜性腺激素（HCG）等
合成肽疫苗	疟原虫、HIV、肿瘤等
基因工程疫苗	
重组抗原疫苗	乙肝、口蹄疫、莱姆病、肿瘤等
重组载体疫苗	乙肝、麻疹、单纯疱疹、霍乱、痢疾、肿瘤等
DNA 疫苗	HIV、疟原虫、乙肝、流感、结核、肿瘤等
转基因植物疫苗	乙肝、口蹄疫、流感、痢疾、狂犬病等
肿瘤细胞疫苗	灭活瘤苗、异构瘤苗、基因修饰的瘤苗，抗原提呈细胞疫苗等

（三）计划免疫

计划免疫（planned immunization）是根据某些特定传染病的疫情和人群免疫状况，按照规定的免疫程序有计划地进行人群预防接种，提高人群免疫水平，达到控制以至于最终消灭相应传染病的目的而采取的重要措施。免疫程序的制定和实施是计划免疫工作的重要内容。免疫程序包括儿童免疫程序及成人和特殊职业、特殊地区人群的免疫程序。

计划免疫是我国医疗卫生领域的一项重要工作。我国的儿童计划免疫常用疫苗有 6 种，预防 7 种常见传染病：卡介苗、重组乙型肝炎疫苗、脊髓灰质炎减毒活疫苗、吸附百白破联合疫苗、白破疫苗、麻疹减毒活疫苗。2008 年开始实施的扩大国家免疫规划提供的免费疫苗种类增加到 15 种传染病，新增了甲型肝炎疫苗、乙脑疫苗、流脑多糖疫苗、风疹疫苗、腮腺炎疫苗、钩体病疫苗、流行性出血热疫苗和炭疽疫苗，受种人群也有扩展。

二、人工被动免疫

人工被动免疫（artificial passive immunization）是给人体注射含特异性抗体的免疫血清等制剂，以治疗或紧急预防疾病的措施。

（一）抗毒素和抗淋巴细胞丙种球蛋白

抗毒素（antitoxin）是用细菌外毒素或类毒素免疫动物制备的免疫血清，具有中和外毒素毒性的作用。一般选择健康的马进行多次免疫，待马体内产生高效价抗毒素后，采血分离血清，再浓缩纯化精制而成。注射前须做皮肤试验，必要时采用脱敏疗法。使用应尽可能早期、足量。常用的有破伤风和白喉抗毒素等。

抗淋巴细胞丙种球蛋白是用人 T 淋巴细胞免疫动物后制备的免疫血清纯化而成，用于人体后，在补体参与下使 T 细胞溶解破坏。该制剂主要用于抗移植排斥反应，也用于治疗某些自身免疫病。但长期应用可引起Ⅰ型超敏反应和血清病，或加速其清除，使疗效降低。

（二）人免疫球蛋白制剂

包括：①胎盘丙种球蛋白和血清丙种球蛋白：二者均含有抗多种常见病原体的特异性抗体，主要经肌内注射用于麻疹、甲型肝炎、脊髓灰质炎等病毒性疾病的治疗和紧急预防，还用于烧伤患者预防细菌感染,也可用于治疗丙种球蛋白缺乏症;②静脉注射用免疫球蛋白:主要用于免疫缺陷病的治疗;③特异性免疫球蛋白:由对某种病原生物具有高效价的血清制备,用于特定病原生物感染的应急预防和治疗,如乙肝病毒免疫球蛋白血清。

(三)单克隆抗体和基因工程抗体

1986 年第一个单克隆抗体药物 OKT3 被美国 FDA 批准上市,用于治疗器官移植排斥反应,但由于抗体是鼠源的,使用后引发了严重的超敏反应,促使各制药公司开始研究抗体的人源化改造技术;1994 年,第一个人源化改造抗体 ReoPro 获准上市;2006 年首个完全人源化单克隆抗体药物 Panitumumab 上市,标志着人源化抗体技术的发展达到了新的水平,人源化抗体已成为当今抗体药物的主流。近年来,由单克隆抗体和基因工程抗体技术制备的抗体药物取得了显著成绩,被批准上市的抗体药物已达 20 多种,主要用于肿瘤、自身免疫病、移植排斥反应、病毒感染和超敏反应性疾病的治疗。

三、过 继 免 疫

将具有免疫效应的免疫细胞、细胞因子以及小分子免疫因子如转移因子等用于治疗疾病的方法称为过继免疫(adoptive immunization)。

(一)免疫细胞治疗

1. 造血干细胞移植 目前此法已成为治疗再障、白血病、原发性免疫缺陷病的重要手段。造血干细胞可来自自体骨髓、同种异体骨髓、外周血和脐血。

2. 免疫效应细胞 该法常取自体淋巴细胞经体外激活、增殖后回输患者,发挥抗肿瘤免疫效应。如肿瘤间浸润淋巴细胞(tumor infiltrating lymphocyte,TIL)是从实体肿瘤组织中分离、体外经 IL-2 诱导培养后的淋巴细胞;细胞因子诱导的杀伤细胞(cytokine-induced killer cell,CIK)则是外周血淋巴细胞体外经 PHA + IL-2 + IL-1 等诱导培养后的淋巴细胞。这些细胞能直接杀伤肿瘤细胞,与 IL-2 联合治疗某些晚期肿瘤有一定疗效。

(二)细胞因子治疗

1. 细胞因子补充和添加疗法 重组细胞因子已用于肿瘤、感染、造血障碍、自身免疫病等疾病的治疗。如:IFN-α 对毛细胞白血病的疗效显著,对病毒性肝炎、带状疱疹等疗效较好;GM-CSF 和 G-CSF 治疗各种粒细胞低下,缓解化疗后粒细胞的减少有效;EPO 对肾性贫血疗效非常显著;IFN-β 是治疗多发性硬化的有效药物。

2. 细胞因子阻断和拮抗疗法 该法适于自身免疫病、移植排斥、感染性休克等的治疗。如 TNF 单抗和重组Ⅰ型可溶性 TNF 受体(sTNF RⅠ)可用于治疗类风湿性关节炎,也可缓解感染性休克;重组 sIL-1R 可抑制移植排斥反应。

(三)免疫因子

1. 转移因子 是由人体淋巴细胞经反复冻融或超滤获得的产物。有抗原特异性和非特异性两类制剂。用于治疗某些细胞免疫功能低下的疾病。

2. 免疫核糖核酸 是将抗原免疫动物,然后取其淋巴细胞,提取其中的核糖核酸制成。无种属特异性,有抗原特异性。试用于治疗肿瘤和慢性乙肝等疾病。

3. 胸腺肽 是从动物胸腺组织中提取的一组可溶性多肽,无种属特异性和抗原特异性。常用于治疗某些细胞免疫功能低下的疾病。

四、生物应答调节剂与免疫抑制剂

生物应答调节剂(biological response modifier, BRM)就是指具有促进或调节免疫功能的制剂,通常对免疫功能正常者无影响,而对免疫功能异常,特别是免疫功能低下者才有促进和调节作用,在多种疾病的治疗上起重要作用。它所包括的范围很广,如治疗性疫苗、单克隆抗体、细胞因子、免疫基因治疗、微生物及其产物、合成性分子等,前述许多制剂属之。免疫抑制剂常指能非特异性抑制人体免疫功能的一类制剂(表10-3)。

表10-3　主要的生物应答调节剂和免疫抑制剂

主要的生物应答调节剂和免疫抑制剂	应用
主要的生物应答调节剂	
微生物制剂:卡介苗、短小棒状杆菌	治疗肿瘤
多糖类物质:真菌、细菌、中药的多糖提取物	治疗传染病和肿瘤、抗衰老
化学合成药物:左旋咪唑、西咪替丁	治疗肿瘤
中药:黄芪、人参、枸杞子、刺五加等	治疗传染病、肿瘤
主要的免疫抑制剂	
化学合成药物:环磷酰胺、硫唑嘌呤等	治疗自身免疫病、移植排斥反应
糖皮质激素	治疗炎症、超敏反应性疾病、移植排斥反应
微生物代谢产物:环孢素 A、FK-506、雷帕霉素	治疗移植排斥反应、自身免疫病
中药:雷公藤多苷等	治疗移植排斥反应、自身免疫病

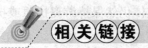 相关链接

生物制品的新概念

生物制品是伴随预防疾病的疫苗和治疗疾病的动物免疫血清的问世而发展起来的。因为这些制剂均来自不同的生物体。传统上讲,生物制品主要是用微生物及其产物、人和动物的血清及细胞等制成的,供预防、诊断、治疗疾病的制剂。然而,随着生物技术的迅猛发展,现在血清成分不一定来自血液,疫苗不一定来自病原体本身,多肽疫苗已能人工合成等等。这样,就打破了生物制品的传统概念。目前认为,凡是从微生物、动物或人体材料直接制备,或用现代生物技术和化学方法间接制成的,供预防、诊断、治疗疾病的制剂,统称生物制品。

第二节 免疫学诊断

免疫学诊断是基于免疫学原理,又与细胞生物学、分子生物学和计算机科学等多种学科相互渗透、相互融合而发展起来的应用非常广泛的一类诊断技术。它不仅可用于检测免疫活性细胞、抗原、抗体、补体、细胞因子、黏附分子、CD、HLA 等免疫相关物质,还可进行体液中微量物质如激素、酶、血浆蛋白、药物等的检测。因此,免疫学诊断技术在众多学科领域得到了长期普遍的应用。目前,免疫学诊断技术仍在快速更新和发展着,新方法层出不穷。

一、抗原抗体的体外检测方法

(一)抗原抗体反应的原理

体外抗原抗体反应是抗原与相应抗体在体外的特异性结合反应。由于参与反应的抗原物理性状以及其他反应条件的不同,可出现不同的现象,如凝集、沉淀、标记物阳性等。换言之,体外抗原抗体反应的原理就是抗原抗体结合的特异性及可见性。由于抗体主要存在于血清中,因此曾将体外抗原抗体反应称为血清学反应。随着单克隆抗体等技术的应用,血清学反应已不能涵盖目前的体外抗原抗体反应。

(二)体外抗原抗体反应的特点

1. 特异性　抗原抗体反应的特异性是指抗体只能与诱导其产生的抗原发生结合的特性。其结构基础是抗原分子上的抗原表位和抗体分子的抗原结合部位存在结构互补性。然而,当两种不同的抗原物质具有某些相同或相似的抗原表位即共同抗原时,能与彼此相应的抗体出现交叉反应。

2. 可逆性　抗原抗体结合成复合物后,在一定条件下又可解离为游离抗原和抗体的特性。其基本原理是抗原抗体的结合属非共价键结合。解离后的抗原或抗体仍然保持游离抗原或抗体的生物学活性。

3. 可见性　在一定条件下,抗原抗体结合能够出现肉眼可见的现象称为可见性。可见性出现的条件除抗原抗体必须相对应外,抗原抗体二者的浓度比例适当也至关重要。原因是天然抗原大多是多价的,抗体大多为二价,只有当抗原抗体二者的浓度比例适当时,才可互相结合成为立体结构的巨大网格状复合物,出现肉眼可见的凝集或沉淀现象。

由于抗原抗体检测的方法不断更新,现代观察抗原抗体反应的结果已不依赖于抗原抗体结合本身出现的凝集、沉淀等特有现象,而逐渐被一些特殊的标记物及其相关产物所取代,如:酶的催化产物、荧光物质、放射性核素、胶体金颗粒、化学发光物质等,正因为如此,抗原抗体反应的检测灵敏度得到了极大提高。

(三)体外抗原抗体反应的影响因素

1. 反应物自身因素　抗原的理化性状、抗原表面的表位种类和数目均可影响抗原抗体反应的结果。如颗粒性抗原与相应抗体结合出现凝集现象;可溶性抗原与相应抗体结合出现沉淀现象；单价抗原与相应抗体结合不出现肉眼可见现象。因为抗原抗体反应体系中二者浓度比例适当才能出现肉眼可见现象，因此在抗原抗体反应时，应根据具体情况，稀释抗原或抗体，以调整二者的比例。

问题与思考

为什么单价抗原与相应抗体结合不出现肉眼可见现象？为什么抗原抗体反应体系中抗原抗体浓度比例适当才能出现肉眼可见现象？

2. 反应环境因素 酸碱度、离子强度和温度是影响抗原抗体反应的重要因素。如：在抗原抗体反应体系中，常使用 0.85% NaCl 作为抗原抗体的稀释液和反应液；抗原抗体反应一般以 pH6 ~ 9 为宜；合适的温度一般以 15 ~ 40℃ 为宜，最适温度通常为 37℃。温度越低，反应速度越慢，但抗原抗体结合越牢固，更易于观察，有时也选择之。某些特殊的抗原抗体反应，对温度有一些特殊的要求，如冷凝集素在 4℃ 左右与红细胞结合最好，20℃ 以上反而解离。适当的机械性搅拌和震荡可促进抗原抗体分子的接触，加速反应。

（四）抗原抗体反应的基本类型

根据抗原抗体反应的原理主要有四种基本类型：沉淀反应、凝集反应、补体结合反应和毒素与抗毒素的中和反应。抗原抗体体外检测方法就是根据这四种基本类型而设计，目前，除了传统的沉淀反应和凝集反应体外检测方法之外，免疫标记技术在临床上更为广泛地应用。

（五）沉淀反应

可溶性抗原（血清蛋白质、细胞裂解液或组织浸液等）与相应抗体体外结合，在一定条件下出现沉淀物的现象称为沉淀反应（precipitation）。沉淀反应可检测到 $20\mu g/ml$ ~ $2mg/ml$ 水平的抗体或抗原。沉淀反应多数在半固体琼脂凝胶为介质的环境中进行。

1. 单向免疫扩散 是将一定量的已知抗体混于琼脂凝胶中制成琼脂板，在适当位置打孔后将一定体积的待测抗原标本加入孔中扩散的一种定量试验。待测抗原在扩散过程中与凝胶中的抗体相遇，形成以抗原孔为中心的沉淀环，环的直径与抗原含量成正比。该法可用于测定血清 IgG、IgM、IgA 和补体 C3 等的含量。

2. 双向免疫扩散 是将含抗原与抗体的标本分别加入琼脂凝胶的小孔中，抗原抗体均自由向四周扩散的一种方法。抗原抗体相互扩散过程中彼此相遇，则小孔间形成白色沉淀线，如果反应体系中含两种以上的抗原抗体系统，可出现两条以上的沉淀线。本法可用于抗原或抗体的定性、定量检测以及组分分析。

3. 免疫电泳 是将区带电泳和双向免疫扩散相结合的一种方法。先将待检标本作琼脂凝胶电泳，标本中的各蛋白组分各自电泳到不同的区带，然后与电泳方向平行挖一小槽，加入相应的抗血清，与已分成区带的蛋白抗原成分作双向免疫扩散，在各区带相应位置形成沉淀弧。通过与正常对照标本形成的沉淀弧数量、位置和形态进行比较，可分析标本中所含抗原成分。该法常用于观察免疫球蛋白（包括免疫球蛋白的类、亚类及型）的异常增多或缺失，亦可用于分析血清蛋白组分，鉴定提取物纯度等。

4. 免疫比浊 是无需琼脂凝胶而在液相中进行的一种沉淀反应。在一排含有相同量抗体的标本中,分别加入不同稀释度的标准抗原和待测抗原,经一定时间后形成抗原抗体复合物。利用浊度计测定反应液体的浊度,复合物形成越多,浊度越高,因此待测抗原的量可通过由不同稀释度的标准抗原及相应浊度绘制的工作曲线查得。该法快速简便,易自动化,可取代单向免疫扩散定量测定标本中的抗原含量。

(六)凝集反应

颗粒性抗原(完整的细菌、红细胞等)与相应抗体体外结合,在一定条件下出现凝集物的现象称为凝集反应(agglutination)。凝集反应可检测到 $1\mu g/ml$ 水平的抗体。

1. 直接凝集反应　将细菌或红细胞等颗粒性抗原与相应抗体直接反应,出现细菌凝集或红细胞凝集的现象。一种方法是在玻片上进行的玻片凝集试验,用于定性测定抗原,如 ABO 血型鉴定、菌种鉴定。另一种方法是在试管里进行的试管凝集试验,用于定量测定抗体或抗原,但常用于测抗体,如在试管中系列稀释待检血清,加入已知定量颗粒性抗原,出现明显反应的最高稀释度称为此待检血清的抗体效价或滴度(titer)。由于倍比稀释跨度很大,这种测定只是半定量的。诊断肠热症的肥达试验(Widal test)即属此类型。

2. 间接凝集反应　将可溶性抗原(或抗体)包被至免疫无关颗粒(如 Rh^-O 型红细胞、聚苯乙烯乳胶颗粒等)表面,使之称为致敏载体颗粒,再与相应抗体(或抗原)反应出现凝集物的现象,称为间接凝集反应或被动凝集反应。前者为正向间接凝集反应(图 10-1),后者为反向间接凝集反应。临床上多种病原体的抗体、自身抗体和一些可溶性抗原的检测方法属此类型。

协同凝集试验的原理与反向间接凝集反应相似,只是载体改为金黄色葡萄球菌,此菌细胞壁中含葡萄球菌 A 蛋白(staphylococcal protein A,SPA),能与人及多种哺乳动物 IgG 抗体的 Fc 段结合。IgG 的 Fc 段与 SPA 结合后,其 Fab 段仍能与特异性抗原结合并出现凝集现象。本试验可用于检测血液、脑脊液和其他分泌液中的微量抗原,如肠热症、流脑、细菌性痢疾、布氏菌病等的早期诊断。

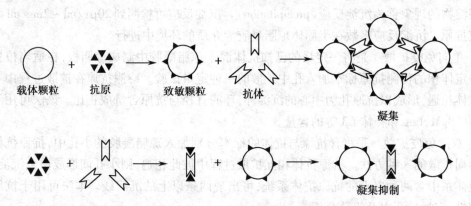

载体颗粒　抗原　致敏颗粒　抗体　凝集

凝集抑制

图 10-1　正向间接凝集反应和间接凝集抑制试验的原理

3. 间接凝集抑制试验　将可溶性抗原与相应抗体先充分反应,再加入抗原致敏的载体颗粒,此时因抗体已被可溶性抗原结合,不再出现致敏颗粒的凝集,称为间接凝集抑制试验(见图 10-1)。此法既可测抗原,亦可测抗体;既可定性测定,亦可定量测定。用该法测标本中的未知抗原时,不发生凝集者为阳性,反之为阴性,临床常用的免疫妊娠试验属此类型。

4. 抗球蛋白试验　此方法由 Coombs 建立,故亦称为 Coombs 试验(Coombs test),是用于检测不完全抗体的一种凝集反应。所谓不完全抗体是指虽与其相应颗粒性抗原结合,但不出现凝集现象的一类特殊抗体,原因是此类抗体为单价或抗体分子较小。抗红细胞 Rh 抗原的抗体就是一种不完全抗体。Coombs 根据不完全抗体也是球蛋白的原理,用免疫动物的方法制备相应的抗球蛋白。将此种抗球蛋白加入抗原与不完全抗体的复合物中,则可出现凝集现象。抗球蛋白试验又可分为直接抗球蛋白试验和间接抗球蛋白试验两种。前者用于检测结合状态的不完全抗体,即不完全抗体致敏的红细胞,如新生儿溶血症、自身免疫性溶血性贫血等的检测;后者用于检测血清中游离的不完全抗体,如母体 Rh 抗体的检测及 Rh 血型鉴定。

(七)补体参与的反应

补体参与的抗原抗体反应主要是补体结合试验。是用免疫溶血系统做指示系统,来检测另一抗原抗体反应系统的试验。试验中主要有 5 类物质参与,分属 3 个系统:反应系统、补体系统和指示系统。其中反应系统(抗原与抗体)与指示系统(绵羊红细胞与溶血素)争夺补体系统。补体结合试验适用范围广,对于混有杂质、不适于进行凝集反应和沉淀反应的抗原,或抗原抗体结合后不出现可见反应者,尤其适用;既可用已知抗原检测相应抗体,也可用已知抗体检测相应抗原。缺点为参与的物质多,影响因素复杂,操作步骤烦琐并且要求十分严格,容易出现错误,已渐渐被其他方法取代。

(八)免疫标记技术原理及其应用

免疫标记技术是用荧光素、酶、放射性核素等示踪物标记抗体或抗原后,进行的抗原抗体反应,是目前应用最广泛的免疫学检测技术。标记的示踪物不仅使人们观察抗原抗体反应的结果能够不依赖于抗原抗体结合本身出现的凝集、沉淀等特有现象,从而提高了检测的灵敏度;而且标记物与抗体或抗原连接后不改变后者的免疫特性,保持了抗原抗体反应的特异性;免疫标记技术还具有快速、定性或定量,甚至定位等优点。

1. 免疫荧光技术(immunofluorescence technique)　通常是指用荧光素与抗体连接成荧光抗体,再与待检标本中的抗原反应,置荧光显微镜下观察,抗原抗体复合物散发荧光,借此对标本中的抗原进行鉴定和定位。常用的荧光素有异硫氰酸荧光素(FITC)和藻红蛋白(PE),前者发黄绿色荧光,后者发红色荧光。具体方法有直接荧光法和间接荧光法,前者用于检测标本中的抗原,后者既可用于检测抗原,亦可用于检测抗体(图 10-2)。

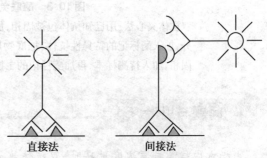

直接法　　　　　间接法

图 10-2　免疫荧光法

直接法:用荧光素标记的已知抗体检测细胞涂片或组织切片中的相应抗原;间接法:用一抗与标本中的抗原结合,洗涤后再用荧光素标记的二抗染色免疫荧光法可用于检测多种病原体的抗原或相应抗体,帮助传染病的诊断;也可用于鉴定免疫细胞的表面标记分子;检测某些自身抗体如抗核抗体等。

2. 酶免疫分析(enzyme immunoassay,EIA) 是用酶标记抗体或抗原进行的抗原抗体反应,用于检测抗原或抗体。它将抗原抗体反应的特异性与酶催化作用的高效性相结合,通过酶作用于底物后的显色来判定结果。常用于标记的酶有辣根过氧化物酶(HRP)和碱性磷酸酶(AP)等。常用的方法有酶联免疫吸附试验和酶免疫组化技术。

(1)酶联免疫吸附试验(enzyme-linked immunosorbent assay,ELISA):是酶免疫分析中应用最广的技术。其基本方法是将已知的抗原或抗体吸附在固相载体(聚苯乙烯微量反应板)表面,使抗原抗体反应在固相表面进行,通过洗涤将液相中的游离成分洗除,加入酶底物显色后判定结果。可用目测定性,也可用酶标测定仪测定光密度(OD)值进行定量测定,敏感度可达ng/ml 甚至 pg/ml 水平。ELISA 方法很多,基本方法有:①双抗体夹心法:用于检测特异性抗原,将已知抗体包被在固相载体表面,加入待测抗原标本,洗涤去除未结合成分,加入该抗原特异的酶标抗体,洗去未结合的酶标抗体,加底物后显色。目前包被抗体和酶标抗体常使用的是识别同一抗原分子不同抗原表位的两种单克隆抗体,待测抗原标本和酶标抗体可一次性加入,简化了操作流程,缩短了反应时间,称为双抗体夹心一步法。②间接法:用于检测特异性抗体,用已知抗原包被固相,加入待检血清标本,再加酶标记的二抗,加底物显色(图 10-3)。

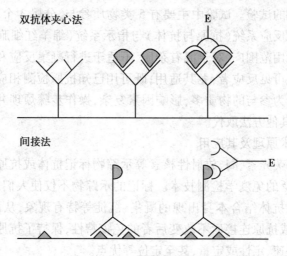

图 10-3 酶联免疫吸附试验

双抗体夹心法:用已知抗体包被固相,加入待测标本,洗涤去除未结合成
分,加入酶标记的特异性抗体,加底物后显色;间接法:用已知抗原包被
固相,加入待测标本,再加酶标记的二抗,加底物后显色

? 问题与思考 ●●●

当标本中待测抗原浓度过高时,双抗体夹心一步法常使最终测定结果低于实际含量或出现假阴性,这是为什么?

（2）酶免疫组织化学技术（enzyme-immunohistochemistry technique）：是用酶标记的抗体与组织切片或其他标本中的抗原反应，结合形态学检查，对抗原进行定性、定量、定位检测的技术。现广泛应用的除酶免疫组化（酶标记）外，还有免疫金组化（胶体金颗粒标记）、免疫荧光组化（荧光素标记）、免疫电镜技术（铁蛋白、胶体金、辣根过氧化物酶标记）等。

3. 放射免疫分析（radio immunoassay，RIA）　是放射免疫技术中基于竞争性结合反应原理的一种免疫测定技术。即利用放射性核素标记的抗原与反应系统中未标记抗原竞争特异性抗体为基本原理来测定待检样品中抗原量的一种分析法。它将放射性核素的高灵敏性和抗原抗体反应的高特异性相结合，使检测的灵敏度达 pg/ml 水平，同时具备重复性好、样品及试剂用量少、操作简单、易标准化及自动化等优点。缺点是需特殊的仪器设备，有一定的放射性危害。常用的放射性核素有^{125}I 和^{131}I。该技术已成为检测微量和超微量生物活性物质的有效手段，如检测激素、小分子药物、肿瘤标志物、酶、IgE 等。

目前，除上述荧光素、酶、放射性核素三大标记技术外，广泛应用的还有胶体金颗粒标记、化学发光物质标记和电子致密物质标记的免疫电镜技术。

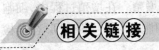

相关链接

生物素-亲和素系统和免疫印迹试验

1. 生物素-亲和素系统（biotin-avidin system）　是一种广泛应用的放大系统，将生物素-亲和素系统与免疫检测技术相结合后检测灵敏度更高。一个亲和素分子可以结合 4 个生物素分子，而且结合稳定。亲和素和生物素都可以与抗体、酶、荧光素等分子结合，而不影响抗体、酶、荧光素等分子的生物学活性。如一个抗体分子可偶联数个生物素分子，通过生物素又可连接酶标亲和素，大大提高了检测的灵敏度。biotin-avidin system 已应用于 ELISA、放射免疫分析、核酸探针的标记以及免疫组织化学技术，提高了检测的灵敏度。

2. 免疫印迹试验（immunoblotting test，IBT）　又称 Western blot。是由十二烷基磺酸钠-聚苯烯酰胺凝胶电泳（SDS-PAGE）、蛋白质转运和免疫测定三项技术结合而成。其基本原理是蛋白质样品经 SDS-PAGE，各组分被分离，并保持生物学活性，通过转移电泳原位转印至固相介质（如硝酸纤维素膜）上，再用酶免疫、放射免疫等技术测定。本法综合了 SDS-PAGE 的高分辨力和免疫标记技术的高特异性及高敏感性，广泛用于分析抗原组分及其免疫活性，也可用于疾病的诊断如 HIV 感染的确诊。

二、T 细胞及其功能的体外测定

B 细胞的主要功能是产生抗体。如上所述，抗体的检测方法非常成熟。然而，无论从细胞表面标记，还是从功能角度讲，T 细胞都是异质性非常强的一类细胞，其测定的指标体系复杂，方法不易标准化。

（一）T 细胞的分离与鉴定技术

体外检测 T 淋巴细胞，首先需制备外周血单个核细胞（peripheral blood mononuclear cell，PBMC），常用的方法是葡聚糖-泛影葡胺（又称淋巴细胞分离液）密度梯度离心法，该法获得的

PBMC,分离纯度可达95%。之后,可选用 Percoll 分离液或贴壁黏附法等处理获得的 PBMC 进一步得到纯化的淋巴细胞。分离 T 细胞或 B 细胞,则可选用 E 花环沉降法或尼龙毛柱分离法。若要分离鉴定 T 细胞的亚群,常选用以下方法。

1. 免疫荧光法　常用免疫荧光法检查淋巴细胞的特殊表面标记,以鉴定细胞亚群。如 CD4⁺T 和 CD8⁺T 细胞亚群、CD4⁺CD25⁺T 细胞亚群。

2. 流式细胞术　是借助流式细胞仪(flow cytometer,FCM)对免疫细胞及其他细胞进行快速准确鉴定和分类的技术。流式细胞仪集光学、流体力学、电子学和计算机技术于一体,对细胞作多参数定量测定和综合分析,包括细胞大小、核型、表面分子种类等。样品经一种或多种荧光抗体染色,能同时分析细胞表面多个分子的表达及表达程度。此外,该法还能以每秒约 5000～10000 个细胞的速度无菌分类收集所需的细胞,分选纯度在95%以上,而且可保持细胞活性,供进一步研究使用。

（二）T 细胞功能的体外测定技术

1. T 细胞增殖试验　亦称 T 细胞转化试验。植物血凝素(PHA)、刀豆蛋白 A(Con A)等丝裂原以及抗 CD3 单克隆抗体等能非特异活化培养的 T 细胞,并使其增殖。在增殖过程中,细胞 DNA、RNA、蛋白质的合成增加,细胞形态向淋巴母细胞转化,最终细胞分裂。可通过形态学检查法、³H-TdR 掺入法和 MTT 法进行检测。

T 细胞增殖试验也可检测特异性抗原致敏的 T 细胞,只是在培养细胞中加入的是特异性抗原,只有已被该抗原致敏的 T 细胞发生增殖反应,因而反映的是机体的特异性细胞免疫功能。

2. 细胞毒试验　CTL、NK 细胞对靶细胞有直接杀伤作用,可根据待检效应细胞的性质,选用相应的靶细胞,如肿瘤细胞、移植供体细胞、病毒感染细胞等。该试验用于肿瘤免疫、移植排斥反应、病毒感染等方面的研究。具体检测方法有:⁵¹Cr 释放法、乳酸脱氢酶释放法和凋亡细胞检查法。

三、吞噬细胞功能测定

吞噬细胞包括单核巨噬细胞(大吞噬细胞)和中性粒细胞(小吞噬细胞)两类,主要功能有:趋化、吞噬和杀伤作用。

（一）趋化功能的检测

采用体内试验法(皮窗试验)和体外试验法(Boyden 小室法又称滤膜小室法、琼脂糖凝胶平板法)。

（二）吞噬杀伤功能的检测

1. 中性粒细胞吞噬杀伤功能检测　采用显微镜检法(计算吞噬率和吞噬指数)、硝基蓝四氮唑(nitroblue tetrazolium,NBT)还原试验和化学发光法。

2. 单核巨噬细胞吞噬杀伤功能检测　采用鸡红细胞吞噬试验(计算吞噬率和吞噬指数)、巨噬细胞特定酶的检测和巨噬细胞分泌细胞因子的检测。

3. 黏附分子的检测　近年来用单克隆抗体检测吞噬细胞表面的黏附分子,对了解吞噬细胞功能缺陷的精确度更高。如:可用流式细胞仪检查 CD18、CD11、CD62L 等黏附分子的表达。

理论与实践

POCT

在医疗实践中，缩短检测周期的简易快速诊断方法越来越受到人们的青睐。POCT（point-of-care testing），目前尚无确切的中文解释，宽泛地说是指近患者床旁进行的一种快速检测分析技术，可称为即时检验，缩短了检测周期，实现了短时间反馈（short turn around time，STAT）。国外曾有不少与 POCT 相关的名词，如 near-patient testing（病人身边检测）、physicians office testing（医师诊所检验）、home use testing（家用检验）等。随着这一领域的不断发展，这些名词都已不能概括 POCT 的含义。POCT 名词的组成包括 point（地点、时间）、care（保健）和 testing（检验），强调其检测结果应是可改进病人保健措施的。免疫学检测技术在 POCT 领域发挥着重要作用。

免疫渗滤试验和免疫层析试验：前者是以硝酸纤维素膜为载体，利用微孔滤膜的可滤过性，使抗原抗体反应、洗涤和底物显色在一特殊的渗滤装置上以液体渗滤过膜的方式5分钟内完成。后者所用的试剂全部为干试剂，它们被组合在一试剂条上，只需加样一次，利用膜的毛细管作用，犹如层析一般，样品溶液移动过程中完成与固定于膜上某一区域的抗原或抗体结合、底物显色等流程，整个过程只需 1~2 分钟。二者均可用酶标或金标显色。这些简便、快速的检测方法特别适用于急诊、社区诊所及家庭化验。

学习小结

人工自动免疫是给机体接种具有免疫原性的疫苗等物质，刺激机体自动产生特异性免疫力的方法。包括死疫苗、减毒活疫苗、类毒素和一些新型疫苗的预防接种，其中，计划免疫非常重要。人工被动免疫是给人体注射含特异性抗体的免疫血清等制剂，以治疗或紧急预防疾病的措施。包括抗毒素、抗淋巴细胞丙种球蛋白、人免疫球蛋白制剂、单克隆抗体及基因工程抗体等。将具有免疫效应的免疫细胞、细胞因子以及小分子免疫因子如转移因子等用于治疗疾病的方法称为过继免疫，对许多疾病有治疗作用。生物应答调节剂和免疫抑制剂的使用也很广泛。

体外抗原抗体反应的原理就是抗原抗体结合的特异性及可见性。具有特异性、可逆性和可见性等特点，受反应物自身性状和反应环境等多种因素影响。包括凝集反应（直接凝集反应、间接凝集反应、间接凝集抑制试验、抗球蛋白试验等）、沉淀反应（单向免疫扩散、双向免疫扩散、免疫电泳和免疫比浊试验等），以及各种标记技术（免疫荧光技术、酶免疫分析和放射免疫分析技术等），标记技术显著提高了抗原抗体检测的敏感性，使用更广泛。T 淋巴细胞和吞噬细胞的理化性质、表面标记及功能有所不同，可采用不同的实验方法对其进行分离、鉴定及功能检测。

（李水仙）

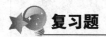 复习题

一、名词解释

1. 生物制品
2. 过继免疫
3. 类毒素
4. 生物应答调节剂
5. 凝集反应
6. 沉淀反应
7. 血清学反应
8. 免疫标记技术

二、简答题

1. 简述人工自动免疫、人工被动免疫的概念,常用生物制品及主要应用领域。
2. 简述计划免疫的概念及内涵。
3. 简述抗原抗体反应的原理、特点及影响因素。
4. 简述酶联免疫吸附试验的基本原理、方法及应用。
5. 简述单向免疫扩散试验的原理及应用。
6. 简述间接凝集抑制试验的原理及应用。

第十一章

细菌形态与结构

细菌(bacterium)是属于原核生物界中一种具有细胞壁的单细胞微生物。细菌具有相对稳定的形态与结构，可用光学显微镜或电子显微镜观察与识别。掌握和了解细菌的形态结构，对研究细菌的生理活动、致病性和免疫性，以及细菌感染的诊断和防治等均有重要的理论和实际意义。

第一节　细菌大小与形态

一、细菌的大小

细菌个体微小，常以微米(μm)为测量单位。各种细菌大小不一，同一种细菌也可因菌龄和环境因素的影响而有差异。观察细菌须用显微镜放大数百倍至上千倍才能看到。

二、细菌的形态

细菌的基本形态主要有球形、杆形和螺形三种，分别称为球菌、杆菌和螺形菌(图 11-1)。

（一）球菌

多数球菌(coccus)直径在 1μm 左右，外观呈球形或近似球形。根据细菌繁殖时分裂平面不同和分裂后菌体之间相互黏附程度及排列方式不同，可将球菌分为双球菌、链球菌、葡萄球菌等。

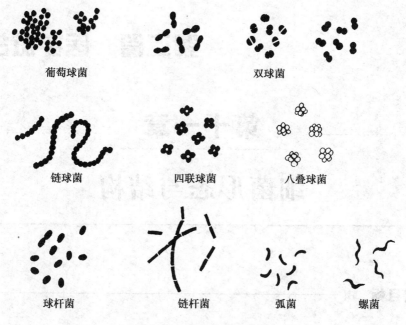

葡萄球菌　　　　　　　双球菌

链球菌　　　　四联球菌　　　　八叠球菌

球杆菌　　　　链杆菌　　　弧菌　　　螺菌

图 11-1　细菌的基本形态

1. **双球菌**(diplococcus)　在一个平面上分裂,分裂后两个菌体成双排列,如脑膜炎奈瑟菌、肺炎链球菌。

2. **链球菌**(streptococcus)　在一个平面上分裂后多个菌体粘连成链状,如乙型溶血性链球菌。

3. **葡萄球菌**(staphylococcus)　在多个不规则的平面上分裂,分裂后菌体粘连在一起呈葡萄串状,如金黄色葡萄球菌。

此外尚有四联球菌(tetrads)、八叠球菌(sarcina)等。各类球菌在标本或培养物中除上述的典型排列方式外,还可有分散的单个菌体存在。

（二）杆菌

杆菌(bacillus)呈杆状。不同杆菌的大小、长短、粗细不一。大的如炭疽芽胞杆菌长 3 ~ 10μm,中等的如大肠埃希菌长 2 ~ 3μm,小的如布氏菌长仅 0.6 ~ 1.5μm。根据杆菌形态上差异,可把杆菌分为棒状杆菌、球杆菌、分枝杆菌等。杆菌多为分散排列,亦有少数呈链状排列,称为链杆菌。

（三）螺形菌

螺形菌(spiral bacterium)菌体弯曲或扭转,可分为三类。

1. **弧菌**　菌体只有一个弯曲,呈弧形或逗点状,如霍乱弧菌。

2. **螺菌**　菌体有多个弯曲,如鼠咬热螺菌。

3. **螺杆菌**　菌体细长弯曲呈弧形或螺旋形,如幽门螺杆菌。

细菌的形态易受温度、pH、培养基成分和培养时间等环境因素影响,仅在合适的生长条件下才呈现典型细菌形态。在不利环境或菌龄老时常出现梨形、气球形和丝形等不规则多形性,称为衰退型。因此,在观察细菌的形态时,应注意细菌生长条件对细菌形态的影响。

第二节 细菌的结构

细菌的结构分为基本结构和特殊结构。基本结构是各种细菌都具有的结构,包括细菌的细胞壁、细胞膜、细胞质和核质。特殊结构是指某些细菌特有的结构,包括细菌的荚膜、鞭毛、菌毛、芽胞等。

一、细菌的基本结构

(一)细胞壁

细胞壁(cell wall)是位于细菌细胞的最外层,包绕在细胞膜外的一种无色透明、坚韧而富有弹性的膜状结构。细胞壁化学组成较复杂,用革兰染色法(Gram stain)可将细菌分为革兰阳性(G^+)菌和革兰阴性(G^-)菌两大类。

1. 革兰阳性菌细胞壁 主要由肽聚糖和磷壁酸组成。

(1)肽聚糖:为原核细胞所特有,又称为黏肽、糖肽或胞壁质。革兰阳性菌的肽聚糖由聚糖骨架、四肽侧链和五肽交联桥三部分组成。聚糖骨架由 N-乙酰葡萄糖胺(G)和 N-乙酰胞壁酸(M)交替间隔排列,经 β-1,4 糖苷键连接而成。四肽侧链的组成和排列方式随菌种不同而异,如金黄色葡萄球菌四肽侧链连接在 N-乙酰胞壁酸上,其氨基酸依次为 L-丙氨酸、D-谷氨酸、L-赖氨酸、D-丙氨酸。第三位的 L-赖氨酸通过由五个甘氨酸组成的交联桥连接到相邻四肽侧链末端的 D-丙氨酸上,从而构成强度十分坚韧的三维立体网状结构。溶菌酶破坏革兰阳性菌聚糖骨架的 β-1,4 糖苷键,使细菌裂解。青霉素干扰五肽交联桥与四肽侧链上的 D-丙氨酸之间的连接,使之不能合成完整的细胞壁,导致细菌的死亡。革兰阳性菌细胞壁肽聚糖可多达 50 层(图 11-2)。

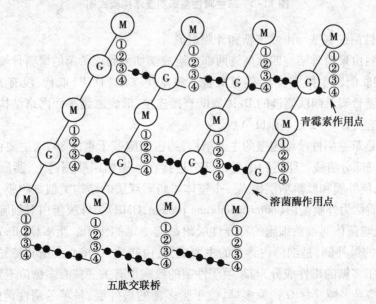

图 11-2 金黄色葡萄球菌细胞壁肽聚糖结构图

（2）磷壁酸：是革兰阳性菌细胞壁特有成分，穿插于肽聚糖层中。磷壁酸分为壁磷壁酸和膜磷壁酸两种。壁磷壁酸的一端通过磷脂与肽聚糖上的胞壁酸共价连接，另一端伸出肽聚糖层游离于细胞壁外；膜磷壁酸的长链末端糖脂与细胞膜外层糖脂共价连接，另一端穿过肽聚糖层呈游离状态（图11-3）。磷壁酸具有黏附宿主细胞的功能，与细菌的致病性有关。磷壁酸抗原性强，是革兰阳性菌重要的表面抗原。

（3）其他成分：某些革兰阳性菌细胞壁表面还有一些特殊的表面蛋白，如金黄色葡萄球菌的 A 蛋白、A 群链球菌的 M 蛋白等，与致病性和抗原性相关。

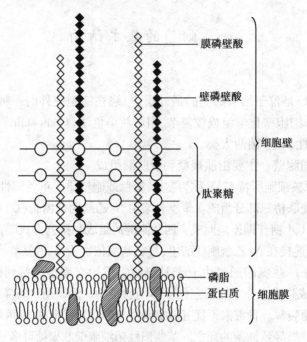

图 11-3　革兰阳性菌细胞壁结构模式图

2. 革兰阴性菌细胞壁　由肽聚糖和外膜组成。

（1）肽聚糖：由聚糖骨架与四肽侧链两部分组成。如大肠埃希菌的聚糖骨架组成与革兰阳性菌相同，但四肽侧链中第三位 L-赖氨酸被二氨基庚二酸（DAP）取代，没有五肽交联桥，由DAP 与相邻聚糖骨架上四肽侧链的 D-丙氨酸直接连接，形成二维平面网络结构。革兰阴性菌细胞壁的肽聚糖仅有 1~2 层（图11-4）。

（2）外膜：是革兰阴性菌细胞壁的主要结构，约占细胞壁干重的 80%，主要由脂蛋白、脂质双层和脂多糖三部分组成。脂蛋白中蛋白部分连接在肽聚糖四肽侧链上，脂质部分与脂质双层非共价结合，使外膜和肽聚糖层构成一个整体。脂质双层的结构类似细胞膜，其中镶嵌有一些特殊的蛋白质称为外膜蛋白（outer membrane protein，OMP）。外膜蛋白对细胞内外营养物质的运输、调控及噬菌体对细菌细胞的特异性吸附都起一定的作用。脂多糖（lipopolysaccharide，LPS）位于外膜的最外侧，是细菌内毒素的主要成分，由脂质 A、核心多糖和特异多糖三部分组成。脂质 A 是脂多糖的毒性成分，与革兰阴性菌的致病性有关。核心多糖位于脂质 A 的外侧，有属特异性。特异多糖又称 O 抗原多糖，位于脂多糖的最外层，是革兰阴性菌的菌体抗原（O 抗原），具有种特异性（图11-5）。革兰阳性菌与革兰阴性菌的细胞壁结构不同（表11-1），导致这两类细菌在染色性、抗原性、致病性、对药物的敏感性等方面的差异。

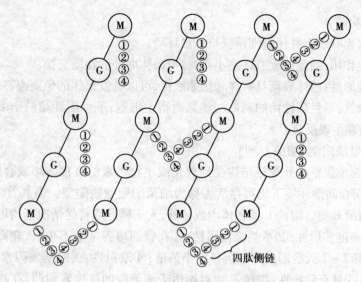

图 11-4　大肠埃希菌细胞壁肽聚糖结构图

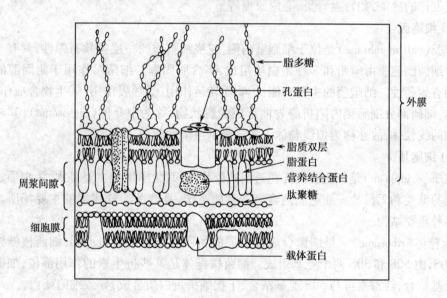

图 11-5　革兰阴性菌细胞壁结构模式图

表 11-1　革兰阳性菌与革兰阴性菌细胞壁结构比较

细胞壁	革兰阳性菌	革兰阴性菌
强度	较坚韧	较疏松
肽聚糖层数	可达 50 层	1~2 层
肽聚糖含量	占细胞壁干重 50%~80%	占细胞壁干重 5%~20%
磷壁酸	有	无
外膜	无	有

3. 细胞壁的功能

（1）维持细菌固有形态并保护细菌抵抗低渗环境。

（2）物质交换作用：细胞壁上有许多小孔，参与菌体内外的物质交换。

（3）具有免疫原性：菌体表面具有多种抗原表位，可以诱发机体的免疫应答。

（4）具有致病性：革兰阳性菌的磷壁酸能黏附宿主细胞；革兰阴性菌的脂多糖是细菌内毒素，可引起多种病理生理反应。

4. 细菌细胞壁缺陷型（细菌 L 型）

（1）概念：细菌细胞壁的肽聚糖结构受到理化或生物因素的直接破坏或合成被抑制，这种细胞壁受损的细菌在高渗环境下仍可存活者称为细菌细胞壁缺陷型。因其首先在 Lister 研究院发现，故称为细菌 L 型。细菌 L 型在体内或体外，人工诱导或自然情况下均可形成。

（2）特征：①高度多形性；②革兰染色阴性；③在普通培养基上不生长，在高渗低琼脂含血清的培养基上培养 2～7 天后形成荷包蛋样细小菌落；④返祖性：去除诱发因素后，有些细菌 L 型可回复为原菌；⑤具有致病性：细菌 L 型对作用于细胞壁的抗生素耐药，在临床上常引起慢性和反复发作的感染，如肾盂肾炎、心内膜炎等。

（二）细胞膜

细胞膜（cell membrane）是位于细胞壁内侧，包绕细胞质的一层柔软有弹性，具有半透性的生物膜。细菌细胞膜由磷脂和多种蛋白质组成，不含胆固醇。细菌对作用于胆固醇的抗菌药物具有固有耐药性。细胞膜的主要功能：①物质转运作用；②呼吸作用；③生物合成作用；④形成中介体：细菌部分细胞膜内陷折叠卷曲形成的囊状物，称为中介体（mesosome），其功能类似真核细胞的线粒体，故亦称为拟线粒体。多见于革兰阳性菌。

（三）细胞质

细胞质（cytoplasm）是细胞膜内无色透明的胶状物，其化学组成主要是水、蛋白质、核酸、脂类及少量的糖类和无机盐。细胞质内含有多种酶系统，是细菌新陈代谢的主要场所。细胞质内含有多种重要结构：

1. 核糖体（ribosome） 是细菌合成蛋白质的场所。与真核细胞不同，细菌核糖体的沉降系数为 70S，由 50S 和 30S 两个亚基组成。细菌核糖体是某些抗生素的作用部位，如链霉素能与 30S 亚基结合，红霉素可与 50S 亚基结合，干扰细菌蛋白质合成，导致细菌死亡。

2. 质粒（plasmid） 是细菌染色体外的遗传物质，为闭合环状的双链 DNA 分子。质粒带有遗传信息，控制细菌某些特定的遗传性状，如性菌毛、细菌素、毒素和耐药性的产生等。

3. 胞质颗粒（cytoplasmic granules） 大多为细菌储存的营养物质，包括多糖、脂类和磷酸盐等。胞质颗粒并非细菌恒定结构，常随菌种、菌龄及环境而变化。较为常见的胞质颗粒如异染颗粒，成分是核糖核酸和多偏磷酸盐，嗜碱性强，用特殊染色法可被染成与菌体其他部位不同的颜色。异染颗粒常见于白喉棒状杆菌，可作为细菌鉴别的依据。

（四）核质

细菌是原核细胞，不具成形的核。细菌的遗传物质称为核质（nuclear material）或拟核，是由一条双链环状的 DNA 分子反复回旋卷曲盘绕而成的松散网状结构，无核膜、核仁和有丝分裂器，因其功能与真核细胞的染色体相似，故习惯上亦称之为细菌的染色体。核质具有与细胞核相同的功能，控制细菌的生命活动，是细菌遗传变异的物质基础。

二、细菌的特殊结构

（一）荚膜

某些细菌细胞壁外包绕的一层黏液性物质，当厚度 > 0.2μm，在光学显微镜下清晰可见者，称为荚膜（capsule）；把厚度 < 0.2μm 者，称为微荚膜，如 Vi 抗原、K 抗原等。若黏液性物质疏松地附着于菌体表面，边界不明显且易被洗脱者，称为黏液层。

1. 化学组成 多数细菌的荚膜由多糖组成，如肺炎链球菌；少数细菌的荚膜由多肽组成，如炭疽芽胞杆菌；个别细菌的荚膜为透明质酸。荚膜对碱性染料的亲和力低，普通染色法不易着色，显微镜下只能见到菌体周围有未着色的透明圈。用特殊染色法可将荚膜染成与菌体不同的颜色。

2. 荚膜的形成 与细菌所在环境条件有关。一般在宿主体内和营养丰富的培养基中易形成荚膜，在普通培养基上连续传代往往易消失。有荚膜的细菌形成光滑型（S 型）菌落，失去荚膜的细菌往往形成粗糙型（R 型）菌落。

3. 荚膜的功能

（1）抗吞噬作用：荚膜具有抗吞噬细胞吞噬及消化的作用，增强了细菌的侵袭力，是病原菌的重要毒力因子。

（2）黏附作用：荚膜可黏附于组织细胞或无生命物体表面，参与生物被膜的形成，是引起感染的重要因素。

（3）抗有害物质的损伤作用：荚膜具有保护菌体免受溶菌酶、补体、抗体和抗菌药物等有害物质的损伤作用。

（二）鞭毛

鞭毛（flagellum）是某些细菌菌体表面附着的细长呈波状弯曲的丝状物，是细菌的运动器官（图 11-6）。鞭毛长 5～20nm，直径 12～30nm，若用特殊染色法染色后可在光学显微镜下观察。

1. 分类 根据鞭毛的数量和位置分为 4 类：①单毛菌：菌体一端只有一根鞭毛，如霍乱弧菌；②双毛菌：菌体两端各有一根鞭毛，如空肠弯曲菌；③丛毛菌：菌体一端或两端有一丛鞭毛，如铜绿假单胞菌；④周毛菌：菌体周身遍布许多鞭毛，如伤寒沙门菌。

2. 鞭毛的功能

（1）赋予细菌运动性：有鞭毛的细菌在液体环境中能迅速运动。其运动有化学趋向性，常向营养物质处前进，而逃离有害物质。

（2）具有免疫原性：鞭毛的化学成分是蛋白质，具有免疫原性，称为 H 抗原，可用血清学方法对某些细菌进行鉴定与分类。

（3）有些细菌的鞭毛与致病性有关：如霍乱弧菌可借助鞭毛的运动穿过肠黏膜表面的黏液层，使菌体黏附于黏膜上皮细胞，产生毒性物质导致病变的发生。

（三）菌毛

某些细菌表面存在着纤细且短而直的丝状物，称为菌毛（pilus），只有在电镜下才能观察到（图 11-6）。根据功能不同，菌毛可分为普通菌毛和性菌毛两种。

1. 普通菌毛（fimbria） 遍布菌细胞表面，数目可达数百根。细菌可通过菌毛黏附在呼吸道、消化道、泌尿生殖道黏膜细胞表面，进而侵入黏膜，因此与致病性有关，丧失菌毛，黏附力亦随之消失。

2. 性菌毛(sex pilus) 比普通菌毛长而粗,仅有 1 ~ 4 根,中空呈管状,与遗传物质传递有关。性菌毛由质粒基因编码,这种质粒称 F 质粒或致育因子(fertility factor)。有性菌毛的细菌称为雄性菌或 F^+ 菌。雄性菌能通过性菌毛与不带性菌毛的雌性菌(F^- 菌)接合,将 F 质粒传递给雌性菌,使 F^- 菌转变为 F^+ 菌。细菌的耐药性、毒力等均可通过此种方式传递。

(四)芽胞

某些细菌在一定环境条件下,细胞质脱水浓缩,在菌体内形成一个圆形或卵圆形小体,是细菌的休眠形式,称为芽胞(spore)。产芽胞的细菌都是 G^+ 菌,主要有芽胞杆菌属和梭菌属的细菌。

1. 芽胞的形成与发芽 芽胞的形成受遗传因素控制和环境因素的影响。一般只在宿主体外形成。芽胞带有原来细菌完整的核质、酶系统和合成菌体组分的结构,保持细菌的全部生命活性。芽胞形成后,若在机械力、热、pH 改变等刺激作用下,破坏其芽胞壳,并供给水分和营养,芽胞可发芽,形成新的菌体。一个细菌只形成一个芽胞,一个芽胞发芽也只生成一个菌体。

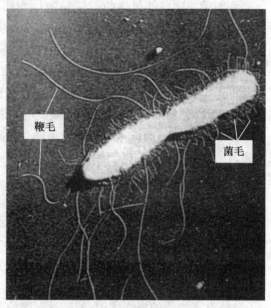

图 11-6 鞭毛和菌毛

2. 芽胞的功能

(1)抵抗力强:芽胞对热、干燥、化学消毒剂和辐射等均有强大的抵抗力。杀灭芽胞最可靠的方法是高压蒸汽灭菌法。当进行消毒灭菌时,应以杀死芽胞作为灭菌是否彻底的标准。

(2)具有致病性:在自然界中芽胞可存活数年到数十年,成为传染病的重要传染来源。芽胞并不直接引起疾病,但当发芽转化为繁殖体后,就能迅速繁殖引起疾病。

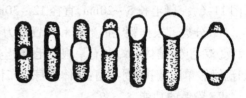

图 11-7 细菌芽胞的形态、大小和位置

(3)鉴别细菌:不同细菌芽胞的形状、大小和位置各不相同,可以作为鉴别细菌的依据之一(图 11-7)。

第三节 细菌形态检查法

一、不染色标本检查法

用悬滴法或压滴法制备标本,用普通光学显微镜检查细菌有无动力,以判断细菌是否具有鞭毛。有鞭毛的细菌,能定向地由一个地方较快速地游动到另一个地方。没有鞭毛的细菌,受到所处环境中液体分子的冲击而呈现摇摆颤动。此外,还可以利用相差显微镜、暗视野显微镜法观察活菌标本,使标本背景变为暗色,衬托出具有不同折光性的细菌。

二、染色标本检查法

染色法是染色剂与细菌细胞质的结合。最常用的染色剂是盐类。其中,碱性染色剂由有色的阳离子和无色的阴离子组成,酸性染色剂则相反。细菌体小半透明,经染色后才能观察清楚。常用的细菌染色法有两种:

1. 单染色法　只用一种染料染色,如亚甲蓝,可观察细菌的大小、形态和排列,但不能鉴别细菌。

2. 复染色法　复染色法又称鉴别染色法,是用两种或两种以上染料染色,有协助鉴别细菌的作用。常用的复染色法有革兰染色法和抗酸染色法。此外,还有对细菌芽胞、鞭毛、荚膜等结构染色的特殊染色法。

(1)革兰染色法:是丹麦细菌学家革兰(Hans Christian Gram)于1884年创建,至今仍在广泛应用。首先将标本涂片、固定,然后用碱性染料结晶紫初染,再加碘液媒染,使之生成结晶紫-碘复合物,这时细菌被染成深紫色。然后用95%乙醇脱色,有些细菌被脱掉颜色,有些不能。最后用稀释复红或沙黄复染。革兰染色可将细菌分为两大类:染成紫色者为革兰阳性菌,染成红色者为革兰阴性菌。

(2)抗酸染色法:可鉴别抗酸杆菌和非抗酸杆菌。方法是:将固定的标本先经苯酚复红加温染色,再用盐酸乙醇脱色,最后用亚甲蓝复染。结核分枝杆菌和麻风分枝杆菌等抗酸杆菌被染成红色,经脱色被复染成蓝色者为非抗酸杆菌。

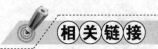 相关链接

革兰染色的原理及临床意义

革兰染色的原理尚未完全阐明,目前公认的解释有三种:①通透性学说:革兰阳性菌细胞壁结构较致密,肽聚糖层厚,脂质含量少,乙醇不易渗入;而革兰阴性菌细胞壁结构较疏松,肽聚糖层少,脂质含量多,乙醇易渗入;②等电点学说:革兰阳性菌等电点(pI2~3)比革兰阴性菌等电点(pI4~5)低,在相同酸碱度条件下革兰阳性菌所带负电荷比革兰阴性菌多,与带正电荷的结晶紫染料结合较牢固且不易脱色;③化学学说:革兰阳性菌细胞内含有大量核糖核酸镁盐,可与结晶紫和碘牢固地结合,使已着色的细菌不被乙醇脱色;革兰阴性菌细胞内含极少量的核糖核酸镁盐,故易被脱色。

革兰染色法的临床意义:①鉴别细菌:通过染色可将所有细菌分成两大类;②选择抗菌药物:革兰阳性菌和革兰阴性菌对化学疗剂和抗生素的敏感性不同。临床上可以根据病原菌的革兰染色性,选择有效的药物用于治疗;③了解细菌致病性:大多数革兰阳性菌以外毒素致病,而革兰阴性菌以内毒素为主要致病物质。两者致病机制和临床表现均不同。

 学习小结

　　细菌以微米为测量单位。根据其外形可分为球菌、杆菌、螺形菌三大类。细菌的基本结构包括细胞壁、细胞膜、细胞质和核质,特殊结构包括荚膜、鞭毛、菌毛和芽胞。细胞壁、荚膜、鞭毛和菌毛,位于菌体表面,是引起机体致病和诱发免疫应答的重要物质基础。革兰阳性菌细胞壁较厚,由肽聚糖和磷壁酸组成,其肽聚糖由聚糖骨架、四肽侧链和五肽交联桥三部分组成,肽聚糖层数多,结构坚固。革兰阴性菌细胞壁较薄,由肽聚糖和外膜组成,其肽聚糖仅由聚糖骨架和四肽侧链两部分组成,肽聚糖层数少,结构松散,但表面覆盖着结构复杂的外膜。外膜由脂蛋白、脂质双层和脂多糖三部分组成,脂多糖即革兰阴性菌的内毒素,脂质 A 是内毒素的毒性和生物学活性的主要组分。荚膜具有抗吞噬、黏附和抗有害物质损伤等作用。鞭毛是细菌的动力器官。菌毛分普通菌毛和性菌毛两种,前者是细菌的黏附结构,与细菌的致病性有关,后者可传递细菌的遗传物质。芽胞是在菌体内形成的对外界大多数化学和物理因素有极强抵抗力的休眠体,杀死芽胞最可靠的方法是高压蒸汽灭菌法。

（王　勇）

复习题

一、名词解释

1. 细菌 L 型

2. 质粒

3. 中介体

4. 荚膜

二、简答题

1. 简述革兰阳性菌和革兰阴性菌细胞壁的主要区别。

2. 简述细菌的特殊结构及其医学意义。

第十二章

细菌生长繁殖与培养

学习目标

掌握:细菌生长繁殖的条件;细菌合成代谢产物及其意义。

熟悉:细菌生长繁殖的规律;细菌的人工培养。

了解:细菌分解代谢产物及其意义;细菌的分类与命名原则。

细菌的生长繁殖易受环境因素影响,当环境条件适宜时,细菌生长繁殖迅速,代谢旺盛;当环境条件不利于细菌生长时,细菌生命活动受到抑制甚至死亡。了解细菌生长繁殖条件、生命活动规律以及代谢产物,有助于细菌的人工培养、分离鉴定及判断病原菌的致病性,同时对细菌感染性疾病的诊断、治疗及预防都具有重要意义。

第一节　细菌的生长繁殖

一、细菌生长繁殖条件

细菌种类繁多,所需要的生长繁殖条件不完全一样,但必须具备以下必要条件。

（一）充足的营养物质

充足的营养物质为细菌的新陈代谢及生长繁殖提供必要的原料和足够的能量。细菌的营养物质主要包括水、碳源、氮源、无机盐和生长因子等。

1. 水　水是维持细菌细胞结构和生存必不可少的一种重要物质,在细菌生命活动中起重要作用。细菌营养的吸收和渗透、分泌、排泄都以水为媒介,细菌新陈代谢过程中所有的生化反应都必须在水中进行。

2. 碳源　是指含有碳元素的营养物质。碳源既是细菌合成菌体成分的必需原料,也是细菌能量的主要来源。病原菌主要从糖类中获得。

3. 氮源　是指含有氮元素的营养物质。氮是用以合成菌体蛋白质成分的主要原料。病原菌主要从氨基酸、蛋白胨等有机氮化物中获得。

4. 无机盐　细菌所需的无机盐主要有钾、钠、钙、镁、铁、硫、磷等。各类无机盐的作用为:

①构成菌体成分；②调节菌体内外渗透压；③作为酶的组成部分,维持酶的活性；④参与能量的储存和转运；⑤某些元素与细菌的生长繁殖和致病作用密切相关。

5. 生长因子　是某些细菌生长所必需但自身又不能合成的一些物质,主要是 B 族维生素,还有某些氨基酸、嘌呤、嘧啶等。有少数细菌需要特殊的生长因子,如流感嗜血杆菌需要特殊的 X 因子、V 因子才能生长。

（二）合适的酸碱度

多数病原菌的最适 pH 为 7.2～7.6,在此 pH 环境中细菌的酶活性最强。个别细菌如霍乱弧菌可耐受偏碱环境,在 pH8.4～9.2 的碱性条件下生长良好,而结核分枝杆菌在 pH6.5～6.8 的偏酸环境中生长良好。酸碱度影响细菌酶的活性,而酶参与营养物质吸收、代谢及能量产生过程,故直接影响细菌的生长繁殖。

（三）适宜的温度

不同细菌对温度的要求不一,据此分为嗜冷菌、嗜温菌和嗜热菌。大多数病原菌为嗜温菌,最适生长温度为 37℃。

（四）必要的气体

根据细菌对氧的需求不同可将其分为四类。

1. 专性需氧菌　具有完善的呼吸酶系统,以分子氧作为受氢体,必须供给氧气才能生长繁殖。如结核分枝杆菌、铜绿假单胞菌。

2. 微需氧菌　在低氧压(5%～6%)生长最好,氧浓度 >10% 对其有抑制作用,如空肠弯曲菌、幽门螺杆菌。

3. 兼性厌氧菌　兼有需氧呼吸和无氧发酵两种能力,在有氧或无氧环境中都能生长,但以有氧时生长较好。大多数病原菌属于此类。

4. 专性厌氧菌　缺乏完善的呼吸酶系统,分子氧对其生长不利,只能在无氧环境中进行发酵。如破伤风梭菌、脆弱类杆菌。

另外,二氧化碳对细菌的生长也很重要。大部分细菌在代谢过程中产生的二氧化碳可满足需要。有些细菌如脑膜炎奈瑟菌初次分离时需在含有 5%～10% 二氧化碳的环境中才能生长良好。

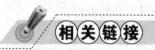

相关链接

专性厌氧菌在有氧环境中不能生长的原因

1. 缺乏氧化还原电势(Eh)高的呼吸酶　在氧化还原过程中,Eh 高的物质可氧化 Eh 低的物质,反之不能。在有氧环境中普通培养基 Eh 可达 300mV 左右,这时细菌必须具有 Eh 比它们更高的呼吸酶,如细胞色素和细胞色素氧化酶,才能氧化环境中的营养物质。专性厌氧菌缺乏这类高 Eh 呼吸酶,不能获取营养,故不能生长。

2. 缺乏分解有毒氧基团的酶　细菌在有氧环境中代谢时,常产生具有强烈杀菌作用的超氧阴离子(O_2^-)和过氧化氢(H_2O_2)。需氧菌有超氧化物歧化酶和触酶,前者将超氧阴离子还原成过氧化氢,后者将过氧化氢分解为水和分子氧。有的细菌不产生触酶,而是产生过氧化物酶,将 H_2O_2 还原成无毒的水分子。专性厌氧菌缺乏这三种酶,在有氧时会受有毒氧基团的影响,因此不能生长繁殖。

二、细菌生长繁殖的规律

(一)细菌的繁殖方式与速度

细菌一般以简单的二分裂方式进行无性繁殖,个别细菌如结核分枝杆菌偶有分枝繁殖的方式。在适宜的环境条件下,大多数细菌的繁殖速度极快,分裂一次仅需 20~30 分钟,少数细菌的分裂速度较慢,如结核分枝杆菌分裂一次约需 18~20 小时。

(二)细菌的繁殖规律

将一定数量的细菌接种于适宜的液体培养基中,连续定时取样测定活菌数,以培养时间为横坐标,以活菌数的对数为纵坐标,绘制出的曲线为细菌的生长曲线(图 12-1)。生长曲线表示细菌群体生长的规律,可分为四个期。

1. 迟缓期　是细菌被接种于培养基后短暂的适应新环境的阶段。此期细菌体积增大、代谢活跃,胞内积聚了大量的酶和中间代谢产物,细菌分裂迟缓。

2. 对数期　是细菌生长最迅速的阶段。此期细菌以恒定的速度分裂,菌数以几何级数增长,细菌的形态、染色性及生理特性等都较典型,对抗生素比较敏感。研究细菌的生物学性状应选用该期的细菌。

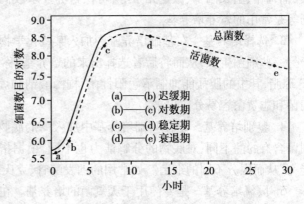

图 12-1　细菌的生长曲线

3. 稳定期　是细菌繁殖数与死亡数几乎相等,活菌数保持稳定的阶段。由于营养物质的消耗,毒性代谢产物的积累和培养基 pH 的改变,使细菌的繁殖速度减慢,细菌繁殖数与死亡数逐渐趋于平衡,细菌的形态、染色性、生理特性出现改变。芽胞、外毒素、抗生素等多在此期产生。

4. 衰亡期　是死亡菌数超过繁殖数,活菌数下降的阶段。此期细菌繁殖减慢甚至停止,死亡菌数越来越多,并超过活菌数。该期细菌形态发生变异,代谢活动趋于停止,因此,不宜用陈旧培养物作细菌的鉴定。

体内及自然界细菌的生长繁殖受机体免疫因素和环境因素的多方面影响,不会出现像培养基中那样典型的生长曲线。掌握细菌生长规律,可有目的地研究控制病原菌的生长,发现和培养对人类有用的细菌。

第二节　细菌人工培养

在掌握细菌的生长繁殖规律的基础上,可根据需要采用人工方法分离培养或纯培养细菌。

一、培　养　基

培养基(culture medium)是指将细菌生长繁殖所需要的各种营养物质,按照一定比例合理调配而成的营养基质。根据不同的使用目的及物理性状等可分若干个类型。

(一)按照培养基的用途

1. 基础培养基　含有多数细菌生长繁殖所需的基本营养成分。常用氯化钠、蛋白胨、牛肉浸汁加蒸馏水配制而成。基础培养基除可作为一般细菌培养用,也是配制营养培养基、选择培养基、鉴别培养基的基础。

2. 营养培养基　是在基础培养基中加入某些特殊营养物质配制而成的,如加入血清、血液、葡萄糖、生长因子、微量元素等,可供营养要求较高的细菌生长。例如血琼脂平板、血清肉汤等是常用的营养培养基。

3. 选择培养基　在基础培养基中加入某些化学物质,选择性地抑制某些细菌生长,而有利于另一些细菌生长,从而将后者选择出来的培养基,称为选择培养基。例如分离肠道致病菌的SS琼脂,其中的胆盐能抑制革兰阳性菌,枸橼酸钠和煌绿能抑制大肠埃希菌,因而使致病的沙门菌和志贺菌容易分离出来。

4. 鉴别培养基　是在基础培养基中加入酶的底物和指示剂,以鉴别细菌的培养基。由于细菌含有的酶不同,对底物的分解能力也不同,根据指示剂颜色变化,判断细菌对底物的分解能力,从而区分不同的细菌。如常用的糖发酵管、克氏双糖铁培养基等。

5. 厌氧培养基　是专门用于厌氧菌的培养基。在培养基中加入具有还原剂作用的生物或化学物质,以降低培养基的氧化还原电势,并以石蜡或凡士林封口,隔绝空气,常加入亚甲蓝作为氧化还原指示剂。常用的有庖肉培养基、硫乙醇酸盐肉汤等。

(二)按照培养基的物理性状

1. 液体培养基　是将细菌所需的营养物质按一定比例配制而成的培养基。可用于增菌培养和鉴定细菌使用。

2. 固体培养基　在液体培养基中加入 1% ~ 2% 的琼脂即凝固成固体培养基。常用于细菌的分离培养及药敏试验。

3. 半固体培养基　是在液体培养基中加入 0.2% ~ 0.5% 的琼脂而成半固体状态的培养基。可用于观察细菌动力和菌种保存等方面。

二、细菌在培养基中的生长现象

(一)在液体培养基中生长现象

1. 混浊生长　大多数细菌在液体培养基生长繁殖后呈现均匀混浊状态。

2. 沉淀生长　少数成链状排列的细菌可沉淀生长,试管底部有沉淀物,培养基清亮或轻度混浊,如链球菌。

3. 表面生长　专性需氧菌对氧气浓度要求比较高,在液体培养基中生长时浮在液体表面生长,形成菌膜,如结核分枝杆菌。

（二）在固体培养基中生长现象

1. 菌落(colony)　将细菌以分离画线法接种在固体培养基的表面,培养一定时间后,在培养基表面出现由单个细菌繁殖形成肉眼可见的细菌集团,称为菌落。一般来说,一个菌落是由一个细菌生长繁殖而来,故可利用单个菌落进行细菌纯培养。细菌种类不同,其菌落的形状、大小、颜色、透明度、隆起度、边缘性状、表面光滑度、湿润度以及在血平板上是否溶血等情况均不相同。根据菌落的特征可以初步鉴别细菌。

2. 菌苔　多个菌落融合成一片称为菌苔。

（三）在半固体培养基中生长现象

1. 有鞭毛的细菌　沿穿刺线呈羽毛状或云雾状混浊生长。

2. 无鞭毛的细菌　只能沿穿刺线生长,周围的培养基澄清透明。

三、人工培养细菌的意义

细菌培养对疾病的诊断、预防、治疗和科学研究等都具有重要的意义。如研究细菌的生物学性状和致病特性;明确感染性疾病的病原菌,指导临床用药;研制疫苗、类毒素、抗毒素、免疫血清等生物制品,均需要培养细菌。此外,利用细菌发酵过程中的代谢产物制成抗生素、维生素、酒、酱油、味精等在工农业生产中的应用,以及将插入外源性基因的重组 DNA 转化给受体菌,使其在菌体内能获得表达,从而获得大量基因表达产物,即在基因工程中的应用等方面都需要培养细菌。

第三节　细菌代谢产物及意义

一、分解代谢产物及生化反应

不同种类的细菌具有不同的酶,因此对糖和蛋白质的分解程度不同,其代谢产物也各异。据此,利用生化试验的方法来检测细菌对糖和蛋白质的代谢产物,称为细菌的生化反应。

1. 糖发酵试验　细菌对各种糖的分解能力及代谢产物不同,可借以鉴别细菌。如大肠埃希菌具有乳糖分解酶,能分解乳糖;伤寒沙门菌不具有乳糖分解酶,则不能分解乳糖。大肠埃希菌还有甲酸解氢酶,能将分解糖生成的甲酸再分解为二氧化碳和氢,故产酸又产气;而伤寒沙门菌缺乏甲酸解氢酶,发酵葡萄糖仅产酸不产气。所以,利用乳糖发酵试验可鉴别肠道致病菌和非致病菌。

2. VP 试验(Voges-Proskauer test)　产气肠杆菌在含葡萄糖的培养基中,分解葡萄糖产生丙酮酸,两分子丙酮酸脱羧生成一分子中性的乙酰甲基甲醇,此物质在碱性溶液中被空气中的氧所氧化,生成二乙酰。二乙酰与培养基中含胍基的化合物发生反应,生成红色化合物,是为 VP 试验阳性。大肠埃希菌不能生成乙酰甲基甲醇,VP 试验为阴性。

3. 甲基红试验(methyl red test) 在 VP 试验中,产气肠杆菌将葡萄糖分解过程中产生的丙酮酸转变为乙酰甲基甲醇,因此生成的酸类减少,培养液最终 pH > 5.4,甲基红指示剂呈橘黄色,为甲基红试验阴性。而大肠埃希菌分解葡萄糖产生的丙酮酸不能转变为乙酰甲基甲醇,使培养液酸性较强,pH ≤4.5,甲基红指示剂呈红色,为甲基红试验阳性。

4. 枸橼酸盐利用试验(citrate utilization test) 产气肠杆菌能利用枸橼酸盐作为唯一的碳源,能在除枸橼酸盐之外不含其他碳源的培养基上生长,分解枸橼酸盐生成碳酸盐,并分解培养基中的铵盐生成氨,培养基变为碱性,使指示剂溴麝香草酚蓝由淡绿色变为深蓝色,为枸橼酸盐利用试验阳性。大肠埃希菌不能利用枸橼酸盐为唯一碳源,故在该培养基上不能生长,是为枸橼酸盐试验阴性。

5. 靛基质试验(indole test) 含色氨酸酶的细菌如大肠埃希菌、变形杆菌等能分解培养基中的色氨酸生成靛基质(又名吲哚),靛基质无色,不能直接观察,在培养基中加入对二甲基氨基苯甲醛试剂后可形成红色的玫瑰靛基质,此为靛基质试验阳性。产气杆菌不含有色氨酸酶,故靛基质试验阴性。

6. 硫化氢试验 变形杆菌、肖氏沙门菌等分解培养基中的含硫氨基酸(如胱氨酸、甲硫氨酸)生成硫化氢,硫化氢遇醋酸铅或硫酸亚铁生成硫化铅或硫化亚铁呈黑色沉淀,为硫化氢试验阳性。

7. 尿素酶试验 变形杆菌等有尿素酶,能分解尿素产生氨,使培养基变为碱性,酚红指示剂变红色,尿素酶试验为阳性。

二、合成代谢产物及意义

细菌利用分解代谢的产物和能量,除合成菌体自身成分外,还能合成一些医学上有重要意义的代谢产物。

1. 热原质(pyrogen) 是细菌合成的一种注入人或动物体内能引起发热反应的物质,称为热原质。产生热原质的细菌大多为革兰阴性菌。热原质是菌体中的脂多糖成分,耐高温,不被高压蒸汽灭菌法破坏。用吸附剂和特殊石棉滤板可除去液体中的大部分热原质,蒸馏法效果更好。玻璃器皿须经 250℃ 干烤才能破坏热原质。因此,在制备和使用注射药剂过程中应严格无菌操作,防止细菌污染。

2. 毒素和侵袭性酶(toxin and invasive enzymes) 细菌产生的毒素有内毒素和外毒素两种。外毒素(exotoxin)是革兰阳性菌及部分革兰阴性菌在生长繁殖过程中释放到菌体外的毒性蛋白质。内毒素(endotoxin)是革兰阴性菌细胞壁的脂多糖,在细菌裂解死亡后释放出来。有些细菌还能合成一些胞外酶,这些酶能增强病原菌的侵袭力,如链球菌的透明质酸酶、产气荚膜梭菌的卵磷脂酶等。

3. 色素 有些细菌能产生色素。色素分水溶性色素和脂溶性色素两种。前者能扩散到培养基或周围组织,如铜绿假单胞菌产生的绿色色素使培养基和浓汁呈绿色;后者不溶于水,仅保持在菌落内使菌落显色而培养基颜色不变,如金黄色葡萄球菌产生的金黄色色素。色素对细菌的鉴别有一定意义。

4. 抗生素(antibiotics)　是某些放线菌、真菌、细菌在代谢过程中产生的一种能选择性抑制或杀死其他微生物或肿瘤细胞的物质。抗生素多由放线菌和真菌产生。细菌只产生多粘菌素和杆菌肽等。

5. 细菌素(bacteriocin)　是由某些菌株产生的一类具有抗菌作用的蛋白质。其抗菌范围比抗生素窄,仅对与产生菌有近缘关系的细菌有作用。如大肠埃希菌产生的大肠菌素,只作用于同种或遗传学上相近的菌株。细菌素可用于细菌的分型及流行病学调查。

6. 维生素(vitamin)　细菌能合成某些维生素,除供自身需要外,还能分泌至周围环境中。如大肠埃希菌在人肠道中可合成 B 族维生素和维生素 K 等,可供人体利用。

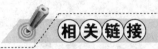

细菌的分类与命名原则

细菌分类的层次与其他生物相同,也按界、门、纲、目、科、属、种分类。在细菌学中常用的是属和种。种是细菌分类的基本单位,生物学性状基本相同的细菌群体构成一个菌种(species)。性状相近关系密切的若干菌种组成一个菌属(genus)。同一菌种内的细菌在某些方面可能有差异,差异较大的为亚种或变种,差异小的为型(type)。不同来源的同一菌种的细菌称为该菌的不同菌株(strain),其性状可以相同,也可有微小差异。

细菌的命名采用拉丁文双名法,每个菌名由两个拉丁字组成,前一个字为属名,用名词,第一个字母大写,后一个字为种名,用形容词,小写。例如,金黄色葡萄球菌写为 *Staphylococcus aureus*,大肠埃希菌写为 *Escherichia coli*。属名可用第一个字母代表,如 *E. coli*。中文的命名次序是种名在前,属名在后。

常见的细菌鉴定和分类的方法包括:①表型分类:是依据细菌的形态结构、染色性、培养特性、生化反应及抗原性等形态和生理特征为标记的分类方法。现可借助计算机将拟分类的细菌按其性状的相似程度进行归类,以此划分种和属,称为数值分类;②分析分类:采用电泳、色谱、质谱等方法,对菌体组分、代谢产物组成与图谱等特征进行分析,为细菌分类提供依据;③基因型分类:在数值分类的基础上,引入核酸分析,包括 DNA 碱基组成、核酸分子杂交和16srRNA 同源性分析,比较细菌大分子(核酸、蛋白质等)结构的同源程度,以细菌的遗传型指征为依据进行细菌分类。该分类揭示了细菌进化的信息,是最精确的分类方法。

学习小结

细菌是一类具有独立生命活动的原核细胞型微生物,营养物质、能量和适宜的环境(如温度、酸碱度、气体)是其生长繁殖的必备条件。细菌以简单的无性二分裂方式繁殖。细菌生长繁殖呈现一定的规律。根据细菌的生长曲线,可将细菌繁殖过程分为迟缓期、对数期、稳定期和衰亡期,对数期是细菌的生物学特性最为典型的时期。细菌可进行人工培养,并在不同种类的培养基中出现不同的生长现象。液体培养基中呈混浊、沉淀、表面生长;在平板固体培养基中单个细菌分裂繁殖成具有特征的菌落。细菌新陈代谢十分活跃,可产生不同的分解和合成代谢产物。根据细菌对物质利用的差异以及分解代谢产物的不同,可设计系列试验用于细菌的鉴定,这类试验称为生化反应。合成代谢产物与细菌的致病性有关,如细菌毒素、侵袭性酶和热原质,有些也可用于感染性疾病的治疗和细菌鉴定,如维生素、抗生素、细菌素和色素。研究细菌的生长繁殖规律,有助于细菌的人工培养、分离鉴定及判断病原菌的致病性,同时对细菌感染性疾病的诊断、治疗及预防都具有重要意义。

（王　勇）

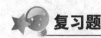 复习题

一、名词解释

1. 热原质

2. 菌落

3. VP 试验

4. 抗生素

5. 细菌素

二、简答题

1. 简述细菌的生长繁殖条件。

2. 细菌的繁殖规律分为几期,各期有何特点?

3. 简述细菌的合成代谢产物及意义。

第十三章

细菌的分布与消毒灭菌

学习目标 ▶

掌握:人体正常菌群及其意义;菌群失调和菌群失调症;消毒灭菌的常用术语。

熟悉:条件致病菌与机会感染;物理消毒灭菌法;化学消毒灭菌法。

了解:细菌在正常人体的分布;生物安全的概念。

细菌广泛分布于自然界和正常人体。它们与外界环境及宿主相互作用构成统一的相对平衡的生态体系。大多数细菌对人体无害或是人类生存必不可少的组成部分,但有些细菌可以引起人类疾病或污染环境等。因此,了解细菌在自然环境和正常人体的分布,认识正常菌群的作用及菌群失调的危害,对建立无菌观念、正确使用消毒灭菌的方法、预防医院内感染、控制传染病流行及菌群失调的发生均有十分重要的意义。

第一节　细菌的分布

一、细菌在自然界的分布

1. 细菌在土壤中的分布　土壤中具有各种细菌生长繁殖所必需的条件。因此,细菌的种类和数量很多,一般在离地表面 10~20cm 深度的土壤中细菌含量最多。土壤中的细菌多数为非病原菌,在自然界的物质循环中起重要作用。土壤中的病原菌,来自人和动物的排泄物以及死于传染病的人畜尸体。有芽胞的细菌,如破伤风梭菌、产气荚膜梭菌、炭疽芽胞杆菌等在土壤中可存活几年甚至几十年,并能通过伤口感染。

2. 细菌在水中的分布　水也是细菌生存的天然环境,水中的细菌主要来自土壤及人和动物的排泄物等。通常是地下水比地面水含细菌少,流动水比静止水含细菌少。水中可含有伤寒沙门菌、志贺菌、霍乱弧菌等病原菌。水源的污染常可引起传染病的暴发流行。因此,保护水源和注意饮水卫生是预防和控制肠道传染病的重要环节。

3. 细菌在空气中的分布　空气中的细菌主要来自土壤、尘埃及人和动物呼吸道的飞沫等。空气中常见的病原菌有结核分枝杆菌、白喉杆菌、溶血性链球菌、金黄色葡萄球菌、脑膜炎奈瑟菌等。可引起伤口或呼吸道感染。此外,空气中的非病原菌常可造成生物制品、药物制剂及培养基的污染。因此,医院的手术室、病房、制剂室、实验室等要经常进行空气消毒,以免物品的污染和手术感染。

二、细菌在正常人体的分布

人类与自然环境接触密切,因此,在正常条件下,人体的体表及其与外界相通的口腔、呼吸道、消化道、泌尿生殖道等都有一定种类和数量的细菌寄居(表 13-1)。

表 13-1 正常人体各部位常见微生物群

部位	主要微生物种类
皮 肤	葡萄球菌、类白喉棒状杆菌、铜绿假单胞菌、大肠埃希菌、非结核分枝杆菌、丙酸杆菌、白假丝酵母菌
口 腔	表皮葡萄球菌、甲型和丙型链球菌、肺炎链球菌、卡他球菌、乳酸杆菌、类白喉棒状杆菌、梭杆菌、螺旋体、白假丝酵母菌、放线菌、类杆菌
鼻咽腔	葡萄球菌、卡他球菌、肺炎链球菌、类白喉棒状杆菌、大肠埃希菌、变形杆菌、流感嗜血杆菌、乳酸杆菌、腺病毒、真菌、支原体
外耳道	葡萄球菌、类白喉棒状杆菌、铜绿假单胞菌、非结核分枝杆菌
眼结膜	葡萄球菌、结膜干燥杆菌、类白喉棒状杆菌
阴 道	乳酸杆菌、大肠埃希菌、葡萄球菌、类杆菌、白假丝酵母菌
尿 道	葡萄球菌、类白喉棒状杆菌、非结核分枝杆菌、大肠埃希菌、白假丝酵母菌
肠 道	大肠埃希菌、变形杆菌、铜绿假单胞菌、葡萄球菌、肠链球菌、产气肠杆菌、产气荚膜梭菌、破伤风梭菌、乳酸杆菌、类杆菌、双歧杆菌、白假丝酵母菌

三、人体正常菌群及其意义

1. 正常菌群 正常人体的体表及其与外界相通的腔道黏膜上存在着不同种类和一定数量的细菌,这些细菌通常对人体无害,称为正常菌群(normal flora)。

2. 正常菌群的生理意义 正常菌群对构成微生态平衡和保持内环境稳定起重要作用,其生理意义有:

(1)生物拮抗作用:正常菌群通过受体竞争、营养竞争和产生有害代谢产物等方式拮抗病原菌,从而构成一个防止外来细菌侵入与定植的生物屏障。如肠道中的大肠埃希菌产生的大肠菌素能抑制志贺菌的生长。

(2)免疫作用:正常菌群能促进宿主免疫器官的发育,也可刺激宿主产生免疫应答,产生的免疫物质如 SIgA、效应 T 细胞等既限制了正常菌群本身的危害,又对具有交叉抗原组分的致病菌产生一定程度的抑制或杀灭作用。

(3)营养作用:正常菌群参与机体的物质代谢、营养物质的转化及合成,表现在氮的利用、糖的代谢及维生素的合成等。如肠道内的大肠埃希菌、双歧杆菌、乳杆菌等可产生维生素 B 和维生素 K 供人体利用。

此外,正常菌群还有排毒作用、抗衰老作用和抗肿瘤作用。

四、菌群失调与菌群失调症

由于某种原因使正常菌群的种类、数量和比例发生大幅度的改变,导致微生态失去平衡称为菌群失调(flora disequilibrium)。严重的菌群失调使机体表现出临床症状者,称为菌群失调症(dysbacteriosis)。因菌群失调症往往是在抗生素治疗原有感染性疾病过程中产生的另一种新感染,故临床上又称二重感染。引起二重感染的细菌以金黄色葡萄球菌、革兰阴性杆菌和白假丝酵母菌为多见。临床表现为假膜性肠炎、鹅口疮、肺炎、泌尿道感染或败血症等。

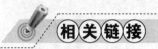

相关链接

条件致病菌与机会感染

正常菌群是相对稳定的,在某些条件下,正常菌群与机体之间的生态平衡被破坏,也可使机体致病。这类在正常条件下不致病,在特殊情况下能引起疾病的细菌,称为条件致病菌(conditioned pathogen)或机会致病菌(opportunistic pathogen)。常见的条件致病菌有大肠埃希菌、肺炎克雷伯菌、铜绿假单胞菌、葡萄球菌、变形杆菌、产气肠杆菌、阴沟肠杆菌等。正常菌群致病的特定条件通常是:①寄居部位改变:如外伤、手术、留置导尿管等引起正常菌群移位,大肠埃希菌进入腹腔、泌尿道或血液等引起腹膜炎、尿路感染和败血症等;②机体免疫功能低下:如患有先天或后天免疫功能缺陷,发生大面积烧伤,患有慢性消耗性疾病(如肝硬化、结核病、糖尿病、肿瘤等),接受介入性诊治操作、放疗、化疗和器官移植,使用免疫抑制剂等;③不适当的长期抗菌药物治疗导致的菌群失调。

机会感染是指由正常菌群在机体免疫功能低下以及移位或菌群失调等特定条件下而引起的宿主感染,又称条件致病性感染。

第二节 消毒与灭菌

细菌的生命活动易受外界环境的影响。环境适宜时,细菌将生长繁殖;环境不适宜时,细菌可发生变异,或抑制细菌生长,甚至杀灭细菌。因此,掌握细菌与外界环境的关系,利用对细菌的不利因素进行消毒灭菌,在临床实践中非常重要。

一、消毒灭菌的常用术语

1. 消毒(disinfection) 是指杀死物体上或环境中的病原微生物,但不一定能杀死含芽胞的细菌或非病原微生物的方法。用以消毒的药物称为消毒剂。一般消毒剂在常用的浓度下，能有效杀灭细菌的繁殖体，要杀灭芽胞则需提高浓度和延长作用时间。

2. 灭菌(sterilization)　是指杀灭物体上所有微生物(包括病原菌、非病原菌的繁殖体及芽胞)的方法。

3. 防腐(antisepsis)　是指防止或抑制体外细菌生长繁殖的方法。用于防腐的化学药物称为防腐剂。一般低浓度的消毒剂即为防腐剂。

4. 无菌(asepsis)　指无活的微生物存在的状态。防止微生物进入人体或其他物品的操作技术，称为无菌操作。如在进行外科手术时需要防止细菌进入创口，微生物学实验操作中要注意防止微生物的污染和感染。

二、物理消毒灭菌法

物理消毒灭菌法主要有热力灭菌、电磁波辐射灭菌、滤过除菌等。

(一)热力灭菌法

热力灭菌法是利用高温来杀灭微生物的方法，高温对细菌有明显的致死作用，最常用于消毒灭菌。热力灭菌法分为干热灭菌和湿热灭菌两大类。

1. 干热灭菌法　干热是通过脱水干燥和使大分子变性的作用进行灭菌。一般细菌繁殖体在干燥状态下，80～100℃经1小时可被杀死，芽胞则需160～170℃经2小时才死亡。

(1)焚烧：直接点燃或在焚烧炉内焚烧。是一种彻底的灭菌方法，但仅适用于废弃物品或动物尸体等。如被污染的纸张、草堆、实验动物尸体等都可用此法灭菌。

(2)烧灼：直接用火焰灭菌，适用于微生物学实验室的接种环、瓶口和试管口等的灭菌。

(3)干烤：利用密闭烤箱加热空气进行灭菌，一般加热至160～170℃经2小时。适用于高温下不变质、不损坏、不蒸发的物品，例如玻璃器皿、瓷器等的灭菌。近年研制成功的卤素电热管和热空气消毒箱，不仅降低了能耗，而且使得升温和降温时间缩短。

2. 湿热灭菌法　是最常用的方法。在相同时间和温度下，湿热的灭菌效果比干热好。因为：①湿热中细菌菌体蛋白较易凝固；②湿热的穿透力比干热大；③湿热的蒸汽有潜热存在，水由气态变为液态时放出的潜热，可迅速提高被灭菌物体的温度。常用的湿热消毒灭菌法有以下几种：

(1)高压蒸汽灭菌法：是一种最有效、最常用的灭菌方法。灭菌的温度取决于蒸汽的压力。在一个大气压下，蒸汽的温度是100℃。如果蒸汽被限制在密闭的容器中，随着压力升高，蒸汽的温度也相应升高。通常在103.4kPa的压力下，温度达到121.3℃，维持15～20分钟，可杀死所有繁殖体和芽胞。此法常用于一般培养基、生理盐水、手术敷料等耐高温、耐湿物品的灭菌。近年来，在此基础上研发了一种新型的预真空压力蒸汽灭菌器，灭菌速度快、省时节能，效果理想，特别适用于周转快的物品的消毒。

(2)巴氏消毒法(pasteurization)：用较低温度杀灭液体中的病原菌或特定微生物，并保持物品中的不耐热成分不被破坏的消毒方法。此法由巴斯德创立。方法是加热至61.1～62.8℃ 30分钟或71.7℃15～30秒，目前多采用后者。主要用于牛乳、酒类等消毒。

(3)煮沸法：细菌的繁殖体在100℃沸水中，一般5分钟能被杀死，细菌芽胞常需煮沸1～2小时才被杀灭。水中加入2%碳酸钠，可提高沸点达105℃，促进芽胞的杀灭，并可防止金属器皿生锈。此法常用于消毒食具、刀剪、注射器等。

(4)流动蒸汽灭菌法:是利用100℃的水蒸气进行消毒。细菌繁殖体经15~30分钟可被杀灭,但芽胞常不被全部杀灭。可用于一般外科器械、注射器、食具和一些不耐高热物品的消毒。

(5)间歇蒸汽灭菌法:利用反复多次的流动蒸汽间歇加热以达到灭菌的目的。将需要灭菌的物品置于流通蒸汽灭菌器内,100℃加热15~30分钟,杀死其中的繁殖体,取出后放37℃温箱中过夜,使芽胞发育成繁殖体,次日再蒸一次,如此连续三次以上,可达到灭菌的效果。此法适用于一些不耐高热的含糖培养基或牛奶等物质的灭菌。

（二）电磁波辐射杀菌

1. 紫外线　紫外线的杀菌波长在240~280nm的范围内有杀菌作用,其中以265~266nm为最强。紫外线的杀菌机制是使一条DNA链上相邻的两个胸腺嘧啶共价结合而形成二聚体,干扰DNA的转录复制,导致细菌死亡或变异。但紫外线的穿透力极差,普通玻璃、纸张、尘埃、水蒸气等均能阻挡紫外线。因此只适用于物体表面或空气的消毒,如手术室、传染病房及实验室等的消毒。紫外线对人体皮肤、眼睛有损伤作用,使用时应注意保护。

2. 电离辐射　包括X射线、γ射线和高速电子等。在足够量时,对各种细菌均有致死作用。其作用机制在于电离辐射可在瞬间产生大量的自由基,能破坏DNA的正常复制,损伤细胞膜以及产生H_2O_2都对细菌有致死作用。电离辐射是一次性使用物品灭菌的首选方法,亦可用于食品、药品和生物制品的消毒或灭菌,而不破坏其营养成分。

（三）滤过除菌法

滤过除菌法是用物理阻留的方法机械地将液体或空气中的细菌除去,以达到无菌目的。所用的器具是滤菌器,含有微细小孔(0.22~0.45nm),只允许液体或气体通过,而大于孔径的细菌等颗粒不能通过。滤过除菌法主要用于一些不耐高温的血清、毒素、抗毒素、细胞培养液、生物制品以及超净台、手术室中的空气等的除菌。病毒、支原体、细菌L型等微生物可通过滤菌器。常用的滤菌器有蔡氏、玻璃、薄膜滤菌器和高效颗粒空气滤菌器4种。现代医院的手术室、烧伤病房以及无菌制剂室,已逐步采用高效颗粒空气滤菌器以除去空气中直径小于0.3μm的微粒,从而保持室内的无菌环境。

三、化学消毒灭菌法

消毒剂具有杀灭或抑制病原微生物生长繁殖的功能,但对人体组织细胞也有毒害作用,故只能用于人体体表和医疗器械、周围环境的消毒。

（一）消毒剂的分类

1. 根据消毒剂的杀菌机制分类

(1)使菌体蛋白质变性或凝固:如高浓度的重金属盐类、酚类、醇类、醛类及酸碱类等。

(2)干扰细菌的酶系统和代谢:如某些氧化剂和低浓度的重金属盐类与细菌的-SH基结合使有关酶失去活性。

(3)损伤细菌细胞膜:如低浓度的酚类、表面活性剂、脂溶剂等能降低细菌细胞膜表面张力并增加其通透性,胞外液体内渗,导致细菌破裂。

2. 根据消毒剂杀菌能力分类

(1)高效消毒剂:可杀灭包括细菌芽胞在内的所有微生物。这类消毒剂常用的有过氧乙酸、甲醛、戊二醛、环氧乙烷、二氧化氯等。适用于不耐热,但要进入人体内部的物品,如内镜、塑料外科器材等的消毒。

（2）中效消毒剂:不能杀灭细菌芽胞,但能杀灭细菌繁殖体、多数病毒和真菌。常用的有乙醇、碘伏及含氯消毒剂等。适用于喉镜、纤维内镜、阴道窥器、麻醉器材等的消毒。

（3）低效消毒剂:能够杀灭多数细菌的繁殖体及有包膜的病毒,对真菌有一定作用。常用的有苯扎溴铵、氯己定、高锰酸钾等。可用于皮肤、黏膜、物品表面、地面等的消毒。

3. 根据消毒剂的化学结构和性质分类　可分为酚类、醇类、重金属盐类、氧化剂、烷化剂和表面活性剂。

（二）常用消毒剂的种类和用途

消毒剂的种类很多,其性质、杀菌能力和作用机制各异(表13-2),应根据不同的情况选择使用。

表13-2　常用消毒剂的种类、浓度与用途

种类	常用消毒剂及使用浓度	用途
酚类	3%～5%苯酚	器具表面消毒
	2%来苏	器具表面消毒
醇类	70%～75%乙醇	皮肤、体温计消毒
醛类	10%甲醛	室内空气熏蒸,物体表面消毒
	2%戊二醛	内镜、手术缝合线消毒
重金属盐类	1%硝酸银	新生儿滴眼,防治淋病奈瑟菌感染
	0.05%～0.1%升汞	非金属器皿的消毒
	2%红汞	皮肤黏膜小创伤感染
	0.01%～0.1%硫柳汞	皮肤消毒
卤素	10%～20%漂白粉	地面、厕所与排泄物消毒
	4ppm二氯异氰尿酸钠	水消毒、游泳池
	30～50ppm碘化物	皮肤消毒
氧化剂	0.1%～0.5%高锰酸钾	皮肤黏膜消毒
	3%～25%过氧化氢	创口、皮肤黏膜消毒
	0.1%～2%过氧乙酸	塑料、人造纤维、玻璃器材消毒
烷化剂	50mg/L环氧乙烷	手术器械,一次性灭菌用品
	0.05%～4%氯己定(洗必泰)	皮肤黏膜消毒,膀胱、阴道冲洗
酸碱类	5～10ml/m³醋酸加等量水蒸发	空气消毒
	12.5%～25%生石灰水	地面、排泄物消毒
表面活性剂	0.05%～0.1%新洁尔灭	皮肤黏膜消毒,浸泡手术器械
	0.05%～0.1%度灭芬	创口冲洗,金属塑料器材和橡皮类消毒

（三）影响消毒剂作用的因素

1. 消毒剂的性质、浓度和作用时间 消毒剂的化学性质不同,对微生物的作用效果亦有差异。如表面活性剂对革兰阳性菌的杀菌效果比革兰阴性菌强。一般而言,消毒剂浓度越大,作用时间越长,杀菌效果就越好(醇类例外)。

2. 细菌的种类、数量与状态 不同的细菌对消毒剂的抵抗力不同。例如,5% 苯酚杀死金黄色葡萄球菌需要 10 ~ 15 分钟,但杀死沙门菌仅需 5 分钟;细菌的芽胞比繁殖体抵抗力强;幼龄菌比老龄菌对消毒剂敏感;细菌数量越大,所需消毒时间越长。

3. 温度和酸碱度 升高温度可提高消毒剂的消毒效果,如金黄色葡萄球菌在酚类消毒剂中,在20℃时比在10℃时杀菌时间缩短 5 倍。消毒剂的杀菌效果也受酸碱度的影响,如新洁尔灭在碱性溶液中杀菌作用较强,酚类在酸性溶液中杀菌效果较好。

4. 有机物 环境中的有机物能够减弱消毒剂的消毒效果。病原菌常与血液、脓汁和痰液等有机物混合在一起,这些有机物对细菌具有保护作用,并可与消毒剂的活性基团结合,从而影响其杀菌效果。

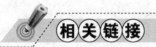

相关链接

生 物 安 全

生物安全(biosafety)是指防范、处理危险生物因子对人体危害的综合性措施。能引起生物危害的生物因子主要包括病原微生物及其代谢产物。生物危害是指由于人为操作或人类活动,导致生物体或其产物对人类健康和生态环境引起损害或存在潜在风险。生物危害主要来自生物实验室及生物恐怖活动。

实验室生物安全是指在从事病原微生物实验活动的实验室中避免病原体对工作人员和相关人员的危害,避免对环境的污染和对公众的伤害,为了保证实验研究的科学性,还要保护被实验因子免受污染。目前,我国有关病原微生物实验室生物安全的法令包括病原微生物的分类管理和实验室的分级管理,实验室感染的控制以及监督和法律责任等。

生物恐怖活动是指利用强致病力的细菌、病毒等微生物攻击人群,对社会公众及环境造成严重危害的一种活动。

学习小结

正常人体的体表及其与外界相通的腔道黏膜上存在的通常对人体有益无害的细菌,称为正常菌群。正常菌群对构成微生态平衡和保持内环境稳定起重要作用。正常菌群中各种细菌的数量和比例发生大幅度的改变,导致微生态系失去平衡称为菌群失调。严重的菌群失调使机体表现出临床症状者,称为菌群失调症。在正常条件下不致病,在特殊情况下能引起疾病的正常菌群细菌,称为条件致病菌或机会致病菌。正常菌群致病的特定条件是:

寄居部位改变;机体免疫功能低下;菌群失调。消毒灭菌的常用术语有消毒、灭菌、防腐和无菌等。消毒灭菌法分物理和化学方法两大类。物理消毒灭菌法常用的有热力灭菌法、紫外线杀菌和滤过除菌法等。高压蒸汽灭菌法是一种最有效的灭菌方法。化学消毒灭菌法主要使用化学消毒剂如酒精、高锰酸钾、红汞、甲醛、漂白粉等进行消毒灭菌。其杀菌机制主要是:使菌体蛋白质变性或凝固;干扰细菌的酶系统和代谢;损伤细菌细胞膜。消毒剂作用效果易受环境、微生物种类及消毒剂本身等多种因素的影响。

（王　勇）

 复习题

一、名词解释

1. 正常菌群

2. 菌群失调

3. 消毒

4. 灭菌

5. 巴氏消毒法

二、简答题

1. 常用的热力灭菌法有哪几种?

2. 简述紫外线的杀菌机制和特点。

3. 根据杀菌机制,消毒剂分哪几类? 举例说明。

第十四章

细菌的遗传与变异

学习目标 ▶

掌握:细菌遗传变异的物质基础(染色体、质粒、噬菌体);细菌基因转移和重组(转化、转导、接合、溶原性转换)的概念。

熟悉:细菌的变异现象;细菌基因突变的类型及规律。

了解:细菌变异的实际意义。

细菌同其他生物一样,也具有遗传和变异的生命特征。子代与亲代之间生物学性状的相似性称为遗传,遗传使细菌维持种的稳定性;子代与亲代之间生物学性状的差异性称为变异,变异使细菌产生新种或变种,有利于细菌进化。细菌的变异分为遗传性变异和非遗传性变异。前者是指基因结构发生改变引起的变异,又称基因型变异,变异的性状可遗传给后代;后者是环境条件改变引起的变异,无基因结构的改变,又称表型变异,变异的性状不能遗传。

第一节 细菌的变异现象

一、形态与结构的变异

1. 形态变异 细菌的形态受外界因素的影响可发生变异。如鼠疫耶尔森菌在3%～6%高盐琼脂培养基上生长,可由椭圆形小杆菌变成球形、杆状、逗点状等多种形态。

2. 结构变异 细菌的特殊结构也可发生变异。如有荚膜的肺炎链球菌经多次传代后荚膜可消失,将细菌再次接种动物后,荚膜又恢复;炭疽芽胞杆菌在42℃经10～20天培养后,可失去形成芽胞的能力;有鞭毛的变形杆菌在固体培养基上弥散生长,菌落似薄膜(德语 hauch),故称 H 菌落。若将变形杆菌接种在含0.1%苯酚培养基上,细菌失去鞭毛,形成单个菌落(德语 Ohne hauch),称为 O 菌落。通常将细菌失去鞭毛的变异称为 H-O 变异。

二、菌落变异

细菌在固体培养基上生长的菌落可发生变异。通常由患者体内新分离的菌落多为光滑型（smooth，S 型），特点是表面光滑、湿润、边缘整齐。经多次人工培养后，菌落可逐渐变为粗糙型（rough，R 型），特点是表面粗糙、干皱、边缘不整齐。这种菌落的变异称为 S-R 变异，多见于肠道杆菌。这种变异多是因为失去脂多糖分子外侧 O 抗原多糖引起的，同时细菌的毒力、生化反应及抗原性等特性也可随之发生改变。

三、毒力变异

毒力变异表现为毒力的增强或减弱。如无毒力的白喉棒状杆菌感染了 β-棒状杆菌噬菌体后呈溶原状态时，菌噬菌基因可编码产生白喉外毒素，致使毒力增强。Calmette 和 Guerin 将有毒力的牛型结核分枝杆菌接种在含有胆汁、甘油、马铃薯的培养基中经 13 年 230 次传代培养，获得一株毒力减弱但仍保持免疫原性的变异菌株，即卡介苗（Bacilli Calmette-Guérin，BCG），用于结核病预防。

四、耐药性变异

细菌对某种抗菌药物由敏感变成耐药的变异称为耐药性变异。细菌发生耐药性变异后成为耐药菌株，有的细菌表现为同时对多种抗菌药物耐药，称为多重耐药菌株。甚至还有的细菌变异后产生对药物的依赖性，如痢疾志贺菌链霉素依赖株离开链霉素不能生长。细菌耐药性变异给临床治疗带来很大困难，为减少耐药菌株的出现，用药前应尽量做药敏试验，并根据药敏结果选择用药。

第二节 细菌遗传变异的物质基础

一、细菌染色体

细菌染色体是一条环状双螺旋 DNA 长链，按一定构型反复回旋折叠成松散的网状结构，附着在横隔中介体或细胞膜上，无核膜包绕，缺乏组蛋白，携带各种遗传信息，决定细菌的遗传性状。如大肠埃希菌染色体 DNA 长约 1000～1400μm，约含有 5000 个基因，编码 2000 多种酶和结构蛋白。

二、质　　粒

质粒是细菌染色体以外，不依赖于染色体而自我复制的遗传物质，存在于细胞质中，由闭环双链 DNA 分子组成。

（一）质粒的主要特征

1. 自我复制　质粒具有自我复制的能力,并随细菌的分裂传入子代细菌。

2. 赋予细菌特殊性状　质粒基因编码的产物赋予细菌某些特殊性状,如致育性、耐药性、致病性等。

3. 转移性　质粒可通过接合、转化和转导在细菌间转移。

4. 非细菌生命所必需　质粒并非细菌生命所必需的遗传物质,可自行丢失或消除。细菌失去质粒后即失去其控制的生物学性状,但不影响细菌的生存。

5. 相容性与不相容性　几种质粒可同时共存于同一细菌细胞内称相容性。但有些质粒不能共存于同一细菌细胞内称不相容性。

（二）医学上重要的质粒及作用

1. 致育质粒(F 质粒)　编码细菌的性菌毛。

2. 耐药性质粒(R 质粒)　带有耐药基因,编码细菌对抗生素的耐药性。

3. 细菌素质粒　编码各种细菌产生细菌素,如 Col 质粒编码大肠埃希菌产生大肠菌素。

4. 毒力质粒(Vi 质粒)　编码与细菌致病性有关的毒力因子,如致病性大肠埃希菌肠毒素、破伤风痉挛毒素、炭疽毒素、金黄色葡萄球菌剥脱毒素等均由相应的毒力质粒编码。

三、噬　菌　体

噬菌体(bacteriophage)是感染细菌、真菌、放线菌、螺旋体等微生物的病毒,因能引起宿主菌的裂解,故称为噬菌体。

（一）噬菌体的生物学性状

噬菌体广泛分布于自然界,体积微小,需用电子显微镜观察。噬菌体有蝌蚪形、球形和细杆形三种基本形态。多数噬菌体呈蝌蚪形,由头部和尾部组成(图 14-1),头部呈六边形立体对称,由蛋白质包绕核酸组成。噬菌体只含有一种类型的核酸,DNA 或 RNA,是噬菌体的遗传物质。尾部由尾领、尾鞘、尾髓、尾板、尾刺和尾丝组成,化学成分是蛋白质。尾鞘具有收缩功能,可将头部所含核酸注入宿主细胞内。尾刺和尾丝是噬菌体与宿主细胞受体结合的部位。

（二）噬菌体与细菌的关系

1. 毒性噬菌体　能在宿主菌体内复制增殖,产生许多子代噬菌体,并最终裂解细菌的噬菌体称为毒性噬菌体。增殖过程包括吸附、穿入、生物合成、成熟和释放几个阶段。噬菌体通过尾刺或尾丝特异地吸附在敏感细菌表面相应受体上,然后借助其尾部末端含有的溶菌酶类物质使细菌细胞壁溶一小孔,通过尾鞘收缩将头部的核酸注入菌体内,蛋白质外壳留在菌体外。噬菌体核酸进入细菌细胞后,转录 mRNA,并转译为与噬菌体生物合成有关的酶,然后以噬菌体核酸为模板,复制

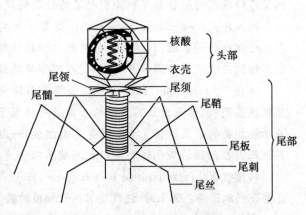

图 14-1　蝌蚪形噬菌体结构模式图

子代噬菌体的核酸并合成结构蛋白。噬菌体的核酸和外壳蛋白质在细菌细胞质中装配成完整的子代噬菌体。当子代噬菌体的增殖达到一定量时,宿主菌裂解,释放大量成熟的子代。从噬菌体吸附至细菌溶解释放出子代噬菌体,称为噬菌体的复制周期或溶菌周期。

2. 温和噬菌体 感染敏感细菌后不复制增殖,不引起宿主菌裂解,而是将其基因整合于细菌染色体上,这样的噬菌体称为温和噬菌体(溶原性噬菌体)。此过程称为溶原周期。整合于细菌染色体上的噬菌体基因组称为前噬菌体。带有前噬菌体的细菌称为溶原性细菌。整合于细菌染色体中的噬菌体基因偶尔(发生率约为 10^{-5})可从染色体上脱离,在菌体内增殖,细菌破裂,子代噬菌体释放。因此,温和噬菌体可有溶原性周期和溶菌性周期(图14-2)。

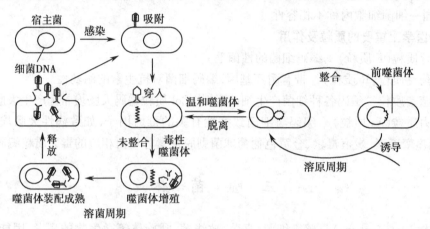

图14-2 噬菌体的溶原周期和溶菌周期

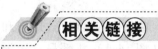
相关链接

转 位 因 子

转位因子是存在于细菌染色体或质粒 DNA 分子上的一段特异性核苷酸序列片段,能在质粒之间或质粒与染色体之间自行转移,是细菌体内可移动的遗传物质,通过位移改变细菌遗传物质的核苷酸序列而引起某些性状的变异。转位因子主要有3类。

插入序列(insertion sequence, IS):是最小的转位因子,长度不超过2kb,不携带使细菌表现任何性状的基因,只编码位移时所需的转位酶且与插入点附近的序列共同起作用。可能是细胞正常代谢的调节开关之一,也能介导高频重组菌株的形成。

转座子(transposon, Tn):是一段除携带与转座有关的基因外,还常带有耐药基因、重金属抗性基因、毒素基因及其他结构基因的转位因子。Tn 的两侧为 IS 或重复序列,中间由转座功能相关的基因和抗生素抗性等基因组成,一般大小为2~25kb。Tn 很容易将携带的耐药性基因在细菌的染色体和质粒之间或质粒和质粒之间转移,导致耐药性基因的播散。

转座噬菌体(transposition bacteriophage, TB):是具有转座功能的溶原性噬菌体。前噬菌体整合到细菌染色体上时,能改变溶原性细菌的某些生物学性状。而前噬菌体从细菌染色体上脱离时,可带走邻近的 DNA 片段,因而在细菌遗传物质转移过程中还可起载体作用。

第三节 细菌变异机制

一、细菌基因突变

突变是指细菌的遗传基因发生突然而稳定的改变,导致细菌性状的遗传性变异。

(一)突变的类型

突变包括基因突变和染色体畸变两种。

1. 基因突变 又称点突变,是由于个别碱基的置换、插入或丢失而引起,可导致核苷酸序列的改变,一般只引起极少数细菌发生少数的性状变异。

2. 染色体畸变 是指大段的 DNA 发生易位、缺失、重复或倒位等变化,常导致细菌死亡。

(二)基因突变的规律

1. 自发突变 是指细菌在自然条件下发生结构变化所致的变异。在细菌生长繁殖过程中,突变经常自发发生,但自发突变率极低,一般在 $10^{-9} \sim 10^{-6}$,即细菌每分裂 $10^6 \sim 10^9$ 次可发生一次突变。

2. 诱发突变 是用人工方法诱导细菌产生的突变。能诱导细菌产生变异的各种理化因素称为诱变剂,如紫外线、X 射线、烷化剂等。诱变剂可使突变率提高 10 ~ 1000 倍。在实际生产中,为了获得优良菌种,常利用诱变剂来对基因进行诱变,从而提高突变率。

3. 回复突变 细菌突变是随机的,不定向的。突变菌株也可以经过再次突变恢复原来的性状,称为回复突变。

二、细菌基因转移与重组

遗传物质由供体菌进入受体菌体内的过程称为基因转移。转移的基因与受体菌 DNA 整合在一起称为重组。基因转移与重组的方式主要有转化、接合、转导、溶原性转换等。

(一)转化

是指受体菌直接摄取供体菌游离的 DNA 片段并与自身基因重组后获得新的遗传性状的过程。转化实验是 Griffith 于 1928 年在研究肺炎链球菌时首先发现。他将有荚膜、毒力强、菌落光滑(S 型)的Ⅲ型肺炎链球菌注射至小鼠体内,小鼠死亡,从死鼠心血中分离出Ⅲ S 型肺炎链球菌。将无荚膜、毒力弱、菌落粗糙(R 型)的Ⅱ型肺炎链球菌或经加热灭活的Ⅲ S 型肺炎链球菌分别注射小鼠体内,小鼠不死。但若将加热灭活的Ⅲ S 型有荚膜的肺炎链球菌和活的Ⅱ R 型无荚膜的肺炎链球菌混合注射至小鼠体内,则小鼠死亡,并从死鼠心血中分离到Ⅲ S 型肺炎链球菌(图 14-3)。这一发现第一次精确地证明了 DNA 是遗传的物质基础。

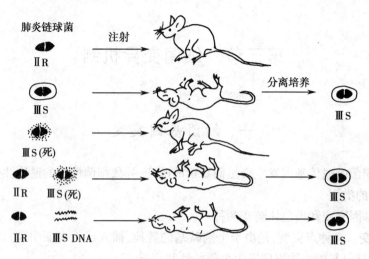

图 14-3　小鼠体内肺炎链球菌的转化试验

（二）接合

是指供体菌通过性菌毛将其质粒转移给受体菌,使受体菌遗传性状发生改变的过程。

1. F 质粒的接合　带有 F 质粒的雄性菌(F^+菌),通过性菌毛将 F 质粒的一条 DNA 链传递给无性菌毛的雌性菌(F^-菌),质粒 DNA 复制后,雌性菌获得了 F 质粒,也具有了形成性菌毛的能力,转变为雄性菌(图 14-4)。

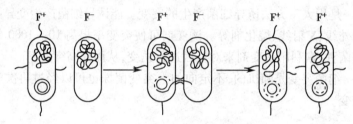

图 14-4　接合时 F 因子的转移与复制

2. R 质粒的接合　R 质粒也称耐药性质粒,可由耐药性传递因子(resistance transfer factor, RTF)和耐药决定因子两部分组成。RTF 编码性菌毛,通过接合方式使耐药性在细菌间转移。耐药决定因子编码对抗菌药物的耐药性。一个耐药决定因子可携带多个耐药基因,因此,携带这种耐药性质粒的细菌可同时对多种抗菌药物耐药。细菌携带的这种多重耐药质粒可通过性菌毛转移给其他细菌,从而导致细菌耐药性的扩散,这也是近年来耐药菌株日益增多的一个重要原因。

（三）转导

以温和噬菌体为载体,将供体菌的遗传物质转移到受体菌中,使受体菌获得新性状的过程。根据噬菌体转导的 DNA 片段范围,可分为普遍性转导和局限性转导。

1. 普遍性转导　进入裂解期的温和噬菌体在装配子代噬菌体时,有 $10^{-7} \sim 10^{-6}$ 几率可能将供体菌 DNA 误装入噬菌体头部,转导给受体菌。因供体菌染色体或质粒的任何 DNA 片段都有可能被转导,故称为普遍性转导。普遍性转导又分为完全转导和流产转导(图 14-5)。

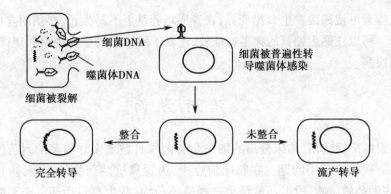

图 14-5 普遍性转导模式图

2. 局限性转导 前噬菌体从宿主菌染色体脱落时发生偏差,携带前噬菌体两旁紧密连锁的细菌基因,转移并整合到受体菌,使受体菌获得供体菌的某种遗传性状。例如,温和噬菌体 λ 感染大肠埃希菌,λ 噬菌体基因整合于染色体上半乳糖操纵子(gal)和生物素操纵子(bio)之间,当其脱落时与大肠埃希菌染色体进行部分交换,形成带有 gal 或 bio 的缺陷噬菌体。这种缺陷噬菌体再感染其他菌时可将供体菌基因带入受体菌(图 14-6)。

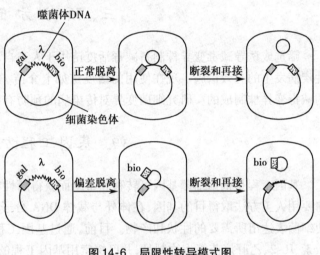

图 14-6 局限性转导模式图

(四)溶原性转换

温和噬菌体的 DNA 整合到细菌的染色体上,使细菌获得新的遗传性状的过程。如无毒性的白喉棒状杆菌、产气荚膜梭菌、肉毒梭菌、A 群链球菌、金黄色葡萄球菌等均可因噬菌体感染呈溶原状态时产生外毒素。

第四节 细菌变异的实际应用

一、诊断方面

在临床细菌学检查工作中,常出现一些在形态、结构、染色性、生化特性、抗原性、致病性和免疫性等方面不典型的变异菌株,给细菌鉴定工作带来困难。如金黄色葡萄球菌随着耐药菌株的增多,绝大多数菌株所产生的色素由金黄色变为灰白色,血浆凝固酶试验曾作为判断葡萄球菌有无致病性的一项重要指标,但目前许多凝固酶阴性的葡萄球菌也具有致病性。再如使用青霉素等抗生素可使细菌发生 L 型变异,在普通培养基上不易生长,必须用含血清的高渗培养基分离培养。所以在熟悉细菌的典型特征外,还要了解细菌的变异现象和规律,才能正确诊断细菌性感染疾病。

二、治疗方面

由于抗生素的广泛应用,临床分离的细菌耐药菌株日益增多。细菌的耐药性变异已成为临床细菌性感染面临的棘手问题。在临床治疗中,为提高抗菌药物的疗效,防止耐药菌株扩散,应在用药前做药敏试验,根据药敏结果选择敏感药物,减少盲目用药。必要时进行联合用药、交替用药,以防止和减少耐药菌株的出现。

三、预防方面

筛选或诱导减毒变异株制备减毒活疫苗用于人工自动免疫,是提高人群免疫力,预防传染性疾病发生的有效措施。现在使用的活疫苗如卡介苗、炭疽及鼠疫菌苗等都是由病原微生物的减毒变异株制成的。研究细菌变异对传染病的预防有重要意义。

四、基因工程方面

基因工程是根据细菌基因可转移和重组而获得新性状的原理设计的生物工程技术。根据需要用人工方法取得目的基因,在体外与载体 DNA 分子重组,再把重组载体转移入受体细胞使细菌表达出所需要的性状和产物。目前,通过基因工程已能大量生产胰岛素、干扰素、生长激素、IL-2、乙肝疫苗等生物制品,并已探索用基因工程的方法,以正常基因代替异常基因治疗基因缺陷性疾病。

学习小结

细菌与所有生物一样,具有遗传性和变异性。细菌的生物学性状由细菌的遗传物质决定。细菌遗传物质结构改变可引起遗传性变异,细菌受外界环境条件影响可发生非遗传性变异。细菌的变异现象主要表现在形态与结构的变异、菌落变异、毒力变异和耐药性变异等。细菌遗传变异的本质是细菌的染色体、质粒、噬菌体及转位因子的基因结构的变化,变异机制包括基因突变和基因转移与重组两种方式。细菌基因转移与重组的方式主要有转化、接合、转导和溶原性转换,其中转化、接合、转导转移的遗传物质来自于供体菌,而溶原性转换转移的遗传物质来自于噬菌体。掌握细菌变异的规律,对于细菌感染性疾病的诊断、治疗和预防,通过基因工程获得生物制品以及测定致癌物质等方面都有重要意义。

(王　勇)

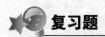 **复习题**

一、名词解释

1. 毒性噬菌体
2. 温和噬菌体
3. 转位因子

4. 转化
5. 接合
6. 转导

二、简答题

1. 简述细菌的变异现象。
2. 简述质粒的主要特征及医学上重要质粒的作用。
3. 细菌基因转移与重组的方式有哪些？举例说明有何意义？

第十五章

细菌感染与宿主抗感染免疫

学习目标

掌握：致病菌、条件致病菌的概念；细菌毒力的构成；内、外毒素的特性和作用。

熟悉：细菌的感染类型；抗细菌感染免疫。

了解：细菌感染的来源。

感染是指病原体侵入机体，在一定部位生长繁殖并产生代谢产物，引起宿主不同程度病理改变的过程。能使宿主致病的细菌称为致病菌或病原菌；不能引起宿主感染的细菌为非致病菌；体内正常菌群在正常情况下不致病，但在某种条件下可致病的细菌称为条件致病菌。

第一节　细菌的致病性

细菌的致病性是指细菌引起宿主感染致病的能力。不同的致病菌可引起宿主不同的病理过程和临床症状，如淋病奈氏菌引起淋病，结核分枝杆菌引起结核病。致病菌的致病性与其毒力、侵入宿主的细菌数量以及侵入途径或部位有关。

一、细菌的毒力

细菌致病性的强弱程度主要取决于细菌的毒力。测定毒力的方法常用半数致死量（median lethal dose，LD50）或半数感染量（median infective dose，ID50），即在规定时间内，通过指定的感染途径，能使一定体重或年龄的某种动物半数死亡或感染所需要的最小细菌数或毒素量。细菌的毒力物质主要有侵袭力和毒素。

（一）侵袭力

致病菌突破宿主皮肤、黏膜屏障，在体内定植、繁殖和扩散的能力称为侵袭力。侵袭力与荚膜、菌毛等细菌表面结构以及细菌释放的侵袭性蛋白或酶类有关。

1. 细菌表面结构

（1）菌毛等黏附因子：黏附是细菌感染的第一步。正常情况下，人体对外相通的器官，如呼吸道的黏膜纤毛运动、黏液的分泌,消化道的肠壁蠕动,泌尿道的尿液冲洗等均不利于细菌在局部的定植与繁殖。而细菌只有在黏附的基础上,才有可能定植、繁殖,进而侵入和扩散。细菌的黏附主要靠细菌表面具有黏附作用的结构物质或成分,具有黏附作用的细菌表面结构统称为黏附因子,又称黏附素。革兰阴性菌的黏附因子一般为普通菌毛,如淋病奈氏菌、痢疾志贺氏菌和霍乱弧菌等均有菌毛。革兰阳性菌的黏附因子一般为菌体表面的某些成分,如 A 族链球菌细胞壁上膜磷壁酸等。

细菌的黏附结构与宿主细胞表面特定受体的结合具有组织倾向性和种属特异性。如痢疾志贺氏菌能黏附于结肠黏膜上皮细胞,脑膜炎奈瑟菌只能黏附于鼻咽部的黏膜上皮细胞和血管内皮细胞,而淋病奈瑟菌黏附于泌尿道黏膜的上皮细胞,并且只感染人。细菌黏附后,细菌和宿主细胞都会发生生理和生化方面的变化,从而有利于细菌的繁殖和扩散。如黏附后的细菌会启动载铁蛋白基因、上调载铁蛋白合成,产生和分泌有利于进一步入侵的蛋白等;细菌黏附后,宿主细胞可发生形态改变,合成和释放细胞因子,上调细胞间黏附分子的表达等。

(2)荚膜:细菌的荚膜具有抗吞噬作用,因此有荚膜的细菌在宿主体内得以迅速生长繁殖,引起疾病。如肺炎链球菌有荚膜的菌株致病力强,而失去荚膜后致病力大为减弱。

细菌的荚膜和微荚膜也具有黏附作用,可形成微菌落和生物膜,有利于细菌在宿主体内的生存。微菌落通常是单个克隆形成的肉眼看不见的细菌集团,而生物膜是以微菌落为基本单位连接成的“社区”结构。细菌的微菌落和生物膜较单个细菌具有更强的抵抗力,包括抵抗吞噬细胞、抗体、补体、抗生素的杀灭作用,并且可以抵抗机体液态流的冲击作用。细菌生物膜中的细菌还可通过接合传递耐药质粒,增加耐药性。

2. 侵袭性酶 有些细菌能产生一些胞外酶协助细菌致病。如致病性葡萄球菌产生的血浆凝固酶,使病灶周围的血浆凝固,保护细菌免受吞噬细胞的吞噬杀伤以及体液中杀菌物质的破坏作用;A 族链球菌产生的透明质酸酶、链激酶和链道酶,产气荚膜梭菌产生的胶原酶等均有利于细菌向局部表层、深层或全身扩散。

(二)毒素

细菌在生长繁殖过程中产生和释放的毒性成分称为毒素,按其来源、性质和作用等可分为外毒素(exotoxin)和内毒素(endotoxin)两种。

1. 外毒素 主要由革兰阳性菌产生,某些革兰阴性菌如痢疾志贺、鼠疫耶氏菌、霍乱弧菌、肠产毒素性大肠埃希菌等也能产生外毒素。大多数外毒素是在菌体内合成后分泌至细胞外的,也有存在于菌体内,待细菌溶解后才释放出来的,痢疾志贺菌和肠产毒素性大肠埃希菌的外毒素属此。外毒素通常具有以下特征:

(1)理化性质不稳定:化学成分为蛋白质,不耐热,如破伤风外毒素在 60℃经 20 分钟可被破坏,但葡萄球菌肠毒素例外,能耐 100℃30 分钟。

(2)毒性极强:如肉毒梭菌产生的肉毒毒素 1mg 纯品能杀死 2 亿只小鼠,毒性比氰化钾强1 万倍,是目前已知的毒性最强的毒物。外毒素的分子结构具有相似性,由 A 和 B 两种亚单位组成。A 亚单位是外毒素活性部分,决定其毒性效应。B 亚单位无毒,能与宿主靶细胞表面的特殊受体结合,介导 A 亚单位进入靶细胞。

(3)组织选择性:不同细菌产生的外毒素,对机体的组织器官具有选择作用,引起特殊的病变。如霍乱肠毒素与小肠黏膜上皮细胞上的特异受体结合,引起水和电解质分泌功能亢进,出现腹泻与呕吐,导致严重的水和电解质的丧失;肉毒毒素能阻断胆碱能神经末梢释放乙酰胆碱,使眼和咽肌等麻痹,引起眼睑下垂、复视、斜视、吞咽困难等,严重者可因呼吸麻痹而死。根据外毒素对宿主细胞的亲和性及作用方式等,可分成神经毒素、细胞毒素和肠毒素三大类(表 15-1)。

表 15-1　外毒素的种类及其作用举例

类型	产生细菌	外毒素	疾病	作用机制	临床表现
神经毒素	破伤风梭菌	痉挛毒素	破伤风	阻断上下神经元间抑制性神经冲动的传递	骨骼肌强直性痉挛
	肉毒梭菌	肉毒毒素	肉毒中毒	抑制胆碱能运动神经释放乙酰胆碱	肌肉松弛性麻痹
细胞毒素	白喉杆菌	白喉毒素	白喉	抑制细胞蛋白质合成	肾上腺出血、心肌损伤、外周神经麻痹
	A族链球菌	致热外毒素	猩红热	破坏毛细血管内皮细胞	猩红热皮疹
肠毒素	霍乱弧菌	霍乱肠毒素	霍乱	激活肠黏膜腺苷环化酶,增高细胞内 cAMP 水平	水样腹泻、呕吐
	产毒性大肠埃希菌	肠毒素	腹泻	耐热肠毒素使细胞内 cGMP 增高;不耐热肠毒素使细胞内 cAMP 增高	呕吐、腹泻

(4)免疫原性强:可刺激机体产生抗毒素。外毒素在 0.3% ~ 0.4% 甲醛液作用下,可以脱去毒性而保留免疫原性,称为类毒素(toxoid),常用于人工主动免疫。

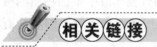 相关链接

肉毒毒素与医学美容

　　肉毒毒素由肉毒梭菌能产生,是目前已知的毒性最强烈的生物毒素,4 克未稀释的粉末足以使 1 亿人丧命,曾被作为生化武器用于战争。毒素有 8 个血清型,A 型毒性最强。它主要抑制神经末梢释放乙酰胆碱,引起肌肉松弛麻痹。人们食入和吸收这种毒素后,出现头晕、呼吸困难和肌肉乏力等症状,严重的会因呼吸衰竭而死亡。医学界原先将该毒素用于治疗面部痉挛和其他肌肉运动紊乱症,用它来麻痹肌肉神经,以此达到停止肌肉痉挛的目的。可在治疗过程中,医生们发现它在消除皱纹方面有着异乎寻常的功能,其效果远远超过其他任何一种化妆品或整容术。因此,近年来利用肉毒梭菌毒素消除皱纹的整容手术风靡世界,目前这种"毒素去皱"剂已经上市,取名为"Botox"和"Myobloc"。

　　2. 内毒素　由革兰阴性菌产生,通常在细菌死亡裂解或用人工方法破坏菌体后才释放出来。螺旋体、衣原体、支原体、立克次体亦有类似的内毒素样物质。内毒素具有以下特征:

　　(1)化学成分:为脂多糖(LPS),脂多糖由 O 特异性多糖、非特异核心多糖和脂质 A 三部分组成,脂质 A 是内毒素的主要毒性组分。

（2）理化性质稳定：加热100℃经1小时不被破坏，需加热至180℃4小时或240℃30分钟，或用强碱、强酸，或强氧化剂加温煮沸30分钟才灭活。

（3）免疫原性弱：不能用甲醛液脱毒成类毒素，内毒素注射机体可产生相应抗体，但不具有中和作用。

（4）毒性作用较弱：内毒素毒性强度相对较弱，且无组织选择性，各种革兰阴性菌产生的内毒素可引起相似的毒性作用。

1）发热反应：微量内毒素注射家兔后就能引起体温升高，维持约4小时后恢复正常。其机制是内毒素作用于巨噬细胞等，使之产生 IL-1、IL-6 和 TNF-α 这些内源性致热原，内源性致热原再作用于下丘脑体温调节中枢，促使体温升高。

2）白细胞反应：动物注射内毒素后，血循环中的中性粒细胞数骤减，此因其移动并黏附至毛细血管壁所致。1~2小时后，细胞因子、LPS 诱生的中性粒细胞释放因子等刺激骨髓释放中性粒细胞进入血流，数量显著增加。

3）内毒素血症与内毒素休克：当血液中细菌或病灶内细菌释放大量内毒素入血时，可导致内毒素血症（endotoxemia）。内毒素作用于巨噬细胞、中性粒细胞、血管内皮细胞、血小板、补体系统、凝血系统等并诱生 TNF-α、IL-1、IL-6、IL-8、组胺、5-羟色胺、前列腺素、激肽等生物活性物质，使小血管功能紊乱而造成微循环障碍，组织器官毛细血管灌注不足、缺氧、酸中毒等。严重时则导致以微循环衰竭和低血压为特征的内毒素休克。

4）Shwartzman 现象与弥散性血管内凝血（disseminated intravascular coagulation，DIC）：将革兰阴性菌培养物上清或杀死的菌体注射入家兔皮内，8~24小时后再以同样或另一种革兰阴性菌进行静脉注射，约10小时后，在第一次注射处局部皮肤可出现出血和坏死，是为局部 Shwartzman 现象。若两次注射均为静脉途径，则动物两侧肾皮质坏死，最终死亡，此为全身性 Shwartzman 现象。高浓度的内毒素也可激活补体替代途径，引发高热、低血压，以及活化凝血系统，最后导致 DIC。其病理变化和形成机制酷似动物的全身性 Shwartzman 现象。

5）免疫调节作用：少量内毒素可激活 B 细胞产生抗体，活化巨噬细胞、NK 细胞等，产生多种细胞因子，增强免疫应答。

病案举例

患者，男性，12岁。因腹痛伴呕吐就诊，被诊断急性肠胃炎，给予挂点滴治疗3天，治疗过程中腹痛一直没有消失。第4天出现皮肤苍白 口唇和甲床轻度紫绀 肢端湿冷。随后患者显著烦躁、意识服务不清，呼吸浅速，心音低钝，脉搏细速，血压下降，收缩压降低至10.6kPa（80mmHg），尿量很少，经抢救无效，死亡。经医疗鉴定为：急性阑尾炎穿孔、感染性休克。

问题与思考

1. 休克是一疾病名称还是一组临床症状？

2. 感染性休克由哪些细菌引起？引起该休克的机制是什么？

细菌外毒素与内毒素的主要区别见表15-2。

表15-2 外毒素与内毒素的主要区别

区别要点	外毒素	内毒素
来源	G⁺菌与部分G⁻菌产生	G⁻菌崩解释放
存在部位	菌体内合成后分泌至胞外	细菌细胞壁成分
化学成分	蛋白质	脂多糖
稳定性	不稳定,60~80℃,30分钟被破坏	稳定,180℃4小时或240℃30分钟才被破坏
毒性作用	强,大多对组织器官具选择性作用,引起特殊的临床表现	较弱,毒性作用无选择性,大致引起相同的临床表现
免疫原性	强,能刺激机体产生抗毒素;经甲醛液处理脱毒形成类毒素	弱,不能刺激产生中和抗体;甲醛液处理不形成类毒素

二、细菌侵入机体的数量与途径

致病菌引起宿主感染除了必须具有一定的毒力物质外,还需有足够的数量和合适的感染途径。通常是细菌毒力愈强,引起感染所需的菌量愈小,反之则菌量愈大。如毒力强大的鼠疫耶氏菌,在无特异性免疫力的机体中,有数个细菌侵入就可发生感染,而毒力弱的引起食物中毒的沙门菌,常需摄入数亿个细菌才引起急性胃肠炎。

具有一定毒力和足够数量的致病菌只有侵入宿主合适的部位才能引起感染,若侵入易感机体的途径和部位不适宜,仍不能引起感染。如伤寒沙门菌必须经口进入;脑膜炎奈瑟菌应通过呼吸道吸入;破伤风梭菌的芽胞进入创伤部位,必须在厌氧环境中才能发芽繁殖等。也有一些致病菌有多个合适的侵入部位,例如结核分枝杆菌经呼吸道、消化道、皮肤创伤等部位都可以造成感染。各种致病菌都有特定的侵入部位,这与致病菌需要特定的生长微环境、与宿主细胞上的特定受体结合有关。

第二节 宿主的抗细菌感染免疫

抗感染免疫是指机体通过固有免疫和感染后诱发的适应性免疫防止病原体的入侵并清除已入侵的病原体及其代谢产物的全过程。在感染早期,机体通常借助固有免疫(如屏障结构、吞噬细胞、NK细胞、补体、细胞因子等)机制发挥作用。随后,病原体抗原经APC加工处理启动适应性免疫应答,产生特异性抗体和效应细胞,共同清除感染的病原体。

侵入机体的致病菌,如寄生在细胞外的组织间隙、血液或组织液等部位繁殖的称为胞外菌(如葡萄球菌、链球菌、志贺菌和霍乱弧菌等);如寄生在宿主细胞内的致病菌则称为胞内菌(如结核分枝杆菌、麻风分枝杆菌、伤寒沙门菌等)。

一、抗胞外菌感染免疫

（一）固有免疫的作用

1. 皮肤黏膜的屏障作用 皮肤黏膜屏障是机体抵御细菌侵袭的第一道防线。完整的皮肤黏膜屏障具有物理屏障作用、化学屏障作用和生物屏障作用。

2. 吞噬细胞的作用 细菌一旦突破皮肤或黏膜屏障侵入组织,吞噬细胞发挥极为重要的抗胞外菌感染作用。中性粒细胞是最早被招募到炎症部位的细胞,巨噬细胞的作用更为持久（感染后 1～2 天）,吞噬细胞是参与固有免疫应答的主要效应细胞。一般情况下细菌均可被吞噬消灭,只有在细菌毒力强、数量多的情况下才可能进入血流或其他器官,由血液、肝、脾等处的吞噬细胞继续吞噬杀伤。

3. 组织体液中的抗菌物质 包括补体分子、防御素、细胞因子、溶菌酶等。补体系统在感染早期抗体尚未产生时,即可通过旁路激活途径和 MBL 激活途径发挥溶菌作用。防御素（defensin）是一组耐蛋白酶的多肽分子,对细菌、真菌和有包膜病毒具有广谱的直接杀伤活性。感染后产生的多种细胞因子可发挥抗菌效应,包括致炎、致热、引发急性期反应、趋化炎症细胞、激活免疫细胞、抑制病毒复制、细胞毒等作用。如 IL-1、IL-6 和 TNF-α 在诱导肝脏急性期反应中发挥重要作用,并可致热。溶菌酶主要来源于吞噬细胞,广泛存在于各种体液、外分泌液和吞噬细胞溶酶体中,可水解细菌胞壁的肽聚糖,从而使 G⁺ 细菌溶解,并可激活补体和促进吞噬。

（二）适应性免疫的作用

细菌感染后,固有免疫发挥早期的抗感染作用,随后启动适应性免疫应答,特异性抗体是清除胞外菌的主要防御机制。

1. SIgA 的作用 分布在消化道、呼吸道、生殖泌尿道等黏膜表面的 SIgA 与相应细菌结合,阻止细菌的黏附定植,阻断细菌自黏膜侵入。若此功能缺陷,常可导致局部反复感染。

2. 抗菌体抗体的作用 IgG 与细菌结合后,发挥调理作用、ADCC 作用杀伤细菌;通过经典途径激活补体溶解细菌。

3. 抗毒素抗体的中和作用 抗毒素能结合尚未与组织细胞结合的外毒素,阻止外毒素与敏感细胞的吸附结合。对已与细胞结合的外毒素则无作用,因此,临床上使用抗毒素紧急预防和治疗时应早期足量。

二、抗胞内菌感染免疫

某些细菌侵入机体后,须在宿主细胞内生长繁殖,大部分时间寄生于胞内,抗体和补体难以发挥作用,激活的吞噬细胞虽然能吞噬细菌,但不能将其杀灭。宿主抗胞内菌感染的效应机制主要以特异性细胞免疫为主。

（一）固有免疫的作用

1. 吞噬细胞的作用 胞内菌刚入侵机体,首先被中性粒细胞吞噬,中性粒细胞能杀伤多种胞内菌。一旦胞内菌进入宿主细胞内,中性粒细胞难以与其接触,就无法发挥作用。单核巨噬细胞活化后对胞内菌发挥强杀菌作用。

2. NK 细胞　NK 细胞可杀伤感染胞内菌的靶细胞,其效应的出现远早于特异性 CTL。胞内菌可直接活化 NK 细胞,细胞因子也能激活 NK 细胞。而活化的 NK 细胞通过产生 IFN-γ、IL-2、IL-12 等细胞因子进一步激活巨噬细胞,形成正反馈激活环路。

3. $\gamma\delta$T 细胞作用　$\gamma\delta$T 细胞主要识别由 CD1 递呈的非多肽抗原(如分枝杆菌的脂类抗原),激活的 $\gamma\delta$T 细胞能产生 IFN-γ 等细胞因子和颗粒酶样物质,从而杀伤靶细胞。$\gamma\delta$T 细胞参与黏膜表面的免疫防御,可视为机体抵御胞内菌感染的第一道防线。

4. 细胞因子　细胞因子在抗胞内菌感染的不同阶段均发挥重要作用。如早期介导中性粒细胞和单核细胞由血管内向感染部位趋化聚集;促进结核病的肉芽肿形成(IFN-γ、TNF-α);激活巨噬细胞、NK 细胞的抗胞内菌感染(如 IFN-γ);IL-12 促使 Th0 向 Th1 分化,加强抗胞内菌感染等。

（二）适应性免疫的作用

对胞内菌感染的防御功能主要依靠特异性细胞免疫效应。CD4$^+$Th1 细胞是抗胞内菌感染的主要效应细胞,通过产生大量细胞因子发挥作用;CD8$^+$CTL 杀伤自身 MHC I 类限制性靶细胞,使胞内菌失去寄居场所。

第三节　感染的来源与类型

一、感染的来源与途径

在感染性疾病中,根据病原体的来源可分为外源性和内源性感染。外源性感染是指细菌来源于宿主体外,包括病人、带菌者以及动物(人畜共患性病原菌如鼠疫耶氏菌、炭疽芽胞杆菌等);内源性感染的细菌来自于病人自身体内或体表,常为机会性感染。

细菌可通过呼吸道、消化道、创伤口、直接接触、节肢动物叮咬等途径感染。有的细菌感染方式和途径单一,如淋病奈氏菌仅通过性接触感染致病,破伤风梭菌仅通过创口感染。也有的细菌可通过多种途径感染,如结核分枝杆菌的感染途径包括呼吸道、消化道、皮肤黏膜接触等多种途径感染。

二、感染的类型

根据宿主和致病菌相互作用的结果,感染类型可以表现为隐性感染、显性感染、带菌状态等不同临床表现。

（一）隐性感染

当侵入的病菌数量不多、毒力较弱,或者宿主的抗感染免疫力较强时,感染后对机体损害较轻,不出现或仅出现亚临床症状,称为隐性感染,或称亚临床感染(subclinical infection)。隐性感染后,机体可以获得特异性免疫,能防御相同致病菌的再次感染。

（二）显性感染

当侵入的致病菌数量较多或毒力较强,或宿主的免疫力较弱时,机体的组织细胞受到不同程度的损害,生理功能也发生改变,并出现一系列的临床症状和体征,称为显性感染。

显性感染根据病情缓急和病程长短分为:

1. 急性感染 发病急,病程较短,一般是数日至数周。病愈后,致病菌从宿主体内消失。如金葡菌、脑膜炎奈瑟菌等的感染。

2. 慢性感染 发病缓慢,病程较长,常持续数月至数年。如结核分枝杆菌、麻风分枝杆菌等的感染。

显性感染根据感染的部位不同,分为:

1. 局部感染 致病菌侵入宿主体内后,局限在一定部位生长繁殖引起病变的一种感染类型。例如化脓性球菌感染所致的疖、痈等。

2. 全身感染 感染发生后,致病菌或其毒性代谢产物向全身播散引起全身性症状的一种感染类型。临床上常见的有下列几种情况:

(1)毒血症(toxemia):致病菌侵入宿主后,只在机体局部生长繁殖,病原菌不进入血流,由其产生的毒素进入血流致病,引起毒性症状。例如白喉等病。

(2)菌血症(bacteremia):致病菌由局部侵入血流,但未在血流中生长繁殖,只是短暂的一过性通过血循环,到达体内适宜部位后再进行繁殖。如伤寒早期的菌血症期。

(3)败血症(septicemia):致病菌侵入血流后,大量繁殖并产生毒性代谢产物,引起高热、皮肤和黏膜瘀斑、肝脾肿大等全身中毒症状。如鼠疫耶氏菌、炭疽芽胞杆菌等可引起败血症。

(4)脓毒血症(pyemia):指化脓性病菌侵入血流后,在血中大量繁殖,并通过血流扩散至其他组织或器官,产生新的化脓性病灶。例如金黄色葡萄球菌的脓毒血症,常导致多发性肝脓肿、皮下脓肿和肾脓肿等。

(三)带菌状态

有时致病菌在显性或隐性感染后并未立即消失,在体内继续留存一定时间,与机体免疫力处于相对平衡状态,是为带菌状态,该宿主称为带菌者。例如伤寒、白喉等病后常可出现带菌状态。带菌者经常会间歇排出病菌,成为重要的传染源之一。

学习小结

感染是指病原体侵入机体,在一定部位生长繁殖并产生代谢产物,引起宿主不同程度病理改变的过程。细菌致病性与其毒力强弱、侵入宿主的细菌数量以及侵入部位等有关。细菌毒力包括侵袭力和内、外毒素。构成细菌侵袭力的物质包括细菌的表面结构(菌毛、荚膜等)和细菌释放的侵袭性酶。细菌外毒素化学成分为蛋白质,理化性质不稳定,抗原性强,毒性强,对组织细胞有选择亲和性,可分细胞毒素、神经毒素和肠毒素;内毒素为脂多糖,理化性质稳定,抗原性弱,毒性较弱,对组织细胞无选择亲和性,但各种内毒素作用具有相似性,即引起发热反应、白细胞反应、休克和DIC等。机体抗细菌感染免疫机制包括固有性免疫和适应性免疫。固有性免疫因素有屏障结构、吞噬细胞、自然杀伤细胞以及体液中的抗菌物质,适应性免疫因素有体液免疫、细胞免疫和黏膜免疫。

(林巧爱)

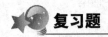 **复习题**   ● ● ○

一、名词解释

1. 菌血症

2. 败血症

3. 隐性感染

二、简答题

1. 细菌的致病性取决于哪些因素？哪些物质构成细菌的毒力？

2. 简述细菌外毒素、内毒素的概念及其特性。

3. 简述机体抗感染免疫的组成因素和作用。

第十六章

化脓性球菌

学习目标 ▶▶▶

掌握：葡萄球菌属、链球菌属、奈瑟菌属中主要致病菌的致病物质和所致疾病。

熟悉：葡萄球菌属、链球菌属、奈瑟菌属的生物学性状；致病性葡萄球菌的鉴定依据；抗链球菌"O"试验；流行性脑膜炎的免疫性和预防疫苗。

了解：葡萄球菌属、链球菌属、奈瑟菌属的微生物学检查法和防治原则。

球菌种类多,分布广,大多数为非致病菌,少数可致病。对人类有致病性的球菌被称为病原性球菌,因其感染后引起化脓性炎症,故又称为化脓性球菌。根据革兰染色可分为革兰阳性(G⁺)球菌和革兰阴性(G⁻)球菌两类。前者主要有葡萄球菌、链球菌、肺炎链球菌等;后者主要有脑膜炎奈瑟菌和淋病奈瑟菌等。

第一节 葡萄球菌属

葡萄球菌属(*Staphylococcus*)是一群革兰阳性球菌,因常排列成葡萄串状而命名。病原性葡萄球菌一般分布于人体的皮肤和鼻咽部,鼻咽部带菌率可达20%～50%,医务人员带菌率高达70%,是最常见的化脓性球菌,也是医源性感染的重要来源。病原性葡萄球菌能引起皮肤黏膜和各种组织器官的化脓性炎症,也可引起败血症或脓毒血症。

一、生物学性状

1. 形态与染色 菌体呈球形或椭圆形,平均直径约1.0μm。典型的葡萄球菌排列为葡萄串状(图16-1),系繁殖时向多个平面不规则分裂所致。葡萄球菌无鞭毛、无芽胞,体外培养一般不形成荚膜。革兰染色为阳性。若在陈旧培养基中、衰老、死亡、被中性粒细胞吞噬以及某些耐药菌株常为革兰染色阴性。

2. 培养特性与生化反应 营养要求不高,兼性厌氧或需氧。最适生长温度为37℃,最适pH为7.4。在普通培养基中生长良好,可形成圆形、凸起、边缘整齐、表面光滑、不透明的菌落,

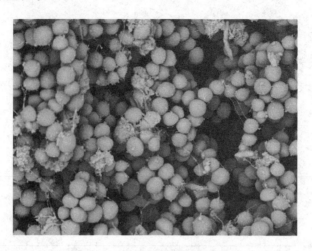

图 16-1　葡萄球菌(扫描电镜)

同时可产生脂溶性的色素,如金黄色、白色或柠檬色色素等。在血琼脂平板上形成的菌落较大,有的菌株菌落周围形成明显的全透明溶血环(β 溶血),能溶血的菌株大多具有致病性。

多数菌株能分解葡萄糖、麦芽糖和蔗糖,产酸不产气。致病性菌株能发酵甘露醇,产生血浆凝固酶。

3. 抗原结构　葡萄球菌的抗原构造较复杂,现今已发现有 30 余种,其化学成分为多糖和蛋白质。

(1)葡萄球菌 A 蛋白(staphylococcal protein A,SPA):90% 以上的金黄色葡萄球菌菌株有此抗原。SPA 是存在于细胞壁的一种表面蛋白,能与人类 IgG1、IgG2 和 IgG4 及多种哺乳动物(如豚鼠、小鼠)血清中的 IgG Fc 段发生非特异性结合,而 Fab 段仍然保持同相应抗原分子发生特异性结合的特性。SPA 与 IgG 结合后的复合物具有抗吞噬、促细胞分裂、损伤血小板和引起超敏反应等多种生物学活性。利用含 SPA 的葡萄球菌结合特异性抗体后,抗体可与相应的抗原发生特异性结合而出现凝集反应这一现象,用于检测未知抗原,称之为协同凝集试验。

(2)多糖抗原:存在于细胞壁,具有群特异性。如金黄色葡萄球菌中可提取 A 群多糖抗原,其化学组成为磷壁酸中的 N-乙酰葡糖胺核糖醇残基;表皮葡萄球菌中可提取 B 群多糖抗原,其化学组成为磷壁酸中的 N-乙酰葡糖胺甘油残基。

(3)荚膜抗原:葡萄球菌的荚膜多糖具有型特异性,机体内的金黄色葡萄球菌菌株表面大多有荚膜多糖抗原,具有黏附细胞或生物合成材料(如生物性瓣膜、导管、人工关节等)的作用。

4. 分类　葡萄球菌属有多种分类方法。根据生化反应、产生色素及致病性等,分为金黄色葡萄球菌(S. aureus)、表皮葡萄球菌(S. epidermidis)和腐生葡萄球菌(S. sarophyticus)(表 16-1)三种。根据 DNA 的相关性程度,可分为 32 种,该分类法特异性最高。根据凝固酶的产生与否,又可分为凝固酶阳性菌株和凝固酶阴性菌株。过去认为只有凝固酶阳性菌株具有致病性,但近年来研究表明凝固酶阴性菌株常引起医院内感染。

5. 抵抗力　葡萄球菌对外界因素的抵抗力强于其他无芽胞细菌。在干燥脓汁、痰液中可存活 2 ~ 3 个月;耐盐性强,在含 10% ~ 15% NaCl 的培养基中仍能生长。加热 60℃1 小时或 80℃30 分钟被杀死;2% 苯酚 15 分钟或 1% 升汞 10 分钟死亡;对龙胆紫很敏感。耐药菌株逐年增多,99% 以上耐青霉素 G,而耐甲氧西林金黄色葡萄球菌已成为医院内感染最常见的致病菌之一。

表 16-1　三种葡萄球菌的主要性状

性　状	金黄色葡萄球菌	表皮葡萄球菌	腐生葡萄球菌
菌落色素	金黄色	白色	白色或柠檬色
血浆凝固酶	+	−	−
葡萄糖发酵	+	+	−
甘露醇发酵	+	−	−
α溶血素	+	−	−
耐热核酸酶	+	−	−
SPA	+	−	−
磷壁酸类型	核糖醇型	甘油型	两者兼有
致病性	强	弱	无

二、致病性与免疫性

（一）致病物质

包括血浆凝固酶和多种毒素。

1. 血浆凝固酶（coagulase）　能使含有抗凝剂的人或兔血浆发生凝固的酶类物质。大部分致病性菌株能产生此酶，故常作为鉴别葡萄球菌有无致病性的重要指标。血浆凝固酶有两种：游离血浆凝固酶，由细菌合成分泌至菌体外，具有凝血酶原样的作用，可被人或兔血浆中的协同因子激活变成凝血酶样物质，后者可使液态的纤维蛋白原变成固态的纤维蛋白，导致血浆凝固；另一种为结合血浆凝固酶，存在于菌体表面，与纤维蛋白原结合，使之成为纤维蛋白，引起细菌被动凝聚。

凝固酶阳性菌株进入机体后，使血液或血浆中的纤维蛋白沉积于菌体表面，阻碍体内吞噬细胞的吞噬、消化，抵抗血清中杀菌物质的杀伤作用，因此，凝固酶与葡萄球菌的毒力密切相关。此外，凝固酶易使细菌感染局限化，并与局部血栓形成有关。

2. 葡萄球菌溶血素（staphylohemolysin）　致病性葡萄球菌能产生 α、β、γ、δ 等多种溶血素，对人类有致病作用的主要是 α 溶血素。α 溶血素具有多种生物学作用：可引起易感细胞的细胞膜损伤，诱导炎症性细胞因子的产生，导致休克；对多种哺乳动物红细胞有溶血作用；对白细胞、肝细胞、成纤维细胞、血管平滑肌细胞等具有损伤作用。α 溶血素是一种外毒素，具有良好的免疫原性，经甲醛处理可制备成类毒素。

3. 肠毒素（enterotoxin）　临床分离的金黄色葡萄球菌株约 50% 能产生肠毒素，该肠毒素是一组耐热的可溶性蛋白质，100℃30 分钟不被破坏，并抗胃肠液中蛋白酶的水解作用。食用产毒菌株污染的牛奶、肉类、鱼、虾、蛋类等，引起食物中毒，发病率占食物中毒的首位。其作用机制可能是当其到达中枢神经系统后，刺激呕吐中枢，故呕吐为其主要症状。此外，葡萄球菌肠毒素是一种外源性超抗原，极低剂量即能高效激活多克隆 T 淋巴细胞，活化 T 细胞释放大量细胞因子（如 IL-1，IL-2，TNF-α 和 IFN-γ 等），因而具有很强的促外周血白细胞升高等作用。

4. 杀白细胞素（leukocidin）　大多数致病性葡萄球菌能产生杀白细胞素。该毒素可使中性粒细胞和巨噬细胞细胞膜损伤，破坏白细胞。该毒素也具有免疫原性，其相应抗体对宿主具有保护作用。

5. 表皮剥脱毒素(exfoliatin toxin) 也称表皮溶解毒素(epidermolytic toxin),是由噬菌体Ⅱ群金黄色葡萄球菌产生的一种蛋白质,具有免疫原性,可制备成类毒素。分 A、B 两个血清型。该毒素主要引起葡萄球菌烫伤样皮肤综合征(staphylococcal scalded skin syndrome,SSSS),也称剥脱性皮炎,多见于婴幼儿或免疫功能低下的成人。

6. 毒性休克综合征毒素-1(toxic shock syndrome toxin 1,TSST-1) 由噬菌体Ⅰ群金黄色葡萄球菌产生的一种蛋白质。TSST-1 可增加宿主对内毒素的敏感性。感染产毒菌株后可引起机体多个器官系统的功能紊乱,出现毒性休克综合征(TSS)。

7. 其他酶类 包括纤维蛋白溶酶、耐热核酸酶、透明质酸酶和脂酶等。

(二)所致疾病

葡萄球菌感染可引起侵袭性和毒素性两种类型疾病。

1. 侵袭性疾病 主要引起化脓性炎症。葡萄球菌可通过多种途径侵入机体,导致皮肤或器官的多种化脓性感染,甚至败血症或脓毒血症。

(1)局部感染:主要表现为疖、痈、毛囊炎、蜂窝织炎、伤口化脓等。也可引起气管炎、肺炎、脓胸、中耳炎等内脏器官感染。

(2)全身感染:如败血症和脓毒血症,多由金黄色葡萄球菌引起,表皮葡萄球菌也可引起新生儿或少数免疫功能低下者感染。

2. 毒素性疾病 主要由葡萄球菌产生的毒素引起。

(1)食物中毒:进食被葡萄球菌肠毒素污染的食物后 1~6 小时出现,先有恶心、呕吐、上腹痛,继以腹泻,其中呕吐为主要表现,多数病人于 1~2 天内恢复。

(2)烫伤样皮肤综合征:由表皮剥脱毒素引起,多见于婴幼儿。疾病开始时皮肤有红斑,1~2 天后表皮起皱,继而出现含有无菌清亮液体的大疱,最后表皮上层大片脱落。病死率较高。

(3)毒性休克综合征:主要由 TSST-1 引起。症状有高热、低血压、猩红热样皮疹、呕吐、腹泻、肌痛等,严重时出现休克。

3. 假膜性肠炎 常因滥用抗生素导致肠道内大肠埃希菌等优势菌被抑制,劣势菌金黄色葡萄球菌得以大量繁殖引起的肠炎,以腹泻为主要临床症状。因肠黏膜坏死块、炎性渗出物和细菌组成一层炎性假膜覆盖在肠黏膜表面,故称为假膜性肠炎,属于菌群失调症。最近研究表明,假膜性肠炎主要由艰难梭菌引起,金黄色葡萄球菌仅为伴随细菌。

(三)免疫性

人类对葡萄球菌有一定的天然免疫力,只有在宿主免疫力降低时,如皮肤黏膜损伤、患有慢性消耗性疾病等,才容易引起感染。恢复后能获得一定的免疫力,但不能预防再次感染。

第二节　链球菌属

链球菌属(*Streptococcus*)是另一类常见的化脓性球菌,呈链状排列。广泛分布于自然界、健康人的鼻咽部以及人和动物的粪便中,大多数不致病。链球菌引起的疾病主要有化脓性炎症、毒素性疾病以及风湿热、肾小球肾炎等超敏反应性疾病。

一、生物学性状

1. 形态与染色 菌体呈球形或卵圆形,直径 0.6 ~ 1.0μm,呈链状排列,菌龄及生长环境影响链的长度,一般在液体培养基中呈长链状排列,而在固体培养基上呈短链状排列。革兰染色阳性,无芽胞,无鞭毛,多数菌株在培养早期(2 ~ 4 小时)形成由透明质酸构成的荚膜。细胞壁外有菌毛样结构,含型特异的 M 蛋白。

2. 培养特性与生化反应 营养要求较高,在含血液、血清、葡萄糖等营养成分的培养基中生长良好。分离培养常用血琼脂平板。大多数兼性厌氧,少数专性厌氧。最适生长温度为37℃,pH 为 7.4 ~ 7.6。在血清肉汤中管底出现絮状沉淀;在血琼脂平板上,形成灰白、表面光滑、边缘整齐的细小菌落,不同菌株菌落周围可见溶血程度不一的溶血环。

链球菌一般不分解菊糖,不在胆汁中溶解,故菊糖发酵试验和胆汁溶菌试验阴性,常被用于与肺炎链球菌的鉴别。

3. 抗原结构 链球菌主要有三种抗原结构。

(1)蛋白质抗原:又称表面抗原,具有型特异性,位于多糖抗原外层。A 群链球菌蛋白质抗原包括 M、T、R 和 S 等,其中 M 抗原与致病性有关。

(2)多糖抗原:又称 C 抗原,具有群特异性,是细菌壁的组成成分。

(3)核蛋白抗原:又称 P 抗原,无特异性,各种链球菌均相同,并与葡萄球菌有交叉抗原。

4. 分类 链球菌的分类方法有多种,主要介绍以下两种。

(1)根据溶血现象分类:根据链球菌在血琼脂平板上是否出现溶血现象以及溶血环类型分为三型。

1)甲型溶血性链球菌(α- hemolytic streptococcus):在血平板上产生草绿色、宽 1 ~ 2mm 的溶血环,称甲型溶血或 α 溶血,此类链球菌命名为甲型溶血性链球菌或草绿色链球菌(Streptococcus viridans)。大多为条件致病菌。

2)乙型溶血性链球菌(β- hemolytic streptococcus):在血平板上产生无色、完全透明、宽 2 ~ 4mm 的溶血环,称乙型溶血或 β 溶血,这类链球菌命名为乙型溶血性链球菌或溶血性链球菌(Streptococcus hemolyticus)。这类链球菌致病力强,常引起人和动物的多种疾病。

3)丙型链球菌(γ- streptococcus):在血平板上不产生溶血环,称丙型链球菌或不溶血性链球菌。一般不致病。

(2)根据抗原结构分类:根据细胞壁多糖抗原(C 抗原)不同,分为 A、B、C、D、E、F、G、H、K、L、M、N、O、P、Q、R、S、T、U、V 群,共 20 群。引起人类疾病约 90% 属于 A 群,B、C、D、G 群偶可引起感染。

5. 抵抗力 链球菌对常用消毒剂敏感。一般链球菌在加热 55℃可被杀死(D 群和某些 N群链球菌除外)。在干燥尘埃中可存活数月。乙型链球菌对青霉素、红霉素、四环素和磺胺类药物等敏感。青霉素是链球菌感染的首选药物,耐药菌株罕见。

二、致病性与免疫性

(一)致病物质

引起疾病的链球菌约 90% 属于 A 群,是人类细菌感染常见病原菌之一,具有较强的侵袭力,能产生外毒素、酶等多种致病物质。

1. 细菌胞壁成分

(1)脂磷壁酸(LTA):位于 M 蛋白外层,通过与人类上皮细胞等细胞膜上的相应受体结合,帮助细菌黏附,是该菌重要的黏附素。

(2)M 蛋白(M protein):M 蛋白是链球菌重要的黏附素之一。不仅具有抗吞噬和抗吞噬细胞内的杀菌作用,还因 M 蛋白与人类心肌、肾小球基底膜具有共同抗原,可诱发风湿性心脏病、肾小球肾炎等超敏反应性疾病。

2. 外毒素

(1)致热外毒素(pyrogenic exotoxin):又称红疹毒素或猩红热毒素,是人类猩红热的主要致病物质。由携带温和噬菌体的 A 群链球菌产生。化学组成为蛋白质,较耐热,96℃ 45 分钟才能完全灭活。动物实验证明,致热外毒素可使兔对致死性内毒素休克的敏感性增加约 10 万倍,并能改变血脑屏障的通透性,直接作用于下丘脑而引起发热反应。

(2)链球菌溶素(streptolysin):有溶解红细胞、破坏白细胞和血小板的作用。根据对 O_2 的稳定性,分为链球菌溶素 O(SLO)和链球菌溶素 S(SLS)两种。

1)SLO:SLO 对 O_2 敏感,在有氧环境中,其-SH 基易被氧化为—SS—基,而失去溶血活性。SLO 的作用机制:SLO 的—SH 与红细胞等细胞膜上的胆固醇结合,使这些细胞膜上出现微孔,导致细胞溶解;SLO 破坏中性粒细胞后,释放出的水解酶类可破坏邻近组织,加重链球菌的感染;SLO 对哺乳动物的血小板、巨噬细胞、神经细胞、心肌等也有毒性作用。SLO 免疫原性强,85% ~90% 的链球菌感染者,在感染后 2~3 周至病愈后数月到 1 年内可检出抗 SLO 抗体,风湿热病人血清中 SLO 抗体显著增高。SLO 抗体含量的测定,可作为链球菌感染或风湿热的辅助诊断指标。

2)SLS:对 O_2 稳定,血平板上的 β 溶血环即由 SLS 引起。SLS 是小分子的糖肽,无免疫原性。对热和酸敏感。

3. 侵袭性酶类

(1)透明质酸酶:又称为扩散因子,能分解结缔组织中细胞间质的透明质酸,使组织疏松,病菌易于扩散。

(2)链激酶(streptokinase,SK):又称链球菌溶纤维蛋白酶。具有激活纤维蛋白酶原的作用,可溶解血块或阻止血浆凝固,有利于细菌在组织中的扩散。链激酶耐热,100℃ 50 分钟仍保持活性。临床上利用重组链激酶(r-sk)治疗急性心肌梗死,效果显著。

(3)链道酶(streptodonase,SD):又称脱氧核糖核酸酶。链道酶能降解脓液中高度黏稠的 DNA,使细菌容易扩散。因此,SK 和 SD 已被制成酶制剂,临床上用于解除组织粘连以及液化脓性渗出液等。

(二)所致疾病

人类链球菌感染的 90% 由 A 群链球菌引起,引起的疾病主要有以下三种类型:化脓性、中毒性和超敏反应性疾病。

1. 化脓性炎症 引起皮肤及皮下组织化脓性炎症,如疖、痈,蜂窝织炎、丹毒、淋巴管炎等;引起其他系统感染,如急性扁桃腺炎、咽峡炎、中耳炎、乳突炎、气管炎、肺炎及产褥热等。

2. 中毒性疾病 猩红热、链球菌毒素休克综合征。

3. 超敏反应性疾病 链球菌感染后,常发生Ⅱ型、Ⅲ型超敏反性疾病,如风湿热、急性肾小球肾炎等。

4. 其他疾病　B 群链球菌在机体免疫功能低下时,可引起皮肤感染、心内膜炎、产后感染、新生儿败血症和新生儿脑膜炎等。甲型链球菌为人类口腔和上呼吸道的正常菌群,在拔牙或摘除扁桃体时,可侵入血流引起菌血症,如定植于心脏瓣膜的损伤部位繁殖,则引起亚急性细菌性心内膜炎等。

（三）免疫性

A 群链球菌感染后,血清中出现多种抗体,机体可获得对同型链球菌的特异性免疫力。由于链球菌的型别多,各型之间无交叉免疫,故常可反复感染。猩红热痊愈后,可获得牢固的同型抗毒素免疫。

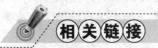 相关链接

肺炎链球菌

肺炎链球菌(*S. pneumoniae*)属于链球菌属,因菌体常成双排列,故俗称肺炎双球菌,可引起人类大叶性肺炎。该菌革兰染色阳性,无鞭毛和芽胞,在机体内或含血清的培养基中能形成荚膜。在血平板上,菌落周围可形成类似于甲型溶血性链球菌的 α-溶血环。实验室可采用菊糖发酵试验和胆汁溶菌试验鉴别肺炎链球菌和甲型溶血性链球菌。

肺炎链球菌有荚膜多糖、C 多糖和 M 蛋白等抗原成分。其中荚膜多糖具有型特异性,可将肺炎链球菌分为 90 个血清型,分别以 1、2、3 等表示,其中有 20 多个型可致病,1～3 型致病力较强。C 多糖抗原具有群特异性,可与血清中的 C 反应蛋白(C reactive protein, CRP)结合,发生沉淀。故采用 C 多糖来测定 CRP,以辅助诊断活动性风湿热。

肺炎链球菌的荚膜具有抗吞噬作用,是肺炎链球菌的主要致病物质。菌体一旦失去荚膜,其毒力将减低或消失。肺炎链球菌溶素 O 能溶解人和多种动物红细胞,其性质类似 A 群链球菌的 SLO,对 O_2 敏感。肺炎链球菌的脂磷壁酸存在于细胞壁表面,作为黏附素介导肺炎链球菌黏附到肺上皮细胞或血管内皮细胞表面,同时作为重要炎症刺激物引起炎症反应。

肺炎链球菌常存在于正常人的口腔及鼻咽部,当机体免疫功能降低才能引起疾病,属内源性传染。该菌主要引起人类大叶性肺炎,其次是支气管炎。成人大叶性肺炎以 1 型、2 型和 3 型肺炎链球菌感染多见,其中 3 型毒力强,病死率高;儿童大叶性肺炎大多因感染 14 型肺炎链球菌引起。临床主要表现为发热、咳嗽、胸痛等。

机体感染肺炎链球菌后产生荚膜多糖型特异性抗体,建立较牢固的型特异性免疫。个别型荚膜多糖尚能直接激活补体旁路途径,发挥早期抗感染作用。

第三节　奈瑟菌属

奈瑟菌属(*Neisseria*)是一群革兰阴性球菌,常成双排列,无鞭毛和芽胞,有菌毛。需氧,具有氧化酶和触酶。人是奈瑟菌属的自然宿主,分布于人的鼻、咽喉、口腔黏膜以及生殖泌尿道

等处,对人致病的只有脑膜炎奈瑟菌和淋病奈瑟菌。

一、脑膜炎奈瑟菌

俗称脑膜炎球菌,是流行性脑脊髓膜炎(简称流脑)的病原菌。

(一)生物学性状

1. 形态与染色　肾形,成双排列,革兰阴性球菌,人工培养后可呈卵圆形,排列较不规则。在患者脑脊髓液中,大多位于中性粒细胞内,形态排列典型。一般无荚膜,有菌毛。

2. 培养特性与生化反应　营养要求较高,最常用培养基是巧克力血液培养基或卵黄双抗培养基(EPV)。专性需氧,初次分离培养需人工供给 $5\% \sim 10\%$ CO_2。能产生自溶酶。大多数脑膜炎奈瑟菌分解葡萄糖和麦芽糖,产酸不产气。

3. 抗原结构与分类　脑膜炎奈瑟菌的抗原包括荚膜多糖群特异性抗原、外膜蛋白型特异性抗原、脂多糖抗原和核蛋白抗原。根据荚膜多糖群特异性抗原不同,脑膜炎奈瑟菌分为13个血清群,分别为 A、B、C、D、X、Y、Z、29E、W135、L、H、I 和 K 等,我国以 A 群为主。

4. 抵抗力　抵抗力极弱。对寒冷、日光、热力、干燥、紫外线及一般消毒剂均敏感。在室温中3小时即死亡。

(二)致病性与免疫性

1. 致病物质　致病物质包括荚膜、菌毛和内毒素等。新分离的脑膜炎奈瑟菌有荚膜,具有抗吞噬作用;菌毛可引导细菌黏附至鼻咽部黏膜上皮细胞表面;内毒素是主要致病物质,作用于小血管和毛细血管,引起血管坏死、出血,使皮肤出现瘀斑,败血症时,可造成内毒素中毒性休克及 DIC。

2. 所致疾病　引起流行性脑脊髓膜炎(简称流脑)。目前我国流行的血清群95%以上是 A 群,其次 B 群、C 群菌株。带菌者和病人均是传染源。约有 $5\% \sim 10\%$ 的健康人鼻咽部带有本菌,在流行期可高达 $20\% \sim 70\%$。

主要通过飞沫经呼吸道传播。病原菌首先侵入鼻咽部,若机体免疫力强,细菌被杀灭,反之,侵入鼻咽部细菌大量繁殖而侵入血流,引起菌血症和败血症,病人出现恶寒、发热、恶心、呕吐、皮肤上有出血性皮疹,皮疹内可查到脑膜炎奈瑟菌。严重者细菌突破血脑屏障侵犯脑脊髓膜,发生化脓性脑脊髓膜炎,出现头痛、喷射性呕吐、颈项强直等脑膜刺激征。

3. 免疫性　病后免疫力较持久,以体液免疫为主。感染或接种疫苗2周后,机体产生多种抗体,其中 IgG、IgM 有特异杀伤脑膜炎奈瑟菌的作用,SIgA 有预防再感染作用。

二、淋病奈瑟菌

淋病奈瑟菌俗称淋球菌(*Gonococcus*),是人类淋病的病原体。1897 年 Neisser 首次从患者尿道分泌物中发现,主要引起人类泌尿生殖系统黏膜的急性或慢性化脓性感染。

(一)生物学特性

1. 形态与染色　革兰阴性球菌,成双排列,两菌接触面平坦,似一对咖啡豆。在急性淋病患者的脓汁标本中,细菌通常分布于中性粒细胞内;在慢性淋病患者的脓汁标本中则多位于细胞外。细菌无芽胞,无鞭毛,有荚膜和菌毛。

2. 培养特性与生化反应 专性需氧,初次分离培养时须提供5%~10% CO_2。营养要求高,巧克力血琼脂平板是分离培养的常用培养基。最适生长温度为35~36℃,30℃以下或38.5℃以上则停止生长。培养48小时后,形成凸起、圆形、灰白色、直径0.5~1.0mm的光滑型菌落。

仅分解葡萄糖产酸,不分解麦芽糖等其他糖类,可用该特性来鉴别淋病奈瑟菌和脑膜炎奈瑟菌。氧化酶试验阳性。

3. 抗原结构与分类

(1)菌毛蛋白抗原:有毒株具有菌毛蛋白抗原。菌毛蛋白抗原容易发生变异,因此逃避宿主对菌毛的免疫反应。

(2)脂多糖抗原:与其他革兰阴性菌的LPS相似。

(3)外膜蛋白抗原:包括PⅠ、PⅡ和PⅢ。PⅠ占淋病奈瑟菌外膜总重量的60%以上,故又称主要外膜蛋白,是淋病奈瑟菌分型的主要依据。

4. 抵抗力 淋病奈瑟菌抵抗力极弱,对热、冷、干燥和消毒剂极度敏感。在干燥环境1~2小时死亡,55℃ 5分钟死亡;用1:4000硝酸银作用2分钟即被杀灭;对多种抗生素敏感,但易产生耐药性。

(二)致病性与免疫性

1. 致病物质 淋病奈瑟菌的致病物质有菌毛、外膜蛋白和IgA1蛋白酶等。菌毛是主要致病物质,介导细菌黏附于黏膜上皮细胞,病具有抗吞噬细胞的吞噬作用。

外膜蛋白PⅠ以三聚体方式插入中性粒细胞的细胞膜上,形成微孔,严重破坏膜结构的完整性,导致膜损伤;外膜蛋白PⅡ分子参与淋病奈瑟菌间或与宿主细胞间的黏附;外膜蛋白PⅢ与外膜蛋白PⅠ相互作用形成一个微孔复合体,同时抑制杀菌抗体的活性。IgA1蛋白酶能裂解黏膜表面IgA1,有助于细菌黏附。

2. 所致疾病 人类是淋病奈瑟菌唯一的自然宿主。人类淋病主要由性接触传播,也可经污染的毛巾、衣裤、被褥等间接传播,潜伏期2~5天。成人感染初期,一般引起尿道炎,女性还可引起宫颈炎,如治疗不彻底,可扩散至生殖系统,引起生殖泌尿系统慢性感染。新生儿可通过产道感染,引起淋菌性眼结膜炎。

3. 免疫性 人类对淋病奈瑟菌普遍易感。多数患者可自愈,并出现特异性抗体,但免疫力短暂,病人可发生再感染和转为慢性感染。

第四节 微生物学检查

(一)标本采集

根据疾病类型采集标本。如化脓性病灶采取脓汁、渗出液;疑为败血症采取血液;疑似脑膜炎采取脑脊液;食物中毒采集可疑食物、吐泻物等。

(二)直接涂片镜检

脓液、脑脊液、出血瘀斑(流脑)等标本可直接涂片,革兰染色后镜检。可根据镜下细菌形态、排列和染色特性作出初步诊断。如生殖泌尿道的脓性分泌物涂片革兰染色镜检,若在中性粒细胞内外中找到肾形、成双排列、革兰阴性球菌,对淋病奈氏菌感染有诊断意义。如脑脊液、出血瘀斑标本涂片革兰染色镜检,若在中性粒细胞内外中找到肾形、成双排列、革兰阴性球菌,对脑膜炎奈氏菌感染有诊断意义。

（三）分离培养与鉴定

1. 一般化脓性感染　脓液标本可直接接种于血琼脂平板进行分离培养,但血液或脑脊液标本需先经过肉汤培养基增菌后,再接种血琼脂平板。经 37℃ 孵育 24 小时后观察菌落、溶血现象等,再根据情况挑取可疑菌落涂片作革兰染色镜检,以及生化反应进一步鉴定。

（1）致病性葡萄球菌的鉴定:检出葡萄球菌必须要做血浆凝固酶试验以判断致病性,必要时还需做甘露醇发酵试验、耐热核酸酶等试验等进一步鉴定。

（2）肺炎链球菌与甲型溶血性链球菌的鉴别:常用菊糖发酵试验、胆汁溶菌试验和小鼠毒力试验等。上述试验结果,肺炎链球菌均为阳性,甲型溶血性链球菌为阴性。

2. 脑膜炎奈氏菌感染　可疑流脑患者的瘀斑血或脑脊液可先行血清肉汤增菌,或直接接种于巧克力血平板或卵黄双抗琼脂平板。标本要注意保温、保湿,并及时送检。5% CO_2 环境下,培养 18~24 小时,观察结果。挑取培养物进行涂片镜检,再利用生化反应和血清玻片凝集试验鉴定。

3. 淋病奈氏菌感染　培养特性与脑膜炎奈氏菌相似。Thayer-Martin 培养基(含盐酸万古霉素、多黏菌素 E、甲氧苄啶和制霉菌素的巧克力色血琼脂平板)是分离培养与鉴定淋病奈氏菌的适宜培养基,可疑菌落涂片染色镜检可作初步诊断,必要时作生化反应、氧化酶试验等予以确诊。

（四）其他检查法

1. 葡萄球菌肠毒素检查　鉴定金黄色葡萄球菌引起的食物中毒还需要检测葡萄球菌肠毒素,传统方法是取食物中毒患者的吐泻物、可疑食物,接种至肉汤培养基,孵育后取滤液注射至 6~8 周龄的幼猫腹腔,若在注射后 4 小时内幼猫发生呕吐、腹泻、体温升高或死亡等现象,提示有肠毒素存在的可能。近年来,主要采用 ELISA、DNA 基因探针杂交等技术进行检测。

2. 血清学试验　辅助诊断溶血性链球菌感染引起的变态反应性相关疾病,可用抗链球菌溶素 O 试验(antistreptolysin O test, ASO test),简称抗 O 试验。ASO 试验是一种以链球菌溶素 O 为抗原,检测患者血清中链球菌溶素 O 抗体的中和试验,常用于风湿热、急性肾小球肾炎的辅助诊断。风湿热患者血清中 ASO 大于 250 单位,活动性风湿热患者一般超过 400 单位。

3. 快速诊断法　由于脑膜炎奈瑟菌易自溶,病人脑脊液和血清中有其可溶性抗原存在,因此,可采用对流免疫电泳、SPA 协同凝集试验、ELISA 等方法,快速检测病人脑脊液和血清中可溶性抗原存在与否。

病案举例

患者女性,18 岁。咽喉部肿痛 3 周,浮肿、尿少 1 周。

3 周前咽喉部不适、肿痛,自己服过消炎药,稍好转。近 1 周感觉双腿发胀,眼睑浮肿,晨起明显,伴有尿量减少。查体:T 36.5℃,P 80 次/分,R 18 次/分,Bp 160/95mmHg,无皮疹,浅淋巴结未触及,眼睑水肿,巩膜无黄染,咽红,扁桃体较大,心肺无异常,肝脾不大,双下肢可凹性浮肿。化验:血 Hb 140g/L, WBC $7.7×10^9$/L,plt $210×10^9$/L;尿蛋白(++),尿 WBC 0~1/高倍,RBC 20~30/高倍,偶见颗粒管型;肝功能正常;抗"O" 800IU/L。

问题与思考

1. 该患者可能患什么疾病？诊断依据是什么？
2. 该疾病的发生与哪种细菌感染有关？根据免疫学知识简述组织损伤机制。

第五节　防治原则

1. 特异性预防　针对脑膜炎奈氏菌引起的流行性脑膜炎可用特异性疫苗预防。常用 A、C 二价或 A、C、Y 和 W135 四价混合多糖疫苗,接种对象为主要为儿童。其他化脓性球菌感染尚无理想疫苗。

2. 非特异性预防　包括注意个人卫生、消毒隔离以防医源性感染等。

葡萄球菌耐药菌株日益增多,约 90% 临床分离菌株产生 β-内酰胺酶,是耐青霉素菌株,故必须根据药物敏感试验结果,选用抗菌药物及相应的剂量。

急性咽峡炎和扁桃体炎患者,尤其是儿童,须彻底治疗,以防急性肾小球肾炎、风湿热等超敏反应性疾病的发生。

流脑病人应隔离治疗,以控制传染源。杜绝不正当的两性关系是预防淋病非常重要的环节。婴儿出生时,无论母亲有无淋病,都应以 1% 硝酸银或其他银盐溶液滴入双眼,以预防新生儿淋病性眼炎的发生。

3. 青霉素 G 对多数化脓性球菌有效,可作为治疗首选药物。

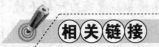

相关链接

铜绿假单胞菌

铜绿假单胞菌属于假单胞菌属,能引起化脓性病变,脓汁呈绿色,俗称绿脓杆菌。革兰氏阴性杆菌,菌体一端一般有 1~3 根鞭毛,运动活泼。有菌毛、多糖荚膜,无芽胞。在普通培养基上生长良好,产生水溶性绿色色素。

绿脓杆菌是一种致病力较低但抗药性强的杆菌,是伤口感染较常见的一种细菌。致病物质包括菌毛、荚膜、内毒素、外毒素 A、弹性蛋白酶、胶原酶、胰肽酶等,其中以外毒素 A 最为重要。绿脓杆菌外毒素 A 毒性强,注入动物后,主要靶器官肝脏可出现细胞肿胀、脂肪变性及坏死;其他脏器病变有肺出血和肾脏坏死。

绿脓杆菌是人体的正常菌群,广泛分布于自然界及正常人皮肤、肠道和呼吸道,是临床上较常见的条件致病菌之一。感染可发生在人体任何部位和组织,常见于烧伤或创伤部位、中耳、角膜、尿道和呼吸道。也可引起心内膜炎、胃肠炎、脓胸甚至败血症。患者感染后可产生特异性抗体,有一定的抗感染作用。应用抗绿脓杆菌免疫血清可降低病人继发败血症的发生率和病死率。

标本可取创面渗出物、脓汁、尿、血等。分离培养后,根据菌落特征、色素以及生化反应予以鉴定。必要时可用血清学试验确诊。治疗选用青霉素,头孢他啶或头孢哌酮与氨基糖苷类药物联用,联合用药可减少耐药菌株的产生。绿脓杆菌是院内感染的常见病原菌,所以消毒措施对预防感染有重要作用。

学习小结

病原性球菌主要包括革兰阳性的葡萄球菌、链球菌、肺炎链球菌和革兰阴性的脑膜炎奈瑟菌和淋病奈瑟菌等。结构相近,均无芽胞和鞭毛,肺炎链球菌有明显的荚膜,脑膜炎和淋病奈瑟菌有菌毛。葡萄球菌易培养,抵抗力强;溶血性链球菌和肺炎链球菌营养要求相对较高,抵抗力较弱;脑膜炎和淋病奈瑟菌营养要求很高,初次分离需 $5\% CO_2$,抵抗力则最弱。各种球菌可根据生物学特性及抗原结构等进行分类或分型。病原性球菌的致病物质种类较多,包括菌体表面结构,如荚膜(肺炎链球菌、脑膜炎奈瑟菌等)、菌毛(脑膜炎和淋病奈瑟菌)、细胞膜上的结构蛋白(溶血性链球菌的 M 蛋白和淋病奈瑟菌的外膜蛋白等)、酶类(葡萄球菌的血浆凝固酶;溶血性链球菌的透明质酸酶、链激酶和链道酶)、外毒素类(葡萄球菌的溶血毒素、杀白细胞素、肠毒素表皮剥脱毒素和毒素休克综合征毒素等;溶血性链球菌的溶血毒素以及致热外毒素等)和内毒素(脑膜炎奈瑟菌)。病原性球菌均可引起化脓性感染或败血症。致病性葡萄球菌还可引起食物中毒、假膜性肠炎等;A 组溶血性链球菌还可引起猩红热及某些超敏反应性疾病等。肺炎链球菌、脑膜炎奈瑟菌、淋病奈瑟菌则分别引起大叶性肺炎、流行性脑脊髓膜炎和淋病。病原性球菌感染后免疫力一般不持久。除脑膜炎奈瑟菌外,几无有效疫苗。

(林巧爱)

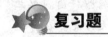 复习题

一、名词解释
1. 葡萄球菌 A 蛋白(SPA)
2. 抗"O"试验

二、解答题
1. 如何对化脓性病灶进行微生物学检查?
2. A 群链球菌的致病物质有哪些? 可引起哪些类型疾病?
3. 简述脑膜炎奈瑟菌的致病机制。
4. 葡萄球菌能产生哪些致病物质? 引起哪些感染?
5. 简述淋病奈瑟菌的传播特点和主要致病性。

第十七章

消化道感染细菌

┌─ **学习目标** ⊪──
│
│ 掌握:志贺菌、沙门菌及霍乱弧菌的致病物质及其所致疾病;致病性埃希菌的类型;霍乱
│   肠毒素的致病机制;肥达反应的原理及结果分析。
│ 熟悉:肠道杆菌的概念和共同特征;埃希菌、志贺菌、沙门菌和霍乱弧菌的主要生物学特
│   性;志贺菌、沙门菌、霍乱弧菌感染的免疫性和预防疫苗。
│ 了解:肠道杆菌及霍乱弧菌的微生物学检查及防治原则;幽门螺杆菌及副溶血弧菌的致
│   病性。
└──

消化道感染细菌主要是肠道杆菌,此外还包括弧菌、弯曲菌和幽门螺杆菌等。肠道杆菌是一大群生物学性状相似的革兰阴性杆菌,常寄居在人和动物的肠道内,随人和动物的粪便排出,广泛分布于水、土壤和腐物中。其中大多数是肠道的正常菌群,当机体免疫力下降或细菌寄居部位改变时,可成为条件致病菌而引起疾病,如大肠埃希菌、变形杆菌等;少数是致病菌,如伤寒沙门菌、志贺菌属、致病性大肠埃希菌等,可引起人类某些肠道传染病。肠道杆菌具有以下共同特征:①形态结构相似;②培养要求不高;③生化反应活泼;④抗原结构复杂;⑤抵抗力不强;⑥易发生变异。

第一节 埃 希 菌 属

埃希菌属(*Escherichia*)有 5 个种,一般不致病,为人和动物肠道中的正常菌群,其中大肠埃希菌(*E. coli*)是常见的临床分离菌。大肠埃希菌俗称大肠杆菌,人出生后数小时就进入肠道,并伴随终生。该菌能为宿主提供一些具有营养作用的合成代谢产物,并对志贺菌属等致病菌的生长起抑制作用。在宿主免疫力下降或侵入肠道外组织器官时,可成为条件致病,引起肠道外感染,以化脓性感染和泌尿道感染最为常见。某些血清型菌株毒力强,可引起腹泻,称为致病性大肠埃希菌。

一、生物学性状

1. 形态与染色 中等大小革兰阴性杆菌,多数菌株有周鞭毛,致病菌株有菌毛,肠外感染

菌株常有多糖包膜。

2. 培养特性与生化反应 在普通琼脂平板上经37℃24小时培养后,形成圆形、凸起、灰白色、直径2~3mm的S型菌落。能分解多种糖类,产酸产气,在SS琼脂等肠道选择培养基上,因发酵乳糖产酸使菌落呈现粉红色,易与志贺菌、沙门菌等致病菌区别。IMViC试验(即吲哚、甲基红、VP、枸橼酸盐试验)结果为"++--",即为典型大肠埃希菌。

3. 抗原结构 主要有O、H和K三种抗原。O抗原是血清学分型的基础。目前已知O抗原有170多种,与其他属的细菌可有交叉;H抗原有60余种;K抗原有100多种。大肠埃希菌血清型的表示方式按O∶K∶H排列,如O111∶K58(B4)∶H2。

4. 抵抗力 该菌对热的抵抗力较强,加热60℃15分钟仍有部分细菌存活。在土壤、水中可存活数周至数月。对常用的化学消毒剂敏感,胆盐、煌绿可抑制其生长,对磺胺、链霉素、氯霉素敏感,但易产生耐药性。

二、致 病 性

(一)致病物质

1. 定居因子 又称黏附素,是由质粒编码产生的特殊菌毛。能使细菌紧密黏附在肠道和泌尿道黏膜上皮细胞上,避免因肠蠕动和尿液的冲刷作用而被排出体外。只产生肠毒素而无菌毛的菌株,不会引起腹泻。

2. 外毒素 由肠产毒型大肠埃希菌产生,可分为耐热和不耐热两种,均由质粒编码。

(1)不耐热肠毒素(heat labile enterotoxin,LT):为蛋白质,对热不稳定,60℃30分钟即被破坏。LT能激活肠黏膜细胞的腺苷酸环化酶,使细胞内cAMP水平增高,导致肠黏膜细胞分泌功能亢进,肠腔积液,引起腹泻。

(2)耐热肠毒素(heat stable enterotoxin,ST):为低分子多肽,对热稳定,100℃20分钟不被破坏。ST能激活肠黏膜细胞的鸟苷酸环化酶,使细胞内cGMP水平升高,导致肠黏膜细胞过度分泌,肠腔积液,引起腹泻。

(3)志贺样毒素(shiga-like toxin,SLT):肠出血型大肠埃希菌产生,SLT分两型,SLT-I与痢疾志贺菌的志贺毒素(shiga toxin,ShT)基本相同,SLT-II与ST有60%同源性。两型毒素均由溶原性噬菌体介导产生。SLT可致血性腹泻;能选择性破坏肾内皮细胞,可能与溶血性尿毒综合征的发生有关。

(4)肠集聚耐热毒素(enteroaggregative heat-stable toxin,EAST):由肠集聚型大肠埃希菌产生,导致肠黏膜细胞分泌功能亢进,引起腹泻。

(二)所致疾病

1. 肠道外感染 多为机会感染,以泌尿系感染最为常见,如尿道炎、膀胱炎、肾盂肾炎等。亦可引起阑尾炎、腹膜炎、胆囊炎、手术创口感染等。在婴幼儿、老年人或免疫功能低下者,可引起败血症。大肠埃希菌引起的新生儿脑膜炎亦不少见。

2. 肠道感染(胃肠炎) 多为外源性感染,引起肠道感染的大肠埃希菌主要有五种类型。

(1)肠产毒型大肠埃希菌(enterotoxigenic E. coli,ETEC):是婴幼儿和旅游者腹泻最常见的病原菌,致病物质主要是肠毒素和黏附素。临床表现可从轻度腹泻至严重的霍乱样腹泻。

(2)肠致病型大肠埃希菌(enteropathogenic E. coli,:EPEC):是婴幼儿腹泻的主要病原菌,有高度传染性,严重者可致死亡,成人少见。不产生肠毒素,主要导致肠道黏膜上皮细胞排列紊乱和功能受损,造成严重腹泻。腹泻多为自限性,但可以转为慢性。

(3)肠侵袭型大肠埃希菌(enteroinvasive *E. coli*, EIEC):较少见,主要侵犯较大儿童和成人。本菌不产生肠毒素,细菌直接侵入结肠黏膜上皮细胞内繁殖,释放内毒素破坏局部组织细胞引起炎症、溃疡,产生黏液脓血便,临床表现酷似菌痢,应注意与志贺菌鉴别。

(4)肠出血型大肠埃希菌(enterohemorrhagic *E. coli*, EHEC):是引起散发性或暴发性出血性结肠炎和溶血性尿毒综合征的病原体。症状轻重不一,可为轻度水样腹泻至伴剧烈腹痛的血便。约10%小于10岁患儿可并发急性肾功能不全、血小板减少、溶血性尿毒综合征。感染的来源主要是被污染的牛奶、肉类、蔬菜、水果等食品。

(5)肠集聚型大肠埃希菌(enteroaggregative *E. coli*, EAEC):产生毒素和黏附素。引起婴儿持续性水样腹泻,伴脱水,偶有便血。不侵袭细胞。

三、微生物学检查与防治原则

(一)微生物学检查

1. 标本 肠道外感染根据感染部位可取中段尿、浓汁、血液、脑脊液等;胃肠炎则取粪便。

2. 分离培养与鉴定 粪便标本直接接种肠道选择培养基;血液标本经肉汤增菌后,再转种血琼脂平板;其他标本可同时接种血琼脂平板和肠道选择培养基。37℃孵育18~24小时后观察菌落形态,挑取可疑菌落,进行生化反应鉴定。尿路感染尚需计数菌落量,每毫升≥10万才有诊断价值。致病性大肠埃希菌的鉴定还要做血清学试验分群定型,必要时测定肠毒素等毒力因子。

3. 卫生细菌学检查 寄居于肠道中的大肠埃希菌不断随粪便排出,可污染周围环境、水源、食品等。样品中检出此菌,提示已被粪便污染,因此,卫生细菌学以"大肠菌群数"作为饮水、食品等粪便污染的指标之一。

(二)防治原则

目前,尚无用于人群免疫的疫苗,菌毛疫苗可用于防止新生家畜腹泻。大肠埃希菌耐药性非常普遍,很多菌株含有耐一种或几种抗生素的质粒,因此抗生素治疗应在药敏试验的指导下进行。

第二节 沙门菌属

沙门菌属(*Salmonella*)是一大群寄生于人类和动物肠道中,生化反应和抗原结构相似的革兰阴性杆菌。1885年Salmon首先分离到猪霍乱沙门菌而命名。沙门菌属细菌种类繁多,目前已发现2500多个血清型,对人致病的只有少数,如伤寒沙门菌、甲型副伤寒沙门菌、肖氏沙门菌和希氏沙门菌,引起肠热症;其他沙门菌一般仅对动物致病,也可传染给人引起食物中毒或败血症,如鼠伤寒沙门菌、猪霍乱沙门菌、肠炎沙门菌等十余种。

一、生物学性状

1. 形态与染色 革兰阴性杆菌,大小为(0.6~1.0)μm×(2.0~4.0)μm,无芽胞,多数菌株有周鞭毛和菌毛,一般无荚膜。

2. 培养特性与生化反应　营养要求不高,在普通琼脂平板上形成中等大小、无色半透明光滑型菌落;在 SS 等肠道鉴别培养基上因不分解乳糖形成无色菌落,易与大肠埃希菌有色菌落区别。生化反应对本属细菌的鉴定有重要意义(表 17-1)。

表 17-1　主要致病沙门菌的生化特征

菌名	葡萄糖	乳糖	甘露醇	H₂S	吲哚	甲基红	VP	枸橼酸盐	动力
伤寒沙门菌	+	-	+	-/+	-	+	-	-	+
甲型副伤寒沙门菌	⊕	-	⊕	-/+	-	+	-	+	+
肖氏沙门菌	⊕	-	⊕	+ + +	-	+	-	±	+
希氏沙门菌	⊕	-	⊕	⊕	-	+	-	+	+
鼠伤寒沙门菌	⊕	-	⊕	+ + +	-	+	-	+	+
猪霍乱沙门菌	⊕	-	⊕	+ / -	-	+	-	+	+
肠炎沙门菌	⊕	-	⊕	+ + +	-	+	-	+	+

注: +产酸或阳性; -不产酸或阴性;⊕产酸产气

3. 抗原结构　主要有 O 和 H 两种抗原,少数菌株尚有 Vi 抗原。

(1)O 抗原:是细菌细胞壁脂多糖中的特异多糖,至少有 58 种,用 1、2、3……表示,每个沙门菌的血清型含一种或多种 O 抗原。凡含有相同 O 抗原成分的细菌归一组,则可将沙门菌分为 A、B、C、D……等 42 组。其中引起人类疾病的沙门菌大多在 A~E 组。O 抗原刺激机体主要产生 IgM 型抗体。

(2)H 抗原:为存在于细菌鞭毛中的蛋白质,分第 Ⅰ 相和第 Ⅱ 相两种,前者特异性高,又称特异相,用 a、b、c……等表示。后者特异性低,为数种沙门菌所共有,称非特异相,用 1、2、3……等表示。同时有第 Ⅰ 相和第 Ⅱ 相 H 抗原的沙门菌称双相菌,仅有一种者为单相菌。每组沙门菌根据 H 抗原不同,可进一步分成不同菌型。H 抗原刺激机体主要产生 IgG 型抗体。

(3)Vi 抗原:亦称毒力(virulence)抗原,存在于细菌表面。新分离的伤寒沙门菌、希氏沙门菌等有 Vi 抗原,可阻止 O 抗原与 O 抗体发生凝集反应。该抗原不稳定,经60℃加热或人工传代培养后易消失。Vi 抗原免疫原性弱,刺激机体产生的抗体滴度低,体内有菌存在时可产生一定量抗体,随着细菌的清除抗体亦消失,故测定 Vi 抗体有助于检出伤寒沙门菌、副伤寒沙门菌的带菌者。

(4)M 抗原:又称黏液抗原,是近年来新发现的一种表面抗原,多种沙门菌都具有。M 抗原也可阻止 O 抗原与 O 抗体发生凝集反应。

4. 抵抗力　沙门菌对理化因素的抵抗力不强,湿热 65℃ 15~30 分钟即被杀死。对一般消毒剂敏感。在水中能存活 2~3 周,粪便中存活 1~2 个月,在冻土中可过冬。对胆盐、煌绿等的耐受性比其他肠道菌强,故在沙门菌选择培养基中加入这些成分,有利于沙门菌的分离培养。对氯霉素极敏感。

二、致病性与免疫性

(一)致病物质

沙门菌有较强的内毒素,并有一定的侵袭力,个别菌株尚能产生肠毒素。

1. 侵袭力　沙门菌有毒株依靠菌毛吸附于小肠黏膜上皮细胞,并穿过上皮细胞层到达皮下组织,被黏膜固有层中吞噬细胞吞噬,但不被杀死,并能在吞噬细胞内生长繁殖,同时将细菌带至其他部位。

2. 内毒素　沙门菌死亡裂解后释放内毒素,可引起发热、白细胞减少、中毒性休克等全身症状;可通过激活补体系统,吸引粒细胞,导致肠道局部炎症反应。

3. 肠毒素　有些沙门菌,如鼠伤寒沙门菌能产生肠毒素,性质类似肠产毒性大肠埃希菌的肠毒素,可引起水样腹泻。

（二）所致疾病

人类沙门菌感染主要有以下类型:

1. 肠热症　是伤寒和副伤寒的总称。主要由伤寒沙门菌、甲型副伤寒沙门菌、肖氏沙门菌和希氏沙门菌(原称乙型和丙型副伤寒沙门菌)引起。伤寒与副伤寒的致病机制和临床症状基本相似,只是副伤寒的病情较轻,病程较短。

伤寒沙门菌随食物进入消化道,若未被胃酸杀死则抵达小肠上部,通过菌毛吸附于小肠黏膜表面后穿入黏膜上皮细胞或组织间隙,到达肠壁固有层集合淋巴结,被吞噬细胞吞噬后,在吞噬细胞中生长繁殖,部分细菌经淋巴液到达肠系膜淋巴结大量增殖后,经胸导管进入血流,引起第一次菌血症。此时相当于病程的第 1 周,称前驱期。患者出现发热、乏力、全身酸痛等症状。病菌随血流进入骨髓、肝、胆、脾、肾等器官,被吞噬细胞吞噬并在其中大量生长繁殖。细菌再次入血,并释放大量内毒素,引起第二次菌血症。此期症状明显,相当于病程的第 2~3 周,病人持续高热(> 39℃)、相对缓脉、肝脾肿大、皮肤玫瑰疹、白细胞减少等临床表现。胆囊中细菌随胆汁排至肠道,部分细菌随粪便排出;部分细菌刺激肠壁已致敏的淋巴结发生Ⅳ型超敏反应,引起肠壁局部坏死、溃疡,严重者发生肠出血和肠穿孔等并发症;肾中的细菌可随尿排出。第 4 周进入恢复期,患者逐渐康复。

典型伤寒的病程约 3~4 周。病愈后部分患者可自粪便或尿液继续排菌 3 周至 3 个月,称恢复期带菌者。约有 3% 的伤寒患者成为慢性带菌者。

2. 急性胃肠炎(食物中毒)　因食入被大量鼠伤寒沙门菌、猪霍乱沙门菌、肠炎沙门菌等污染的食物引起,是最常见的沙门菌感染,多为集体食物中毒,一般 2~4 天可自愈。

3. 败血症　常由猪霍乱沙门菌、希氏沙门菌、鼠伤寒沙门菌、肠炎沙门菌等引起,多见于儿童或免疫功能低下的成人。病菌经口进入肠道后,迅速侵入血流大量生长繁殖而引起败血症。症状严重,有高热、寒战、贫血等,常伴脑膜炎、骨髓炎、心内膜炎、胆囊炎等,血培养常阳性。

（三）免疫性

伤寒或副伤寒病后可获得牢固的免疫力,很少再感染,主要依靠细胞免疫。消化道黏膜局部的 SIgA 对胃肠炎的恢复及阻止病原菌的黏附起一定作用。

三、微生物学检查与防治原则

（一）微生物学检查

1. 标本　根据肠热症病程采取不同标本,通常第 1~2 周取血液,第 2~3 周取粪便或尿液,整个过程中均可取骨髓;急性肠炎取患者吐泻物和可疑食物;败血症取血液;胆道带菌者可取十二指肠引流液。

2. 分离培养与鉴定　血液或骨髓需先接种胆汁肉汤增菌;粪便和经离心的尿沉渣可直接

接种 SS 等肠道选择鉴别培养基。37℃经 18～24 小时培养后,挑选无色半透明的菌落接种双糖铁培养基。若疑为沙门菌时,作生化反应和玻片凝集试验鉴定。

3. 快速诊断　近年来,通过 SPA 协同凝集试验、酶联免疫吸附试验、乳胶凝集试验、放射免疫测定等方法检测患者血清或尿液中的沙门菌可溶性抗原;基因探针、PCR 技术等检测沙门菌 DNA,可用于沙门菌感染的快速诊断。

4. 肥达试验　是用已知伤寒沙门菌 O、H 抗原和甲型副伤寒沙门菌、肖氏沙门菌、希氏沙门菌 H 抗原与病人血清作定量凝集试验,以测定受检血清中有无相应抗体及其效价,协助诊断伤寒及副伤寒。判断结果时,需结合临床表现、病程、病史以及地区流行病学情况等进行综合分析,应着重考虑以下情况:

(1)正常值:正常人因隐性感染或预防接种,血清中可含有一定量的抗体,其效价随地区情况而不同。一般伤寒沙门菌 O≥1:80,H≥1:160;副伤寒沙门菌 H 均≥1:80 时,才有诊断价值。

(2)O 与 H 抗体在诊断上的意义:患肠热症后,若 O、H 凝集价均超过正常值,则患肠热症的可能性大;若两者均低,则患肠热症的可能性小;若 H 凝集价高而 O 凝集价低于正常值,则可能是预防接种的结果或非特异性回忆反应所致;若 O 凝集价高而 H 凝集价低者,则可能是感染早期或沙门菌属中其他细菌感染起的交叉凝集反应。少数病例在整个病程中肥达试验始终阴性,原因可能是早期应用大量抗生素治疗或病人免疫功能低下所致。

若采取急性期和恢复期双份血清,后一次较前一次抗体效价增高 4 倍或 4 倍以上,有诊断价值。

(二)防治原则

加强饮食卫生监督和管理;及时发现和治疗带菌者;特异性预防可用 Ty21a(尿苷二磷酸半乳糖-4-差向异构酶缺失突变株)减毒口服活疫苗,免疫防护作用至少 3 年。治疗可用环丙沙星、氯霉素等。

病案举例

患者,男,32 岁。入院前 1 周间歇性发热并有寒战,夜间体温 39～40℃,伴食欲差、恶心、呕吐。体检肝、脾略肿大,腹部见玫瑰疹。血液检查:白细胞未见升高,中性粒细胞占 0.7,淋巴细胞占 0.30,单核细胞占 0.04。两次取血作肥达试验,其结果如下:入院时伤寒沙门菌 H 凝集效价 1:80,O 凝集效价 1:80,甲型副伤寒沙门菌 H 凝集效价 1:40,肖氏沙门菌 H 凝集效价 1:40;入院第 10 天伤寒沙门菌 H 凝集效价 1:320,O 凝集效价 1:320,甲型副伤寒沙门菌 H 凝集效价 1:40,肖氏沙门菌 H 凝集效价 1:40。

问题与思考

1. 根据患者临床特征和肥达试验结果可诊断为哪种疾病?该疾病除了肥达试验,还可以取哪些标本作微生物学检查?

2. 肥达试验的原理是什么?结果如何判断?

第三节　志贺菌属

志贺菌属(*Shigella*)是人类细菌性痢疾的病原菌,通称痢疾杆菌。细菌性痢疾是一种常见病,主要流行于发展中国家,全世界年病例数超过 2 亿,其中 500 万例需住院治疗,年死亡数达 65 万。

一、生物学性状

1. **形态与染色** 革兰阴性杆菌,长约 $2 \sim 3\mu m$,宽约 $0.5 \sim 0.7\mu m$,无荚膜、无鞭毛、无芽胞,多数有菌毛。

2. **培养特性与生化反应** 兼性厌氧,营养要求不高。在普通琼脂平板上形成中等大小、半透明的光滑型菌落。在 SS 等肠道选择培养基上形成无色半透明菌落。分解葡萄糖产酸不产气,除宋内志贺菌迟缓发酵乳糖外,均不发酵乳糖。不分解尿素,不产生硫化氢。

3. **抗原结构与分类** 本菌属有 K 抗原和 O 抗原,无 H 抗原。K 抗原存在于某些自患者新分离的菌株,在细菌分类上无意义,但可阻止 O 抗原与相应抗体发生凝集,经加热可消除此作用。O 抗原是分类的依据,可分为群和型特异性抗原。根据 O 抗原和生化反应不同将志贺菌分为 4 群、40 多个血清型(包括亚型)见表 17-2。

表 17-2 志贺菌属的抗原分类

菌种	群	型	亚型	甘露糖	鸟氨酸脱羧酶
痢疾志贺菌	A	1~10	8a,8b,8c	–	–
福氏志贺菌	B	1~6	1a,1b,2a,2b,3a,3b,3c,4a,4b	+	–
		x,y 变型			
鲍氏志贺菌	C	1~18		+	–
宋内志贺菌	D	1		+	+

在我国最常见的为福氏志贺菌,其次是宋内志贺菌。痢疾志贺菌与鲍氏志贺菌则较少见。痢疾志贺菌感染病情较重,但大多预后良好;宋内志贺菌感染病情较轻,非典型病例多;福氏志贺菌感染排菌时间长,易转为慢性。

4. **变异性** 志贺菌属的菌落形态、抗原结构、生化反应、致病性及对药物的敏感性易发生变异,给细菌的鉴定和治疗带来一定困难,但利用耐药性变异制备的依赖链霉素菌株疫苗可用于痢疾的特异性预防。

5. **抵抗力** 本菌属对理化因素抵抗力较其他肠道杆菌弱,56℃ 10 分钟即被杀死,对酸及一般消毒剂敏感。

二、致病性与免疫性

(一)致病物质

主要是侵袭力和内毒素,有些菌株尚可产生外毒素。

1. **侵袭力** 志贺菌通过菌毛黏附到回肠末端和结肠黏膜的上皮细胞表面,在侵袭蛋白的作用下穿入上皮细胞内生长繁殖,并向毗邻的细胞扩散,致使肠壁的完整性遭到破坏,形成黏膜固有层局部的炎性病灶,不侵入血流。

2. **内毒素** 志贺菌所有菌株均具有强烈的内毒素。内毒素作用肠黏膜使其通透性增加,进一步促进内毒素吸收,引起发热、神志障碍,甚至中毒性休克等一系列全身中毒症状;内毒素破坏肠黏膜,导致炎症、溃疡、出血,形成典型黏液脓血便;内毒素还作用于肠壁自主(植物)神经系统,导致肠功能紊乱、肠蠕动失调和痉挛,尤以直肠括约肌痉挛最明显,因而出现腹痛、腹泻、里急后重等症状。

3. 外毒素　A群志贺菌Ⅰ型及部分Ⅱ型菌株能产生志贺毒素(shiga toxin,Stx)。Stx有三种生物学活性:①神经毒性:作用于中枢神经系统,引起致死性感染(假性脑膜炎昏迷);②细胞毒性:对人肝细胞、肠黏膜细胞,Hela细胞等均有毒性,导致细胞变性坏死;③肠毒素性:具有类似霍乱肠毒素的活性,可引起水样腹泻。此外,肠毒素还抑制小肠对糖和氨基酸的吸收。

(二)所致疾病

志贺菌引起细菌性痢疾。细菌性痢疾是最常见的肠道传染病,一年四季均有发生,夏秋季多发。传染源主要为病人和带菌者,通过污染了志贺菌的食物、饮水等经口感染。人对志贺菌普遍易感。常见的感染类型有三种。

1. 急性细菌性痢疾　起病急,主要有腹痛、腹泻、里急后重、脓血便等典型菌痢临床表现,可伴有畏寒、发热、乏力。及时治疗,预后良好。但在体弱的老人和儿童,因水分和电解质的丧失,可导致失水、酸中毒。有的病例还可引起溶血性尿毒综合征,甚至死亡。

2. 中毒性细菌性痢疾　多见于小儿,各型志贺菌都可引起。发病急骤,常无明显消化道症状,而全身中毒症状严重,以高热、休克、中毒性脑病为主要表现,病情凶险,病死率高。原因是患儿对志贺菌内毒素特别敏感,内毒素迅速吸收入血引起微血管痉挛、缺血、缺氧,导致DIC、多器官功能衰竭和脑水肿。临床上,因与乙型脑炎发病时间及临床表现相似,应注意鉴别。

3. 慢性细菌性痢疾　急性菌痢治疗不彻底或症状不典型被误诊。机体抵抗力低、营养不良或伴有其他慢性病时,易转为慢性。病程多在两个月以上,迁延不愈或时愈时发。

部分患者可成为带菌者,是菌痢的主要传染源,不能从事饮食业、炊事及保育工作。

(三)免疫性

抗志贺菌感染的免疫主要依靠肠黏膜表面的SIgA。感染后可获得一定的免疫力,但不牢固,不能防止再感染。

三、微生物学检查与防治原则

(一)微生物学检查

1. 标本　在用药前取粪便的黏液脓血部分,立即送检。若不能及时送检,宜将标本保存于30%甘油缓冲盐水或专门送检的培养基内。中毒性菌痢可取肛拭子检查。

2. 分离培养与鉴定　标本接种于肠道选择培养基上,37℃培养18~24小时后,挑取无色半透明可疑菌落,作生化反应和血清学试验,确定菌群和菌型。

3. 快速诊断法

(1)免疫凝集法:将粪便标本与志贺菌抗血清在玻片上混匀,在光镜下观察有无凝集现象。

(2)免疫荧光菌球法:将标本接种于含有荧光素标记的志贺菌抗血清的液体培养基中,37℃孵育4~8小时。若标本中含有相应型别的志贺菌,则生长繁殖后与荧光抗体凝集成小球,在荧光显微镜下易被检出。

(3)协同凝集试验:用志贺菌IgG抗体与富含SPA的葡萄球菌结合成试剂,来检测患者粪便滤液中有无志贺菌的可溶性抗原。

(4)乳胶凝集试验:用志贺菌抗血清致敏胶乳,来检测粪便中的志贺菌抗原。

(5)分子生物学方法:应用 PCR、基因探针等技术检测与志贺菌致病性密切相关的 140MD 的大质粒等。

（二）防治原则

及时发现菌痢患者和带菌者,彻底治疗,加强饮水、食品卫生管理,避免病从口入;特异性预防主要采用口服减毒活菌苗,近年来试用者有 Sd 株、神氏 2a 变异株等。治疗可用磺胺类药、氨苄西林、氯霉素、小檗碱等。中药黄连、黄柏、白头翁、马齿苋等均有疗效。

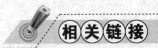

变形杆菌与临床感染性疾病

变形杆菌属(*Proteus*)是一群运动活泼、产生 H_2S、苯丙氨酸和脲酶阳性的革兰阴性杆菌。广泛分布于自然界以及人和动物肠道中。变形杆菌属包括普通变形杆菌、奇异变形杆菌、莫根变形杆菌、雷极变形杆菌和无恒变形杆菌等。其中与医学关系密切的主要是普通变形杆菌和奇异变形杆菌。变形杆菌有周身鞭毛运动活泼,在普通琼脂平板上呈扩散生长,形成以细菌接种部位为中心,厚薄交替、同心圆型的层层波状菌苔,称为迁徙生长现象。普通变形杆菌 X_{19}、X_2 和 XK 菌株的菌体抗原(OX_{19}、OX_2、OXK)与斑疹伤寒立克次体和恙虫病立克次体有相同的抗原成分,故可用来代替不易获得的立克次体抗原与患者血清作凝集试验,以辅助诊断相关的立克次体病称为外斐试验(Weil-Felix test)。

本属菌为条件致病菌,是医院感染的常见病原菌之一。奇异变形杆菌和普通变形杆菌引起的泌尿系统感染仅次于大肠埃希菌;肾结石和膀胱结石的形成可能与变形杆菌感染有关;还可引起创伤感染、食物中毒、中耳炎、脑膜炎、肺炎、腹膜炎和败血症等多种感染。

第四节 霍乱弧菌

霍乱弧菌(*V. cholerae*)是引起烈性传染病霍乱的病原体。霍乱发病急,传染性强,死亡率高,为我国甲类法定传染病。1883 年 Koch 首先从埃及和印尼腹泻病人中分离出霍乱弧菌。1905 年埃及西奈半岛 ELTor 检疫站从尸体中分离出另一种致病性弧菌,并命名为 ELTor 弧菌。1966 年国际弧菌命名委员会将霍乱弧菌分为古典生物型及 ELTor 生物型。自 1817 年以来,曾发生过 7 次世界性大流行,前 6 次均起源于印度恒河三角洲,是由霍乱弧菌古典生物型所引起的。1961 年的第七次世界大流行起源于印尼苏拉威西岛,由埃尔托(ELTor)生物型引起。1992 年一个新的流行株 O139 株在印度和孟加拉湾附近的一些国家的城市出现,并很快在亚洲传播,这是首次由非 O1 群霍乱弧菌引起的流行。

一、生物学性状

1. 形态与染色 霍乱弧菌为革兰阴性弯曲菌,长约1.5～3μm,宽约0.5～0.8μm。从患者体内新分离出的细菌形态典型,呈弧状或逗点状(图17-1)。经人工培养后,易失去弧形而呈杆状,与肠道杆菌难以区别。有单端鞭毛和菌毛,有些菌株(如O139)有荚膜。取病人米泔水样便或培养物作悬滴观察,可见霍乱弧菌运动极为活泼,呈流星穿梭运动。涂片染色呈鱼群状排列。

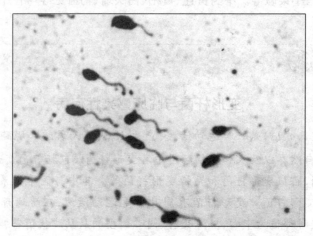

图17-1 霍乱弧菌(鞭毛染色)

2. 培养特性与生化反应 兼性厌氧,营养要求不高。耐碱不耐酸,在碱性琼脂平板上经12～18小时培养可形成圆形、扁平、透明的大菌落。在pH8.8～9.2的碱性蛋白胨水中生长良好,常用于首次增菌培养。霍乱弧菌可在无盐环境中生长,而其他致病性弧菌则不能生长,可用于鉴别。

霍乱弧菌的氧化酶阳性、过氧化氢酶阳性、吲哚反应阳性。能分解甘露醇、葡萄糖、蔗糖、麦芽糖,产酸不产气;能还原硝酸盐,在TCBS培养基上生长良好,形成黄色菌落,培养基呈暗绿色。

3. 抗原结构与分型 霍乱弧菌有耐热O抗原和不耐热的H抗原。H抗原无特异性。根据O抗原不同,可将弧菌分为155个血清群,其中O1群、O139群可引起霍乱,其余血清群分布于地面水中,可引起人类胃肠炎等疾病,但从未引起霍乱的流行。O1群霍乱弧菌的菌体抗原由A、B、C三种抗原因子组成,据此又可分为3个血清型:小川型、稻叶型和彦岛型(表17-3)。

表17-3 霍乱弧菌O1群血清型

血清型 (抗原组分)	O1群免疫血清	O1单克隆抗体			出现频率	造成流行
		A	B	C		
小川型	+	+	+	-	常见	是
稻叶型	+	+	-	+	常见	是
彦岛型	+	+	+	+	极少见	未知

"+"凝集;"-"不凝集

O139群在抗原性方面与O1群之间无交叉,基因序列分析发现O139群失去O1群的O抗原基因,出现一个约 36kb 的新基因,编码与 O1 群不同的脂多糖抗原和荚膜多糖抗原,但与 O22 和 O155 等群有共同抗原。在遗传性状方面,如核糖型、限制性酶切电泳图谱、外膜蛋白、毒性基因等与 O1 群的古典生物型和 ElTor 生物型的流行株相似。

4. 抵抗力 本菌对热、干燥、日光和化学消毒剂敏感,在 100℃1~2 分钟或 55℃10 分钟即死亡。在正常胃酸中仅存活 4 分钟。以 1:4 漂白粉水溶液处理病人的排泄物或呕吐物 1 小时可达到消毒目的。埃尔托生物型在自然界的生存能力较古典型强,可在河水、井水及海水中存活 1~3 周,有时还可在水中越冬。对链霉素、氯霉素和四环素敏感,对庆大霉素有耐药性。

二、致病性与免疫性

(一)致病物质

1. 霍乱肠毒素(cholera enterotoxin,CT) 是目前已知的致泻毒素中最为强烈的毒素,是肠毒素的典型代表。由一个 A 亚单位(分子量为 27.2kDa)和 5 个相同的 B 亚单位(每个分子量为 11.7kDa)构成的一个热不稳定性多聚蛋白体,分别由结构基因 ctxA(cholera toxin A)和 ctxB 编码。A 亚单位是霍乱肠毒素的毒性物质,B 亚单位是结合单位,可与小肠黏膜上皮细胞上神经节苷脂(GM_1 受体)结合,结合后的毒素分子变构,使 A 亚单位脱离 B 亚单位进入细胞膜,经蛋白酶作用裂解为 A1、A2 两条多肽,A1 为毒性部分,作为腺苷二磷酸核糖基转移酶可使 NAD(辅酶 I)上的腺苷二磷酸核糖转移到 G 蛋白上,称 Gs,Gs 的活化可使细胞内 cAMP 水平升高,主动分泌 Na^+、K^+、HCO_3^- 和水,导致严重的腹泻与呕吐。

2. 鞭毛、菌毛及其他毒力因子 霍乱弧菌的单鞭毛运动有助于细菌穿过肠黏膜表面黏液层而接近肠壁上皮细胞;有毒株产生的黏液素酶有液化黏液的作用;普通菌毛是细菌定居于小肠所必需的因子,只有黏附定居后方可致病。现已发现编码黏附素和菌毛蛋白中重要亚单位的相关基因为 acf 和 tcpA,与黏附和定植有关。

近年发现 O139 群除具有 O1 群致病物质和相关基因外,还有多糖荚膜和特殊 LPS 毒性决定簇,其功能是抵抗血清中杀菌物质并能黏附到小肠黏膜上。

(二)所致疾病

在自然情况下,人是霍乱弧菌的唯一易感者。霍乱的传染源是患者或带菌者,通过污染的水源或食品经消化道感染。正常胃酸条件下需大量细菌进入方可感染,当胃酸低时,少量细菌即可感染。病菌通过胃酸屏障后进入小肠,黏附在小肠表面迅速生长繁殖,霍乱弧菌不入侵细胞内,霍乱肠毒素是主要致病因素。一般在吞食细菌后 2~3 天发病,表现为剧烈的腹泻和呕吐,排出如米泔水样的腹泻物。由于大量丧失水分和电解质而导致脱水、代谢性酸中毒、低碱血症、低容量性休克及心律不齐和肾衰竭。如未及时治疗,死亡率可达 60%,但若及时给病人补充液体及电解质,死亡率可小于 1%。O139 群霍乱弧菌感染比 O1 群严重,表现为严重脱水和高死亡率,且成人病例大于 70%,O1 群霍乱弧菌流行高峰期,儿童病例约占 60%。

病愈后,一些患者可短期带菌,一般不超过两周,个别 EL Tor 型病例病后带菌时间长达数月或数年之久。病菌主要存在于胆囊中。

(三)免疫性

病后可获得牢固免疫力,主要是体液免疫,包括肠毒素抗体、抗菌抗体和肠道黏膜表面的 SIgA 的中和作用,再感染者少见。霍乱弧菌引起的肠道局部黏膜免疫是霍乱保护性免疫的基础。感染 O139 群的患者大多为成年人,表明以前感染 O1 群获得的免疫对 O139 群感染无交叉保护作用。O139 群感染后的免疫应答与 O1 群基本一致。O139 群的保护性免疫以针对脂多糖和荚膜多糖的抗菌免疫为主,抗毒素免疫为辅。O1 群的脂多糖 O 抗原与 O139 群存在显著差异,且缺少荚膜多糖表面抗原,故 O1 群的免疫不能交叉保护 O139 群的感染。

三、微生物学检查与防治原则

(一)微生物学检查

霍乱是烈性传染病,在流行期间有较高的发病率及死亡率,危害极大,因此快速、准确诊断并及时上报疫情,对治疗和预防本病有重要意义。

1. 直接镜检 采取病人"米泔水样"粪便或呕吐物,以涂片染色及悬滴法检查,观察细菌形态和动力特征。

2. 分离培养 标本先接种至碱性蛋白胨水增菌,37℃孵育 6 ~ 8 小时后直接镜检并作分离培养。目前常用的选择培养基为 TCBS,该培养基含有硫代硫酸盐、枸橼酸盐、胆盐及蔗糖,霍乱弧菌因分解蔗糖呈黄色菌落。挑取可疑菌落进行生化反应和血清学反应进行鉴定。

(二)防治原则

以预防为主,加强饮水消毒和食品卫生管理。做好口岸检疫工作,严防本菌传入,对病人要严格隔离。接种 O1 群霍乱弧菌死菌苗,可降低发病率,对 ELTor 型霍乱弧菌感染也有保护作用。目前霍乱疫苗的重点已转至研制口服菌苗的方向上,包括 B 亚单位全菌灭活口服疫苗、基因工程减毒活疫苗、带有霍乱弧菌几个主要保护性抗原的基因工程疫苗等。及时补充液体和电解质是治疗霍乱的关键。治疗霍乱常用的抗生素有四环素、多西环素、呋喃唑酮、氯霉素等。目前,霍乱治愈率较高,死亡率不断降低。

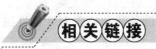
相关链接

副溶血性弧菌与食物中毒

副溶血性弧菌(*V. parahemolyticus*)是一种嗜盐性弧菌。于 1950 年从日本一次暴发性食物中毒中分离发现。主要存在于近海岸的海水,海底沉积物及鱼、贝等海产品中。根据菌体 O 抗原不同,现已发现有 13 个血清型,该菌主要引起食物中毒,是夏秋季沿海地区常见的一种病原菌。尤以日本、东南亚、美国及我国台北地区多见,也是我国内地沿海地区食物中毒中最常见的一种病原菌。

副溶血性弧菌引起食物中毒的致病机制尚待阐明。从有毒株中已分离出两种致病因子:①耐热直接溶血素:是一种肠毒素。动物实验表明具有细胞毒和心脏毒两种作用;②耐热相关溶血素:生物学功能与耐热直接溶血素相似。其他致病物质可能还包括黏附素和黏液素酶。

第五节 其他消化道感染细菌

一、空肠弯曲菌

（一）生物学性状

空肠弯曲菌（*C. jejuni*）形态细长，呈弧形、螺旋形、S 形或海鸥状，革兰染色阴性。一端或两端有鞭毛，运动活泼，呈直线或螺旋形运动。无芽胞，无荚膜，在新鲜营养物中本菌单个存在、呈弯曲形、排列成带状；在陈旧培养基中，易变成球形。在暗视野镜下观察似飞蝇。

本菌为微需氧菌，在含 5% O_2、10% CO_2 和 85% N_2 的环境中生长最好，最适温度为 42℃，此温度可抑制其他细菌生长。营养要求高，在血琼脂平板上培养 48 小时，出现两类菌落：一类为圆形、凸起、不溶血、发亮、边缘整齐的单个小菌落；另一类为溶血、灰色、湿润、有光泽、边缘不规则、有扩散倾向的菌落。生化反应不活泼，不发酵糖类，不分解尿素，甲基红和 VP 试验阴性，氧化酶阳性，马尿酸盐分解试验阳性。

本菌有菌体 O 抗原、鞭毛 H 抗原。根据 O 抗原不同将空肠弯曲菌分为 45 个血清型，第 11、12 和 18 血清型致病最为常见。

抵抗力弱，易被直射阳光、干燥、一般消毒剂所杀灭。56℃经 5 分钟即被杀死。

（二）致病性与免疫性

致病物质有黏附素、细胞毒性酶类和肠毒素，其作用机制尚不清楚。空肠弯曲菌是散发性细菌性胃肠炎最常见的菌种之一。该菌常通过污染饮食、牛奶、水源等被食入。在发展中国家，50% 以上感染由污染的鸡肉而引起。人群普遍易感，5 岁以下儿童的发病率高，夏秋季多见。空肠弯曲菌能产生霍乱样肠毒素，主要引起婴儿急性肠炎。可暴发流行或集体食物中毒。由于空肠弯曲菌对胃酸敏感，食入至少 10^4 个细菌才有可能致病。该菌在小肠内繁殖，侵入小肠上皮细胞引起炎症。患者表现为发热、腹泻、呕吐和肌肉痛。重症患者也有痢疾样血或果酱样便，量多，并伴有头痛、全身不适、发热等，常误诊为急性溃疡性肠炎。本菌可通过肠黏膜进入血液引起败血症或其他器官感染，如脑膜炎、关节炎、肾盂肾炎等。孕妇感染本菌可导致流产或早产，而且可使新生儿受感染。本病具有自限性，病程 1 周左右。

机体感染空肠弯曲菌后体内可产生特异性抗体，能通过调理作用和活化补体等作用增强吞噬细胞的吞噬功能。肠道分泌的 SIgA 对鞭毛和菌毛等侵袭因子具有拮抗作用。

二、幽门螺杆菌

幽门螺杆菌（*Helicobacter pylori*，HP）是螺杆菌属的代表菌种，由 Warren 于 1983 年首次从胃黏膜标本中分离成功，1989 年 Goddwin 根据其超微结构、形态特征、菌体脂肪酸组成、生长特点和酶活力将其从弯曲菌属中划分出来，称为幽门螺杆菌。此后越来越多的证据表明它与慢性胃炎，胃和十二指肠溃疡等疾病有密切关系，并可能与胃癌和胃黏膜相关 B 细胞淋巴瘤的发生有关。

（一）生物学性状

幽门螺杆菌为革兰染色阴性，长约 $2 \sim 4\mu m$，宽约 $0.5 \sim 1.0\mu m$。菌体弯曲呈弧形、螺旋状、S 形或海鸥状，传代培养后，菌体可变为球形。镜下常呈鱼群样排列或聚集成团状。菌体一端或两端可有多根带鞘鞭毛，运动活泼。

本菌为微需氧菌，营养要求高，须在含血液或血清等培养基上生长，在 $5\% O_2$、$10\% CO_2$、$85\% N_2$ 混合气体的环境中生长良好，最适温度为 $37℃$。本菌生长缓慢，$37℃$ 培养 $3 \sim 4$ 天后才见针尖状、圆形、光滑、半透明无色菌落。在血琼脂平板上轻度溶血，因本菌对多种抗生素不敏感，为抑制其他细菌生长，有必要在培养基中加入万古霉素、多粘菌素 B 等。

生化反应不活泼，不分解糖类，氧化酶和过氧化氢酶阳性。尿素酶试验呈强阳性，是区别于其他弯曲菌的重要依据之一，可作为本菌的快速诊断方法。另外，具有碱性磷酸酶、DNA 酶、亮氨酰肽酶等，也可与其他弯曲菌相区别。

（二）致病性与免疫性

幽门螺杆菌在人群中的感染非常普遍，感染率为 50%。幽门螺杆菌与慢性胃炎、胃和十二指肠溃疡的关系密切。在胃炎和胃溃疡患者的胃黏膜活检标本中，检出率高达 $80\% \sim 100\%$。另据研究，该菌与胃黏膜相关淋巴样组织（MALT）淋巴瘤及胃腺癌有相关性，其致病机制尚不清楚。幽门螺杆菌的传染源主要是人，传播途径主要是粪-口途径。其疾病特征包括胃部的炎症、胃酸产生的改变和组织的破坏，这种病理的变化可能和多种因素有关。目前认为本菌的鞭毛和菌毛、尿素酶、蛋白酶、空泡毒素和细胞毒等作用可能与致病有关。如尿素酶可迅速分解食物中尿素产氨，氨可中和胃酸使局部 pH 值增高，形成碱性微环境，缓解局部胃酸的杀菌作用，使细菌不被胃酸杀灭；幽门螺杆菌通过鞭毛运动穿过胃黏膜表面黏液层到达上皮细胞表面，依靠菌毛和黏附素定植于细胞表面，克服宿主防御机制，生长繁殖；幽门螺杆菌可产生两种主要外毒素，即空泡毒素和细胞毒素相关蛋白 A。前者可导致胃黏膜上皮细胞产生空泡样病变，诱发人消化性溃疡，后者能明显增加胃癌发生的危险性。此外，幽门螺杆菌的感染可刺激机体产生 IL-8、血小板活化因子，再引起胃酸的大量分泌以及造成胃上皮细胞程序性死亡。幽门螺杆菌的感染可刺激机体产生特异性抗体，临床观察发现机体产生的局部体液免疫物质并不能将该菌从体内清除；幽门螺杆菌的感染也可刺激局部免疫细胞产生多种细胞因子，如 IL-2、IL-6 与抗感染免疫有关，而 IL-8、TNF 等与致病有关。

学习小结

消化道感染细菌主要是肠道杆菌，此外还包括弧菌、弯曲菌和幽门螺杆菌等。肠道杆菌主要包括埃希菌属、志贺菌属和沙门菌属。普通大肠埃希菌属为人体正常菌群，但可移位定居，引起肠道外感染，少数致病性大肠埃希菌可通过消化道引起人类腹泻，根据致病机制可分为 ETEC、EPEC、EIEC、EHEC 和 EAEC 等五种类型。志贺菌是细菌性痢疾的病原菌，分四个血清群，可引起急性细菌性痢疾、慢性细菌性痢疾和中毒性细菌性痢疾，主要致病物质为内毒素和侵袭力。沙门菌属有 2500 多个血清型，仅少数血清型对人致病，主要引起肠热症、食物中毒和败血症等。霍乱弧菌是烈性传染病霍乱的病原菌，包括古典和埃尔托生物型，此外还有 O139 群也可引起霍乱，致病物质主要是霍乱肠毒素。空肠弯曲菌能产生霍乱样肠毒素,主要引起婴儿急性肠炎,可暴发流行或集体食物中毒。幽门螺杆菌与慢性胃炎、胃和十二指肠溃疡以及胃癌的发生关系密切,本菌的鞭毛和菌毛、尿素酶、蛋白酶、空泡毒素和细胞毒等作用可能与致病有关。

伤寒沙门菌和霍乱弧菌感染后机体可获得持久免疫力,其他细菌感染后免疫力较低,目前已有伤寒沙门菌、霍乱弧菌、志贺菌相关疫苗。腹泻患者的微生物学检查,主要取粪便标本做细菌分离培养,选择可疑菌落做生化反应和玻片血清凝聚试验鉴定。可疑伤寒患者还可做肥达试验确诊。

(王 勇)

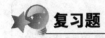 复习题

一、名词解释

1. 定居因子
2. 志贺毒素
3. 肥达试验
4. 霍乱肠毒素
5. ETEC 和 EIEC

二、简答题

1. 简述肠道杆菌的共同特征。
2. 简述引起腹泻的大肠埃希菌及其所致疾病。
3. 常见的沙门菌有哪些?有何致病物质?可引起哪些疾病?
4. 简述志贺菌属的致病物质及其作用机制。
5. 霍乱弧菌的主要致病物质是什么?简述其作用机制。

第十八章

厌氧性细菌

厌氧性细菌(anaerobic bacteria)是指一群在无氧条件下才能生长繁殖的细菌,简称厌氧菌。根据能否形成芽胞,将厌氧菌分为有芽胞厌氧菌与无芽胞厌氧菌两大类。前者为厌氧芽胞杆菌,属于梭菌属,临床常见有破伤风梭菌、产气荚膜梭菌、肉毒梭菌和艰难梭菌,多数导致外源性感染。无芽胞厌氧菌为多个属的球菌和杆菌,大多数为人体的正常菌群,主要引起内源性感染。

第一节　厌氧芽胞梭菌属

厌氧芽胞梭菌属(*Clostridium*)是一群革兰阳性大杆菌,形成的芽胞比菌体宽,使菌体一端膨大呈梭状,故得此名。此菌属现有 157 个种,分布在土壤、人和动物肠道内,多数为腐生菌,少数为致病菌,常见有破伤风梭菌、产气荚膜梭菌和肉毒梭菌等,可导致破伤风、气性坏疽和肉毒中毒等严重疾病。

一、破伤风梭菌

破伤风梭菌(*C. tetani*)是破伤风的病原菌。本菌可通过创口感染,或分娩时使用不洁器械剪断脐带或脐部消毒不严格而引起外源性感染。细菌在局部发芽繁殖,释放毒素,引起机体强直性痉挛、抽搐,患者可因窒息或呼吸衰竭而死亡。在发展中国家,新生儿破伤风死亡率可高达90%。

(一)生物学性状

1. 形态与染色　为革兰阳性细长杆菌,一般为 $(2 \sim 18)\mu m \times (0.5 \sim 1.7)\mu m$,在菌体顶端

形成膨起、正圆形、大于菌体的芽胞,呈鼓槌状,芽胞形成后易转为革兰阴性(图18-1)。有周鞭毛,无荚膜。

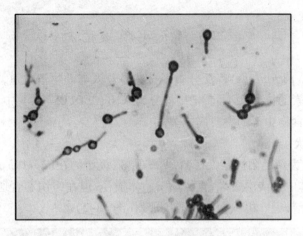

图18-1 破伤风梭菌

2. 培养特性与生化反应 接种于血琼脂平板或 GAM(血清消化粉厌氧培养基)血平板置于厌氧罐(箱)内培养24~48小时,移行生长,呈薄膜状菌膜。在庖肉培养基中培养,液体微混,部分庖肉变黑色,有腐败臭味。在普通琼脂平板上厌氧培养后,形成中心紧密,周边疏松、不整齐呈锯齿状的菌落。

3. 抵抗力 芽胞抵抗力很强,通常能耐煮沸1小时,土壤中可存活数十年,高压蒸汽121.3℃ 15~30分钟、干热160~170℃ 1~2小时可将其杀死。其繁殖体对青霉素敏感。

（二）致病性与免疫性

1. 致病条件 破伤风梭菌芽胞对伤口污染率较高,是否引起感染并致病,取决于局部能否造成厌氧环境。深而狭窄的伤口,混有泥土和异物,易形成厌氧环境;组织坏死、缺血及需氧菌混合感染也是厌氧环境形成的条件。

2. 致病机制和所致疾病 破伤风梭菌仅在局部繁殖,不向周围及血流扩散。繁殖体合成并释放破伤风外毒素即破伤风痉挛毒素,外毒素进入血流而造成毒血症。破伤风外毒素毒性很强,对人的致死量小于1µg,不耐热,65℃ 30分钟可被破坏,也易被蛋白酶分解。外毒素经运动神经终板吸收,沿神经纤维间隙逆行至脊髓前角细胞,上行至脑干。也可经淋巴液和血流到达中枢神经系统。毒素能与脊髓及脑干抑制性神经细胞突触末端的神经节苷脂结合,封闭脊髓的抑制性突触,阻止神经细胞抑制性介质的释放,破坏正常的抑制性调节功能,使脊髓前角细胞兴奋冲动可下达,但抑制性反馈信息不能上传,而使受刺激时伸肌与屈肌同时强烈收缩,使肌肉发生强直性痉挛。

本病潜伏期不定,可从几天至几周,平均7~14天,潜伏期越短,病死率越高。发病早期有发热、头疼、不适、肌肉酸痛、流涎、出汗和激动等前驱症状,局部肌肉抽搐,咀嚼肌痉挛,出现张口困难,牙关紧闭,苦笑面容,继而颈部、背部、肢体肌肉发生强直性痉挛,身体出现典型的角弓反张。因中枢神经系统功能紊乱,还可产生心率不齐、血压波动、面部发绀,呼吸困难,甚至窒息死亡。

3. 免疫性 机体对破伤风免疫属体液免疫,主要是抗毒素的中和作用。破伤风痉挛毒素毒性很强,极少量毒素即可致病,但少量的毒素尚不足以引起免疫,且毒素与组织结合后,也不能有效刺激免疫系统产生抗毒素,一般病后不会获得牢固免疫力。故病愈后的患者,仍需注射类毒素,使其获得免疫力。

二、产气荚膜梭菌

产气荚膜梭菌(*C. perfringens*)广泛分布于自然界及人与动物消化道,能引起人和动物多种疾病。根据其主要毒素的抗原性不同,把菌株分为 A、B、C、D、E5 型,其中 A 型产气荚膜梭菌是引起人类气性坏疽和食物中毒的主要病原菌。

(一)生物学性状

1. 形态与染色　为革兰阳性粗大杆菌,两端钝圆,大小约在$(3 \sim 19) \mu m \times (1 \sim 2.4) \mu m$,芽胞呈椭圆形,位于菌体中央或次极端,直径小于菌体横径,但在组织和普通培养基中很少形成。体内产生明显荚膜,无鞭毛。组织中常呈链状排列(图 18-2)。

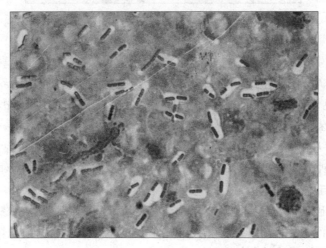

图 18-2　产气荚膜梭菌

2. 培养特性与生化反应　专性厌氧,血平板表面形成中等大小的光滑菌落,出现双层溶血环,内环由 θ 毒素引起的完全溶血,外环为 α 毒素引起的不完全溶血。疱肉培养基中生长迅速,肉汤浑浊,部分肉渣呈粉红色,并产生大量气体。

本菌代谢活跃,可分解多种糖类产酸产气。在牛乳培养基中能分解乳糖产酸使酪蛋白凝固,并产生大量气体冲击凝固的酪蛋白呈蜂窝状,气势凶猛,这种现象被称为"汹涌发酵",为本菌鉴别的主要特征。此外,能液化明胶,H_2S 试验阳性,卵磷脂酶阳性。

(二)致病性

1. 致病物质　产气荚膜梭菌产生多种侵袭性酶和外毒素。外毒素有 α、β、γ 等 12 种。致病物质主要有:①卵磷脂酶(α 毒素):能分解细胞膜的磷脂,破坏细胞膜,引起溶血,组织坏死与血管内皮的损伤,使血管通透性增加,导致组织水肿;②胶原酶(κ 毒素):能分解肌肉及皮下组织的胶原蛋白,使局部组织崩解;③透明质酸酶(μ 毒素):能分解细胞间质中的透明质酸,使局部组织疏松,有利于细菌的扩散;④β 毒素可引起组织坏死;⑤DNA 酶(ν 毒素):能使细胞 DNA 分解,降低坏死组织黏稠度;⑥有些菌株产生肠毒素可引起食物中毒。此外,细菌代谢产生大量气体,在致病过程中也起到一定作用。

2. 所致疾病

（1）气性坏疽：是严重的创伤感染性疾病，多见于战伤、伤口污染的骨折及软组织损伤。以局部组织坏死、气肿、水肿、恶臭、剧痛及全身中毒症状为主要特征。本菌的致病条件与破伤风梭菌相同。要求伤口形成厌氧环境。创口内常伴有水肿杆菌、败毒杆菌及溶组织杆菌等厌氧芽胞杆菌的混合感染。

感染的产气荚膜梭菌在生长繁殖过程中产生各种毒性酶、毒素等，发酵肌肉和组织中的糖类，产生大量气体，导致组织溶解、细胞坏死、出血、炎症、水肿并伴随气肿，触摸有捻发感，使局部组织内压力增高，而影响肢体血液循环，加速远端肢体坏死，并有恶臭，神经末梢被刺激而导致剧烈疼痛。毒素入血造成毒血症。本病潜伏期短，一般仅为 8 ～ 48 小时，发展迅速，病情险恶。如不及时治疗，可导致休克死亡。

（2）食物中毒：A 型产气荚膜梭菌可产生肠毒素，污染食品后引起机体以腹痛、恶心及吐泻为特征的细菌性食物中毒症。1 ～ 2 天后自愈。如不进行细菌学检查常难确诊。

（3）坏死性肠炎：C 型产气荚膜梭菌产生的 β 肠毒素可引发坏死性肠炎，此病发病急，有腹痛、腹泻、血便。要注意与菌痢、出血性肠炎相区别。可并发腹膜炎。周围循环衰竭，病死率高达 40% 。

三、肉毒梭菌

肉毒梭菌（*C. botulinum*）是一种厌氧性腐物寄生菌，广泛存在于土壤、海洋沉积物以及动物粪便中。污染本菌的食品在无氧条件下可产生肉毒毒素，引起食入者肉毒毒素中毒，出现独特的神经中毒症状，死亡率极高。

（一）生物学性状

1. 形态与染色　为革兰阳性粗大杆菌，两端钝圆，(4～6)μm×(1～1.2)μm，单个或成双排列，有时可呈链状，无荚膜，有周身鞭毛，芽胞呈椭圆形，宽于菌体，位于次极端，使菌体呈网球拍状（图 18-3）。

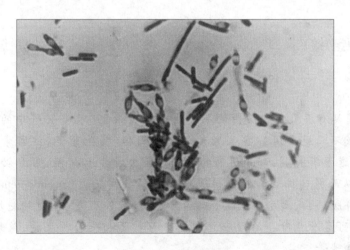

图 18-3　肉毒梭菌

2. 培养特性与生化反应 严格厌氧,营养要求不高,可在普通琼脂平板上生长,在 GAM 血平板上 24 小时培养形成 2~4mm 白色粗糙的较大菌落,有 β 溶血环。在疱肉培养基中生长,可消化肉渣,使之变黑,有腐败恶臭。分解葡萄糖、麦芽糖产酸产气,产生 H_2S,液化明胶。

3. 抵抗力 芽胞可耐热 100℃ 1 小时以上,干热 180℃ 2 小时、湿热 121.3℃ 30 分钟才能将芽胞杀死。肉毒毒素不耐热,经 56℃ 30 分钟可灭活。毒素对酸的抵抗力较破伤风毒素强,胃液作用 24 小时不被破坏,可被胃肠吸收。

（二）致病性

1. 致病物质 肉毒梭菌的外毒素毒性极强。纯化的 1mg 肉毒毒素能杀死 2 亿只小白鼠,比氰化钾强一万倍,对人的致死量为 0.1μg。根据抗原性不同,可将毒素分为 A、B、C_α、C_β、D、E、F、G 共 8 个型,引起人类疾病的为 A、B、E 和 F 型,我国以 A 型为主。细菌细胞内产生无毒的前体毒素,待细菌死亡自溶后游离出来,经肠道中的胰蛋白酶或细菌产生的蛋白激酶作用后方具有毒性,且能抵抗胃酸和消化酶的破坏。肉毒毒素是一种嗜神经毒素,经肠道吸收后进入血液,作用于脑神经核、神经肌接头处以及自主神经末梢,阻止乙酰胆碱释放,引起运动神经末梢功能失调,导致肌肉弛缓性麻痹。

2. 所致疾病

(1)肉毒中毒:肉毒梭菌芽胞污染的食品,在厌氧环境下芽胞发芽成繁殖体并产生毒素,被人食入后引起肉毒中毒。常见食品为罐头、香肠、腊肠、豆制品、甜面酱等。潜伏期可短至数小时,表现为无力、头痛、眼睑下垂、视力模糊不清、吞咽及呼吸困难,可因呼吸衰竭或心力衰竭而死亡。无明显消化道症状。

尚有个别人因厌氧伤口感染肉毒梭菌后出现肉毒中毒。

(2)婴儿肉毒病:婴儿食用被肉毒梭菌污染的食品(如蜂蜜)后,因肠道的特殊环境及缺乏正常菌群拮抗肉毒梭菌,病原菌定居于盲肠,繁殖产生毒素引起感染性中毒。表现为便闭、吮乳无力、吞咽困难,眼睑下垂,全身肌张力减退。严重者因呼吸肌麻痹而死亡。婴儿肉毒病死亡率不高(1%~2%)。

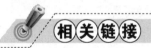

相关链接

艰难梭菌与假膜性肠炎

艰难梭菌具有厌氧芽胞梭菌的基本生物学特性,是人类肠道中的正常菌群之一。当长期使用或不正规应用某些抗生素如氨苄西林、头孢菌素、红霉素、克林霉素等以后,可导致肠道菌群失调,部分耐药的艰难梭菌大量生长繁殖,可分泌毒素(肠毒素和细胞毒素),从而引起抗生素相关性腹泻和假膜性结肠炎(pseudomembranous colitis)。患者出现水样腹泻,或血水样腹泻,并排出假膜,常伴有发热、白细胞增多等全身中毒症状,严重者可危及生命。治疗应立即停用与耐药相关的抗生素,改用本菌敏感的万古霉素和甲硝唑等。

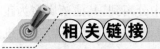

相关链接

引起食物中毒的细菌种类

　　细菌性食物中毒是指由于进食被细菌或其毒素污染的食物引起的急性中毒性疾病。致病菌有金黄色葡萄球菌、沙门菌、副溶血性弧菌、产气荚膜梭菌、肉毒梭菌等。各菌导致食物中毒的致病物质不尽相同,多数为肠毒素,如葡萄球菌、产气荚膜梭菌、沙门菌。临床表现常为恶心、呕吐、腹痛、腹泻等急性胃肠炎症状,严重者可出现酸中毒、休克等综合征。治疗以补液、纠正酸中毒为主。由肉毒梭菌引起的食物中毒,临床表现则以神经性麻痹为主,是由肉毒毒素所致。肉毒毒素是一种神经毒素,治疗原则与一般食物中毒不同,应及早注射多价抗毒素血清治疗。

第二节　无芽胞厌氧菌

　　无芽胞厌氧菌种类繁多,包括23个属,其中10个属与人类疾病相关。有革兰阳性或阴性的球菌或杆菌,在人体正常菌群中占绝对优势,是其他细菌的10~1000倍。据统计,临床常见厌氧菌感染标本中,有芽胞厌氧菌仅占3.5%,而无芽胞厌氧菌占95%。无芽胞厌氧菌中,革兰阴性杆菌感染率为50%,革兰阳性杆菌为15%,而厌氧性球菌则为25%。正常情况下无芽胞厌氧菌对人体无害,但在某些特定条件下,可作为条件致病菌导致内源性感染,厌氧菌感染在临床上越来越受到重视。

一、革兰阴性无芽胞厌氧杆菌

　　有8个属,其中以类杆菌属(*Bacteriodes*)最为重要。根据耐受胆汁情况和色素产生与否一般分为以下三群:

　　1. 脆弱类杆菌群　临床上约占无芽胞厌氧菌分离株的25%以上,主要寄生在消化道。脆弱类杆菌在阑尾炎、腹膜炎、心瓣膜感染、血液、直肠脓肿、毛囊炎、术后感染及泌尿生殖道损伤处的标本中常被分离到。

　　2. 口腔类杆菌群　该菌定居在上消化道,多引起口腔机会感染。常从局部感染、胸腔、腹腔引流物、脑脊液、口腔、痰等标本中分离出来。

　　3. 产黑色素类杆菌群　主要寄生在口腔、下消化道及泌尿生殖道,可从多种标本中分离到。

二、革兰阳性无芽胞厌氧杆菌

　　革兰阳性无芽胞厌氧杆菌包括7个属,主要有丙酸杆菌属、真杆菌属、乳杆菌属及双歧杆菌属等。其中丙酸杆菌属中的痤疮丙酸杆菌常从化脓性感染标本中分离到,其他菌属多为正常菌群。在维护肠道正常功能、抗感染、提高机体免疫力、抗肿瘤、降血脂等方面均有促进作用。

三、厌氧性球菌

厌氧性球菌是人类正常菌群中的优势菌,革兰阴性厌氧性球菌有 3 个属,其中韦荣菌属最重要,是咽喉部主要厌氧菌,常成对或短链状排列。革兰阳性厌氧性球菌有 5 个属,其中有临床意义的是消化链球菌属,主要寄居于阴道。在临床厌氧菌分离株中仅次于脆弱类杆菌。厌氧性球菌在骨髓炎、败血症、关节炎标本中有较高分离率而引起人们的重视。

四、无芽胞厌氧菌感染特征

无芽胞厌氧菌为内源性感染,无特定病型,大多是化脓性感染,感染部位可遍及全身,所占比例较高,应引起警惕。在具有下列感染特征之一时,应考虑无芽胞厌氧菌感染,进行厌氧培养以确诊。①发生在口腔、鼻窦、胸腔、腹腔和肛门会阴附近的炎症,脓疮及其他深部脓肿;②分泌物为血性或黑色,有恶臭;③分泌物直接涂片镜检有菌,而在有氧环境中培养无菌生长;④在有氧环境培养阴性的败血症、感染性心内膜炎、脓毒性血栓性静脉炎;⑤用氨基糖苷类抗生素长期治疗无效者。

第三节　微生物学检查

一、标本的采集

疑为气性坏疽等厌氧芽胞梭菌感染,可采集感染伤口分泌物、脓汁及坏死组织等标本。对食物中毒病人应取粪便、呕吐物或剩余食物等标本送检。

疑为无芽胞厌氧菌感染,采集标本时应注意避免正常菌群的污染。最可靠的标本是切取或活检得到的组织标本;从感染深部吸取的渗出物或脓汁。无芽胞厌氧菌对氧敏感,标本采取后应保持无氧环境,并迅速送检。

二、分离培养与鉴定

(一)厌氧芽胞梭菌分离培养与鉴定
破伤风病人临床症状比较典型,一般不需要做细菌分离培养检查。疑为气性坏疽病人可取伤口分泌物、脓汁及坏死组织等标本做直接涂片染色镜检,以及做细菌分离培养。疑为气性坏疽梭菌、肉毒梭菌引起的食物中毒,应取可疑食物或呕吐物做细菌分离培养。待检标本通常经80℃加热10分钟杀灭无芽胞杂菌后,接种血平板或庖肉培养基厌氧培养,再根据细菌生长情况作进一步鉴定。

判断产气荚膜杆菌可做动物试验,取细菌培养液0.5~1ml静脉注射小鼠,10分钟后处死,置37℃ 5~8小时,如动物躯体膨胀,出现泡沫肝,取肝或腹腔渗出液涂片染色镜检即可见典型产气荚膜梭菌。

判断肉毒梭菌肉毒毒素,可取培养滤液或悬液上清液注射至小鼠腹腔,若有毒素,多于1~2天发病,出现眼睑下垂,四肢麻痹等症状。同时应将加入多价抗毒素的上清液给小鼠腹腔注射作为对照,对照组应无相应症状。

（二）无芽胞厌氧菌分离培养与鉴定

标本应立即接种到营养丰富、新鲜、含有还原剂的特殊培养基、选择培养基中,最常用的培养基是牛心脑浸液血平板,也可用羟基乙酸钠培养基。接种要在厌氧环境中进行(如厌氧手套箱等)。接种后置于37℃厌氧培养2~3天,如无菌生长,继续培养至1周。取生长菌落接种两只血平板,分别置于有氧和无氧环境中培养,在两种环境中均能生长的是兼性厌氧菌,只能在厌氧环境中生长的才是专性厌氧菌。获得纯培养后,以生化反应进行鉴定。此外,利用气液相色谱检测细菌代谢终末产物能迅速作出鉴定,需氧菌和兼性厌氧菌只能产生乙酸,而检测出其他短链脂肪酸,如丁酸、丙酸则提示为厌氧菌。利用核酸杂交、PCR等分子生物学方法可对一些重要的无芽胞厌氧菌作出迅速和特异性诊断。

第四节 防治原则

（一）破伤风的防治

1. 预防 要贯彻预防为主的原则。对儿童、军人和其他易受外伤的人群进行破伤风类毒素特异性免疫预防,6个月至6岁儿童可采用白百破三联疫苗,接种3次,每次间隔4~6周。对外伤病人,首先要正确处理伤口,彻底清创扩创造成有氧的微环境;对伤口较深且污染者,应肌内注射1500~3000U的破伤风抗毒素(TAT)作紧急预防。

2. 治疗 对已发生破伤风的病人需用TAT治疗,原则是早期快速足量,因毒素一旦与神经组织结合,抗毒素即失去中和作用,一般需用10万~20万U的TAT。TAT是马血清制品,注射前须作皮试,以防超敏反应的发生,必要时需采用脱敏疗法。近年来,使用人抗破伤风免疫球蛋白,其疗效优于TAT,且不引起超敏反应。此外,大剂量使用青霉素等抗生素能抑制破伤风梭菌在伤口中繁殖,也可抑制其他细菌的混合感染。同时应使用镇静解痉药物对症治疗。

（二）气性坏疽的防治

气性坏疽病原菌种类多,所产生的毒素型别多,抗原复杂,目前尚无预防用的类毒素。预防措施主要是伤口及时清创扩创、局部用H_2O_2冲洗、湿敷,破坏或消除厌氧微环境。

治疗原则是对感染局部施行手术,切除坏死组织为主,并使用大剂量青霉素以杀灭病原菌及其他细菌。感染早期可用多价抗毒素血清。近年来用高压氧舱法治疗气性坏疽,可使血液和组织的含氧量提高 15 倍,能部分抑制厌氧菌的生长与毒素的产生。

(三)肉毒毒素中毒的防治

加强食品卫生管理和监督,包括低温保存食品,防止芽胞成为繁殖体。对病人应尽早根据症状作出诊断,迅速注射 A、B、E 三型多价抗毒素,同时加强护理和对症治疗,特别是维护呼吸功能,以降低死亡率。

(四)无芽胞厌氧菌感染的防治

目前尚无特异性防治方法。手术时应注意体内无芽胞厌氧菌污染伤口,外科清创引流是预防厌氧菌感染的重要措施。大多数无芽胞厌氧菌对青霉素、克林霉素、甲硝唑等敏感,而对氨基糖苷类及四环素族抗生素不敏感。厌氧菌感染中最常见的脆弱类杆菌能产生 β-酰胺酶,破坏青霉素及头孢菌素,治疗时需注意。在一个地区对常见厌氧菌株的抗生素敏感性变化的监测,对治疗有重要指导意义。

病案举例

患者,女,35 岁。因肛周肿痛伴发热 7 天入院。查体:患者 38.8℃,WBC12.5×10^9/L,中性粒细胞85%。肛周脓肿穿刺:穿刺液黏稠,黑色,有恶臭。脓汁涂片染色有革兰阴性杆菌,无芽胞。普通细菌培养阴性。

问题与思考

1. 该患者可能是何种细菌感染?需做何种细菌培养?
2. 本类细菌感染有何特征?如何治疗?

学习小结

厌氧菌包括有芽胞的厌氧芽胞梭菌属与无芽胞厌氧菌两大类。厌氧芽胞梭菌属主要包括破伤风梭菌、产气荚膜梭菌、肉毒梭菌等,这类细菌产生的外毒素很强。破伤风梭菌和产气荚膜梭菌可通过厌氧创口感染,分别引起破伤风和气性坏疽等疾病。破伤风梭菌产生的痉挛毒素可导致骨骼肌痉挛,以致患者窒息死亡。产气荚膜梭菌能产生十余种毒素,除引起气性坏疽外,也可引起食物中毒。肉毒梭菌产生的肉毒毒素可引起肉毒中毒,表现为全身肌肉麻痹。预防破伤风可用破伤风类毒素,破伤风抗毒素主要用于紧急预防和治疗。无芽胞厌氧菌属于正常菌群,包括多种革兰阳性和革兰阴性的杆菌和球菌,是导致内源性感染的条件致病菌。

(曹 婧)

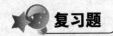 **复习题**

一、名词解释

1. 厌氧菌　　　　　　　　　　　　2. 汹涌发酵

二、简答题

1. 引起人类疾病的厌氧芽胞梭菌属包括哪些菌？

2. 破伤风梭菌的致病条件是什么？

3. 产气荚膜梭菌的主要致病物质有哪些？所导致疾病有什么？

4. 简述无芽胞厌氧菌临床感染特征。

第十九章

呼吸道感染细菌

学习目标 ▮▮

掌握:结核分枝杆菌的生物学特性、致病性、免疫性和预防疫苗;结核菌素试验原理、方法和结果判断。

熟悉:结核分枝杆菌的微生物学检查方法;白喉杆菌的生物学特性、致病性、免疫性和预防疫苗;麻风分枝杆菌的致病性。

了解:百日咳鲍特菌和流感嗜血杆菌的生物学特性、致病性与免疫性。

呼吸道感染细菌是一类主要经呼吸道传播引起呼吸道器官感染或呼吸道以外器官病变的细菌。主要包括结核分枝杆菌、白喉棒状杆菌、嗜肺军团菌、百日咳鲍特菌、流感嗜血杆菌等。

第一节　结核分枝杆菌

分枝杆菌属(*Mycobacterium*)是一类细长稍弯曲的杆菌,因有分枝生长的趋势而得名。本属细菌的细胞壁中含有大量脂质,染色时不易着色,若经加温或延长染色时间着色后,能抵抗盐酸乙醇的脱色,故又称为抗酸杆菌。该菌属种类较多,对人致病的主要有结核分枝杆菌和麻风分枝杆菌。非结核分枝杆菌偶可引起结核样病变、皮肤丘疹、溃疡、淋巴结炎等。

结核分枝杆菌(*M. tuberculosis*)简称结核杆菌(tubercle bacillus),是引起结核病的病原菌。在自然情况下,结核分枝杆菌只对人致病,但牛分枝杆菌既可感染牛,也可感染人。结核病是人类疾病中最古老的传染病之一,人类与之斗争了数千年。目前结核病是世界上最普遍和最严重的人类传染病之一,据世界卫生组织(WHO)报道,全球人口的1/3感染了结核菌,现有结核病人约2000万,每年新发生约1000万病人,每年死亡人数超过300万。其中95%的病人在发展中国家。我国结核病人数居世界第二位,仅次于印度。由于耐药性结核分枝杆菌株的增加与传播、艾滋病的流行以及人口的频繁流动等原因,结核病疫情呈现全球性的回升趋势。

一、生物学性状

1. 形态与染色　结核分枝杆菌菌体细长略弯曲,大小长约(1~4)μm×0.5μm大小,常聚集成团,有荚膜,无芽胞和鞭毛。结核分枝杆菌通常难以着色,常用抗酸染色法染色,经5%苯酚复红加温染色后能抵抗3%盐酸酒精的脱色作用,结核分枝杆菌被染成红色,而涂片背景及其他非抗酸菌则被亚甲蓝复染呈蓝色(图19-1)。

2. 培养特性　专性需氧,营养要求高,常用罗氏(Lowenstein)培养基,内含蛋黄、甘油、马铃薯、无机盐和孔雀绿等。最适pH为6.5~6.8。由于细胞壁中脂质含量较高,不利于营养的吸收,故生长缓慢,繁殖一代需18~24小时。2~4周可见菌落生长。菌落表面干燥呈颗粒、结节或花菜状,乳白色或米黄色,不透明(图19-2)。在液体培养基中1~2周即可生长,形成皱褶的菌膜浮于液面。由于抗结核药物的使用,患者标本中常多次分离培养出结核分枝杆菌L型,亦可作为结核病活动的判断标准之一。

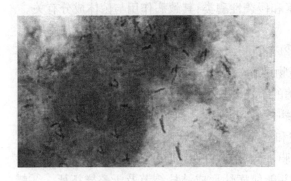 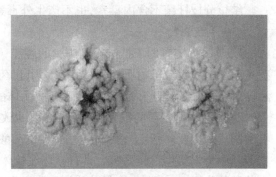

图19-1　结核分枝杆菌　　　　　　　　　　图19-2　结核分枝杆菌菌落

理论与实践

结核分枝杆菌 L 型在临床诊断中应予重视

　　结核分枝杆菌 L 型是结核菌失去或部分失去细胞壁的变异型,抗酸染色可阳性亦可阴性,菌体形态多变,与原菌的差异较大(可表现为丝状体、巨型体、抗酸颗粒或圆球体等),直接检测较为困难,常需培养才能作最后确诊。若不加做结核菌 L 型检查可引起大量漏诊与误诊,在临床诊断中应予重视。

3. 生化反应　结核分枝杆菌不发酵糖类。但大多结核分枝杆菌触酶试验阳性,而热触酶试验阴性;非结核分枝杆菌则两种触酶试验均阳性,以此可作为区分二者的一个依据。

4. 抵抗力　结核分枝杆菌细胞壁中含大量类脂,对干燥、酸碱、染料等有较强的抵抗力。例如,黏附在尘埃上的细菌可保持传染性8~10天,在干燥的痰内可存活6~8个月;在3%的盐酸、6%的硫酸或4%的氢氧化钠中30分钟仍有活力,因此常用酸、碱处理有杂菌污染的标本和消化标本中的黏稠物质;对1:13 000孔雀绿或1:75 000结晶紫有抵抗力,将此加入培养基中可抑制杂菌生长。

结核分枝杆菌对湿热敏感,在液体中加热62~63℃ 15分钟或煮沸即被杀死。对紫外线敏感,直接日光照射数小时可被杀死。对乙醇敏感,在70%乙醇中2分钟死亡。

5. 变异性　结核分枝杆菌可发生形态、菌落、毒力、免疫原性和耐药性等变异。典型的结核分枝杆菌菌落为粗糙型,毒力强;而变异菌株菌落则为光滑型,毒力弱。1908 年卡介(Calmette 与 Guerin)二人将有毒牛型结核分枝杆菌接种在含胆汁、甘油和马铃薯的培养基中,经过 13 年 230 次传代,获得减毒的变异株,即卡介苗(BCG),预防接种后可使人获得对结核分枝杆菌的免疫力,广泛用于结核病的预防。

结核分枝杆菌对异烟肼、链霉素、利福平等敏感,但长期用药易出现耐药性。其机制可能是耐药变异株选择性生长或药敏性基因突变所致。

二、致　病　性

结核分枝杆菌不含内毒素,也不产生外毒素和侵袭性酶类,其致病作用与菌体成分有关。

(一)致病物质

1. 荚膜　①有助于抵抗吞噬细胞的吞噬;②有助于结核分枝杆菌的黏附、侵入;③可降解宿主组织中的大分子物质,获取营养;④阻止药物及化学物质进入菌体内;⑤抑制吞噬体与溶酶体融合,使侵入细胞内的病原菌逃逸溶酶体酶的杀伤与消化。

2. 脂质　是主要的毒力因子,与细菌的致病性密切相关,占细胞壁成分的 60%。与毒力有关的成分主要包括:①索状因子:为分枝菌酸和海藻糖结合的糖脂,能使细菌在液体或固体培养基中呈索状生长而得名。具有破坏线粒体膜、影响细胞呼吸、抑制白细胞游走及引起慢性肉芽肿等作用。②磷脂:能刺激单核细胞增生,并能使病灶形成结核结节及干酪样坏死。③蜡质 D:是分枝菌酸与肽糖脂的复合物,能引起动物迟发型超敏反应,并具有佐剂作用。④硫酸脑苷脂:能抑制吞噬细胞中的吞噬体与溶酶体融合,使结核分枝杆菌在吞噬细胞内能长期存活。此外,分枝菌酸还与分枝杆菌的抗酸性有关。

3. 蛋白质　结核分枝杆菌含有多种蛋白质,有抗原性,能刺激机体产生相应抗体。其中有的能与蜡质 D 结合而使机体产生迟发型超敏反应,导致组织坏死和全身中毒症状,并参与结核结节的形成。

4. 多糖　常与脂质成分结合,存在于胞壁中,主要有阿拉伯半乳聚糖、阿拉伯甘露聚糖等。

(二)所致疾病

传染源主要为开放性肺结核患者。可通过呼吸道、消化道和破损的皮肤黏膜进入机体,侵犯多种组织器官,引起相应组织器官的结核病,其中以肺结核最常见。结核分枝杆菌的致病机制可能与细菌在组织细胞内增殖引起炎症反应以及刺激机体产生迟发型超敏反应性损伤有关。

人类结核病有两种表现类型。以肺结核最多见。

1. 肺内感染　结核分枝杆菌经呼吸道极易进入肺泡。由于感染结核分枝杆菌的毒力、数量、次数和感染者的免疫状态不同,肺结核可有原发感染和继发感染两种类型。

(1)原发感染:原发感染是首次感染结核杆菌,多见于儿童。结核杆菌随同飞沫和尘埃通过呼吸道进入肺泡,被巨噬细胞吞噬后,由于细菌胞壁的硫酸脑苷脂抑制吞噬体与溶酶体结合,不能发挥杀菌溶菌作用,致使结核杆菌在细胞内大量生长繁殖,最终导致细胞死亡崩解,释放出的结核杆菌或在细胞外繁殖侵害,或被另一巨噬细胞吞噬再重复上述过程,如此反复引起渗出性炎症病灶,称为原发灶。原发灶内的结核杆菌可经淋巴管扩散至肺门淋巴结,引起淋巴管炎和淋巴结肿大,X 线胸片显示哑铃状阴影,称为原发综合征。

原发感染后约3~6周,机体产生特异性细胞免疫,同时也出现迟发型超敏反应。90%以上的原发感染可形成纤维化或钙化并自愈。有些钙化灶内仍有一定量结核分枝杆菌长期潜伏,成为日后内源性感染的来源。约5%可发展为活动性肺结核,其中极少数患者因免疫力低下,可经血和淋巴系统播散至骨、关节、肾、脑膜及其他部位,引起全身粟粒性结核或结核性脑膜炎等。

(2)继发感染(原发后感染):多见于成人。病菌可以是外来的或原来潜伏在病灶内的。因机体已有特异性免疫,故继发感染的特点是病灶常限于局部,一般不累及邻近的淋巴结。主要表现为慢性肉芽肿炎症,形成结核结节,发生纤维化和干酪样坏死,被纤维包围的干酪样坏死灶可钙化而痊愈。若干酪样结节破溃,排入邻近支气管,则可形成空洞,并释放大量结核分枝杆菌随痰排出体外,传染性很强。

2. 肺外感染 部分患者,结核分枝杆菌可经血液、淋巴液扩散侵入肺外组织器官,引起相应的脏器结核,如脑、肾、骨、关节、生殖器官等结核。艾滋病等免疫力极度低下者,严重时可造成全身播散性结核。痰菌被咽入消化道也可引起肠结核、结核性腹膜炎等。通过破损皮肤感染结核分枝杆菌可导致皮肤结核。近年有许多报道,肺外结核标本中结核分枝杆菌L型的检出率比较高,应引起足够重视。

三、免 疫 性

人群中结核分枝杆菌感染率很高,但发病率较低。感染结核分枝杆菌或接种卡介苗后,机体特异性免疫的建立与维持有赖于病原菌及其成分在体内的存在,一旦体内病原菌及其成分完全消失,免疫力也随之消失。故被称为传染性免疫或有菌免疫。

(一)免疫机制

抗结核免疫主要是细胞免疫。机体对结核分枝杆菌虽能产生抗体,但这些抗体仅能对细胞外的细菌发挥一定作用,对细胞内的结核分枝杆菌则无作用。结核分枝杆菌侵入呼吸道后,原肺泡中未活化的巨噬细胞抗菌活性弱,不能防止所吞噬的病菌生长,反可将结核分枝杆菌带到其他处。但巨噬细胞可呈递抗原,使周围T淋巴细胞致敏。致敏T淋巴细胞可产生多种细胞因子,如IL-2、IL-6、IFN-γ等,引起单核细胞浸润为主的炎症反应。有的浸润细胞可直接杀伤靶细胞,有的产生细胞因子激活巨噬细胞,在病灶中杀死结核分枝杆菌。同时炎症反应可致局部组织损伤坏死。

(二)免疫与超敏反应

在机体产生抗结核免疫的同时,也导致了迟发型超敏反应的发生,此种情况可用郭霍现象(Koch phenomenon)说明。即将微量有毒的结核菌初次注入健康豚鼠皮下,10~14天后局部溃烂不愈,附近淋巴结肿大,细菌扩散至全身,表现为原发感染的特点。若将同量有毒结核菌皮下注入曾感染过结核的豚鼠,则于1~2天后局部迅速发生溃烂,但溃疡浅,易愈合,附近淋巴结不肿大,细菌亦很少扩散,表现为继发感染的特点。结果表明,再感染时由于机体已有一定免疫力,所以细菌侵入后不易扩散,且病变易愈合;但感染时溃疡发生快,说明产生免疫的同时有超敏反应的参与。

近年来研究表明,结核分枝杆菌诱导机体产生免疫和迟发型超敏反应的物质不同。超敏反应主要由结核菌蛋白和蜡质D共同引起,而免疫则由结核分枝杆菌核糖体RNA(rRNA)引起。两种不同抗原成分激活不同的 T 细胞亚群释放不同的细胞因子所致。

（三）结核菌素试验

用结核菌素来测定机体能否引起皮肤迟发型超敏反应的一种皮肤试验，以判断受试者是否感染过结核分枝杆菌及细胞免疫功能是否正常。

1. 结核菌素试剂　有两种，一种为旧结核菌素(old tuberculin,OT)，为含有结核分枝杆菌的甘油肉汤培养物加热过滤液，含有结核分枝杆菌蛋白。另一种为纯蛋白衍生物(purified protein derivative,PPD)，是 OT 经三氯醋酸沉淀后的纯化物。PPD 有两种，即 PPD-C 和 BCG-PPD，前者是由人结核分枝杆菌提取，后者由卡介苗制成，每 0.1ml 含 5U。

2. 方法　目前采用 PPD 法。方法是取 PPD-C 和 BCG-PPD 各 5U 分别注入两前臂皮内（目前仍有沿用单侧注射 PPD 的方法），48～72 小时后，红肿硬结超过 5mm 者为阳性，≥15mm 为强阳性，对临床诊断有意义。两侧红肿，若 PPD-C 侧大于 BCG-PPD 时为感染，反之则可能为卡介苗接种所致。小于 5mm 者为阴性反应。

3. 结果分析　阳性反应表明机体已感染过结核分枝杆菌或卡介苗接种成功，对结核分枝杆菌有迟发型超敏反应，并说明有特异性免疫力。强阳性反应则表明可能有活动性结核病。阴性反应表明受试者可能未感染过结核分枝杆菌或未接种过卡介苗，对结核病无免疫力。但需排除以下因素：①原发感染早期；②老年人；③严重结核病患者；④患其他严重疾病（麻疹、结节病、恶性肿瘤），或细胞免疫功能低下者（AIDS 患者）、使用免疫抑制剂的患者。

4. 意义　结核菌素试验用于：①选择卡介苗接种对象和测定卡介苗接种后的免疫效果，结核菌素试验阴性者应接种或补种卡介苗；②作为婴幼儿（尚未接种卡介苗者）结核病诊断的参考；③测定肿瘤患者的细胞免疫功能；④对未接种卡介苗的人群作结核分枝杆菌感染的流行病学调查。

四、微生物学检查与防治原则

（一）标本采集和集菌

根据感染类型采集不同标本，如痰、尿、粪便、胸腹水、脑脊液等。标本含菌量少，可先集菌以提高检测的阳性率。脑脊液和胸、腹水无杂菌，可直接离心沉淀集菌。有杂菌的标本如痰、支气管灌洗液、尿、粪便等标本需经 4% NaOH 消化 15 分钟，杀死杂菌并使黏稠的有机物溶解之后，再离心沉淀集菌。

（二）检查方法

1. 涂片染色镜检　标本直接涂片，抗酸染色后镜检，若找到抗酸阳性菌，可能是结核杆菌，但通常应报告"查到抗酸性杆菌"，因样本中可能是混有非致病性抗酸杆菌，需进一步做分离培养，以明确病菌。为提高镜检敏感性与检查速度，也可用金胺染色，在荧光显微镜下结核分枝杆菌呈现金黄色荧光。

2. 分离培养　将集菌并经中和后的标本接种于固体培养基，加盖胶塞，37℃培养 8 周，每周观察一次。根据细菌生长繁殖的速度、菌落的特点及菌落涂片抗酸染色结果，进一步鉴定、分型和进行药敏试验。如菌落、菌体染色都不典型，则可能为非典型结核分枝杆菌，应进一步做鉴别试验。由于抗结核药物的使用，患者标本中常分离出结核分枝杆菌 L 型，故多次检出 L

型也可作为结核病活动的判断标准之一。也可将标本接种于含血清的液体培养基中,培养1～2周,取沉淀物涂片,并进一步作生化和药敏测定。此方法缩短了培养时间,能较快得出结果,但应注意与非结核分枝杆菌的区分。

3. 动物试验 取经浓缩集菌处理的标本注射于豚鼠腹股沟皮下,经3～4周后如出现局部淋巴结肿大,结核菌素试验阳性,可及时剖检;若观察6～8周后,仍未见发病者,也要剖检。注意观察淋巴结、肝、脾、肺等脏器有无结核病变,并作形态、培养等检查。

4. 快速诊断 PCR技术可用于结核病早期及快速诊断。但PCR检测过程中应注意污染等问题,防止出现假阳性或假阴性。

（三）防治原则

对结核病的有效措施是控制传染源和切断传染途径,即对结核病人应用抗结核药物进行合理化疗。

1. 预防接种 接种卡介苗是预防结核最有效的措施。接种对象主要是新生儿和结核菌素试验阴性的儿童。接种6～8周后结核菌素试验转为阳性者,表示接种者对结核已获得免疫力,阴性者则需再次接种。接种后获得的免疫力可维持3～5年。另外,卡介苗为活菌制剂,应注意低温保存。

2. 治疗 抗结核治疗的原则是早期、联合、规则、足量、全程用药。传统以链霉素、异烟肼、对氨基水杨酸钠为第一线药物,其他抗结核药列为第二线药物。新药主要有利福霉素类和喹诺酮类。抗结核药物联合用药有协同作用,并可减少耐药菌株的产生,减少毒性。目前,国内外推行三药联合方案,即以异烟肼、利福平和吡嗪酰胺为主要治疗药物联合应用。对严重感染者倾向于用新药与利福平及异烟肼合用。抗结核治疗的疗程一般是6～18个月,一般肺结核病不少于6个月。鉴于目前耐药菌株日益增多,在治疗过程中应定期作结核分枝杆菌药物敏感试验,以指导临床合理用药。

第二节 麻风分枝杆菌

麻风分枝杆菌(*M. leprae*)简称麻风杆菌,是麻风病的病原菌。麻风是一种慢性传染病,侵犯皮肤、黏膜和外周神经组织,晚期还可侵入深部组织和脏器,形成肉芽肿病变。在世界各地都有流行。我国不少地区有本病的发生,经大力防治,目前麻风病的发病率已大幅度下降。本病流行广泛、世界各地均有报道,多见于贫困地区,主要分布在亚、非和拉丁美洲。我国解放前流行较严重,约有50万病人。由于解放后采取防治措施及卫生条件的改善,发病率明显降低,目前病例数在2000例以内。已达到WHO消除麻风病的标准。

一、生物学性状

1. 形态与染色 麻风分枝杆菌形态染色与结核分枝杆菌酷似,难以鉴别。菌体细长略弯曲,呈束状排列,抗酸染色阳性。经治疗后常出现短杆状、颗粒状等多形性。无芽胞,无荚膜,无鞭毛。麻风分枝杆菌是典型的胞内寄生菌,常在病人溃破皮肤渗出液的细胞中发现。某些渗出物标本中可见有大量麻风分枝杆菌存在的感染细胞,这种细胞的胞质呈泡沫状,称为泡沫细胞或麻风细胞,这是与结核分枝杆菌感染的一个主要区别。

2. 培养特性　麻风分枝杆菌是至今唯一仍不能人工培养的细菌。将麻风分枝杆菌感染小鼠足垫,并降低足垫温度,可见麻风分枝杆菌生长并能传代。南美野生动物犰狳因体温低(30~36℃),比较适于麻风分枝杆菌生长繁殖。将麻风分枝杆菌接种犰狳的皮内或静脉,可引起瘤型麻风,故犰狳可作为研究麻风的动物模型。

3. 抵抗力　麻风分枝杆菌对干燥和低温有抵抗力。在干燥环境中7天内仍有繁殖能力。4℃组织匀浆中7~10天菌的活力不变。-60~-13℃可存活数月。但对紫外线或湿热较敏感,阳光直射3小时或60℃1小时麻风分枝杆菌均可失去繁殖能力。

二、致病性与免疫性

麻风病人是麻风病的唯一传染源。病人分泌物、精液、阴道分泌液中含有麻风杆菌,通过直接接触经破损的皮肤与黏膜感染,也可经呼吸道传播。麻风病潜伏期长,发病慢,病程长,迁延不愈。根据临床表现、病理变化、细菌检查等可将麻风病分为结核样型、瘤型两型、界限类和未定类型。

1. 瘤型麻风　为疾病的进行性和严重的临床类型,如不进行治疗,往往发展至最终死亡。细菌侵犯皮肤、黏膜及各脏器,形成肉芽肿病变。用抗酸染色法检查,可见有大量的麻风杆菌集聚,含菌量多,且各脏器均有发现,传染性强。本型麻风病人的T细胞免疫应答有所缺陷,表现为细胞免疫低下或免疫抑制,巨噬细胞活化功能低,故麻风杆菌能在体内繁殖。变态反应皮肤试验(麻风菌素试验)阴性,血清中抗体含量高,有免疫复合物沉积,导致出现肉芽肿病变,形成结节性红斑或疣状结节,犹如狮面。

2. 结核样型麻风　常为自限性疾病,较稳定,损害可自行消退。病变主要在皮肤,侵犯真皮浅层,早期病变为小血管周围淋巴细胞浸润,以后出现上皮样细胞和多核巨细胞浸润,也可累及神经,使受累处皮肤丧失感觉。病人体内不易检出麻风杆菌,故传染性小。麻风菌素反应阳性,细胞免疫强。

3. 界线类　兼有瘤型和结核样型特点,但程度可以不同。大多数患者麻风菌素试验阴性。但也有阳性。病变部位可找到麻风细胞。

4. 未定类　属麻风病前期病变,病变中很少能找到麻风分枝杆菌。麻风菌素试验大多阳性,大多数病例最后转化为结核样型。

三、微生物学检查与防治原则

麻风病的临床表现和类型众多,易与其他类似疾病相混淆,所以实验诊断有实际意义。主要是取患者鼻黏膜及皮肤损伤处的刮取物进行涂片和抗酸染色,检查有无排列成束的抗酸性杆菌存在。也可以用金胺染色荧光显微镜检查,以提高阳性率。麻风病理活体组织切片检查也是较好的诊断方法。

该病防治重点是对密切接触者作定期检查。早发现,早治疗。目前尚无有特异性的疫苗。由于麻风杆菌和结核杆菌有共同抗原,曾试用卡介苗接种来预防麻风,收到一些效果。据报告用从犰狳麻风组织中取得的麻风杆菌,加热杀灭后作为菌苗以预防麻风,有一定作用。

治疗药物主要有砜类、利福平、氯法齐明及丙硫异烟胺等。主张多采用二、三种药联合治疗,防止耐药性产生。

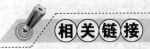 **相关链接**

非结核分枝杆菌

非结核分枝杆菌是指结核分枝杆菌、牛分枝杆菌和麻风分枝杆菌以外的分枝杆菌,以往被称为非典型分枝杆菌。此类细菌多存在于自然界、水及土壤等环境中,形态染色酷似结核分枝杆菌,但毒力较弱,多数不致病或为条件致病菌,偶尔可引起人类结核样病变、小儿淋巴腺炎和皮肤病等。根据其产色素情况、生长速度和生化反应分:①光产色菌,如堪萨斯分枝杆菌;②暗产色菌,如瘰疬分枝杆菌;③不产色菌,如鸟胞内分枝杆菌;④快速生长菌,如偶发分枝杆菌等。此类菌对常用的抗结核药物如异烟肼、链霉素等比较耐受。

病案举例

患者,男,15 岁。咳嗽,咳痰伴低热乏力,食欲不振两个月。查体见患者消瘦,慢性病容,面颊潮红,体温 38.3℃。X 线胸片见右肺下有片状阴影,边缘模糊。血常规中 WBC 7.5×10^9/L。痰涂片抗酸染色见红色细长杆菌。

问题与思考

1. 该患者应初步诊断为何疾病? 如何进一步做微生物学检查来确诊?

2. 该疾病是如何传播的? 简述其防治方法。

第三节　白喉棒状杆菌

棒状杆菌属(*Corynebacterium*)细菌是一群革兰阳性杆菌,种类繁多,广泛分布于自然界,在人体常寄生于皮肤、上呼吸道及尿道的黏膜等处。与人类有关的主要有白喉棒状杆菌、假白喉棒状杆菌、溃疡棒状杆菌、结膜棒状杆菌、痤疮棒状杆菌等。白喉棒状杆菌(*C. diphtheriae*)俗称白喉杆菌,是引起白喉的病原菌。白喉是一种急性呼吸道传染病,能在咽喉等处形成灰白色假膜,并可产生强烈的外毒素进入血液引起全身中毒症状。

一、生物学性状

1. 形态与染色　白喉棒状杆菌细长微弯,菌体粗细不一,常一端或两端膨大呈棒状,故名为棒状杆菌。排列不规则,常呈 V、L 状或栅栏状。无鞭毛、无荚膜、无芽胞。革兰染色阳性。

用亚甲蓝、Neisser 或 Albert 等染色,常出现着色深的颗粒,与菌体着色不同,称为异染颗粒 (metachromatic granules)(图 19-3),是本菌重要的形态特征之一,具有鉴定意义。细菌衰老时异染颗粒可消失。

2. 培养特性 需氧或兼性厌氧。培养最适温度为 34 ~ 37℃,pH 为 7.2 ~ 7.8。营养要求高,普通培养基上不生长或生长不良。在含有血清的吕氏(Loeffler)培养基上生长迅速,培养 12 ~ 18 小时即能形成细小、灰白色、圆形突起的光滑菌落。涂片染色观察,细菌形态典型,异染颗粒明显。在含有 0.03% ~ 0.04% 亚碲酸钾血琼脂平板上生长时,白喉杆菌能吸收亚碲酸盐,并使其还原为元素

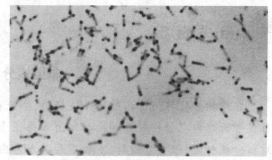

图 19-3 白喉棒状杆菌的异染颗粒
(Albert 染色 × 1200)

碲,使菌落呈黑色。因亚碲酸钾能抑制标本中其他细菌的生长,所以亚碲酸钾血琼脂平板可作为棒状杆菌的选择和鉴别培养基。

3. 变异性 白喉棒状杆菌形态、菌落和毒力均可发生变异。当无毒株白喉棒状杆菌携带 β-棒状杆菌噬菌体时,便可成为产生白喉毒素的产毒株并能随细胞分裂遗传下去。

4. 抵抗力 白喉棒状杆菌对湿热抵抗力不强,煮沸 100℃ 1 分钟或 58℃ 10 分钟即可被杀死。对一般消毒剂敏感。对青霉素及红霉素敏感。但对干燥和日光的抵抗力比其他无芽胞菌强。

二、致病性与免疫性

(一)致病物质

白喉棒状杆菌的致病物质主要是白喉毒素。细菌只是在局部增殖,白喉毒素吸收入血后引起全身许多组织器官的损伤。另外,索状因子在白喉棒状杆菌致病中尚有一定的作用。白喉毒素是由 β 棒状杆菌噬菌体毒素基因(tox[+])编码的蛋白质,仅携带 β-棒状杆菌噬菌体的溶源性白喉棒状杆菌才能产生外毒素。白喉毒素是含有两个二硫键的多肽链,分子量为 62KD。由 A 和 B 两个片段组成,B 片段无酶活性,但能与宿主易感细胞表面特异性受体结合,并通过易位作用使 A 片段进入细胞。A 片段具有酶活性,可促使辅酶 I(NAD)上的腺嘌呤二磷酸核糖(ADPR)与肽链合成中必需的延伸因子 2(elongation factor-2,EF-2)共价结合,使 EF-2 失去转位活性,从而终止肽-tRNA 及 mRNA 在核糖体上由受位转移至供位,肽链不能延长,细胞蛋白质合成受阻,造成细胞死亡而产生病变。

(二)所致疾病

白喉棒状杆菌存在于患者和带菌者鼻咽腔中,随飞沫经呼吸道侵入机体。人对白喉棒状杆菌普遍易感,但儿童最易感。白喉多在秋冬季流行。

白喉棒状杆菌侵入机体后,在局部黏膜繁殖并产生外毒素,引起局部细胞坏死,白细胞及纤维素渗出,形成灰白色膜状物,称为假膜。此假膜与组织紧密粘连,如强行剥离可引起出血。若假膜扩展到气管、支气管黏膜,假膜容易脱落而引起呼吸道阻塞,导致呼吸困难或窒息。此是白喉早期致死的主要原因。

白喉棒状杆菌不侵入血流,但其产生的毒素大量被吸收进入血液,迅速与易感的心肌细胞或外周神经、肾上腺组织结合,引起临床各种症状,如心肌炎、声嘶、软腭麻痹、吞咽困难、膈肌麻痹以及肾上腺功能障碍等。约有 2/3 患者心肌受损,因心肌细胞内蛋白质转换率低,故多在发病后 2 周出现心肌中毒症状,是白喉晚期致死的主要原因。

（三）免疫性

白喉免疫主要依靠抗毒素中和外毒素的作用。抗毒素可以阻止毒素 B 片段与敏感动物细胞受体结合,使 A 片段不能进入细胞。白喉病后、隐性感染及预防接种均可产生白喉抗毒素而获得免疫力。新生儿经胎盘自母体能获得被动免疫,出生后这种被动免疫逐渐消失,因此,5 岁内儿童最易感。

锡克试验(Schick test)是测定机体对白喉毒素是否有免疫力的一种方法。其原理是皮内毒素和抗毒素的中和反应。但锡克试验观察时间长,操作繁琐,不易进行广泛测试,目前临床已比较少用。

三、微生物学检查与防治原则

（一）微生物学检查

1. 标本　用无菌长棉拭子采取假膜边缘处分泌物,未见假膜的疑似患者或带菌者可采集鼻咽部或扁桃体黏膜上的分泌物。

2. 涂片镜检　将棉拭子标本直接涂片,进行亚甲蓝、Albert 或奈瑟法染色后镜检。如有典型形态及异染颗粒,结合临床症状可作初步诊断,以便及时采取抗生素和抗毒素治疗。

3. 分离培养　将棉拭标本接种于吕氏血清斜面,37℃培养 12 ~ 18 小时后,染色镜检,有助于快速诊断。也可将棉拭标本或吕氏血清斜面上菌落接种于亚碲酸钾血琼脂平板,待平板上长出典型的灰色或黑色菌落后,取菌落涂片染色镜检和进行毒力试验等。

4. 毒力鉴定　是鉴别产毒白喉杆菌与其他棒状杆菌的重要试验。分体内与体外两类检测方法。体内法可用豚鼠作体内毒素中和试验。体外法常用琼脂平板毒力试验,又称 Elek 平板毒力试验。此法是在含马血清、蛋白胨或猪胃消化液的平板上,将待检菌和阳性对照产毒菌平行画线接种在平板上。然后垂直铺一条浸有白喉抗毒素的滤纸片。孵育 24 ~ 48 小时,若待检菌产生白喉外毒素,则在纸条与菌苔交界处出现有白色沉淀线(图 19-4)。此外,还可用 SPA 协同凝集法、对流免疫电泳法等。

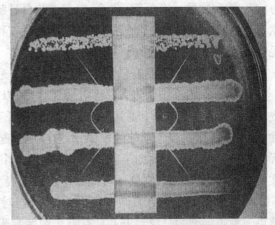

图 19-4　Elek 平板毒力试验

（二）防治原则

1. 人工主动免疫　注射白喉类毒素是预防白喉的主要措施。目前我国应用白喉类毒素、百日咳菌苗和破伤风类毒素混合制剂(白百破三联菌苗)进行人工主动免疫。

2. 人工被动免疫　对密切接触过白喉病人的易感儿童,应肌内注射白喉抗毒素作紧急预防。为了避免白喉抗毒素引起的速发型超敏反应,一般主张立即给密切接触者进行药物预防,如使用青霉素或红霉素,而不轻易使用白喉抗毒素。

3. 治疗　对白喉患者的治疗除使用抗生素外,要早期、足量注射白喉抗毒素。抗毒素能中和游离的毒素,但不能中和已与易感细胞结合的毒素。根据病情可用 2 万 ~ 10 万 U 肌注或静脉注射。注射前应进行皮肤试验,防止超敏反应的发生。

第四节　其他呼吸道感染细菌

一、百日咳鲍特氏菌

百日咳鲍特菌($B. pertussis$)属鲍特氏菌属($Bordelella$),简称百日咳杆菌,是人类百日咳的病原菌。

(一)生物学性状

1. 形态与染色　百日咳鲍特氏菌为卵圆形短小杆菌,大小为 $0.5 \sim 1.5\mu m \times 0.2 \sim 0.5\mu m$,无鞭毛、芽胞。革兰氏染色阴性。用甲苯胺蓝染色可见两极异染颗粒。

2. 培养特性　专性需氧,初次分离培养时营养要求较高,需用马铃薯血液甘油琼脂培养基(鲍-金氏培养基)才能生长。经 37℃ 2 ~ 3 天培养后,可见细小、圆形、光滑、凸起、银灰色、不透明的菌落,周围有模糊的溶血环。液体培养呈均匀混浊生长,并有少量黏性沉淀。本菌菌落常发生从光滑型到粗糙型的变异,这种变异有 4 个相。Ⅰ 相为光滑型,菌落光滑,有荚膜,毒力强;Ⅱ、Ⅲ 相为过渡相;Ⅳ 相为粗糙型,菌落粗糙,无荚膜,无毒力。

3. 抗原分类　百日咳鲍特菌含有耐热的菌体(O)抗原和不耐热的荚膜(K)抗原。前者为鲍特氏菌属共同抗原,后者仅存于百日咳鲍特菌。

4. 抵抗力　本菌抵抗力弱。56℃ 30 分钟、日光照射 1 小时可致死亡。对多粘菌素、氯霉素、红霉素、氨苄青霉素等敏感,对青霉素不敏感。

(二)致病性与免疫性

1. 致病物质　有荚膜、菌毛、内毒素及百日咳毒素、腺苷酸环化酶毒素、丝状红细胞凝集毒素等,这些致病物质可抑制吞噬细胞趋化、吞噬和杀伤功能,促进细菌黏附于气管和支气管纤毛上皮细胞上,进而引起炎症和坏死。

2. 传播途径　主要是早期患者和带菌者。通过飞沫经呼吸道传播。

3. 所致疾病　细菌进入易感儿童机体后,以菌毛黏附在呼吸道气管、支气管黏膜的纤毛上皮细胞上生长繁殖,产生毒素,并使上皮细胞纤毛麻痹、细胞坏死,从而抑制黏稠分泌物的排除,刺激支气管黏膜感觉神经末梢,反射性地引起剧烈的连续性咳嗽。百日咳潜伏期约 7 ~ 14 天。病程分为三期:卡他期、痉咳期、恢复期。由于病程较长,症状以咳嗽为主,故名百日咳。在整个病程中,细菌仅存在于呼吸道上皮细胞表面,不进入血流。

4. 免疫性　感染百日咳后可出现多种特异性抗体,免疫力较为持久。仅少数病人可再次感染。黏膜局部的分泌型 IgA 具有阻止细菌黏附气管黏膜细胞纤毛的作用,其抗感染作用比血清中的抗体更重要。

（三）微生物学检查与防治原则

微生物学检查以分离培养为主，卡他期分离阳性率可达 91.5% ，而恢复期约 26% 。标本采用鼻咽拭子或咳皿法，在鲍-金培养平板上孵育，根据菌落形态，涂片染色镜检作出初步诊断。确诊可用分离菌与Ⅰ相免疫血清作血清玻片凝集或免疫荧光染色。

预防以自动免疫为主，目前我国采用百日咳鲍特菌死疫苗与白喉、破伤风类毒素混合，制成白-百-破三联疫苗进行主动免疫。治疗可用红霉素、氨苄青霉素等。

二、流感嗜血杆菌

流感嗜血杆菌（*H. influenzae*）俗称流感杆菌，因本菌首先从流感患者鼻咽部分离到的，当时认为该菌是流感的病原体，为此而得名。直至 1933 年 Smith 将流感病毒分离成功，才确定了流感的真正病原，而流感嗜血杆菌只是流感时继发感染的常见细菌。流感嗜血杆菌是发展中国家婴幼儿肺炎、脑膜炎和其他侵入性感染发病和致死的重要病原菌。

（一）生物学性状

1. 形态与染色　革兰阴性小杆菌，大小宽 0.3 ~ 0.4μm，长 1.0 ~ 1.5μm。在新鲜的感染病灶标本中，形态呈短小杆状，在恢复期病灶或长期人工培养物中呈明显多形态性。无鞭毛，无芽胞，多数菌株有菌毛。有毒力的幼龄菌具有荚膜。

2. 培养特性　需氧或兼性厌氧。最适生长温度为 33 ~ 37℃。生长时需要 X 和 V 因子，现认为 X 因子是血红素及其衍生物，V 因子是辅酶Ⅰ或Ⅱ。但血液中的 V 因子通常处于被抑制状态，需加热 80 ~ 90℃ 10 分钟可释放，故流感嗜血杆菌在巧克力（色）平板上生长较佳。培养 24 小时后生成细小、无色透明露滴状菌落。因金黄色葡萄球菌能合成较多的 V 因子，可促进流感嗜血杆菌生长，将流感杆菌与金黄色葡萄球菌在同一血琼脂平板上共同培养时，近金黄色葡萄球菌菌落周围的流感嗜血杆菌菌落较大，离金葡菌菌落越远的越小，此现象称为卫星现象。有助于鉴别流感杆菌。

3. 抵抗力　流感嗜血杆菌抵抗力较弱，对热和干燥均敏感，56℃加热 30 分钟可被杀死。在干燥痰中 48 小时内死亡。对常用消毒剂较敏感。

（二）致病性与免疫性

1. 致病物质　流感嗜血杆菌的主要致病物质为荚膜、菌毛、内毒素和 IgA 蛋白酶等。荚膜是本菌的主要毒力因子，具有抗吞噬作用。

2. 所致疾病　分为原发感染和继发感染。原发性感染（外源性）多为有荚膜 b 型菌株可引起的急性化脓性感染，如化脓性脑膜炎、鼻咽炎、化脓性关节炎、心包炎等，以小儿多见。继发性感染（内源性）多由呼吸道寄居的无荚膜菌株引起。常继发于流感、麻疹、百日咳、结核病等，临床表现有慢性支气管炎、鼻窦炎、中耳炎等，以成人多见。

3. 免疫性　以体液免疫为主。感染后产生的抗荚膜多糖特异性抗体具有调理吞噬作用和活化补体产生溶菌作用。

（三）微生物学检查与防治原则

根据不同感染部位，采取不同的标本，如痰液、脑脊液、鼻咽分泌物、脓液等。痰液、鼻咽分泌物可直接涂片染色镜检。分离培养可将标本接种于巧克力色琼脂平板或含脑心浸液的血琼脂，根据培养特性、菌落形态、卫星现象、生化反应、荚膜肿胀试验等进行鉴定。乳胶凝集试验、免疫荧光及荚膜肿胀试验检测荚膜抗原,有助于脑膜炎的快速诊断。

目前尚无特异性预防方法。用 b 型流感杆菌荚膜多糖菌苗,对 1 岁以上儿童可以起到预防效果。治疗可用氨苄青霉素、氯霉素等。

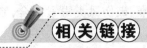

嗜肺军团菌与军团菌病

军团菌属(*Legionella*)有 39 个菌种、3 个亚种和 61 个血清型,其中对人的主要致病菌为嗜肺军团菌(*L. pneumophila*)。该菌 1976 年在美国费城退伍军人大会期间导致严重肺炎的暴发流行,后经分离发现该菌。嗜肺军团菌是革兰阴性短小杆菌,有鞭毛、菌毛和微荚膜,无芽胞。专性需氧,自然环境中抵抗力强,普遍存在于天然淡水和人工水域环境中,如自来水、淋浴水和中央空调中,故能以气溶胶的方式传播,对化学消毒剂、干燥、紫外线敏感。

嗜肺军团菌产生多种酶类和毒素,如蛋白水解酶、磷酸酶、核酸酶和细胞毒素等,另外菌毛的黏附作用和微荚膜的抗吞噬作用也参与发病过程。该菌通过呼吸道吸入带菌飞沫、气溶胶而感染。嗜肺军团菌可引起军团病,临床有三种类型。流感样型为轻症感染,表现为发热、寒战、肌肉酸痛,类似流感,预后良好。肺炎型起病急骤,以肺炎症状为主,伴有多器官损害,患者出现高热寒战、头痛、肌痛剧烈,开始干咳,后出现脓痰或咳血,不及时治疗可导致死亡,病死率可达 15% ~20%。肺外感染型为继发性感染,出现脑、肾、肝等多脏器感染症状。

目前尚无特异性预防方法,治疗首选红霉素,也可用利福平或其他药物。

学习小结

结核分枝杆菌具有许多特点:细胞壁含有大量脂质,营养要求特殊,生长速度缓慢,外界抵抗力较强,耐酸碱、干燥和染料,细菌不产生内外毒素,脂质(包括分枝菌酸、索状因子、蜡质 D、硫酸脑苷脂等)是其主要致病物质。该菌所引起的结核病,分肺部感染和肺外感染。细胞免疫起主要保护作用。结核菌素试验是用结核菌素进行皮肤试验,检测机体对结核分枝杆菌是否发生迟发超敏反应,以协助诊断结核病,并可判定机体是否感染过结核分枝杆菌。接种卡介苗是预防结核杆菌感染的有效措施。形态学检查常用抗酸染色法。

麻风分枝杆菌抗酸染色也是阳性,形态类似结核分枝杆菌,是导致麻风病的病原。临床分瘤型麻风、结核样型麻风、界限类和未定类。抗麻风治疗有效。

白喉棒状杆菌为革兰阳性大杆菌,异染颗粒具有鉴别意义。白喉外毒素是主要致病物质,可致患者咽喉部黏膜炎症坏死,形成白色假膜,或导致窒息。白喉毒素也可作用于心肌、肝、肾和肾上腺等导致退行性病变,临床表现为心肌炎、肾上腺功能障碍等。预防可用白喉类毒素。

(曹 婧)

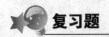 复习题

一、名词解释

1. 卡介苗(BCG)　　　　　　　4. 异染颗粒

2. 抗酸杆菌　　　　　　　　　5. 非结核分枝杆菌

3. OT 试验和 PPD 试验

二、简答题

1. 经呼吸道传播的主要细菌包括哪些? 可引起哪些疾病?

2. 简述结核分枝杆菌的致病物质和所致疾病。

3. 试述结核菌素试验的原理、方法、结果判断及意义。

4. 简述白喉病的传播途径与特异性防治原则。

第二十章

动物源性细菌

学习目标 ⅢⅠ

掌握：动物源性细菌的概念、主要种类和所致疾病。

熟悉：布氏菌、鼠疫杆菌、炭疽杆菌的致病物质、传播途径和致病类型，免疫性和预防疫苗；炭疽杆菌的生物学特点、微生物学检查原则。

了解：布氏菌、鼠疫杆菌的生物学特性、微生物学检查原则。

以动物作为传染源，能引起人类和动物某些传染病，所谓的人畜(兽)共患病的病原菌称为动物源性细菌。该类细菌通常以家畜或野生动物作为储存宿主，人类因通过接触病畜及其污染物等途径感染而致病。动物源性细菌主要有布氏菌、鼠疫耶氏菌和炭疽芽胞杆菌等。

第一节　布氏菌属

布氏菌属(*Brucella*)又称布鲁斯菌属，是一类人畜共患传染病的病原菌，现已知有 6 个生物种、19 个生物型。本属对人致病的有羊布氏菌、牛布氏菌(又称流产布氏菌)、猪布氏菌和犬布氏菌，在我国流行的主要是羊布氏菌病，其次为牛布氏菌病。

一、生物学性状

1. 形态与染色　布氏菌为革兰阴性短小杆菌。长 $0.5 \sim 1.5 \mu m$，宽 $0.4 \sim 0.8 \mu m$。无鞭毛，不形成芽胞，光滑型菌株有荚膜。

2. 培养特性　布氏菌为专性需氧菌，牛布氏菌在初次分离培养时需 $5\% \sim 10\%$ CO_2。营养要求高，在普通培养基上不易生长，若加入血清或肝浸液可促进生长。在 37℃，pH6.6 ~ 6.8 生长最好。培养 48 小时可生成透明、无色的光滑型(S)小菌落，经人工传代培养后可转变成粗糙型(R)菌落。在血琼脂平板上不溶血。在液体培养基中可形成轻度混浊并有沉淀。大多能分解尿素，产生 H_2S。根据产生 H_2S 的多少和在含碱性染料培养基中的生长情况，可鉴别羊、牛、猪等三种布氏菌。

3. 抗原构造与分型　布氏菌含有两种抗原物质,即 A 抗原和 M 抗原。两种抗原在不同的布氏菌中含量不同,牛布氏菌含 A 抗原多,故 A 抗原又称牛布氏菌抗原;羊布氏菌含 M 抗原多,故 M 抗原又称羊布氏菌抗原。两种抗原的比例在菌种中有差异,如牛布氏菌 A∶M＝20∶1,而羊布氏菌 A∶M＝1∶20,猪布氏菌 A∶M＝2∶1,用 A 与 M 因子血清进行凝集试验可鉴别三种布氏菌。

4. 抵抗力　较强,在土壤、乳制品、病畜的毛皮、脏器及分泌物中可生存数周至数月。但在 60℃湿热环境 20 分钟,日光直接照射 20 分钟可死亡。对常用消毒剂均较敏感,如 3% 来苏儿作用数分钟可杀死。对常用的广谱抗生素也较敏感。

二、致病性与免疫性

(一)致病物质

布氏菌的主要致病物质是内毒素。此外荚膜与透明质酸酶、过氧化氢酶等可增强该菌的侵袭力,能通过完整皮肤、黏膜进入宿主体内,并在机体脏器内大量繁殖和快速扩散入血流。人类感染主要由病畜的乳制品、排泄物等,经消化道、皮肤黏膜、接触等途径侵入机体。

(二)所致疾病

布氏菌的动物宿主包括家畜、家禽及野生动物。布氏菌感染可引起母畜流产,病原体可随流产的胎畜和羊水排出,也可经粪便、尿液,甚至乳汁排出污染环境和食物。人类主要通过皮肤接触感染,也可经消化道、呼吸道等途径感染。牛、羊、猪等家畜是人类感染布氏菌的主要传染源,因此,感染流行与畜牧业的分布有密切关系。

布氏菌能在吞噬细胞内存活而成为胞内寄生菌。细菌可随淋巴液到达局部淋巴结,并生长繁殖形成感染灶。当细菌繁殖达一定数量时侵入血流,出现菌血症,患者可出现发热症状。随后细菌进入肝、脾、骨髓和淋巴结等脏器细胞,发热也渐消退。细菌在细胞内繁殖到一定程度可再度入血,再次出现发热等菌血症症状。如此反复形成的菌血症使患者的热型呈波浪式,临床上称为波浪热。布氏菌感染的潜伏期为 1～6 周。临床症状不一,急性期可出现发热、多汗、头痛、全身乏力等流感样症状,严重者也可出现中枢神经系统症状。易转为慢性,可出现肝脾肿大等体征。感染布氏菌后,患者布氏菌素皮肤试验常呈阳性,因此认为该菌的致病过程与 Ⅳ型超敏反应有关。

(三)免疫性

机体感染布氏菌后可产生免疫力,以细胞免疫为主。也可产生特异性 IgM 和 IgG 型抗体,发挥免疫调理作用。过去认为机体对布氏菌的免疫是有菌免疫,即当机体内有布氏菌存在时,对再次感染才有较强的免疫力。但近来认为随着病程的延续,机体免疫力不断增强,体内病菌不断被杀灭,因此最终可变为无菌免疫。

三、微生物学检查与防治原则

(一)微生物学检查

急性期取血,培养阳性率可高达 70%,慢性期病人可取骨髓分离。将标本接种于双相肝浸液培养基,置37℃ 5%～10% CO_2 孵箱中培养 4～7 天可有菌落出现,若培养 30 天仍无菌生长,则为阴性。若有菌生长,可根据涂片染色镜检,对 CO_2 的要求,H_2S 产生,染料抑菌试验,玻片血清凝集等结果确定型别。

发病 1~7 天后血清中开始出现 IgM,其含量逐渐升高,将患者血清与标准菌量进行玻片凝集试验,效价达到 1:200 有诊断意义。对诊断慢性布氏菌病可进行补体结合试验,发病 3 周后机体可出现 IgG 抗体,该抗体维持时间长,意义较大。此试验特异性高,一般以 1:10 为阳性诊断标准。

取布氏菌素(brucellin)或布氏菌蛋白提取物作皮内注射,24~48 小时后观察结果。局部红肿、硬结直径 2~6cm 为阳性。皮试阳性可诊断慢性或曾患过布氏菌病,试验若为阴性对排除布氏菌病有意义。

(二)防治原则

感染的动物可经流产的胎畜和羊水大量排出,也可经乳汁、粪、尿等长期排菌,因此控制和消灭家畜布氏菌病,切断传播途径和免疫接种是三项主要的预防措施。免疫接种以畜群为主,疫区人群也应接种减毒活疫苗,有效期约一年。急性期病人需用抗生素彻底治疗,防止转为慢性。

第二节 鼠疫耶尔森菌

鼠疫耶氏菌属于耶尔森菌属(*Yersinia*)。耶尔森菌属是一类无芽胞的革兰阴性小杆菌,对人类致病的主要有鼠疫耶氏菌、小肠结肠炎耶氏菌和假结核耶氏菌等菌种。小肠结肠炎耶氏菌和假结核耶氏菌寄居在多种动物体内,人类可通过污染食物、饮料等经消化道或因接触动物而感染,前者主要引起小肠结肠炎,后者可引起人类胃肠炎,肠系膜淋巴结肉芽肿等疾病。本节主要介绍鼠疫耶氏菌。

鼠疫耶氏菌(*Y. pestis*)俗称鼠疫杆菌,是鼠疫的病原菌。鼠疫是一种自然疫源性的烈性传染病。我国西北等内陆地区偶有散发病例,因此,鼠疫仍是我国重点监控的自然疫源性传染病。

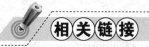

相关链接

鼠疫流行史料

鼠疫给人类造成的灾难是地球上任何自然灾害都不能比拟的。历史上有记载的世界性鼠疫大流行有三次:第一次发生在 6 世纪,当时鼠疫流行几乎遍及全球所有国家,持续时间达半个世纪之久,死亡约一亿人。第二次发生于 14 世纪,俗称"黑死病"疫情波及整个欧洲、亚洲及北非沿海。仅在欧洲死亡人数至少有 2500 万人,占当时欧洲总人口的四份之一以上。第三次发生于 19 世纪,此次流行先后波及 32 个国家和地区,死亡人数也相当惊人。在我国 1910 年至 1911 间年先后有十几个省份发生肺鼠疫大流行,死亡人数近百万;较近的 1947 年至 1948 年俗称西满三角地区鼠疫大流行,死亡人数也达 3 万~4 万。

一、生物学性状

1. 形态与染色 鼠疫耶氏菌为革兰染色阴性,两端钝圆并浓染的卵圆形短杆菌(图20-1)。有荚膜,无鞭毛,无芽胞。在不同的检材标本或培养标本中,表现出不同形态。死于鼠疫的动物尸体新鲜内脏制备的印片或涂片,形态典型。在陈旧培养物内或生长在含3% NaCl 的培养基上则呈多形态性,可见膨大的球形、球杆形或哑铃状等,或见到不易着色的细菌轮廓,称菌影。

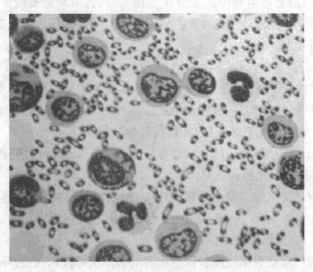

图20-1 鼠疫耶氏菌(两极浓染)

2. 培养特性 兼性厌氧,最适生长温度为27～30℃,pH 为6.9～7.2。在含血液或组织液的培养基上生长,24～48 小时可形成细小、黏稠的粗糙型菌落。在肉汤培养基中开始呈混浊,24 小时后表现为沉淀生长,48 小时后逐渐形成菌膜,稍加摇动菌膜呈"钟乳石"状下沉,此特征有一定鉴别意义。

3. 抗原结构 鼠疫耶氏菌的抗原种类较多,重要的细胞抗原有:①F1 抗原:为鼠疫耶氏菌的荚膜成分,是一种不耐热的糖蛋白,具有抗吞噬的作用,与细菌毒力相关。F1 的抗原性强,其相应抗体具有免疫保护作用。②V-W 抗原:V 和 W 抗原同时存在,W 抗原位于菌体表面,是一种脂蛋白,V 抗原存在于细胞质中,为可溶性蛋白;两种抗原总是同时存在,具有抗吞噬作用,与细菌的侵袭力有关。③外膜蛋白:由细菌质粒 DNA 编码产生,这些蛋白能使细菌在突破宿主的防御机制,导致机体发病等方面具有重要作用。④鼠毒素(murine toxin, MT):由质粒 DNA 编码产生的可溶性蛋白,对鼠类有剧烈毒性,1μg 即可使鼠致死,主要作用在心血管系统,引起毒血症、休克。

4. 抵抗力 对理化因素抵抗力较弱。湿热55℃ 5 分钟可以杀灭,5% 来苏儿或1% 苯酚20 分钟内可将痰液中病菌杀死,但在自然环境的痰液中能存活1 个月以上,在蚤粪和土壤中能存活一年左右。

二、致病性与免疫性

（一）致病物质

鼠疫耶氏菌的致病力极强,少数几个细菌即可使人致病。致病物质有:①细胞抗原结构:包括 F1 抗原、V-W 抗原和外膜蛋白。②鼠毒素:为可溶性蛋白,具有良好的抗原性,经甲醛处理可制成类毒素,但该毒素只有当细菌自溶裂解后才释放,因此,一般不称为外毒素。对小鼠和大鼠的毒性作用很强,它可阻断小鼠 β 肾上腺能神经,并引起心脏损害。③内毒素:其性质与肠道杆菌内毒素相似,可致机体发热,产生休克和 DIC 等。一般认为鼠疫耶氏菌的毒力与这些致病物质综合作用有关。

（二）所致疾病

鼠疫是自然疫源性传染病,一般先在鼠间流行,鼠蚤是主要的传播媒介。当大批病鼠死亡后,失去宿主的鼠蚤转而叮咬人类,引起人间鼠疫流行。人患鼠疫后,可通过人蚤或呼吸道等途径在人群间传播。临床常见有腺鼠疫、肺鼠疫和败血型鼠疫。

1. 腺鼠疫　以急性淋巴结炎为特点。腺鼠疫多发生于局部淋巴结,在腹股沟和腋下引起严重的淋巴结炎,局部肿胀、化脓和坏死。

2. 肺鼠疫　原发性肺鼠疫主要由呼吸道传染,继发性肺鼠疫可由腺鼠疫或败血症型鼠疫蔓延而致。病人高热寒战、咳嗽、胸痛、咯血,多因呼吸困难或多器官功能衰竭而死亡。死亡病人的皮肤常呈黑紫色,故又称"黑死病"。

3. 败血症型鼠疫　重症腺鼠疫或肺鼠疫患者的病原菌可侵入血流,导致败血症型鼠疫,体温升高至 39~40℃,发生休克和 DIC,皮肤黏膜见出血点及瘀斑,全身中毒症状和中枢神经系统症状明显,死亡率高。

（三）免疫性

鼠疫感染后能获得牢固免疫力。主要产生针对 F1 抗原、V-W 抗原的抗体等,这些抗体具有调理促吞噬、凝集细菌及中和毒素等作用。

三、微生物学检查与防治原则

（一）微生物学检查

鼠疫为我国法定甲类传染病,标本检验必须严格执行相关管理规定,有严格防护措施。对疑似鼠疫的患者,应按不同症状或体征,可采取淋巴结穿刺液、痰、血液、咽喉分泌物等。人或动物尸体应取肝、脾、肺、淋巴结和心血等,分别装入无菌容器。

检材直接涂片或印片,进行革兰染色或亚甲蓝染色,镜检观察典型形态与染色性。分离培养用血琼脂平板,经 24~48 小时培养可见灰白色粗糙型菌落。血液标本应先接种在肉汤培养基中增菌。在液体培养基中孵育 48 小时可形成"钟乳石"现象。当分离出可疑菌落时,可作涂片镜检,生化试验,血清凝集试验等进一步鉴定。

在不能获得鼠疫耶氏菌的情况下,可检测人或动物血清中的鼠疫抗体滴度。同时,也可以采用反向间接血凝试验、ELISA 等方法,检查有无鼠疫耶氏菌抗原的存在。

采用 PCR 技术检测鼠疫耶氏菌核酸,可用于鼠疫的流行病学调查和紧急情况下的检测。

（二）防治原则

加强疫区的鼠疫监测工作,密切注意动物鼠疫的流行动态,防止人间鼠疫的发生。鼠疫耶氏菌曾经是日军侵华期间细菌战剂之一,也是现代恐怖分子可能用于制造生物恐怖袭击的微生物,我们应提高警惕。加强国境、海关检疫。灭鼠、灭蚤是切断鼠疫传播环节,消灭鼠疫的根本措施。对于感染了鼠疫的动物,应及时处死并彻底消毒尸体和现场。

我国目前应用 EV 无毒株生产活菌疫苗,多用皮下、皮内接种或皮上划痕,免疫力可维持 8～10 个月。

对鼠疫病人,若抢救及时大多数病人能够治愈。因此,应注意早期发现、及时治疗。用抗生素治疗必须早期足量并注射给药,采用氨基糖苷类抗生素以及链霉素、磺胺类等药物均有效。肺鼠疫和败血症鼠疫常用链霉素或阿米卡星加四环素治疗。

第三节　炭疽芽胞杆菌

炭疽芽胞杆菌(*B. anthracis*)简称炭疽杆菌,属需氧芽胞杆菌属。由该菌引起的炭疽病是一种典型的人畜共患病,所感染的动物以牛、羊和马等食草动物多见。人可通过摄食或接触病畜及畜产品等途径感染,多引起皮肤炭疽,也有肠炭疽、肺炭疽和脑膜炎炭疽等。

一、生物学性状

1. 形态与染色　炭疽芽胞杆菌是致病菌中最大的革兰阳性粗大杆菌,大小为$(1～3)\mu m \times (5～10)\mu m$,两端截平,无鞭毛。在感染组织的涂片中,常单个或呈短链状,经体外人工培养后,则形成长链,呈竹节样排列(图 20-2)。芽胞在有氧条件下形成,呈椭圆形,位于菌体中央。有毒菌株在人和动物体内或含血清的培养基中可形成荚膜。

2. 培养特性　需氧或兼性厌氧。最适温度为 30～35℃。营养要求不高,在普通琼脂培养基上过夜培养,形成灰白色粗糙型菌落,边缘不整齐,在低倍镜下观察菌落边缘呈卷发状。在肉汤培养基中由于形成长链而呈絮状沉淀生长。有毒菌株在含 $NaHCO_3$ 的血琼脂平板上,置 5% CO_2 孵箱过夜培养可产生荚膜,变为黏液性菌落。

3. 抗原结构　炭疽芽胞杆菌的细胞结构抗原包括:①荚膜多肽抗原:具有抗吞噬作用,与细菌毒力有关;②菌体多糖抗原:此抗

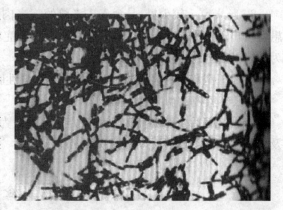

图 20-2　炭疽芽胞杆菌(革兰染色法,×1000)

原在病畜皮毛或腐败脏器中虽经长时间煮沸仍可与相应抗体发生沉淀反应,称 Ascoli 沉淀反

应,该试验可用于炭疽芽胞杆菌病原的流行病学调查;③芽胞抗原:具有免疫原性和血清学诊断价值。

4. 抵抗力　由于本菌能产生芽胞,故抵抗力很强,细菌芽胞在干燥土壤或皮革中能存活数年至二十余年,牧场一旦被污染,传染性可持续数十年。芽胞对化学消毒剂的抵抗力也很强,如5%苯酚需5天才能杀死。但对碘及氧化剂较敏感,1:2500碘液10分钟、3% H_2O_2 1小时、0.5%过氧乙酸10分钟可杀死。用常规的高压蒸汽灭菌法可将其杀灭。本菌对抗生素敏感。

二、致病性与免疫性

（一）致病物质

炭疽芽胞杆菌主要致病物质是荚膜和炭疽毒素。有毒菌株产生荚膜,无毒菌株无荚膜,因此与致病性密切相关。荚膜有抗吞噬作用,有利于细菌在宿主组织内繁殖扩散。炭疽毒素是一种由保护性抗原、致死因子和水肿因子三个组分的蛋白质所组成。注射给实验动物可出现炭疽病的典型中毒症状,是造成感染者致病和死亡的主要原因。每个保护性抗原分子与致死因子和水肿因子相连接,可与宿主细胞表面受体结合,并介导致死因子和水肿因子进入细胞内作用。水肿因子导致细胞液体分泌增加而形成水肿。致死因子可导致组织细胞坏死、机体发热、休克甚至死亡。

（二）所致疾病

炭疽芽胞杆菌主要为食草动物(牛、羊、马等)炭疽病的病原菌,可通过多种方式传播,引起人类炭疽。临床类型包括:

1. 皮肤炭疽　是最常见的一种,主要通过接触患病动物或受染毛皮而引起,细菌芽胞由颜面、四肢等皮肤小伤口侵入,经一天左右局部出现小痂,继而周围形成水疱、脓疱、最后形成坏死、溃疡并形成特有的黑色焦痂,故名炭疽。

2. 肺炭疽　是吸入含有大量病菌芽胞的尘埃所致。患者出现严重的呼吸道症状,可很快出现全身中毒症状而死亡。

3. 肠炭疽　较少见,是食入未煮熟的病畜肉类、奶或被污染食物所引起。临床表现不一,患者可出现连续性呕吐,腹泻及血便等消化道症状;也有的消化道症状不明显,而以全身中毒为主,往往在数天内死于毒血症。

上述三型均可并发败血症,偶见引起炭疽性脑膜炎,死亡率极高。

（三）免疫性

感染炭疽后可获得持久性免疫力。一般认为免疫与机体针对保护性抗原产生保护性抗体及增强吞噬细胞的吞噬功能有关。

三、微生物学检查与防治原则

（一）微生物学检查

根据不同临床类型可分别取水泡或脓疱内容物、病灶渗出液、血液、粪便、痰等标本。采取标本时要注意个人防护。严禁在室外解剖炭疽动物尸体,避免芽胞污染牧场及环境,可在无菌条件下割取耳尖或舌尖组织送检。

标本涂片进行革兰染色,发现有荚膜或呈竹节状排列的革兰阳性大杆菌,结合临床症状可作出初步诊断。

将标本接种于血琼脂平板和碳酸氢钠琼脂平板,培养后观察菌落,用青霉素串珠试验、噬菌体裂解试验等进行鉴定。炭疽芽胞杆菌在含 0.05 ~ 0.5U/ml 青霉素的培养基上,其形态变为大而均匀的圆球形,呈串珠状排列,此为青霉素串珠试验,其他需氧芽胞杆菌无此现象。

（二）防治原则

预防炭疽的根本在控制家畜感染和牧场的污染。病畜应严格隔离或处死深埋,死畜严禁剥皮或煮食,应焚毁或深埋 2m 以下。对疫区家畜应进行预防接种。疫区的牧民、屠宰人员、兽医、皮革、毛纺工人等的特异性预防应接种炭疽减毒活疫苗,免疫力可持续 1 年。治疗首选青霉素,也可选红霉素、环丙沙星等抗生素。

病案举例

患者,男,42 岁。6 天前在村中发现一病牛,与其他三位村民将病牛宰杀。昨日右手出现疖肿,继而出现坏死并形成黑色焦痂,伴发热、头痛。其他三位村民也出现类似症状,同时就诊。

问题与思考

1. 患者可能感染什么病? 依据是什么?
2. 控制病情扩散应做哪些工作?

学习小结

布氏菌是革兰阴性球杆菌,专性需氧,在血平板上生长缓慢。在机体内为兼性胞内菌。布氏菌可导致牛、羊、马等动物感染,引起母畜流产、死胎和乳腺炎。人类通过接触带菌动物或食用病畜及其乳制品而感染。布氏病患者的热型呈波浪式,临床上称为波浪热。

鼠疫耶氏菌为革兰阴性杆菌,两端浓染,兼性厌氧菌,无鞭毛。鼠疫先在鼠类中流行,通过鼠蚤吸血传播,人被感染的鼠蚤叮咬而传染。临床有腺鼠疫、肺鼠疫和败血症鼠疫。

炭疽芽胞杆菌是革兰阳性大杆菌,无鞭毛,有氧条件下易形成芽胞,可形成荚膜。专性需氧。炭疽杆菌引起牛、羊等食草动物的炭疽病,人因接触患病动物的尸体、皮毛或摄食畜产品而感染。临床分皮肤炭疽、肺炭疽和肠炭疽。

（曹　婧）

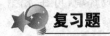 **复习题**

一、名词解释

1. 串珠试验　　　　　　　　　　2. 腺鼠疫

二、简答题

1. 简述布鲁氏菌对人的致病作用。

2. 简述鼠疫杆菌的致病性。

3. 炭疽杆菌可通过哪些途径感染人体？各引起何种临床类型炭疽？

第二十一章

支原体、衣原体、立克次体

学习目标 ▐▐▐

掌握:支原体、衣原体、立克次体的基本概念;主要病原性支原体的致病性;沙眼衣原体的致病性;立克次体的主要种类、传播媒介、方式及所致疾病;外斐反应的原理、方法及判断。

熟悉:支原体、衣原体、立克次体的生物学特征或主要特点;支原体与L型菌区别。

了解:支原体、衣原体、立克次体的免疫性,微生物学检查和治疗原则。

第一节 支 原 体

支原体(*mycoplasma*)是一类缺乏细胞壁、形态上呈高度多形性、可通过滤菌器并能在无生命培养基中生长繁殖的最小的原核细胞型微生物。

支原体广泛分布于自然界,也存在于人、家禽及实验动物体内。对人致病的主要为肺炎支原体、溶脲脲原体、人型支原体、生殖器支原体和穿透支原体等,其中溶脲脲原体和生殖器支原体常引起非淋菌性尿道炎。

支原体主要特点:①体积微小,可通过滤菌器;②有细胞膜,但无细胞壁,革兰染色阴性;③主要以二分裂方式繁殖,呈高度多形态性;④人工培养能生长繁殖,在固体培养基上形成油煎蛋样菌落。

支原体生物学性状、致病性与细菌L型非常相似,在进行支原体分离鉴定时应注意鉴别(表21-1)。

表21-1 支原体与细菌L型主要区别

生物性状	支原体	细菌L型
来源	自然界广泛存在	很少存在
返祖现象	任何情况下都不能恢复细胞壁	除去诱因可恢复原菌形态
细胞膜	含高浓度胆固醇	不含
遗传	与细菌无关	与原细菌有关
培养特性	需胆固醇,菌落小	不加胆固醇,菌落稍大

一、生物学性状

1. 形态与结构　支原体大小一般在 $0.3 \sim 0.5 \mu m$,胞质中有大量核蛋白体,有 DNA 和 RNA 两种核酸。缺乏细胞壁,所以表现高度多形性,呈球形、短杆形、丝状、分枝状等多种形态。革兰染色阴性,但不易着色。Giemsa 染色染成淡紫色。电镜下可见细胞膜分内、中、外三层。内、外层主要为蛋白质及糖类,中间为脂质,脂质中胆固醇约占36%,对保持细胞膜的完整性具有一定作用。有的胞膜外有荚膜或微荚膜,与致病有关。

2. 培养特性　营养要求高。需添加 10% ~20% 的血清,提供固醇和长链脂肪酸。生长缓慢,以二分裂繁殖为主,也可见出芽、分枝等方式。生长缓慢,3 ~4 小时才繁殖一代。菌落呈"荷包蛋样"。

3. 抗原结构　支原体细胞膜上的抗原结构由蛋白质和糖脂组成。蛋白质是具有型特异性的抗原,交叉较少,对鉴定支原体有重要意义。

4. 抵抗力　支原体对理化因素的抵抗力较弱,对化学消毒剂敏感,但对结晶紫、醋酸铊、亚碲酸钾有抵抗力。50℃ 30 分钟或55℃ 5 ~15 分钟可致死亡。因缺乏细胞壁,对青霉素类等作用于细胞壁的抗生素不敏感,常用此类抗生素处理检材以抑制其他杂菌生长。对干扰蛋白质合成的抗生素如红霉素、林可霉素、交沙霉素等敏感。

二、致病性与免疫性

1. 致病性　支原体一般不侵入细胞内和血液,主要黏附在呼吸道或泌尿生殖道上皮细胞膜受体上。通过与宿主细胞膜间的相互作用,引起细胞损伤,主要机制有:①通过顶端结构黏附于宿主细胞膜受体,吸取宿主细胞膜的胆固醇与脂质作为营养物质;②产生有毒的代谢产物,如神经毒素、磷脂酶 C 和超氧离子,引起宿主细胞的病理损伤;③产生超抗原,它是一类具有免疫调节活性的蛋白质,能在感染部位刺激炎症细胞,分泌大量的细胞因子,引起组织损伤;④其荚膜或微荚膜具有抗吞噬作用。

2. 免疫性　人体感染支原体后可诱发体液免疫和细胞免疫。抗膜蛋白的抗体包括 IgM、IgG 和 SIgA 在抗支原体感染中发挥主要作用,特别是 SIgA 在局部黏膜阻止支原体感染中起重要作用。

三、主要致病性支原体

(一)肺炎支原体

主要经飞沫传播,首先引起上呼吸道感染,然后下行引起气管炎、支气管炎、毛细支气管炎和肺炎,感染后症状轻重不一,临床主要表现为头痛、咳嗽、发热、咽喉痛等呼吸道症状,X 线检查肺部有明显浸润。有时并发支气管肺炎,个别病人还可相继引起肺外器官或组织病变,如心血管、神经系统和皮疹症状。

(二)溶脲脲原体

溶脲脲原体(也称解脲支原体)是引起泌尿生殖道感染的重要病原体之一,主要通过性行为传播。引起人类非淋菌性尿道炎及前列腺炎、附睾炎、阴道炎、盆腔炎等,还可通过胎盘感染胎儿,引起早产、流产和新生儿呼吸道感染。也可吸附于精子表面,阻碍精子与卵子的结合,与精子有共同抗原成分,可造成精子的免疫损伤,常有不育症发生。

四、微生物学检查与防治原则

(一)微生物学检查

1. 分离培养

(1)分离培养肺炎支原体:取可疑患者痰或咽拭子接种于含有血清和酵母浸液的培养基中,在含 5% CO_2 与 90% N_2 的环境下,37℃培养 1~2 周,用青霉素、醋酸铊抑制杂菌生长。分离的支原体可经形态观察、血细胞吸附、生化反应以及特异性抗血清生长抑制试验(GIT)进行鉴定。

(2)分离培养溶脲脲原体:可将标本接种在含有青霉素、尿素和酚红的液体培养基中,若酚红指示剂由橘黄色变为红色,为阳性。在固体培养基上用低倍镜观察,可见微小的油煎蛋样或颗粒状菌落。进一步鉴定需用支原体的特异抗血清做生长抑制试验及代谢抑制试验。

2. 血清学反应

(1)冷凝集试验:用支原体肺炎病人血清与人 O 型红细胞或自身红细胞混合,4℃过夜,观察红细胞凝集现象,置 37℃时其凝集又分开,即冷凝集试验。此反应为非特异性。仅 50% 左右病人出现阳性。呼吸道合胞病毒感染、腮腺炎、流感等也可出现冷凝集素效价的升高。

(2)ELISA 试验:用 ELISA 法从患者痰、鼻洗液或支气管洗液中检测肺炎支原体的 P1 和 P30 蛋白质抗原,其敏感性、特异性均较高。

3. 核酸检测 以特异性引物通过 PCR 技术从患者痰中检测肺炎支原体的 16S rRNA 基因或 P1 蛋白基因;通过对特异性引物扩增尿素酶基因来检测溶脲脲原体,特异、快速、敏感。

(二)防治原则

注意公共卫生和个人卫生,因支原体肺炎具有传染性,应早期诊断,注意隔离,治疗可选用红霉素类与喹诺酮类抗生素。对溶脲脲原体防治主要是加强宣传教育,注意性卫生,切断传播途径。治疗可用多西环素、阿奇霉素、氯霉素、红霉素和庆大霉素治疗。

第二节 衣 原 体

衣原体(chlamydia)是一类能通过细菌滤器、严格细胞内寄生、有独特发育周期的原核细胞型微生物。我国学者汤飞凡(1897—1958)于 1955 年采用鸡胚卵黄囊接种法在世界上首次分离培养出沙眼衣原体。

衣原体广泛寄生于人类、哺乳动物及禽类,仅少数致病。引起人类疾病的衣原体主要有沙眼衣原体(C. trachomatis)、肺炎衣原体(C. pneumoniae)和鹦鹉热衣原体(C. psittaci)。

衣原体的共同特征是:①革兰阴性、圆形或椭圆形;②有细胞壁,无肽聚糖;③专性细胞内寄生,具有独特的发育周期、在活细胞内以二分裂方式繁殖;④含有 DNA 和 RNA 两种核酸;⑤有核糖体和较复杂的酶类,缺乏供代谢所需的能量来源,必须要由宿主细胞提供;⑥对多种抗生素敏感。

一、生物学性状

1. 发育周期与形态染色　衣原体在宿主细胞内生长繁殖,具有特殊的发育周期。有两种大小、形态各异的颗粒。小而致密的称为原体(elementary body,EB)是发育成熟的衣原体,小而致密、具有高度传染性,直径 0.2~0.4μm,呈球形、椭圆形或梨形,有细胞壁。Giemsa 染色呈紫色,Macchiavello 染色呈红色。大而疏松的称为网状体(reticulate body,RB)亦称始体,无感染性,是繁殖型。直径 0.5~1.0μm,也呈球形,无细胞壁,有纤细的网状结构。Macchiavello 染色呈蓝色。原体能吸附于易感细胞表面,经宿主细胞吞饮后进入胞内,由宿主细胞膜包围形成空泡。在空泡内,原体逐渐发育、增大、变成网状体。网状体以二分裂方式繁殖,在空泡内形成了许多子代原体,并聚集成各种形态的包涵体。不同衣原体包涵体的形态及在宿主细胞内的位置不尽相同,据此可鉴定衣原体的种类。子代原体成熟后即从感染细胞中释出,再感染新的易感细胞(图 21-1)。整个发育周期约需 48~72 小时。

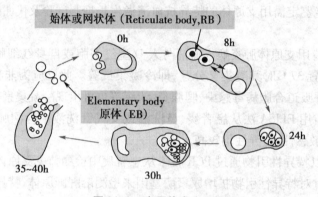

图 21-1　衣原体发育周期

2. 培养特性　多数衣原体能在 6~8 日龄的鸡胚卵黄囊中生长繁殖。在组织细胞培养如 HeLa 细胞、人羊膜细胞等中生长良好。为提高分离培养阳性率,可将接种标本的细胞离心,也可在细胞培养管中加入适量的二乙氨基葡聚糖,提高衣原体吸附细胞的能力,使它易穿入细胞进行繁殖。

3. 分类　根据抗原构造、包涵体的性质、对磺胺敏感性等,将衣原体属分为沙眼衣原体、肺炎衣原体、鹦鹉热衣原体三个种。其中沙眼衣原体又可分为三个亚种。①沙眼生物亚种,有 A、B、Ba、C、D、Da、E、F、G、H、I、Ia、J 和 K 14 个血清型;②性病淋巴肉芽肿亚种,有 L1、L2、L2a 和 L5 四个血清型。③鼠亚种,不引起人类感染。

4. 抵抗力　衣原体耐冷不耐热,60℃ 5~10 分钟即被灭活;耐低温,在 -70℃ 可存活数年,冻干可存活 30 年以上。75% 乙醇 0.5 分钟或 2% 来苏 5 分钟均可杀死。对四环素、氯霉素、红霉素、螺旋霉素、多西环素敏感。

二、致病性与免疫性

1. 致病物质

(1)内毒素样物质:衣原体能产生类似革兰阴性菌的内毒素样物质,抑制宿主细胞代谢,直接破坏宿主细胞。

(2)主要外膜蛋白:衣原体的主要外膜蛋白成分能阻止吞噬体和溶酶体的融合,从而有利于衣原体在吞噬体内繁殖并破坏宿主细胞。其主要外膜蛋白表位容易发生变异,在体内可以逃避特异性抗体的中和作用而继续感染细胞。

此外,衣原体热休克蛋白能刺激机体巨噬细胞产生 TNF-α、IL-1、IL-6 等炎症性细胞因子,从而介导炎症发生和瘢痕形成,直接损害宿主细胞,引起相关病变。

2. 所致疾病 可引起沙眼、包涵体结膜炎、尿生殖道感染、性病淋巴肉芽肿、呼吸道感染等疾病。

3. 免疫性 衣原体感染机体后,能产生型特异性细胞免疫和体液免疫。但保护性不强,时间短暂,故常造成持续感染、反复感染和隐性感染。

三、主要致病性衣原体

(一)沙眼衣原体

沙眼衣原体呈圆形或椭圆形,不同发育阶段大小和染色反应不一。原体直径约 0.3μm,中央有致密颗粒,Giemsa 染色呈紫色。始体直径 0.5～1μm,核质分散,Giemsa 染色为深蓝或暗紫色。

致病性沙眼衣原体主要有沙眼生物亚种和性病淋巴肉芽肿亚种。可致人类以下疾病:

1. 沙眼 主要由沙眼衣原体生物变种的 A、B、Ba、C 型感染引起,通过眼-眼及眼-手-眼途径传播。沙眼衣原体感染结膜上皮细胞,并在其中繁殖,早期症状是流泪,有黏液脓性分泌物,结膜充血及滤泡增生。后期出现结膜瘢痕、眼睑内翻、倒睫以及角膜血管翳引起的角膜损害,影响视力或致盲,是目前世界上致盲的主要病因。

2. 包涵体结膜炎 由沙眼亚种 B、Ba、D、Da、E、F、G、H、I、Ia、J 及 K 血清型引起。该病有婴儿型和成人型两种,前者是婴儿经产道时受染,引起化脓性结膜炎、不侵犯角膜。成人感染可因性接触、经手至眼、亦可因污染的游泳池水而感染,称滤泡性结膜炎。

3. 泌尿生殖道感染 亦由沙眼亚种 D～K 血清型引起。衣原体感染是男性非淋菌性尿道炎最常见的病因。未经治疗者多数转变为慢性,周期性加重,并可合并附睾炎、前列腺炎等。在女性引起尿道炎、宫颈炎、输卵管炎、盆腔炎等。如输卵管炎反复发作,可导致不孕症或宫外孕。淋病患者中,沙眼衣原体分离阳性率增高。

4. 性病淋巴肉芽肿 由 L1、L2、L2a 和 L3 血清型所引起。主要通过性接触传播。在男性侵犯腹股沟淋巴结,引起化脓性淋巴结炎和慢性淋巴肉芽肿,常形成瘘管。在女性多侵犯会阴、肛门和直肠,也可形成肠-皮肤瘘管及会阴-肛门-直肠狭窄与梗阻。

(二)肺炎衣原体

肺炎衣原体是衣原体属中的一个新种,只有一个血清型。其原体平均直径为 0.38μm,在电镜下呈梨形,并有清晰的胞质周围间隙,但有时呈多形性,肺炎衣原体寄生于人类,无动物储存宿主。通过呼吸道传播。扩散较为缓慢,具有散发和流行交替出现的特点。肺炎衣原体可引起肺炎、呼吸道感染、心包炎、心肌炎和心内膜炎。近年还发现与冠状动脉粥样硬化和心脏病有关。

（三）鹦鹉热衣原体

自然宿主为鸟类和除人类以外的哺乳动物。人类因与病鸟等接触而受染,引起鹦鹉热,即鸟疫,为人畜共患病。临床表现与病毒性或支原体肺炎相似,故亦称为非典型性肺炎。严重者可发展成败血症,老年患者病死率高。

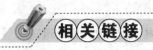

相关链接

非淋菌性尿道炎

非淋菌性尿道炎,是指由淋球菌以外的其他病原体,如沙眼衣原体、溶脲脲原体等引起的尿道炎,是一类较为常见的性传播疾病。非淋菌性尿道炎经常复发,难以治疗。发病率居高不下,据统计,非淋病的发病人数正以每年30%的速度快速蔓延,严重威胁着生殖健康。

临床表现:

(1)尿痛、尿频、尿道内的不适、尿道口刺痒、有烧灼感,时轻时重。合并膀胱炎时可出现血尿。

(2)尿道口有分泌物,但较淋病的分泌物稀薄,为清稀状或淡黄色,分泌物量也较淋病少。

(3)病人(约30%~40%)可无任何症状,也有不少病人症状不典型,因此,约一半的病人容易被误诊。

传播途径:

(1)性接触感染,与患有非淋菌性尿道炎的病人性交时感染。

(2)间接接触感染,使用患有非淋菌性尿道炎的病人用过的衣裤、床上用品、毛巾、浴盆、抽水马桶等。

(3)产道感染,患有非淋菌性尿道炎的产妇通过产道感染新生儿。

四、微生物学检查与防治原则

（一）微生物学检查

1. 直接涂片镜检 根据不同的疾病可采集患者的痰液、眼、尿道和宫颈等刮取物或分泌物作涂片,经 Giemsa 染色后检查病变部位细胞内的包涵体。

2. 分离培养 将待检标本经链霉素处理后,采用小鼠腹腔接种、鸡胚卵黄囊或细胞培养方法分离衣原体。阳性者需做血清学试验鉴定衣原体种类或血清型。

3. 血清学诊断 常采用补体结合试验或微量免疫荧光试验。其中微量免疫荧光试验是目前检测肺炎嗜衣原体感染最常用且较敏感的方法,被称为"金标准"。双份血清抗体效价增高4倍以上者,具有诊断意义。

4. 衣原体核酸的检查 根据16S rRNA 或主要外膜蛋白基因保守序列设计特异性引物,可采用 PCR 技术检测衣原体特异性核酸片段。

（二）防治原则

主要是改善卫生状况和普及卫生知识。注意个人卫生，不使用公共毛巾、浴巾和脸盆，避免直接或间接的接触传染。泌尿生殖道衣原体感染的预防原则与其他性传播性疾病的预防原则相同。鹦鹉热衣原体感染的预防则着重于控制禽畜的感染和防止与病禽接触。

对衣原体治疗常选用利福平、红霉素、多西环素和诺氟沙星等。

病案举例

患者，男，年龄：36岁，主要症状主要表现为尿道不适、发痒、烧灼感或刺痛，尿道红肿，尿道分泌物为浆液状、稀薄、晨起有"糊口"现象。曾取尿道分泌物做微生物学检查，结果显示溶脲脲原体感染。

曾给予阿奇霉素胶囊，氟罗沙星胶囊2个疗程即半个月治疗，隔了3周后复查结果溶脲脲原体还是阳性。

医生建议：①加做溶脲脲原体药敏试验，然后根据药敏试验的结果选择敏感的药物治疗；②患者要注意衣物的消毒，治疗期间禁止性生活，性伴侣也要同时治疗。

问题与思考

1. 什么是非淋菌性尿道炎？由哪些病原体可引起？
2. 非淋菌性尿道炎可通过哪些途径传播感染？

第三节 立克次体

立克次体（rickettsia）是一类与节肢动物有密切关系、严格活细胞内寄生的原核细胞型微生物。是1909年美国青年医生立克次（Howard Taylor Ricketts）首先发现的。为纪念他在研究斑疹伤寒时不幸感染献身，而以他的名字命名。

立克次体的共同特点：①有细胞壁，但形态多样；②大小介于细菌和病毒之间；③专性细胞内寄生，以二分裂方式繁殖；④以节肢动物为其寄生宿主或储存宿主，或同时为传播媒介，多数引起自然疫源性疾病；⑤对多种抗生素敏感。

对人致病的立克次体主要有3个属：立克次体属（*Rickettsia*）、东方体属（*Orientia*）、埃立克体属（*Ehrlichia*）。在我国致病的立克次体主要有普氏立克次体、斑疹伤寒立克次体和恙虫病立克次体三种。

一、生物学性状

1. **形态与染色** 多形态性，球杆状或杆状，有时出现长丝状体（图21-2）。革兰染色阴性，但着色不明显，常用 Gimenez 或 Giemsa 法染色，前者立克次体被染成红色，染色效果好，后者染成紫色或蓝色。立克次体在感染的细胞内可聚集成团块状。不同立克次体在细胞内位置不同，如普氏立克次体在胞质内分散存在；恙虫病立克次体多在胞质近核处成堆排列。

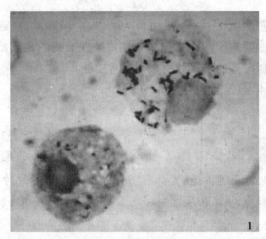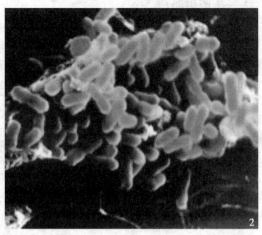

图 21-2　立克次体的形态（1. 光镜下；2. 电镜下）

2. 培养特性　培养方法与病毒相同,有动物接种、鸡胚卵黄囊接种及细胞培养。立克次体繁殖一代需 6～10 小时,生长最适温度为 37℃。

3. 抗原结构　立克次体有两类抗原,一种为可溶性群特异性抗原,与细胞壁表层的脂多糖成分有关,耐热。另一种为种特异性抗原,与外膜蛋白有关,不耐热。

斑疹伤寒等立克次体与变形杆菌某些菌株具有共同抗原,可与某些变形杆菌菌体抗原发生交叉反应。因此,可用这些变形杆菌菌株代替立克次体抗原进行非特异凝集反应,检测患者血清中的相应抗体,这种交叉凝集试验称为外斐反应(Weil- Felix reaction),可用于立克次体病的辅助诊断。

4. 抵抗力　绝大多数立克次体对热敏感,但对低温、干燥的抵抗力较强,如在干燥虱粪中立克次体能保持传染性达半年以上。0.5% 苯酚和来苏 5 分钟可灭活。对四环素和氯霉素类抗生素等敏感,对磺胺类药物不敏感。

二、致病性与免疫性

1. 致病物质　立克次体的致病物质主要有内毒素和磷脂酶 A 等。内毒素的主要成分为脂多糖,具有与肠道杆菌内毒素相似的生物学活性。

2. 传播途径和致病机制　多数立克次体经节肢动物如人虱、鼠蚤、蜱或螨等叮咬人而传播,立克次体可经接触、呼吸道或消化道侵入人体。进入机体后,立克次体先在局部淋巴组织或小血管内皮细胞中生长增殖,释放入血,初次产生立克次体血症。再经血流扩散至全身器官的小血管内皮细胞中繁殖,大量立克次体释放入血导致第二次立克次体血症。同时,其产生的毒性物质,随血流波及全身,引起毒血症,导致一系列病变及临床症状。

3. 所致疾病　由立克次体引起的疾病统称为立克次体病。立克次体病多数是自然疫源性疾病,呈世界性或地方性流行,人类多因节肢动物吸血时而受到感染。

4. 免疫性　立克次体是严格细胞内寄生的病原体,体内抗感染以细胞免疫为主,体液免疫为辅。病后可获得较强的免疫力。

三、主要致病性立克次体

（一）普氏立克次体

普氏立克次体（*R. prowazekii*）是流行性斑疹伤寒的病原体。病人是唯一的传染源，人虱为媒介，在人与人之间传播。受染虱在叮咬人体时，常排粪便于皮肤上。虱粪中的立克次体经抓破的皮肤伤口进入体内。此外，含立克次体的干虱粪可经飞沫侵入呼吸道或眼结膜使人受染。人受感染后，经 10~14 天潜伏期，骤然发病，有剧烈头痛、周身痛和高热，4~7 天后出现皮疹，严重的为出血性皮疹。有的还伴有神经系统、心血管系统等症状和其他实质器官损害。流行性斑疹伤寒，在人口密集和昆虫繁盛的环境内比较严重。病原体借人虱在人群中传播，所以灭虱是预防流行性斑疹伤寒的重要措施。病后有持久的免疫力，与斑疹伤寒立克次体感染等有交叉免疫。

（二）斑疹伤寒立克次体

斑疹伤寒立克次体（*R. typhi*）又名莫氏立克次体，是地方性斑疹伤寒的病原体。鼠是天然储存宿主，主要传播媒介是鼠蚤和鼠虱。鼠间流行通过鼠蚤和鼠虱，再由鼠蚤传染给人，故又称鼠型斑疹伤寒。受染鼠蚤粪中的立克次体经破损皮肤或干燥的蚤粪随尘埃经口、鼻、眼结膜等进入人体而致病，亦可因叮咬而感染。

（三）恙虫病立克次体

恙虫病立克次体（*R. tsutsugamushi*）是恙虫病的病原体。主要流行于东南亚、西南太平洋岛屿，故又称东方立克次体。恙虫病是一种自然疫源性疾病，啮齿类动物、兔类、鸟类为传染源。恙虫病立克次体寄居在恙螨体内并可经卵传代，故恙螨既是传播媒介，也是储存宿主。人类通过恙螨幼虫叮咬而感染。叮咬处先出现红色丘疹，成水疱后破裂，继而中央出现溃疡并形成黑色焦痂，为恙虫病特征之一。病原体在局部繁殖后经淋巴系统入血循环而产生立克次体血症。病原体释放的毒素可引起全身中毒症状和内脏器官的炎症。表现为高热、皮疹、全身淋巴结肿大及肺、肝、脾、脑等损害症状。

四、微生物学检查与防治原则

（一）微生物学检查

立克次体容易引起实验室感染，在进行立克次体微生物学检查时必须严格遵守实验室操作规程。

1. 标本采集　主要采集病人的血液以供病原体分离或作免疫学试验。流行病学调查时，尚需采集野生小动物和家畜的器官、以及节肢动物等组织悬液。

2. 分离培养　由于标本中立克次体含量较低，直接镜检意义不大。可将标本（血液、血块或其他组织悬液）接种至雄性豚鼠腹腔。若接种后豚鼠体温 >40℃，同时有阴囊红肿，表示有立克次体感染，应进一步将分离出的毒株接种于鸡胚或细胞培养，用免疫荧光试验加以鉴定。

3. 血清学试验(外斐反应) 此项试验是一项非特异性凝集反应。因某些立克次体与变形杆菌某些菌株有共同抗原成分,故用变形杆菌 OX19、OX2、OXK 株抗原代替立克次体抗原,检查患者血清中立克次体抗体的水平和变化。如抗体效价≥1:160 以上或双份血清效价增长≥4 倍,为阳性反应。由于该试验为非特异性,故必须结合流行病学和临床症状才能做出确诊。

4. 快速诊断 采用 ELISA 法检测血清中特异抗体;还可用免疫荧光法、蛋白印迹法、蛋白质指纹图谱分析法、核酸杂交及 PCR 等技术检测。

(二)防治原则

注意改善环境和个人卫生。控制和消灭昆虫媒介及储存宿主,灭蚤、灭鼠、灭虱、灭螨,防止蚤、蜱、恙螨叮咬及消除家畜感染。特异性预防主要是接种灭活疫苗或减毒活疫苗。治疗多选用氯霉素、四环素和多西环素类抗生素。禁用磺胺类抑菌剂治疗。

📖 学习小结

支原体、衣原体和立克次体均属于原核细胞型微生物,因此具有原核细胞的基本结构和特征:如革兰染色阴性,具有 DNA 和 RNA 两种核酸类型,呈二分裂方式繁殖,对抗生素敏感等,但生物学地位比细菌更低等。

支原体的培养特性类似于细菌,能在无生命培养基上生长,形成"荷包蛋"样细小菌落,但是支原体无细胞壁,形态呈多样性,能通过滤菌器。对人致病的主要是肺炎支原体(引起原发性非典型性肺炎)和溶脲脲原体(主要引起非淋球菌性尿道炎)。

衣原体与立克次体的生物学特征介于细菌与病毒之间,有些特性则与病毒相似,如均为专性细胞内生长,均可通过滤菌器,此外,衣原体对干扰素敏感,感染宿主细胞后可形成包涵体。

衣原体具有特殊的发育周期,在细胞内存在两种形态,即原体和始体:发育成熟的衣原体称原体,具有高度传染性;始体(网状体)是衣原体发育周期中的繁殖型,体大而疏松,但不具感染性。对人致病的衣原体主要有 3 个种:沙眼衣原体、肺炎嗜衣原体、鹦鹉热嗜衣原体。其致病物质包括类似于革兰阴性菌内毒素的毒性物质,主要外膜蛋白(MOMP)。沙眼衣原体主要引起沙眼、包涵体结膜炎、泌尿道生殖道感染、性病淋巴肉芽肿。肺炎嗜衣原体,主要引起呼吸道疾病。

主要致病立克次体包括普氏立克次体(流行性斑疹伤寒的病原体,又称虱传斑疹伤寒)、斑疹伤寒立克次体(又称莫氏立克次体,鼠型斑疹伤寒又称地方性斑疹伤寒的病原体)、恙虫病东方体、埃立克次体。立克次体以节肢动物为传播媒介传播致病,节肢动物或为宿生宿主,或为储存宿主,或同时为传播媒介;大多数是人畜共患病的病原体。立克次体的致病物质主要是内毒素,其次是磷脂酶 A。外斐反应是常用的实验室检查手段。

(薛庆节)

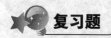 复习题

一、名词解释

1. 支原体
2. 立克次体
3. 外斐反应

二、简答题

1. 如何鉴别支原体与细菌 L 型?

2. 试述支原体的培养特性。肺炎支原体与溶脲脲原体主要引起哪些疾病?

3. 原体与始体的生物学性状有何异同点? 沙眼衣原体、肺炎原体和鹦鹉热衣原体主要引起哪些疾病?

4. 立克次体有哪些共同特征? 我国主要立克次体病病原体有哪些?

5. 普氏立克次体、斑疹伤寒立克次体和恙虫病立克次体的传播方式和所致疾病。

第二十二章

螺旋体

学习目标

掌握：螺旋体的概念，主要致病种类；钩端螺旋体和梅毒螺旋体的传播途径、主要致病物质和所致疾病。

熟悉：钩端螺旋体和梅毒螺旋体的生物学特性、免疫性、微生物学检查方法与防治原则。

了解：回归热螺旋体的致病性。

螺旋体（spirochete）是一类细长、柔软、弯曲呈螺旋状、运动活泼的原核细胞型微生物。其基本结构与细菌类似，有细胞壁、核质、以二分裂方式繁殖，且对抗生素敏感。在细胞壁与细胞膜间有轴丝，轴丝的屈曲与收缩使其能自由活泼运动。

螺旋体广泛分布于自然界和动物体内。根据其抗原性、螺旋数目、大小与规则程度及两螺旋间距离的不同分为 9 个属，引起人和动物疾病的有 3 个属。

1. 疏螺旋体属（*Borrelia*） 有 3 ~ 10 个稀疏而不规则螺旋，菌体呈波纹状。其中对人有致病作用的主要有回归热螺旋体、伯氏疏螺旋体和奋森疏螺旋体等。

2. 密螺旋体属（*Treponema*） 有 8 ~ 14 个细密而规则的螺旋，菌体两端较尖细，对人致病的主要有梅毒螺旋体、雅司螺旋体等。

3. 钩端螺旋体属（*Leptospira*） 螺旋数目比密螺旋体多，螺旋更细密而规则，菌体一端或两端弯曲呈钩状。其中部分能引起动物和人的钩端螺旋体病。

第一节 钩端螺旋体

钩端螺旋体（简称钩体）血清型别很多，能引起人和动物的钩端螺旋体病（钩体病）。钩体病是一种人兽共患的自然疫源性疾病。鼠类和猪为本病主要的传染源和储存宿主。目前本病流行主要发生在亚洲、非洲、中美洲、南美洲的一些国家。我国绝大多数地区有不同程度的流行，严重地危害人民的健康，为重点防治传染病之一。

一、生物学性状

1. 形态与染色 钩体长约6~12μm.,宽约0.1~0.2μm。螺旋细密而规则,一端或两端弯曲成钩状,使菌体常呈问号状或C、S形或8字状。运动活泼,革兰染色阴性,但不易着色,常用Fontana镀银染色法,钩体被染成棕褐色。在暗视野显微镜下观察,可见螺旋盘绕细密、规则,形似一串发亮的微小珍珠细链(图22-1)。

2. 培养特性 需氧或微需氧。营养要求复杂,常用含10%兔血清或牛血清的柯索夫(Korthof)液体培养基培养。适宜的生长温度28~30℃,最适pH7.2~7.6,生长缓慢,培养1~2周后,液体培养基呈半透明云雾状生长。在固体培养基上形成透明、不规则、直径小于2mm的扁平菌落。

3. 抗原构造及分型 致病性钩体有表面抗原和内部抗原。前者为蛋白质多糖复合物,具有型特异性。后者为类脂多糖复合物,具有群特异性。目前,全世界已发现25个血清群、273个血清型。其中我国至少发现19个血清群、74个血清型。

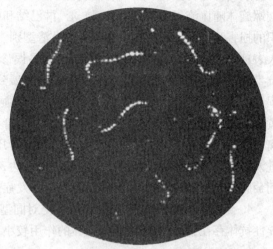

图22-1 钩端螺旋体形态(暗视野显微镜×1000)

4. 抵抗力 对理化因素抵抗力较强,在水和湿土中可存活数月。对热、干燥、日光、酸抵抗力弱,常用的消毒剂如苯酚、来苏尔等能将其杀死。对青霉素、庆大霉素等敏感。

二、致病性与免疫性

1. 致病物质 ①内毒素样物质:为脂多糖类,其性质与细菌的内毒素不同,但其毒性作用与内毒素相似,能引起动物发热、出现炎症和坏死;②溶血素:类似磷脂酶C,破坏红细胞膜而溶血;③细胞毒性因子:经脑内注射小鼠,1~2小时后,可使小鼠发生肌肉痉挛、呼吸困难而死亡;④致细胞病变作用物质:该物质对胰蛋白酶敏感,56℃作用30分钟被灭活。黄疸出血型、流感伤寒型、波摩那型等钩端螺旋体可产生这种物质,能引起细胞退行性病变。

2. 流行病学特征

(1)传染源:钩体可感染多种动物,但动物大多不发病,呈无症状感染,并作为储存宿主。钩体病的主要传染源和储存宿主是鼠和猪。钩体可通过各种途径排出体外,特别是在被感染的动物肾小管中持续存在,不断生长繁殖,并不断随尿排出,污染周围环境中的水源、土壤、圈舍、饲料以及用具等。

(2)传播途径:主要是通过皮肤、黏膜接触疫水传播感染。当人接触污染钩体的疫水或疫土后,钩体可通过损伤甚至正常的皮肤、黏膜侵入机体而感染。其次是通过消化道途径感染。此外,孕妇感染钩体后可通过胎盘导致胎儿流产。偶尔经哺乳传给婴儿或吸血昆虫传播。

（3）易感人群：钩体病一般流行于夏秋季节，下雨造成内涝水淹或山洪爆发时可引起暴发流行。人钩体病具有明显职业性。务农者、屠宰人员、饲养人员以及兽医常易感染。根据钩体病不同血清型，临床症状和病理变化表现多样化的特点，可分为流感伤寒型、黄疸出血型、肺出血型、肾衰竭型等。

3. 临床特征　钩体病潜伏期一般为 7~14 天。早期钩体病（发病 1~3 天）通常表现为"重感冒样"症状。在此期间，病人出现畏寒、发热、头痛、乏力、眼结膜充血、浅表淋巴结肿大、全身肌肉疼痛，特别是腓肠肌疼痛和触痛，有的病例尚出现呕吐、腹泻等胃肠道症状。随后钩端螺旋体随血流侵入肝、脾、肾、肺、心、淋巴结和中枢神经系统等组织器官，引起相关脏器和组织的损害和体征。病人症状与感染的血清型别、个体免疫力水平等因素有关，临床上有许多病人表现为症状不典型或仅有轻微症状，极易误诊为流行性感冒。部分病人早期得到及时有效抗生素治疗后，即可痊愈，而另有部分病例发展到中期钩体病（约发病 3~14 天），可出现不同程度的器官损害。如肺出血型者出现鼻衄、咯血、肺弥漫性出血；黄疸出血型者出现皮肤黏膜黄疸或出血点；肾出血型者出现蛋白尿、血尿、管型尿等肾功能损害；脑膜脑炎型者出现剧烈头痛、呕吐、颈强直及脑脊液成分改变。病程持续几天至 3 周甚至更长。大部分病人经过 2 周后进入恢复期，黄疸出血型病人恢复期较长，可达 3 个月或更久。但偶有少数病人退热后可出现葡萄膜炎、视网膜炎、脑膜炎、脑动脉炎等并发症或后发症，其发病机制与超敏反应有关。

4. 免疫性　隐性感染或病后，可获得对同型菌株持久免疫力，以体液免疫为主。虽然有特异性抗体存在，但对入侵肾脏内钩体的作用较小，故尿中排菌时间可以长达数月甚至数年。

三、微生物学检查与防治原则

（一）微生物学检查

1. 病原学检查　发病 1 周内取血，第 2 周取尿液，有脑膜炎症状者取脑脊液进行如下检查：

（1）直接镜检：将标本集菌后作暗视野检查或用 Fontana 镀银法染色镜检，也可用免疫荧光法检查。

（2）分离培养与鉴定：将标本接种于 Korthof 培养基，于 28~30℃培养 2~3 周，然后用暗视野显微镜检查。

（3）动物试验：将上述标本接种于幼龄豚鼠腹腔内，如有可疑者取血、腹腔液用暗视野镜检及分离培养，可提高分离的阳性率。查出钩体后再用血清学鉴定。

（4）分子生物学方法：PCR 或生物素标记特异性 DNA 探针杂交检查患者或动物尿中钩体 DNA。

2. 血清学诊断　一般在病初及发病 2~3 周各采血一次进行如下试验：

（1）显微镜凝集试验：又称凝溶试验，用本地区流行的钩体活菌株作抗原与待检病人血清抗体结合，在暗视野显微镜下可观察到钩体凝集成团，然后凝集的钩体逐渐溶解，据此可以判断病人特异性血清抗体。

（2）酶联免疫吸附试验（ELISA）：检测病人血清中特异性抗体，被检血清的 OD 值为阴性对照血清 OD 值的两倍，则为阳性。

（3）间接凝集试验：将钩体的属特异性抗原吸附于载体上，然后与病人血清做玻片凝集试验。若待检血清有相应抗体，则出现肉眼可见的凝集。可用于快速诊断。

（二）防治原则

搞好灭鼠，加强对带菌家畜的管理。保护好水源，避免或减少与污染的水和土壤接触。对易感人群进行多价死疫苗接种，所用疫苗必须是当地流行的血清型。治疗首选青霉素，对过敏者可用庆大霉素或多西环素。钩体所致脑膜炎首选甲硝唑。

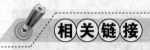

相关链接

动物源性微生物与人类传染病

动物源性微生物是指以动物作为传染源的微生物，主要有布氏杆菌、炭疽芽胞杆菌、鼠疫耶尔森菌、钩端螺旋体、斑疹伤寒立克次体、恙虫病立克次体、肾综合征出血热病毒、埃博拉出血热病毒、乙脑病毒、狂犬病病毒、禽流感病毒、SARS病毒、朊粒等。

这类微生物有的可引起人类和牲畜或家禽传染病，如布氏杆菌（牛、羊、猪等）、炭疽芽胞杆菌（牛、羊等草食动物）、狂犬病病毒（犬、猫等）、朊粒（牛、鹿等）、禽流感病毒（家禽）等，一旦发生流行，不仅危害人类健康，而且对畜牧业、养殖业损害也很大；有的能在动物中生存繁殖，对动物不一定致病，但人类被感染后可以得病，如钩端螺旋体、斑疹伤寒立克次体、出血热病毒、乙脑病毒等；有的本来对人类致病性不强，由于在动物中发生抗原变异，出现新的变异株，人类对其缺乏免疫力而易引起感染流行，如禽流感病毒、SARS病毒等。

人类对动物源性微生物的感染方式、传染过程、临床表现等各不相同。尤其新出现的动物源性传染病，过去认识不够，无论在治疗和预防都相对空白，一旦发生将给人类社会带来极大的恐慌。一般来说细菌、螺旋体、立克次体等引起的疾病都有特效的抗生素治疗，而病毒、朊粒等病原体引起的疾病缺乏特效药物，主要是对症治疗。

理论与实践

钩体病与洪灾关系

影响钩体病流行的因素很多，特别是钩体病受降雨量和洪涝灾害影响颇大，我国特大钩体病流行通常发生在有洪涝灾害的地区，洪涝自然灾害如引起水源受畜粪污染，或鼠类生态环境改变，鼠密度增加、鼠尿污染水源，尤其是灾害又发生在钩体病流行季节时，应引起高度重视。

第二节 梅毒螺旋体

梅毒螺旋体（treponema pallidum）属密螺旋体属，又称苍白密螺旋体，是人类梅毒的病原体。主要通过性行为传播,可以由母亲传染给胎儿,危及下一代。

一、生物学性状

1. 形态与染色 菌体细长,长 6～20μm,宽 0.1～0.2μm,有 8～14 个致密而规则螺旋,两端尖直(图 22-2),运动活泼。最外层为外膜,其内为胞质膜,二者之间为内鞭毛。在暗视野显微镜下,即可观察其形态和运动方式。普通染料不易着色,用 Fontana 镀银染色法染成棕褐色。

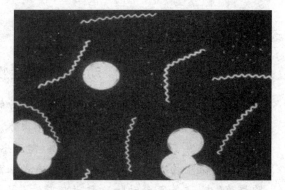

图22-2 梅毒螺旋体形态(暗视野显微镜×4000)

2. 培养 梅毒螺旋体的人工培养至今尚未成功。有些菌株能在哺乳动物细胞中(家兔睾丸和眼前房内)生长,但生长缓慢。

3. 抵抗力 抵抗力弱,对干燥、热、冷敏感。4℃下 3 天死亡,加热 50℃ 5 分钟被杀死。离体后干燥 1～2 小时即死亡。对常用化学消毒剂敏感,在 1%～2% 苯酚内数分钟死亡。对青霉素、红霉素、四环素或砷剂敏感。

二、致病性与免疫性

1. 致病因素 目前尚未证实梅毒螺旋体具有内毒素和外毒素,但有较强的侵袭力。主要外膜蛋白可黏附到宿主细胞表面;有毒株荚膜为酸性黏多糖,具有抗吞噬作用,能阻碍抗体等大分子物质的穿透,保护菌体;产生的透明质酸酶能分解组织、细胞间质内和血管基底膜的透明质酸,利于扩散并造成组织损伤、坏死、溃疡等梅毒特征性病理改变;此外还与其诱导机体产生免疫病理损伤有关。

2. 感染途径 按感染方式,分为先天性梅毒和后天性梅毒。前者为母体通过胎盘传给胎儿,后者通过性接触传染。90% 以上通过性途径传播。病人的乳汁、黏液、唾液、血液和尿液中也有螺旋体存在,不排除与传播有关。人是梅毒唯一传染源。

3. 所致疾病 梅毒是一种慢性性传播疾病。早期主要侵犯皮肤和黏膜,晚期可侵犯身体的许多脏器,特别是侵犯心脏和中枢神经系统。

(1)后天性梅毒:分为三期,有反复发作、隐伏、再发等特点。

1)第一期梅毒:大约在感染后 3 周左右局部出现无痛性硬性下疳,多见于外生殖器,称硬性下疳。其溃疡渗出物中含大量梅毒螺旋体,传染性极强。约 4～8 周后,下疳常自然愈合。进入血液中的梅毒螺旋体潜伏于体内,经 2～3 月无症状的潜伏期后进入第二期。

2)第二期梅毒:全身皮肤、黏膜出现梅毒疹,周身淋巴结肿大,有时亦可累及骨、关节、眼及其他脏器。在梅毒疹和淋巴结中有大量梅毒螺旋体。如不治疗,一般 1～3 月后体征可自行消退而痊愈,但常发生复发性二期梅毒,传染性强。

3)第三期梅毒:又称晚期梅毒。发生于感染后 2 年,也可长达 10～15 年后。此期不但出现皮肤黏膜溃疡性坏死病灶,并可侵犯内脏器官或组织,引起心血管及中枢神经系统病变,导致动脉瘤、脊髓痨等,可危及生命。此期病灶中不易找到梅毒螺旋体,故传染性弱。

(2)先天性梅毒(胎传梅毒):患梅毒的妇女易使胎儿受染。由于螺旋体直接经胎盘进入血液循环或淋巴系统,可导致流产、早产或死胎;也可导致先天畸形,出生后被称为梅毒儿,常呈马鞍鼻、锯齿形牙、间质性角膜炎等。

4. 免疫性 有梅毒螺旋体感染时机体才有免疫力,属传染性免疫,包括细胞免疫和体液免疫,以前者为主。人感染梅毒螺旋体后刺激机体产生两种抗体:特异性制动抗体和反应素抗体,前者在有补体存在时,能抑制梅毒螺旋体的动力,并能将其杀死或溶解;后者能与生物组织中的类脂抗原(如牛心肌)发生非特异性结合反应,但对机体无保护作用,故可用于梅毒的血清学诊断。

三、微生物学检查与防治原则

(一)微生物学检查
1. 采集标本 梅毒病人可取硬下疳渗出液、梅毒疹渗出液或局部淋巴结抽取液。
2. 直接镜检 暗视野显微镜检查,或用 Fontana 镀银法染色后镜检螺旋体。也可用免疫荧光法或免疫酶染色法检查。
3. 分子生物学方法 同位素或生物素标记 DNA 探针、PCR 法检测、限制性内切酶指纹图谱等技术。
4. 血清学检查 梅毒的血清学诊断方法有二类,一类为非螺旋体抗原试验,即用正常牛心肌的心脂质作为抗原,测定患者血清中的反应素(抗脂质抗体)。国内常用的有快速血浆反应素环状卡片(RPR)试验,不加热血清反应素(USR)试验等,另一类用密螺旋体抗原检测密螺旋体特异性抗体,包括荧光螺旋体抗体吸收(FTA-ABS)试验、梅毒螺旋体制动(TPI)试验、梅毒螺旋体血凝(TPHA)试验等,以 FTA-ABS 试验最为常用。此外,还有补体结合试验、ELISA、间接凝集试验、酶免疫分析和蛋白印迹等。

(二)防治原则
梅毒是一种性传播疾病,预防的主要措施是加强卫生宣传教育和社会管理。无特异性预防疫苗。

对病人应早发现、早确诊并彻底治疗,现多采用青霉素 3 个月～1 年,以血清中抗体阴转为治愈指标。

第三节 回归热螺旋体

回归热螺旋体(B. recurrentis)是回归热的病原体。据回归热传播媒介的不同,分为两类。自然宿主是野生啮齿动物,引起蜱型或地方性回归热。我国流行的回归热主要是虱传型。

回归热螺旋体呈圆柱形,长 20～30μm,直径 0.2～0.5μm,有 3～10 个不规则疏螺旋,形似烫卷的头发丝。运动活泼。Giemsa 染色呈紫红色。

在虱叮咬时如挠痒可经皮肤破损处进入体内,蜱在叮咬时螺旋体随其唾液进入体内。螺旋体在内脏繁殖后,进入血液,引起高热,机体不久产生抗体,将螺旋体溶解,体温下降,少数螺旋体未被杀死,潜入内脏繁殖后二次入血,再次导致发热。这样高热与退热反复发作,直至最终将螺旋体全部消灭,故称回归热。发热时做血片染色查到螺旋体即可诊断,也可接种小白鼠与豚鼠后检查螺旋体。注意灭虱灭蜱。青霉素、四环素有效。病后免疫力不持久,主要是体液免疫。

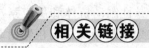

相关链接

引起人类性传播疾病的微生物种类

性传播疾病(sexually transmitted diseases,STD)是指通过性途径传播的一类传染病,简称为性病。中国目前重点防治的 STD 共 8 种。即梅毒、淋病、艾滋病、软下疳、性病淋巴肉芽肿、非淋菌性尿道炎、尖锐湿疣和生殖器疱疹。引起人类性传播性疾病的微生物种类包括细菌、病毒和其他微生物。具体有:淋病奈瑟菌(引起淋病)、杜克雷嗜血杆菌(引起软下疳)、梅毒螺旋体(引起梅毒)、沙眼衣原体(D~K 型引起非淋菌性尿道炎、L 型引起性病淋巴肉芽肿)、溶脲脲原体(引起非淋菌性尿道炎)、单纯疱疹病毒(引起生殖器疱疹)、人乳头瘤病毒(引起尖锐湿疣)、人类免疫缺陷病毒(引起艾滋病)。

病案举例

男性,40 岁,农民,台湾屏东县人。8 月 20 日在水田劳动后高热 3 天,伴畏寒、头痛、肌肉酸痛、乏力。体检:体温 39.5℃,巩膜黄染,结膜充血,腋下可见出血点。肝右肋下 1.5cm,质中。脾未触及。腹股沟有蚕豆大小淋巴结 3 个。血象:白细胞 $16.5 \times 10^9/L$,中性粒细胞 0.80。尿胆红素 +,尿胆素 +,尿常规:白细胞 3~5 个/HP,血清总胆红素为 102μmol/L,丙氨酸转氨酶 250IU/L。

最终确诊黄疸出血型钩端螺旋体病。

问题与思考

1. 确诊钩端螺旋体病还需要取何标本做哪些微生物学检查?
2. 病原体有可能来自哪些动物?如何感染人体?应如何预防?

学习小结

螺旋体是一类细长、柔软、螺旋状、运动活泼的原核细胞型微生物。常用 Fontana 镀银染色法,被染成棕褐色。与致病有关的种类包括:钩端螺旋体、梅毒螺旋体、雅司螺旋体、回归热螺旋体、伯氏疏螺旋体和奋森疏螺旋体等,其中钩端螺旋体和梅毒螺旋体最重要。

钩端螺旋体是钩体病的病原体,血清型别多,可在含兔血清或牛血清的人工培养基上生长。致病物质包括内毒素样物质、溶血素、细胞毒性因子、致细胞病变作用物质。钩体病是一种自然疫源性疾病,传染源和储存宿主是鼠和猪等动物,人类主要通过接触疫水感染。感染后对同型具有较强免疫力,可用特异性疫苗预防。微生物学检查包括形态检查、分离培养和血清学试验(如显微镜凝集试验)。常用 Fontana 镀银染色法,被染成棕褐色。新鲜标本可用暗视野显微镜直接镜下观察。

梅毒螺旋体是梅毒的病原体,不能在无生命培养基中生长繁殖。致病性与侵袭性物质有关。人类是唯一宿主。梅毒分先天梅毒(垂直传播),后天梅毒(性传播、血液传播)。后天梅毒有反复、隐伏和再发特点。分三期,第一期和第二期称为早期梅毒,传染性强。晚期梅毒(第三期),基本损害为慢性肉芽肿,皮肤、肝、脾、骨骼常被累及,若侵犯中枢神经系统和心血管可导致死亡。微生物学检查包括形态检查和血清学试验。血清学诊断可用VDRL、RPR、FTA-ABS、TPHA 等方法。

(薛庆节)

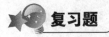 复习题

一、名词解释

1. 螺旋体

2. 非螺旋体抗原试验

3. 显微镜凝集试验

二、简答题

1. 钩体的主要储存宿主是什么? 其传染源与传播途径如何?

2. 梅毒螺旋体可通过哪些途径致病? 早期梅毒和晚期梅毒的区别有何特点?

第二十三章

真　菌

学习目标 ▶▶▶

掌握:常见的浅部感染真菌和深部感染真菌的致病性。
熟悉:真菌的形态结构、繁殖方式和培养特性。
了解:真菌的微生物学检查及防治原则。

第一节　概　述

真菌(fungus)是一大类真核细胞型微生物。细胞结构比较完整,有细胞壁与典型细胞核,不含叶绿素,无根、茎、叶的分化。少数为单细胞,大部分真菌为多细胞结构。真菌以腐生或寄生方式生存,按有性或无性方式繁殖。在自然界分布广泛且种类繁多,目前已有一万个属、数十万种之多。多数对人类有益无害。与医学有关的真菌达 400 余种,常见的有 50~100 种,可引起人类感染性、中毒性及超敏反应性疾病。近年来,由于抗生素、抗肿瘤药物和免疫抑制剂等的广泛应用,艾滋病、恶性肿瘤、糖尿病患者的不断增多,真菌感染的发生率明显上升,已引起人们的高度重视。

一、生物学性状

(一)形态与结构

真菌比细菌大几倍甚至几十倍,形态多种多样,结构比细菌复杂。细胞壁不含肽聚糖,主要由多糖(75%)与蛋白质(25%)组成。从外到内为糖苷类、糖蛋白、蛋白质及几丁质微原纤维。因缺乏肽聚糖,故青霉素或头孢菌素对真菌无效。

真菌可分为单细胞和多细胞真菌两大类。单细胞真菌呈圆形或卵圆形,如酵母型真菌和类酵母型真菌,对人致病的主要有新生隐球菌和白假丝酵母菌。这类真菌以出芽方式繁殖,芽生孢子成熟后脱落成独立个体。多细胞真菌有菌丝和孢子,菌丝伸长分枝,交织成团称丝状菌,又称霉菌。有些真菌可因环境条件的改变,两种形态发生互变,称为二相性真菌。多细胞真菌的菌丝和孢子形态不同,是鉴别真菌的重要标志。

1. 菌丝　真菌的孢子在环境适宜的情况下长出芽管,逐渐延长呈丝状,称菌丝。菌丝可长出许多分枝,交织成团称菌丝体。菌丝按功能可分为:①营养菌丝:菌丝向下伸入培养基中吸取营养,以供生长;②气生菌丝:部分菌丝向上生长,暴露于空气中;③生殖菌丝:能产生孢子的气生菌丝称生殖菌丝。菌丝按结构可分为:①有隔菌丝:在一定间距处菌丝形成横隔,称为隔膜,把菌丝分成一连串的细胞。绝大部分的病原性丝状真菌为有隔菌丝;②无隔菌丝:菌丝内无横隔,整条菌丝含有多个细胞核,为多核单细胞。菌丝有螺旋状、球拍状、结节状、鹿角状和梳状等多种形态。不同的真菌有不同形态的菌丝,故菌丝形态有助于真菌的鉴别(图23-1)。

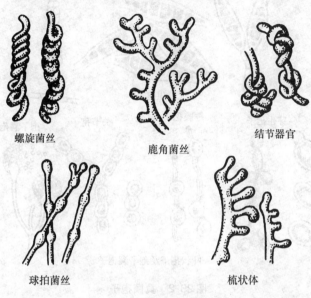

图23-1　真菌菌丝

2. 孢子　孢子是真菌的繁殖器官,由生殖菌丝所产生。真菌孢子分有性孢子与无性孢子两种,有性孢子是由同一菌体或不同菌体上的两个细胞融合经减数分裂形成。无性孢子是生殖菌丝上的细胞分化或出芽生成。病原性真菌大多形成无性孢子。无性孢子根据形态分为3种(图23-2)。

(1)分生孢子:由生殖菌丝末端细胞分裂或收缩形成,也可以在菌丝侧面出芽形成。包括①大分生孢子:由多个细胞组成,体积较大,常成棒状、梭状等;②小分生孢子:为单细胞性,体积较小,有球形、卵圆形、梨形等。

(2)叶状孢子:由菌丝内细胞直接形成。有三种类型:①芽生孢子:由菌细胞出芽生成,常见于念珠菌和隐球菌;②厚膜孢子:菌丝内胞质浓缩、胞壁增厚而形成的孢子;③关节孢子:在陈旧培养基中常见菌丝胞壁增厚,形成长方形节段,呈链状排列。

(3)孢子囊孢子:菌丝末端膨大成囊状,内含许多孢子,孢子成熟则破囊而出,如毛霉菌、根霉菌的孢子囊孢子。

(二)培养特性

真菌对营养要求不高,常用沙保弱培养基(sabouraud medium)培养。该培养基的成分简单,主要含有葡萄糖、蛋白胨、氯化钠和琼脂,最适 pH4～6,最适温度为 22～28℃,但某些深部感染真菌最适宜温度为37℃。多数病原性真菌生长缓慢,特别是皮肤癣菌,需培养 1～4 周。

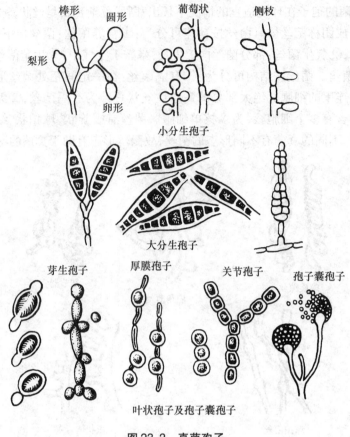

棒形　圆形　葡萄状　侧枝

梨形

卵形

小分生孢子

大分生孢子

芽生孢子　厚膜孢子　关节孢子　孢子囊孢子

叶状孢子及孢子囊孢子

图23-2　真菌孢子

酵母型真菌生长较快,一般经 24～48 小时可形成肉眼可见的菌落。真菌在沙保弱培养基上的菌落有三类:

1. **酵母型菌落**　是单细胞真菌的菌落形式,菌落光滑、湿润、柔软而致密,与一般细菌菌落相似。镜下见单细胞芽生孢子,无菌丝。如新生隐球菌。

2. **类酵母型菌落**　菌落外观和酵母型菌落相似,显微镜下可看到假菌丝,如白假丝酵母菌。

3. **丝状菌落**　是多细胞真菌的菌落形式,由许多疏松菌丝体构成。菌落呈絮状、绒毛状或粉末状。菌落的正背两面可呈不同的颜色。丝状菌落的这些特征,常为鉴定真菌作参考。

（三）抵抗力

真菌对干燥、日光、紫外线及一般消毒剂均有较强的抵抗力。对热抵抗力不强,一般湿热 60℃ 1 小时即被杀灭。对 1%～2% 苯酚、2.5% 碘酊、0.1% 升汞及 10% 甲醛溶液等比较敏感。灰黄霉素、制霉菌素、两性霉素 B、克霉唑、酮康唑、伊曲康唑等对多种真菌有抑制作用。

二、致病性与免疫性

（一）致病性

1. **致病性真菌感染**　主要为外源性真菌感染,可引起皮肤、皮下组织和全身性真菌感染,如各种皮肤癣菌引起的皮肤癣菌病、皮下组织真菌感染等。

2. 机会致病性真菌感染　主要为内源性感染,如白假丝酵母菌、曲霉菌、毛霉菌。这类真菌致病力不强,只有在机体免疫力降低时发生。如肿瘤、糖尿病、免疫缺陷、长期使用广谱抗生素、皮质激素、免疫抑制剂、放射治疗或在应用导管、手术等过程中易继发这类感染。

3. 真菌超敏反应性疾病　过敏体质者,当接触、吸入或食入某些真菌的菌丝或孢子时,可引起各类超敏反应,如荨麻疹、瘙痒症、湿疹、过敏性皮炎、哮喘等。

4. 真菌毒素中毒症　真菌毒素是由生长在农作物、食物或饲料上的真菌在其代谢过程中产生的。人类因食入含有真菌的食物而引起急、慢性中毒,称为真菌毒素中毒症。真菌毒素中毒极易引起肝、肾、神经系统功能障碍以及造血功能损伤。

5. 真菌毒素与肿瘤　近年来不断发现真菌毒素与肿瘤有关,其中研究最多的是黄曲霉毒素。此毒素毒性很强,小剂量即可导致癌症。在肝癌高发区的花生、玉米、粮油作物中,黄曲霉菌污染率很高。大鼠试验饲料中含 0.015ppm 黄曲霉毒素即可诱发肝癌。其他致癌的真菌毒素还有:黄褐毒素也可诱发肝肿瘤;镰刀菌 T-2 毒素可诱发大鼠胃癌、胰腺癌、垂体和脑肿瘤。

（二）免疫性

1. 固有性免疫　屏障功能起主要作用,如皮脂腺发育不够完善及其不饱和脂肪酸分泌量不足,易引起癣病。此外,正常菌群的拮抗作用,吞噬细胞被激活后产生的 H_2O_2、次氯酸、防御素以及体液中的转铁蛋白、促癣吞噬肽等都能增强吞噬细胞对真菌的杀灭作用。

2. 适应性免疫　包括细胞免疫和体液免疫。抗真菌主要依靠细胞免疫,细胞免疫低下或缺陷者易患真菌感染,特别是深部真菌感染。抗真菌的特异性抗体不能直接杀灭真菌,但可促进吞噬并抵抗真菌吸附于宿主细胞。

第二节　常见病原性真菌

真菌按其侵犯的部位和临床表现不同,可分为浅部感染真菌、皮下组织感染真菌和深部感染真菌三类。

一、浅部感染真菌

（一）角层癣菌

这类真菌主要侵犯人体皮肤浅表的角质层和毛干,引起慢性、轻微症状或无症状的感染。在我国主要有秕糠状鳞斑癣菌(*Malassezia furfur*),可引起皮肤表面出现黄褐色的花斑癣,好发于颈、胸、腹、背和上臂,形如汗渍斑点,俗称汗斑。

（二）皮肤癣真菌

这类真菌主要引起皮肤等浅部感染。侵犯部位仅限于角化的表皮、毛发和指(趾)甲,引起各种癣症。常见的皮肤癣真菌分为毛癣菌属(*Trichophyton*)、表皮癣菌属(*Epidermophyton*)和小孢子癣菌属(*Microsporum*)三个属。三者的形态和侵犯部位有差异。与角层癣菌不同的是皮肤癣菌抗原成分可诱发机体的免疫应答,产生宿主皮肤的病理变化。

二、皮下组织感染真菌

引起皮下组织感染的真菌一般经外伤感染,在局部皮下组织繁殖,可缓慢向周围组织扩散或经淋巴、血液向全身扩散。主要有孢子丝菌引起皮下组织感染的申克孢子丝菌以及引起病损部位皮肤颜色改变的一组着色真菌。

三、深部感染真菌

(一)新生隐球菌

新生隐球菌(*Cryptococcus neoformans*)广泛分布于自然界,正常人体表、口腔、粪便有时也能查见此菌。主要传染源是鸽子,人因吸入鸽粪污染的空气而感染,主要引起肺和脑的急性、亚急性和慢性感染。肺部感染可扩散至皮肤、黏膜、骨和内脏等。

1. 生物学性状 新生隐球菌为圆球形的酵母菌,直径为 $4 \sim 20\mu m$,外周有宽厚的荚膜,折光性强。一般染色不被着色而难以发现,故称隐球菌。菌体常见有出芽,但不生成假菌丝。非致病菌的隐球菌则无荚膜。常用墨汁负染后镜检(图23-3)。

2. 致病性 新生隐球菌一般为外源性感染。主要经呼吸道吸入,亦可由破损皮肤及肠道传入。新生隐球菌也属于人体正常菌群,可条件致病性感染。主要致病物质是荚膜多糖。首先在肺部引起轻度炎症或隐性感染。当机体免疫功能下降时隐球菌可由肺部经血向全身播散,主要侵犯中枢神经系统,导致隐球菌病中最为常见的脑膜炎,以及脑炎、脑肉芽肿等。此外可侵入骨骼、肌肉、淋巴结、皮肤黏膜引起慢性炎症和脓肿。大约有5%~8%的艾滋病患者伴有隐球菌性脑膜炎。近年来,抗生素、激素和免疫抑制剂的广泛使用,导致新生隐球菌病例增多。

(二)白假丝酵母菌

白假丝酵母菌(*Candida albicans*)俗称白色念珠菌,通常存在于人体表和腔道中,一般不致病,当正常菌群失调或机体免疫力下降时,引起深部组织感染。

1. 生物学性状 菌体呈圆形或卵圆形,直径 $3 \sim 6\mu m$,革兰染色阳性。着色不均匀,以出芽方式繁殖(图23-4)。在组织内易形成芽生孢子和假菌丝。培养后的白假丝酵母在假菌丝中间或顶端常有较大、壁薄的圆形或梨形细胞,可以发展为厚膜孢子,为本菌特征之一(图23-5)。

2. 致病性 多为内源性感染,亦可经接触感染。近年来,随着广谱抗生素、激素和免疫抑制剂的广泛应用,白色念珠菌感染日益增多,常见白色念珠菌感染有以下几种类型:

(1)皮肤黏膜感染:皮肤念珠菌感染好发于皮肤皱褶处,如腋窝、腹股沟、乳房下、肛门周围、会阴部和指(趾)间等潮湿部位,引起皮损特点为界限清楚的糜烂面;也好发于口腔、外阴和阴道,引起鹅口疮、口角糜烂、念珠菌性阴道炎及外阴炎等黏膜念珠菌病。

(2)内脏感染:最常见者为肺炎,其次肠炎及肾盂肾炎等,偶见败血症和心内膜炎等。

(3)中枢神经系统感染:主要引起脑膜炎、脑膜脑炎、脑脓肿等。

(4)过敏性疾病:引起类似皮肤癣疹或湿疹的皮疹、哮喘、胃肠炎等超敏反应症状。

（三）曲霉

　　曲霉(*Aspergillus*)广泛分布于自然界,种类繁多,总数达 800 种。可引起人类疾病的有黄曲霉、黑曲霉、烟曲霉、土曲霉和构巢曲霉五种。其中以烟曲霉最为多见。主要由呼吸道入侵,引起支气管哮喘或肺部感染。在支气管和鼻窦中可形成曲霉栓子或在肺中形成曲霉球,系大量曲霉繁殖成丛与纤维素、黏膜以及炎症的细胞碎片等凝聚而成。严重病例可播散至脑、心肌和肾等。有些曲霉能产生毒素,黄曲霉(*A. flavus*)的毒素与恶性肿瘤,尤其是肝癌的发生密切相关。

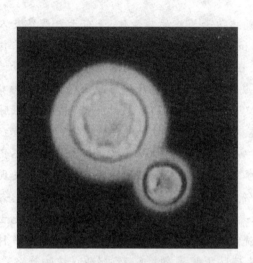

图 23-3　新生隐球菌(墨汁负染)

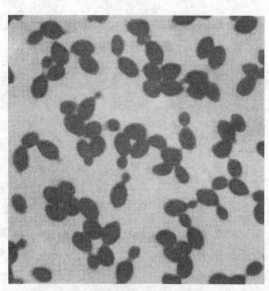

图 23-4　白假丝酵母的孢子(×1000)

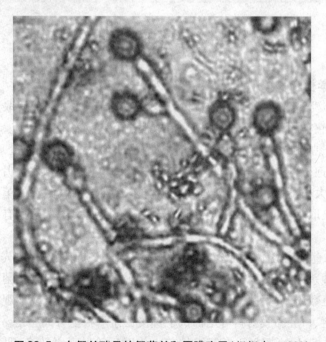

图 23-5　白假丝酵母的假菌丝和厚膜孢子(组织内×1000)

（四）毛霉

毛霉（*Mucor*）为腐生菌，常引起食物等霉变。毛霉菌感染多首先发生在鼻或耳部，经口腔唾液流入上颌窦和眼眶，引起坏死性炎症和肉芽肿，再经血液侵入脑部，引起脑膜炎。亦可扩散至肺、胃肠道等全身器官。易侵犯血管，形成血栓，死亡率较高。

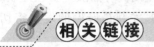

肺孢子菌感染与艾滋病

肺孢子菌（*Pneumocystis*）是肺孢子菌肺炎或肺孢子菌病的病原体，分布于自然界及人和多种哺乳动物肺内，常见的有卡氏肺孢子菌和伊氏肺孢子菌。肺孢子菌经空气气沫传播，多为隐性感染。当机体免疫力低下时，潜伏在肺内以及新侵入的肺孢子菌得以大量繁殖引起肺孢子菌肺炎；当宿主免疫力严重受损或感染严重时，病原体可随血行播散至全身或直接侵入其他组织或脏器，引起肺外感染，表现为肺孢子虫性肝炎、结肠炎、中耳炎、眼脉络膜炎等多种组织器官病变。肺孢子菌肺炎发病初期为间质性肺炎，病情迅速发展，重症患者因窒息在 2 ~ 6 周内死亡，未经治疗的患者病死率几乎为 100%。本病多见于营养不良和身体虚弱的儿童、接受免疫抑制剂或抗癌化疗以及先天性免疫缺陷病患者。近年来发现艾滋病患者当 $CD4^+T$ 细胞降至 $200/mm^3$ 时，80% 以上可受感染，美国有 90% 的艾滋病患者合并肺孢子菌肺炎。目前该病已成为艾滋病患者最常见及最严重的条件感染性疾病，死亡率高达 70% ~ 100%。此菌可从痰或支气管灌洗液中用革兰或美蓝染色检出。此菌对多种抗真菌药物均不敏感，治疗可用甲氧苄氨嘧啶 – 磺胺甲基异噁唑或羟乙磺酸戊烷胺等。

四、微生物学检查及防治原则

（一）微生物学检查

1. 标本采集　浅部感染真菌的检查可用 70% 乙醇棉球擦拭局部后取皮屑、毛发、指（趾）甲屑等标本。深部感染的真菌检查可根据病情取痰、血液、脑脊液等标本。

2. 直接镜检　黏稠或含角质的甲屑类标本，先用 10% KOH 微加热处理后，不染色直接镜检。如见到菌丝或孢子可初步诊断为真菌病。白假丝酵母菌感染取材涂片后进行革兰染色镜检，若发现卵圆形、大小不均、着色不匀，还有芽生孢子，甚至有假菌丝的革兰阳性菌体即可初步诊断；隐球菌感染取脑脊液离心，沉淀物用墨汁作负染色后镜检，若见有肥厚荚膜的酵母型菌体即可确诊。

3. 分离培养　直接镜检不能确诊时应做真菌培养。皮肤、毛发标本先经 70% 乙醇或 2% 苯酚浸泡 2 ~ 3 分钟杀死杂菌，无菌盐水洗净后，接种在含抗生素和放线菌酮的沙保弱培养基上，25 ~ 28℃数天至数周，观察菌落特征。必要时做玻片小培养，于镜下观察菌丝和孢子的特征，进行鉴定。阴道、口腔黏膜材料可用棉拭子直接在血平板上分离鉴定。若疑为白假丝酵母菌，取菌落接种于 0.5ml 血清试管内，37℃培养 1 小时后涂片革兰染色，见有假丝酵母菌细胞长出芽管即可初步鉴定为白假丝酵母菌。

（二）防治原则

无特异性预防方法，主要是注意清洁卫生，避免直接或间接与患者接触。对使用免疫抑制剂者、肿瘤及糖尿病患者、年老体弱者应注意防止并发真菌感染。

局部治疗可用5%硫磺软膏、咪康唑霜、克霉唑软膏或0.5%碘伏。若疗效不佳或深部感染可口服抗真菌药物：两性霉素B、制霉菌素、咪康唑、酮康唑、伊曲康唑等。20世纪90年代以来主要使用氟康唑和伊曲康唑，对表皮癣菌与深部真菌均有疗效。

病案举例

患者，男，35岁，有喂养鸽子史。因"反复发热伴头痛20天"入院。患者20天前无明显诱因出现发热，最高达39.0℃，伴有全身冷汗、头痛，无咳嗽、咳痰，无胸闷、心悸，一天于夜间睡觉前出现突发意识丧失，伴有脸色青紫，持续约3分钟后恢复，无呕吐、口吐白沫。血常规：白细胞15.7×10^9/L，中性粒细胞85%，淋巴细胞7%，单核细胞5%，红细胞3.39×10^{12}/L，血红蛋白121g/L。腰穿检查：压力>300mmH$_2$O，细胞总数增加，以单核细胞、淋巴细胞为主，另有少数圆形物，疑似隐球菌。脑脊液标本用墨汁负染后镜检，可见圆形透亮菌体，外周有一层肥厚荚膜。革兰染色及抗酸染色未检出其他病菌。

问题与思考

1. 本病例诊断为何种疾病？依据是什么？
2. 患者反复发热、头痛与其喂养鸽子史有何关系？
3. 该病病原体的实验室诊断以什么检查为主？

学习小结

真菌是一类真核细胞型微生物，可分为单细胞真菌和多细胞真菌两大类。单细胞真菌以出芽方式繁殖，形成酵母型或类酵母型菌落，如白假丝酵母菌和新生隐球菌。多细胞真菌由菌丝和孢子组成，形成丝状菌落，如表皮癣菌。真菌的营养要求不高，检查时常用沙保弱培养基。真菌可以通过致病性真菌感染、机会致病性真菌、真菌超敏反应性疾病、真菌毒素中毒症、真菌毒素与肿瘤等形式致病。

常见病原性真菌有浅部感染真菌、皮下组织感染真菌和深部感染真菌三类。浅表真菌感染多见于皮肤癣菌引起的癣病；深部感染真菌有白假丝酵母菌，可引起阴道炎、鹅口疮等浅部念珠菌病，又能导致肺炎、肠炎、脑膜炎等深部念珠菌病，以及过敏性疾病。新生隐球菌主要侵犯中枢神经系统引起隐球菌性脑膜炎，荚膜多糖是主要的致病物质；曲霉可引起肺部、全身性曲霉病及超敏反应；毛霉可引起鼻、眼、脑、肺、消化道、血管等部位毛霉病；肺孢子菌可引起肺孢子菌肺炎。真菌毒素可引起毒素中毒性疾病，并与致瘤有关，如黄曲霉素能诱发肝癌。

（王 勇）

复习题

一、名词解释

1. 真菌

2. 菌丝

3. 孢子

4. 二相性真菌

5. 新生隐球菌

二、简答题

1. 简述真菌性疾病的几种形式。

2. 简述皮肤癣菌的致病特点。

3. 简述白假丝酵母菌的致病性。

第二十四章

病毒的基本性状

学习目标

掌握:病毒的概念、基本特点、形态类型、基本结构和化学组成。

熟悉:病毒的增殖过程、干扰现象。

了解:理化因素对病毒的影响,病毒遗传变异及其意义。

病毒(virus)是一类体积微小、结构简单、只有一种核酸(RNA 或 DNA)、专性活细胞内寄生、以复制方式增殖的非细胞型微生物。病毒必须借助电子显微镜放大几万倍甚至几十万倍方可观察。

病毒的基本特点:①体积微小、无完整的细胞结构;②基因组只含有一种核酸,DNA 或 RNA;③专性细胞内寄生;④以复制方式繁殖;⑤对抗生素不敏感,对干扰素敏感。

病毒感染与人类疾病有密切的关系,病毒性感染几乎涉及到临床各科,危害极大。人类传染病中约有 75% 是由病毒引起的。有些病毒不仅传染性强,流行广泛,且容易变异,无有效药物和疫苗,对人类的健康危害极大。除急性感染外,有的病毒还可引起持续性感染和先天性感染,有的病毒与肿瘤、自身免疫病和新生儿先天性疾病的发生关系密切。随着分子生物学与分子流行病学的发展,人们对病毒与宿主的关系有了更新的认识,其致病机制不断被揭示,病毒学已成为当今研究的热点。

第一节　病毒的形态与结构

一、病毒的大小与形态

一个完整成熟的病毒颗粒称为病毒体(virion)。病毒体是病毒在细胞外的典型结构形式,并且具有感染性。病毒体的测量单位是纳米(nm,1nm = 1/1000μm)。各种不同的病毒体大小差别悬殊,多数介于 20 ~ 250nm 之间,100nm 左右最常见。如痘类病毒是较大的病毒,大小约 300nm,在光学显微镜下勉强可以看到;脊髓灰质炎病毒是较小的一类病毒,大小只有 30nm,只能够在电子显微镜下才可以看到(图 22-1)。病毒体的形态大致分为五种类型:球形或近似球形(如流感病毒)、砖形(如痘类病毒)、蝌蚪形(如噬菌体)、杆形(如烟草花叶病毒)和子弹头形(如狂犬病病毒),此外,少数病毒呈丝状。对人类和动物致病的病毒大多数呈球形,植物病毒多呈杆形(图 24-1、图 24-2)。

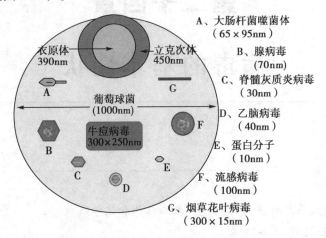

A、大肠杆菌噬菌体
（65×95nm）

B、腺病毒
（70nm）

C、脊髓灰质炎病毒
（30nm）

D、乙脑病毒
（40nm）

E、蛋白分子
（10nm）

F、流感病毒
（100nm）

G、烟草花叶病毒
（300×15nm）

图 24-1　微生物的大小比较

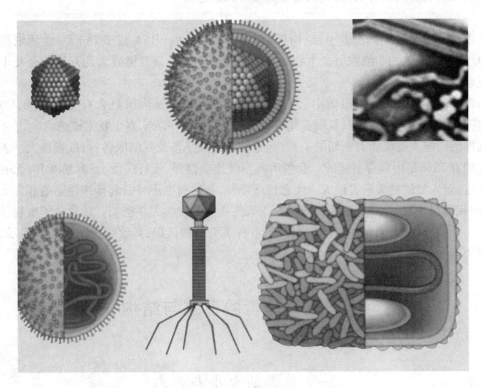

图 24-2　病毒体的形态结构模式图

二、病毒的结构与化学组成

病毒的结构简单,基本结构由核心(core)和衣壳(capsid)组成。病毒的核心和衣壳共称为核衣壳(nucleocapsid)。最简单的病毒只由核衣壳组成,称为裸露病毒;有些病毒在核衣壳外面还有一种包膜(envelope)结构(图24-3),有包膜的病毒称为包膜病毒。

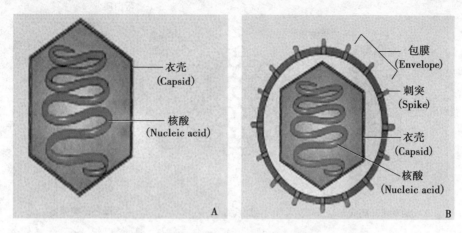

图24-3　病毒的结构模式图
A. 无包膜病毒;B. 包膜病毒

1. 核心　位于病毒体的中心,为核酸(DNA 或 RNA),构成病毒的基因组,是病毒复制、遗传和变异的物质基础。根据核酸类型不同可将病毒分类。有些病毒在破坏病毒衣壳后,裸露出的正链 RNA 仍可进入复制,此类核酸称为感染性核酸。

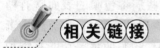　相关链接

病毒核酸的特点

病毒核酸具有以下特点:①具有多样性:虽然每种病毒颗粒只含有一种核酸,但存在形式有闭合的环状分子、线性分子、分节段分子等;并又可为单链或双链,单链 RNA 又有正链、负链之分;双链 DNA 和 RNA 亦有正链和负链之分;②不同病毒基因组大小相差较大,如乙肝病毒(HBV)DNA 为 3.2kb,而痘病毒基因组 DNA 长 400kb;③除逆转录病毒基因组有两个拷贝外(二倍体),至今发现的病毒基因组都是单倍体,每个基因在病毒颗粒中只出现一次;④病毒基因组 DNA 序列中,功能上相关的蛋白质基因往往丛集在基因组的一个或几个特定部位,形成一个功能单位或转录单元;⑤基因有重叠:病毒为充分利用其核酸,扩大编码的容量,病毒基因组中的多种基因常以互相重叠的形式存在。

2. 衣壳　衣壳是包围在病毒核心外面的一层蛋白质结构。由一定数量的壳粒组成,壳粒是衣壳的亚单位,每个壳粒由一个或几个多肽组成。壳粒按一定的对称形式围绕核酸排列,通常可形成三种对称排列方式(图24-4):①螺旋对称型:壳粒沿着螺旋形的核酸链排列,如流感病毒、狂犬病毒等;②20 面体立体对称型:核酸浓集在一起成球状,壳粒在外周排列成 20 面体对称形式,构成 12 个顶、20 个面、30 个棱边的结构,如脊髓灰质炎病毒、腺病毒等;③复合对称

型:壳粒排列既有螺旋对称又有立体对称,称为复合对称,如噬菌体、痘病毒等。因此,壳粒排列方式不同可作为病毒鉴别和分类的依据。

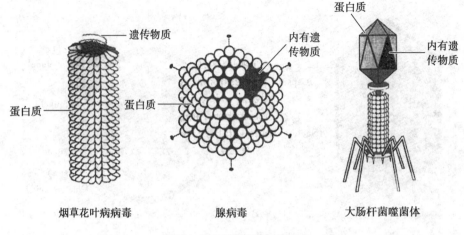

遗传物质　蛋白质　内有遗传物质　蛋白质　内有遗传物质

蛋白质　　蛋白质

烟草花叶病病毒　　　　腺病毒　　　　大肠杆菌噬菌体

图 24-4　病毒的对称类型

衣壳的化学组成是蛋白质,是病毒体的主要抗原成分。衣壳能保护病毒核酸免受环境中核酸酶或其他因素的破坏,并能介导病毒进入细胞。由衣壳蛋白与核酸组成的颗粒称为核衣壳,是病毒的基本结构。

3. 包膜　包膜是包围在核衣壳外面的脂质双层膜。包膜病毒在宿主细胞内成熟后以出芽方式释放时,从宿主细胞膜、核膜或空泡获得包膜。包膜的成分含有蛋白质、多糖及脂类,其中蛋白质由病毒的基因组编码产生,多糖和脂类则来自宿主细胞。有些病毒包膜的表面常有糖蛋白形成的钉状突起,称为包膜子粒或刺突(spike),是由病毒基因编码的糖蛋白,如流感病毒和人类免疫缺陷病毒(HIV)等的刺突。人和动物病毒多数具有包膜。包膜的主要功能有维护病毒体的完整性;构成病毒体的表面抗原,与病毒致病性和免疫性有密切关系。包膜对干燥、热、酸和脂溶剂敏感。乙醚能破坏病毒包膜,使其灭活而失去感染性,常用此来鉴定病毒有无包膜。

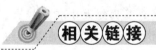

相 关 链 接

病毒结构蛋白的功能

病毒结构蛋白的功能包括:①保护核酸免受核酸酶或其他理化因素的破坏;②参与病毒感染细胞的过程,衣壳蛋白和包膜糖蛋白能特异的吸附至易感细胞表面受体上,介导病毒感染宿主细胞。如 HBV 对肝细胞的亲嗜性,脊髓灰质炎病毒对脊髓前角运动神经细胞的亲嗜性,流感病毒对呼吸道纤毛上皮细胞的亲嗜性等;③具有抗原性,病毒体表面的蛋白质能诱发机体的免疫应答,产生特异性体液免疫和细胞免疫;④构成病毒体的酶类,如流感病毒的神经氨酸酶(NA)、HIV 的逆转录酶等。这些酶类对于病毒从感染细胞释放、病毒核酸复制以及宿主细胞的转化均有重要意义;⑤毒素样作用,可引起机体发热、血压下降、血细胞改变以及其他全身中毒症状。

第二节 病毒的增殖

一、病毒增殖周期

病毒缺少独立进行代谢的酶系统,只能在易感的活细胞内进行增殖,由细胞提供合成核酸和蛋白质所需要的原料、能量以及场所。病毒的增殖方式是以其核酸为模板,在 DNA 聚合酶或 RNA 聚合酶等因素作用下,复制出子代核酸,合成新的病毒结构蛋白,再装配成子代病毒体,病毒的这种增殖方式称为复制(replication)。

从病毒进入宿主细胞开始,经过基因组复制,到最后释放出子代病毒的过程称为一个复制周期,这是一个连续过程,主要包括五个步骤:吸附、穿入、脱壳、生物合成、组装成熟与释放(图24-5)。

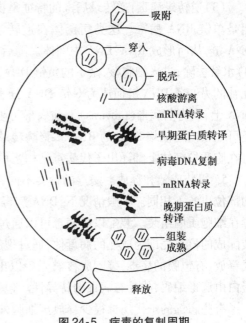

图 24-5 病毒的复制周期

1. 吸附 吸附是病毒增殖的第一步,病毒需先吸附于易感细胞后方可穿入。吸附可分为两个阶段:①病毒与细胞的静电结合,这一阶段是非特异性可逆的过程;②病毒表面结构与细胞表面受体特异性结合,该阶段是真正的结合,是特异性不可逆的过程,特异性吸附决定了病毒的组织亲嗜性和感染宿主的范围。

2. 穿入 病毒吸附到易感宿主细胞膜后,穿过细胞膜进入细胞内。主要通过两种方式穿入细胞膜:①融合:病毒包膜与细胞膜融合,病毒的核衣壳进入胞质。有包膜的病毒,如流感病毒、疱疹病毒等以融合的方式穿入细胞。②吞饮:病毒与细胞表面结合后,细胞内陷形成吞噬泡,病毒进入细胞质内。无包膜的病毒多以吞饮方式进入易感宿主细胞内(如腺病毒、小 RNA 病毒)。

3. 脱壳 病毒体进入宿主细胞后必须脱去衣壳,核酸才能够发挥作用。多数病毒穿入细胞后,在溶酶体的作用下,水解衣壳蛋白质,释放出病毒核酸。少数病毒的脱壳过程较复杂。这些病毒通常在脱壳前,mRNA 已开始转录。

4. 生物合成 病毒基因组一旦从衣壳中释放后,病毒复制就进入生物合成阶段,在此阶段,病毒利用易感宿主细胞提供的原料和酶类复制病毒核酸、合成大量结构蛋白和非结构蛋白。在这一阶段的细胞内,用血清学和电镜等方法找不到病毒颗粒,故曾被称为隐蔽期。

根据核酸类型的不同可将病毒分为 6 大类:双链 DNA 病毒(dsDNA)、单链 DNA 病毒(ssDNA)、单正链 RNA 病毒(+ ssRNA)、单负链 RNA 病毒(- ssRNA)、双链 RNA 病毒(dsRNA)和逆转录病毒。6 种类型病毒生物合成过程各有差别,下面列举三类加以说明。

(1)双链 DNA 病毒:人和动物 DNA 病毒多数是双链 DNA(dsDNA)病毒,双链 DNA 病毒的生物合成分为早期和晚期两个阶段:①早期转录和翻译:早期阶段病毒利用细胞核内依赖 DNA

的 RNA 多聚酶,转录出早期 mRNA,然后由胞质内核糖体翻译成早期蛋白。早期蛋白为非结构蛋白,主要用于子代病毒 DNA 分子的合成,如依赖 DNA 的 DNA 多聚酶及多种调控病毒基因组转录和抑制宿主细胞代谢的酶。②亲代 DNA 在早期蛋白的作用下,以半保留方式复制出两个结构相同的子代 DNA 分子,然后以子代 DNA 分子为模板转录晚期 mRNA,继而在胞质核糖体上翻译出病毒衣壳蛋白和其他结构蛋白。

(2)单正链 RNA 病毒:单正链 RNA 病毒不含 RNA 聚合酶,但其基因组本身就具有 mRNA 功能,可以直接在宿主细胞的核糖体上翻译出早期蛋白。在依赖 RNA 的 RNA 聚合酶的作用下,转录出与亲链互补的负链 RNA,形成双链 RNA(± dsRNA)复制中间型;其中正链 RNA 起 mRNA 作用翻译出晚期蛋白(病毒衣壳蛋白和其他蛋白),负链 RNA 起模板作用,复制出与其互补的子代单正链 RNA。

(3)逆转录病毒:逆转录病毒的特征是携带有逆转录酶(依赖 RNA 的 DNA 多聚酶),基因组是单链 RNA 病毒。这类病毒体在逆转录酶作用下,以病毒亲代 RNA 为模板合成互补的 DNA 链,从而形成 RNA:DNA 中间体。随后,中间体中的 RNA 由细胞编码的 RNA 酶 H(RNase H)水解去除,进入细胞核,余下的负链 DNA 经细胞的 DNA 多聚酶作用,以 DNA 链为模板合成互补的另一条 DNA 链而成为双链 DNA 分子。该双链 DNA 分子通过整合嵌入细胞的染色体 DNA 上,成为前病毒(provirus)。前病毒可随宿主细胞的分裂而存在于子代细胞内,被激活后还可在核内经依赖 DNA 的 RNA 多聚酶转录出病毒的 mRNA 与子代病毒的 RNA。病毒 mRNA 可在胞质核糖体上翻译出子代病毒结构蛋白,参与组装子代病毒。

5. 组装成熟和释放 病毒的种类不同,其子代病毒的核酸与结构蛋白在宿主细胞内装配的部位也各不相同。一般情况下,DNA 病毒除痘病毒外,均在细胞核内组装;RNA 病毒和痘病毒在细胞质内组装。装配以后病毒可以通过两种方式释放:①宿主细胞裂解释放:无包膜病毒装配成的核衣壳即为成熟的病毒体,通过裂解细胞并一次性地全部释放出子代病毒;②出芽方式释放:有包膜的病毒,装配成核衣壳后以出芽方式释放,宿主细胞一般不立即死亡。包膜的蛋白由病毒编码,故具有病毒的特异性。包膜上的脂类来自细胞释放时包有的核膜或胞质膜。

有些病毒的子代病毒很少释放至细胞外,而是通过细胞间桥,或通过细胞融合方式侵入新细胞,如巨细胞病毒(CMV)。致癌病毒的基因组可与宿主细胞基因整合并随之分裂,在子代细胞中传递病毒基因。

理论与实践

病毒与生命科学

病毒是一种特殊的生物体,有自己独特的结构和新陈代谢特点。关于病毒的起源仍存在争论,但是病毒一旦产生以后,同其他生物一样,能通过变异和自然选择而演化。由于病毒的结构和组分简单,有些病毒又易于培养和定量,因此从 20 世纪 40 年代以来,病毒始终是分子生物学研究的重要材料。分子生物学发展中的重要进展,如 DNA 和 RNA 是遗传物质的确证,三联体密码学说的形成,核酸复制机制的阐明,遗传信息流中心法则的提出,反转录酶、基因的重叠和不连续性等的发现,以至基因工程的兴起和致癌理论的发展,几乎无一不与病毒有关,因此,病毒在生命科学的发展进程中扮演了极其重要的角色。

二、病毒增殖的异常现象

1. 病毒的异常增殖　并非所有的病毒成分都能组装成完整的病毒体,常有异常增殖现象。

(1)顿挫感染:病毒进入宿主细胞后,因细胞条件不合适,如不能提供病毒复制所需的酶、能量及必要的成分,病毒不能复制出完整的病毒体,这种感染过程被称为顿挫感染(abortive infection)。引起顿挫感染的细胞被称为非容许性细胞;而能支持病毒完成正常增殖的细胞则被称为容许性细胞。

(2)缺陷病毒:由于基因组不完整或某基因位点改变,不能正常增殖的病毒体,称为缺陷病毒(defective virus)。缺陷病毒不能复制,但却能干扰同种成熟病毒体进入细胞,被称为缺陷干扰颗粒(defective interfering particles ,DIP)。当缺陷病毒与另一种病毒共培养时,若后者能够弥补缺陷病毒的不足则该病毒称为缺陷病毒的辅助病毒(helper virus)。如腺病毒伴随病毒,必须有腺病毒辅助方可增殖,腺病毒即为它的辅助病毒。丁型肝炎病毒(HDV)只有与乙型肝炎病毒(HBV)共存时才能完成复制,此时的 HBV 是 HDV 的辅助病毒。

2. 干扰现象　当两种病毒同时感染同一细胞时,可发生一种病毒的增殖抑制了另一种病毒增殖的现象称为干扰现象。干扰现象可发生在不同病毒之间,也可发生在同种病毒的不同型或不同株之间。干扰现象不仅发生在活病毒之间,灭活病毒也能干扰活病毒。干扰现象产生的主要原因:①某一种病毒在细胞中可诱导细胞产生抑制病毒复制的一组蛋白质,称为干扰素(interferon,IFN),它可阻止病毒复制,是产生干扰现象的最主要原因;②第一种病毒感染后,宿主细胞表面的受体被结合或细胞发生了代谢途径的变化,从而阻止了另一种病毒的吸附、穿入或生物合成,这种现象称为竞争干扰。

第三节　理化因素对病毒的影响

病毒受理化因素作用后,丧失感染性称为灭活。灭活的病毒仍保留了抗原性、血凝、红细胞吸附和细胞融合等特性。

一、物 理 因 素

1. 温度　热对病毒的灭活作用,主要是使衣壳蛋白或包膜的糖蛋白刺突发生变性,阻止病毒吸附于宿主细胞。大多数耐冷不耐热。0℃ 以下,特别是干冰温度(−70℃)、液氮温度(−196℃),可长期保存。多数病毒室温下存活时间不长,56℃ 30 分钟或 100℃ 几秒钟即可灭活。少数病毒如乙型肝炎病毒较耐热,100℃ 10 分钟以上才被灭活。

2. pH　各种病毒对 pH 耐受能力不同。大多数病毒在 pH6 ~ 8 的范围内较稳定,而在 pH5.0 以下或 pH9.0 以上可迅速被灭活。病毒对 pH 的稳定性常作为病毒体鉴定的指标之一。

3. 射线　电离辐射(如 α、β、γ 射线和 X 射线等)及紫外线均可破坏核酸而灭活病毒。X

射线能引起糖-磷酸盐骨架断裂而破坏核酸分子;紫外线易被病毒核酸中的嘌呤和嘧啶环吸收,或在多核苷酸链上形成二聚体,抑制病毒 DNA 的复制和 RNA 的转录而灭活病毒。但有些病毒(如脊髓灰质炎病毒)经紫外线灭活后,若再用可见光照射,可使病毒复活(光复活),故不宜用紫外线来制备灭活疫苗。

二、化学因素

病毒对化学因素的抵抗力一般比细菌强,可能是因病毒缺乏酶类。

1. 脂溶剂　乙醚、氯仿、去氧胆酸盐、阴离子去污剂等可使包膜病毒的脂质溶解而灭活病毒。乙醚在脂溶剂中对病毒包膜具有巨大的破坏作用,因此乙醚灭活实验可用于鉴别包膜病毒和裸露病毒。

2. 化学消毒剂　酚类、醇类、氯化剂、醛类、卤素类等消毒剂对病毒有很强的灭活作用。但消毒剂灭活病毒的效果不如细菌。不同的病毒对化学消毒剂的敏感性不同。病毒对卤素类化学消毒剂敏感,是有效的病毒灭活剂;70%乙醇溶液能使大多数病毒灭活,但对肝炎病毒等无包膜病毒效果较差;次氯酸、过氧乙酸等对肝炎病毒等有较好的消毒作用;甲醛对病毒蛋白和核酸都有破坏作用,使病毒失去感染性但可保留抗原性,常用于制备病毒灭活疫苗。

3. 抗生素与中药　抗生素对病毒没有效果,但可抑制待检标本中的细菌,有利于病毒的分离。一些中草药如板蓝根、大青叶、大黄、贯仲、七叶一枝花等对某些病毒有一定的抑制作用。

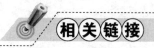

相关链接

病毒的变异

病毒与细菌一样,有遗传性和变异性。病毒的变异包括:

1. 基因突变　病毒在增殖过程中常发生基因组中碱基序列的置换、缺失或插入,引起基因突变,突变可自然产生,也可是诱导出现。病毒的自发突变率为 $10^{-8} \sim 10^{-6}$,突变株可呈多种表型性状改变。

2. 基因重组与重配　两种病毒在同一宿主细胞内发生基因的交换,产生具有两个亲代特征的子代病毒,并能继续增殖,此变化称为基因重组。基因重组可发生在两种活病毒之间,一种活病毒和另一种灭活病毒之间,甚至发生在两种灭活病毒之间。

3. 基因整合　在病毒感染细胞过程中,有时病毒基因组或其中某些片段可插入到宿主细胞染色体 DNA 分子中,这种病毒基因组与细胞基因组的重组过程称为基因整合。

4. 病毒基因产物的相互作用　当两种病毒感染同一细胞时,除可发生基因重组外,也可发生病毒基因产物的相互作用,包括互补、表型混合与核壳转移等,产生子代的表型变异。

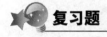 **学习小结**

　　病毒的共同特征是体积微小、非细胞结构型,只有一种类型核酸(DNA/RNA)、严格活细胞内寄生,并以复制方式增殖、对抗生素不敏感,对干扰素敏感。

　　病毒的测量单位为纳米(nm);基本形态有球形、砖形、蝌蚪形、杆形和子弹头形;基本结构由蛋白质衣壳包裹核酸所组成,称为核衣壳。有些病毒衣壳的外面有包膜,包膜表面常有不同形状的突起,称包膜子粒或刺突。

　　病毒的增殖过程依次包括:吸附、穿入、脱壳、生物合成及组装、成熟和释放。病毒感染宿主细胞在增殖过程不能复制出完整的子代病毒体,这种感染过程被称为顿挫感染。构成顿挫感染的细胞称为非容纳性细胞。由于基因组不完整或某基因位点改变,不能正常增殖的病毒体,称为缺陷病毒。缺陷病毒自身不能复制,但能干扰同种成熟病毒体进入细胞则被称为缺陷干扰颗粒。两种病毒同时感染同一细胞时,可发生一种病毒抑制另一种病毒增殖的现象称干扰现象,在干扰现象中干扰素发挥了重要作用。

　　大多数病毒怕热不怕冷,低温不能杀灭病毒,而可以保存病毒活性;对紫外线和电离辐射均很敏感;对一般化学消毒剂、脂溶剂的敏感性有差异,一般来说,无包膜病毒对其敏感性比包膜病毒差。

(陈　廷)

复习题

一、名词解释

1. 核衣壳　　　　　　　　　　　3. 缺陷病毒

2. 干扰现象　　　　　　　　　　4. 顿挫感染

二、简答题

1. 病毒具有哪些生物学特征? 主要有哪些形态? 并举例说明。

2. 简述病毒的结构、化学组成及其主要功能。

3. 病毒增殖周期分哪些阶段? 双链DNA病毒是如何完成DNA自我复制的?

第二十五章

病毒的感染与免疫

学习目标

掌握:病毒感染的传播方式,病毒感染的类型;干扰素的概念、种类和作用特点。

熟悉:病毒对宿主细胞的影响、病毒感染的免疫病理损伤机制;机体抗病毒感染适应性免疫机制。

了解:抗病毒感染的固有免疫,NK 细胞抗病毒感染机制。

第一节　病毒感染的途径与类型

病毒感染的传播方式和途径与细菌大体相同,但在某些方面较为特殊。

一、病毒传播的方式与侵入途径

(一)传播方式

主要指病毒感染宿主的中间过程与方式,又称感染方式。包括水平传播和垂直传播。

1. 水平传播　一般指通过皮肤或呼吸道、消化道、泌尿生殖道等黏膜在人群的不同机体间传播,在特定的条件下可直接进入血循环(如输液、机械损伤等)。水平传播是大多数传染病的传播方式。

2. 垂直传播　指病毒从母体通过胎盘传给子代,或在分娩时经产道感染新生儿等途径称为垂直传播。当早期妊娠的母亲被病毒感染出现病毒血症时,病毒可经胎盘引起宫内感染,造成胎儿流产、早产、死亡,或导致新生儿先天性畸形或缺陷,重要的是侵犯中枢神经系统,表现为先天性耳聋、失明、智力低下等,常见的病毒有风疹病毒、巨细胞病毒(CMV)等。伴有病毒感染的母体在分娩时病毒可经产道感染新生儿,使新生儿获得隐性或显性感染,如乙型肝炎病毒(HBV)、单纯疱疹病毒 2 型(HSV-2)、CMV、人类免疫缺陷病毒(HIV)等。婴儿出生后母亲也可通过唾液、乳汁等传播,如 CMV、HBV 等。

(二)传播途径

根据入侵的门户不同,不同病毒通过不同的途径进入宿主,有呼吸道、消化道、创伤感染、接触感染、血液传播、性传播、节肢动物媒介等。病毒多以一种途径进入，也有的从多种途径入侵宿主，如 HIV 等。

二、病毒感染的类型

病毒侵入机体后，因病毒种类、毒力和宿主免疫力等不同，可表现出不同的感染类型。病毒感染机体后根据有无临床症状可分为隐性感染和显性感染。

1. 显性感染　机体在感染病毒后因组织细胞受损严重而表现出明显的症状，称为显性感染。显性感染可表现在局部（如 HSV），也可是全身感染（如乙脑病毒、脊髓灰质炎病毒）。

2. 隐性感染　病毒侵入机体不引起临床症状且被机体清除的感染称为隐性感染或亚临床感染（subclinical viral infection）。常发生于被病毒感染细胞数量很少以至于不引起临床症状，但它是重要的传染源，感染后能产生抗体，具有抵抗再次感染免疫力。

根据病毒在机体内感染的过程、滞留时间，病毒感染分为急性感染及持续性感染两种类型。

1. 急性病毒感染　指感染后短时间内病毒即被清除或导致机体死亡的过程，临床上急性感染表现为发病急，病程数日至数周。恢复后体内不再存在病毒，如流行性感冒。

2. 持续性病毒感染　病毒在机体内持续数月至数年，甚至数十年；可出现症状，也可不出现症状而长期带毒，成为重要传染源。由于持续性感染的致病机制不同，临床表现各异，可分成三种类型：

（1）慢性感染：经显性或隐性感染后，病毒并未完全清除，仍有少量残存在体内，并维持在较低的浓度，可持续存在于血液或组织中并不断排出体外，病程可长达数月至数十年，症状可有可无，可轻可重。在感染过程中，病毒可被分离培养或检出，如 HBV、EB 病毒形成的慢性感染。

（2）潜伏感染：是指病毒侵入后，并不引起临床症状，也不复制出大量的病毒颗粒，仅在一定的组织中潜伏。在某些条件下被激活而急性发作，在急性发作期可检测出病毒的存在。如 HSV-1 感染后，潜伏在三叉神经节，由于受化学、物理、生理或环境因素的影响，潜伏的病毒被激活而沿感觉神经到达皮肤、黏膜，发生单纯疱疹。水痘-带状疱疹病毒（VZV）、CMV、EBV 等病毒都可引起潜伏感染。

（3）慢发病毒感染（slow virus infection）：又称迟发感染，病毒感染后潜伏期很长，达数月、数年至数十年。疾病出现后，其发展呈亚急性进行性，最终为致死性感染，病程一般不超过一年。如麻疹病毒引起的亚急性硬化性全脑炎（subacute sclerosing panencephalitis，SSPE），在儿童期感染麻疹病毒后，至青春期才发病，表现为亚急性进行性中枢神经系统疾病。另外，由朊粒感染引起的疾病，如疯牛病、Kuru 病等也归类为慢发病毒感染。

第二节　病毒的致病机制

病毒感染机体进入易感细胞内增殖，可导致宿主细胞损伤或产生其他变化，亦可通过与免疫系统的相互作用，诱发免疫机制损伤机体。病毒的致病机制主要通过以下几方面：

一、病毒对宿主细胞的影响

1. 杀细胞效应 病毒在宿主细胞内复制,细胞被裂解死亡,可一次释放大量病毒,称为杀细胞感染。发生溶细胞型感染的病毒多引起急性感染,主要见于无包膜、杀伤性强的病毒,如脊髓灰质炎病毒等。其主要机制为:①阻断细胞蛋白质的合成,抑制宿主细胞的大分子合成;②病毒感染可致溶酶体破坏;③病毒毒性蛋白的作用;④大部分病毒感染对宿主细胞均有非特异损伤作用。在细胞培养中接种杀细胞性病毒,经过一定时间后可观察到细胞变圆、坏死,从瓶壁脱落等现象,称之为细胞病变效应(cytopathic effect,CPE)。不同病毒形成的 CPE 有所不同,可用于鉴别病毒。图 25-1 示疱疹病毒在人胚成纤维细胞内产生的 CPE。

2. 稳定状态感染 某些有包膜的病毒进入细胞后能够复制,病毒以出芽方式释放子代,并不引起细胞立即裂解、死亡,这种感染称为稳定状态感染。稳定感染的细胞由于表达了病毒抗原,成为细胞免疫攻击的靶细胞。感染过程中细胞变化有:①细胞融合:某些病毒感染细胞常常在膜表面编码糖蛋白,这些糖蛋白往往会促进细胞与细胞之间的融合形成多核巨细胞(polykaryocyte),同时在细胞间传播病毒。这种膜融合多见于副黏病毒、疱疹病毒和一些逆转录病毒的糖蛋白。②宿主细胞表面出现病毒抗原:病毒感染的细胞膜上常出现由病毒基因编码的新抗原。如流感病毒感染细胞后,以出芽方式释放时,细胞表面形成血凝素,因而能吸附某些动物的红细胞。

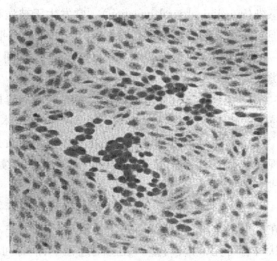

图 25-1 疱疹病毒在人胚成纤维细胞内产生的细胞病变效应

3. 形成包涵体 在某些病毒感染细胞内,经染色后用光学显微镜即可看到的与正常细胞结构不同的圆形或椭圆形斑块,称包涵体(inclusion body)。包涵体具有诊断价值,如在可疑狂犬病动物的脑组织切片中发现细胞质内有嗜酸性包涵体,即内基小体(图 25-2),可诊断为狂犬病。

4. 细胞凋亡 细胞凋亡(apoptosis)是一种受基因控制的程序性细胞死亡过程。病毒及其产物既能通过各种机制抑制细胞凋亡,也能破坏细胞的正常功能而诱导细胞凋亡,很多病毒在感染的末期就直接利用细胞凋亡来裂解细胞并释放子代病毒。病毒诱导的细胞凋亡是许多病毒引起宿主疾病的重要原因之一。此外,有些病毒还能直接诱导免疫细胞的凋亡,免疫细胞的凋亡显然对于病毒逃避免疫清除,建立持续感染是有利的。

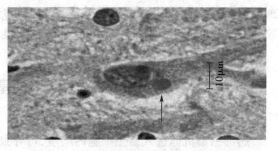

图 25-2 狂犬病病毒感染所致的内基小体

5. 基因整合与细胞转化　某些 DNA 病毒和逆转录病毒,在感染中可将基因组全部或部分的核酸整合于宿主细胞染色体中,引起细胞在形态学、生物化学以及生长参量上改变。细胞发生转化后比正常细胞更易突变和发生染色体重排,获得无限生长的能力,以至于成为肿瘤细胞。

二、病毒感染的免疫病理损伤

大部分病毒感染对宿主造成的伤害并不是由于病毒的致细胞病变效应直接引起,而是由病毒抗原刺激诱发宿主的免疫应答对机体造成的间接损伤所致,称为免疫病理损伤。

1. T 细胞介导的损伤　病理损伤既可由 CD8$^+$T 淋巴细胞介导,也可由 CD4$^+$T 淋巴细胞介导。

(1)CD8$^+$T 细胞介导的免疫病理:HBV 感染引起的严重肝损伤是由 CD8$^+$T 细胞介导的免疫反应造成的。产生病理损伤的原因是因为细胞毒性 T 淋巴细胞(CTL)首先与受感染的肝细胞结合,诱导细胞的凋亡;然后释放各种细胞因子使中性粒细胞和单核细胞等效应细胞聚集到肝脏,破坏受感染的细胞。

(2)CD4$^+$T 淋巴细胞介导的免疫病理:CD4$^+$T 淋巴细胞比 CD8$^+$T 淋巴细胞可诱导产生更多的细胞因子和趋化因子,能使更多的非特异性效应细胞聚集和活化,由此引发的炎症反应通常称为迟发型超敏反应。在这种反应中引起病理损伤作用的主要是效应细胞释放的蛋白酶和一些活性分子,如过氧化物、一氧化氮,以及各种细胞因子。

2. B 细胞介导的病理损伤　病毒复制迅速,免疫系统无法及时清除,或无法到达感染部位时,病毒就会与特异性抗体结合形成复合物。病毒-抗体复合物如不能被单核-巨噬细胞系统有效清除而进入血液循环,将会沉积在毛细血管中,继而引起Ⅱ型或Ⅲ型超敏反应损伤。

3. 自身免疫　病毒感染可以引发自身免疫反应,并可检测到自身组织抗体或特异性免疫细胞。病毒感染引起自身免疫的机制,一是感染能使机体一些隐藏抗原暴露出来,免疫系统识别这些抗原后就会产生自身免疫反应。二是分子模拟机制,病毒抗原与宿主组织抗原含有共同的抗原决定簇,当免疫系统对这些共同的抗原决定簇产生免疫反应时,就会引起自身免疫疾病。

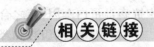 相关链接

病毒对免疫系统的影响

某些病毒感染可损伤或抑制免疫功能,表现为:①病毒直接攻击免疫细胞,甚至使整个免疫系统全部缺陷。如 HIV 侵犯 CD4$^+$Th 细胞,引起 Th 细胞的大量破坏和死亡,使细胞免疫和体液免疫功能均受损。②麻疹病毒、风疹病毒、CMV 等感染能抑制淋巴细胞发生转化,导致细胞免疫功能低下。

INF-γ、TNF-α、IL-1等细胞因子的大量产生将导致代谢紊乱,并活化血管活化因子,引起休克,DIC,恶病质等严重病理过程,有的甚至危及生命。

病毒感染所致的免疫抑制可激活体内潜伏的病毒或促进某些肿瘤的生长,使病情复杂化,也可能成为病毒持续性感染的原因之一。

第三节　抗病毒免疫

病毒具有较强的免疫原性,能诱导机体产生抗病毒免疫应答。机体的抗病毒免疫机制有其特殊性,既要清除细胞外游离的病毒,又要清除细胞内的病毒,同时还要抑制病毒复制。由固有免疫和适应性免疫协同完成。

一、固 有 免 疫

固有免疫中除与抗其他微生物相同的机制外,以干扰素(interferon,IFN)与NK细胞的作用突出。

(一)干扰素

干扰素是机体受病毒及其他干扰素诱生剂作用后产生的能抑制病毒复制的糖蛋白。干扰素的主要功能是抗病毒作用,除此之外,还有调节免疫、抑制肿瘤细胞生长和控制细胞凋亡等作用。IFN分子量小,对外界环境敏感;4℃可保存较长时间,-20℃可长期保存活性,56℃被灭活,可被蛋白酶破坏。

1. 种类　据干扰素抗原性不同,分为α、β、γ三种。α干扰素(IFN-α)主要由人白细胞产生,β干扰素(IFN-β)主要由成纤维细胞产生,α和β干扰素属于Ⅰ型干扰素;γ干扰素(IFN-γ)由活化的T细胞产生,又称免疫干扰素,属Ⅱ型干扰素。Ⅱ型干扰素调节免疫和抑制肿瘤细胞生长的作用比Ⅰ型干扰素强,抗病毒感染则主要是Ⅰ型干扰素。除病毒外,人工合成的双链RNA,胞内寄生的微生物(如立克次体、衣原体、结核杆菌和布氏杆菌),脂多糖、真菌多糖、促有丝分裂原(PHA、PWN、ConA)等也可诱生IFN产生。

2. 抗病毒机制　干扰素的抗病毒作用不是直接作用于病毒,而是作用于宿主细胞,与细胞表面的干扰素受体结合后,经信号转导等一系列生化过程,激活细胞抗病毒蛋白基因,使之合成抗病毒蛋白质(antiviral protein, AVP),而抑制病毒蛋白质的合成,亦可影响病毒的组装和释放,从而起到抗病毒感染的作用。

3. 抗病毒作用特点　主要有:①广谱抗病毒:由一种病毒诱导产生的IFN对多种病毒均有不同程度的作用。②间接抗病毒:IFN并非直接作用于病毒,而是使邻近的正常细胞产生抗病毒蛋白,进而抑制病毒蛋白质的合成。③早期即发挥作用:细胞受病毒感染后数小时,在复制的同时即形成或释放IFN,其产生远比抗体或致敏T细胞早。所以用IFN治疗时,宜早期应用较好。目前IFN及其诱生剂已用于治疗一些病毒感染,如IFN对HBV、丙型肝炎病毒(HCV)等感染有较好疗效。④有种属特异性:IFN在同种细胞上的活性最高,即由人类细胞产生的IFN对人类细胞发挥作用,对异种细胞则无活性。

理论与实践

干扰素的抗病毒治疗

　　IFN 在病毒性疾病的治疗中一直处于主导地位,不仅对 HBV、HCV 等病毒感染有较好疗效,而在 2003 年的抗 SARS 治疗中担当"明星"角色。IFN 已从开始的血液来源转向基因工程产品,而且其效价也大大提高。但应注意,在使用基因工程干扰素治疗期间,机体可能产生抗干扰素的抗体,抗体的形成可能会影响干扰素的生物学活性。因此在干扰素治疗期间应动态检测其抗体,及时调整治疗手段和策略,如改用天然型干扰素等。

(二)NK 细胞

　　NK 细胞是在病毒感染早期,在特异性免疫建立前发挥抗病毒免疫的一个重要机制。是主要杀伤感染的靶细胞,其效应的出现远早于特异性杀伤性 T 细胞,病毒感染后,NK 细胞可通过多种途径被活化,其中以受干扰素的激活在抗病毒免疫中尤为有意义。病毒感染细胞后,关闭了细胞 MHC-I 分子的表达,使细胞膜发生了变化,成为 NK 细胞识别的靶细胞。

二、适应性免疫

(一)体液免疫作用

　　主要依赖抗体发挥体液免疫作用。病毒抗体主要是 IgG、IgM、SIgA 三种免疫球蛋白。

　　1. 中和抗体　是能与病毒结合并使之丧失感染力的抗体。中和抗体的作用机制是改变病毒表面构型;与吸附有关的病毒表位结合,阻止吸附,使其不能侵入细胞;形成免疫复合物,易被巨噬细胞吞噬清除;有包膜病毒的表面抗原与中和抗体结合后,激活补体,可导致病毒的溶解。IgG、IgM、IgA 三种不同类型免疫球蛋白都有中和抗体的活性。

　　2. 非中和抗体　感染后,与病毒入侵易感细胞不相关的病毒抗原诱导的无中和作用的抗体,称非中和抗体。如包膜病毒的基质或其中的核蛋白,病毒表面具有细胞融合功能的酶或病毒复制酶等产生的抗体。非中和抗体可通过补体结合反应而检测,故又称补体结合抗体,无保护作用,但有调理作用和辅助诊断作用。

(二)细胞免疫作用

　　对细胞内的病毒,主要依赖细胞免疫在感染的局部发挥作用。通过杀伤性 T 细胞与靶细胞的直接接触而杀伤靶细胞,或通过 Th1 细胞释放细胞因子发挥作用,通过调节性 T 细胞维持细胞免疫的平衡。

　　1. 杀伤性 T 细胞(CTL)　细胞免疫是使病毒感染恢复的主要机制。CTL 接触病毒感染的细胞后,被激活释放穿孔素和颗粒酶致靶细胞自身裂解或发生凋亡。CTL 的杀伤性作用有特异性,一般出现于感染后 7 天左右,当 CTL 活性开始表现时,NK 细胞活性已开始降低。在多数病毒感染中,因 CTL 可以杀伤靶细胞达到清除或释放在细胞内复制病毒,从而在抗体配合下清除病毒。

　　2. 辅助性 T 细胞(Th)　CD4$^+$Th1 细胞可促进 B 细胞生长与分化,活化 CTL 及巨噬细胞。

其中 Th1 细胞活化后,可释放 IL-2、TNF-β 和 TNF-γ 等细胞因子,使淋巴细胞、单核细胞和巨噬细胞聚集在感染的部位,发挥吞噬和杀灭病毒作用。

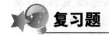
学习小结

　　病毒感染的传播方式有水平传播和垂直传播两种,水平传播是指病毒在人群不同个体之间的传播,也包括从动物到动物再到人的传播。垂直传播是指病毒由亲代通过胎盘或产道传播给子代的传播方式。病毒感染机体后根据有无临床症状可分为隐性感染和显性感染;根据病毒在体内感染的过程,可分为急性感染和持续性感染。持续性感染又可分为潜伏感染、慢性感染、慢发病毒感染等类型。

　　病毒进入机体后对宿主细胞的致病作用包括杀细胞效应、稳定状态感染、包涵体形成、细胞凋亡、基因整合与细胞转化。

　　机体抗病毒感染免疫包括固有免疫和适应性免疫。在固有免疫中干扰素与 NK 细胞的作用尤为重要。干扰素是机体受病毒及其他干扰素诱生剂作用后产生的能抑制病毒复制的糖蛋白,分为 α、β、γ 三种类型,具有抗病毒、抗肿瘤和调节免疫三大作用。干扰素在病毒感染早期即发挥抗病毒作用,且具有广谱性、间接性、种属特异性特点。适应性免疫包括体液免疫:中和抗体、非中和抗体(补体结合抗体)的作用,以及细胞免疫:杀伤性 T 细胞(CTL)和辅助性 T 细胞(CD4$^+$Th1)的作用。

（陈　廷）

复习题

一、名词解释

1. 垂直传播和水平传播

2. 潜伏感染

3. 包涵体

二、简答题

1. 病毒是如何致病的?

2. 隐性感染和潜伏感染有何不同?

3. 什么是干扰素?分几种类型?干扰素的抗病毒机制和作用特点如何?

第二十六章

病毒感染的检查方法与防治原则

学习目标 ▶▶▶

掌握:病毒常用的分离培养方法及病毒感染的血清学诊断技术。

熟悉:病毒感染的预防措施。

了解:病毒感染的快速诊断方法。

病毒感染的微生物学检查包括病毒的分离培养和鉴定、机体血清抗体检测等手段。随着现代分子病毒学研究的不断发展,病毒诊断技术已由传统方法扩展至新的快速诊断技术。病毒感染的快速诊断有利于病毒性疾病的早期诊断和早期治疗。由于目前有效治疗病毒感染的药物十分有限,因此对病毒的预防显得尤为重要,人们将希望寄托在安全高效价廉的新型疫苗上。

第一节 病毒感染的微生物学检查方法

一、标本的采集与送检

标本的正确采集和运送是病毒感染检查结果成败的关键,因此病毒标本的采集和运送必须注意:①根据不同病毒感染采集不同部位标本;②用于分离病毒或检测其核酸的标本应采集病人急性期标本;③病毒在常温下很容易失活,在采集和运送标本过程中应注意冷藏并快速送检。如需较长时间运送,应将标本置于装有冰块或维持低温的保温容器内冷藏。病变组织可放含抗生素的50%甘油盐水保存。如标本不能够立即送检应置于 −70℃ 保存;④抗体检测,早期单份血清可用于检测 IgM 抗体,如检测早期与恢复期的抗体效价的变化,需采集早期与恢复期双份血清。

二、病毒的形态学检查

可利用普通光学显微镜进行细胞学检查。由于受病毒感染的细胞可出现细胞病变或形成包涵体,因此,可根据细胞病变以及包涵体特征来判断病毒感染。如被狂犬病病毒感染的锥体细胞,其胞质内可出现的内基小体,被 CMV 感染的人成纤维细胞,其核内出现的"猫头鹰眼"状包涵体等均具有诊断价值。

对于某些具有形态特征的病毒如轮状病毒、冠状病毒等,可通过直接电镜或通过免疫结合反应后用电镜观察形态。

三、病毒的分离培养

应根据病毒种类选择敏感动物、组织细胞或鸡胚进行病毒分离培养与鉴定。

1. 动物接种　是分离培养病毒最原始方法。常用动物有小鼠、豚鼠、大鼠、家兔、猴等,接种途径有鼻内、皮下、脑内、皮内、静脉等。不同病毒接种于不同的动物或不同部位,接种后主要以观察动物是否发病或死亡作为指标。由于动物对许多病毒不敏感,或感染后症状不明显,且不易管理等原因,现在已不多用。

2. 细胞培养　是目前病毒分离培养鉴定最常用的方法。根据其来源及传代次数等可分为原代细胞、二倍体细胞与传代细胞三种。①原代细胞:用胰酶处理剪碎的新鲜组织块,第一次培养长出的单层细胞,常用的有鸡胚、猴肾、人胚肾等细胞,主要用于从标本中分离病毒;②二倍体细胞:是指在体外连续传代 50 ~ 100 代后仍保持其二倍染色体数目的细胞,常用的二倍体细胞株是由人胚肺组织建立的,可用于分离病毒和生产疫苗;③传代细胞:是指能在体外无限增殖的细胞,常来源于恶性肿瘤细胞或转化的二倍体细胞,便于在实验室保存。

对培养的病毒,可选多种方法进行鉴定。①形态学观察:包括 CPE、包涵体或用电镜观察病毒结构等。②免疫技术:用特异性荧光抗体染色,抗体中和试验等方法。

3. 鸡胚接种　有些病毒如流感病毒、痘病毒和腮腺炎病毒等可在鸡胚中进行分离培养,其中最敏感的是流感病毒。一般采用孵化 9 ~ 14 天的鸡胚,病毒种类不同,可接种于不同的部位(图 26-1):①羊膜腔,可用于初次分离培养流感病毒;②尿囊腔,可用于分离培养流感病毒和腮腺炎病毒;③绒毛尿囊膜,可用于接种痘病毒和疱疹病毒;④卵黄囊,可用于接种嗜神经性的流脑病毒、狂犬病毒。

对已在细胞培养中增殖的病毒,须测定病毒数量及其毒力。病毒数量可用空斑形成单位(plaque forming unit,PFU)测定法。病毒毒力的测定通常用 50% 组织细胞感染量(50% tissue culture infective dose,$TCID_{50}$)来表示,所需的病毒量越少,毒力越强。

四、病毒抗原和抗体检测

1. 病毒抗原的检测　可采用免疫学技术如 ELISA、放射免疫技术、免疫荧光技术等,用已知的抗体来检测未知抗原。该方法操作简单、特异、敏感,数小时或一天内可知结果,是有效的快速诊断方法。

2. 病毒抗体的检测　是用已知病毒抗原来检查被检血清中有无相应的抗体。一般 IgM 抗体出现于病毒感染早期,检测 IgM 抗体可以帮助病毒性疾病的早期诊断。IgG 类抗体的检测需测定急性期和恢复期双份血清,恢复期抗体效价是急性期 4 倍或 4 倍以上有诊断意义。常用

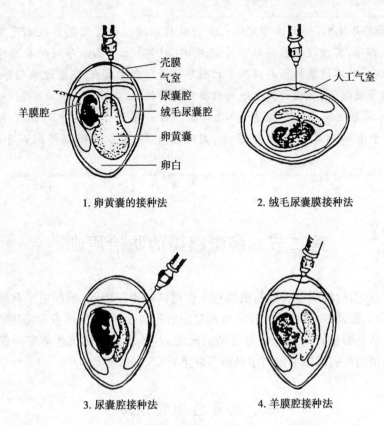

1. 卵黄囊的接种法   2. 绒毛尿囊膜接种法

3. 尿囊腔接种法   4. 羊膜腔接种法

图 26-1　鸡胚接种示意图

的方法有中和试验、补体结合试验、血凝抑制试验等。中和试验一般多用 ELISA 法检测。

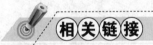

相关链接

病毒核酸检测

　　随着越来越多的病毒基因被成功克隆和测序,已制备出多种病毒基因作为探针或做成基因芯片,根据核酸杂交原理检测标本中是否含有相应的病毒核酸。

　　1. 核酸杂交技术:作为基因探针的生物分子可以用同位素或非放射性物质(如地高辛等)标记。把标本中 DNA 通过凝胶电泳,再转移至纤维膜上(Southern 印迹法),用探针与膜上变性的单链 DNA 进行杂交,用放射自显影法或生物素-亲和素系统检测。可以根据分子量的大小分辨标本中病毒核酸存在状态。目前常用的有斑点分子杂交(dot-blot)、Southern 印迹法(Southern-blot)与原位分子杂交(in situ hybridization)等。

　　2. 核酸扩增技术:当标本中核酸极微量难以检出时,可用体外核酸扩增技术,使 pg 水平的核酸于短时间内达到 ng 水平而被检出。对已知核苷酸序列的病毒,可设计相应病毒基因的引物,进行聚合酶链反应(PCR)。对 RNA 病毒的核酸检测可用逆转录 PCR(reverse transcription PCR,RT-PCR)技术。

3. 基因芯片技术:一次性可完成大量核酸样本检测的基因芯片技术是生物芯片技术的重要组成部分,其原理是在一块很小的载体(硅片)上将已知序列的基因探针大规模阵列排布,在统一的环境条件下与样品中核酸序列进行杂交反应,在激光的顺序激发下,产生的荧光谱信号被接收,再由计算机进行数据分析和储存。

但检测病毒核酸亦有其缺点,病毒核酸阳性并不等于标本中存在有感染性的活病毒;此外对于未知病毒及新出现病毒,因还不了解病毒核苷酸序列而不能采用此类方法。

第二节 病毒感染的防治原则

病毒感染机体引起疾病是病毒与机体相互作用的结果。因此,治疗应采取既针对病毒又针对机体的综合措施,即一方面选用抑制病毒复制的药物或制剂,另一方面需提高机体的免疫能力,促进消灭感染细胞。对治疗病毒感染的药物,其效果远不如抗生素等对细菌感染的疗效,因而疫苗的使用在病毒感染预防中显得非常重要。

一、病毒感染的预防

1. 人工主动免疫 病毒疫苗的发展,为控制人类疾病(如天花、黄热病、脊髓灰质炎、麻疹等)和畜禽疾病(如牛瘟、猪瘟、鸡新城疫等)提供了有效措施。疫苗的开发已从灭活疫苗、减毒活疫苗发展到亚单位疫苗、基因重组疫苗和核酸疫苗,从单价疫苗发展到多价联合疫苗,从预防用疫苗发展到治疗性疫苗等。目前我国常用的病毒疫苗见表26-1。

表26-1 我国常用的病毒疫苗

疫苗名称	疫苗种类(培养细胞种类)	毒株来源
乙型肝炎疫苗	基因工程疫苗(酵母菌表达)	由美国 Merck 公司引进
麻疹疫苗	减毒活疫苗(鸡胚细胞)	沪191,长$_{47}$株
流行性腮腺炎疫苗	减毒活疫苗(鸡胚细胞)	上海 S$_{79}$株
风疹疫苗	减毒活疫苗(人二倍体细胞)	北京 BRDⅡ体
甲型肝炎疫苗	减毒活疫苗(人二倍体细胞)	杭州 H$_2$ 株,上海-长春 L-A-1 株
人用狂犬病疫苗	灭活疫苗(地鼠肾细胞)	北京 aG 株
乙型脑炎疫苗	灭活疫苗(地鼠肾细胞)	北京 P$_3$ 株
森林脑炎疫苗	灭活疫苗(地鼠肾细胞)	森长株
脊髓灰质炎疫苗	减毒活疫苗(人二倍体细胞,Vero 细胞)	美国 SabinⅠ,Ⅱ型中Ⅱ$_{17}$,Ⅱ$_2$ 株

减毒活疫苗和灭活疫苗各有其优缺点(表26-2),可根据具体情况采用。

表26-2 减毒活疫苗和灭活疫苗比较

区别要点	减毒活疫苗	灭活疫苗
制剂特点	活病原体的无毒或减毒株	死的病原体
接种途径	注射	注射
接种量及次数	量较小,1次	量较大,多次
免疫维持时间	3~5年,甚至更长	1/2~1年
抗体应答	IgG、IgA	IgG
细胞免疫	良好	差
毒力恢复	可能(但少见)	无
保存	4℃下数周后失效	易保存,4℃下有效期1年

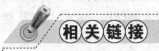

相关链接

基因工程疫苗及核酸疫苗

近年来,病毒基因工程疫苗的研制有很大发展,为现代生物工程的研究热点之一。当一些病毒的保护性抗原表位及相应的编码基因被阐明时,我们可以将此基因片段克隆入表达载体,再转染细胞、真核生物(如酵母菌)或原核生物等,表达病毒抗原蛋白,然后进行大量制备,纯化后去除细菌或酵母菌成分而制成疫苗。

核酸疫苗的研制被认为是第三代疫苗。它包括DNA疫苗和RNA疫苗,是由载体(如质粒DNA)和编码病原体某种抗原的cDNA或mRNA组成,目前研究较多的是DNA疫苗。将病毒核酸疫苗直接注入体内,它可以进入机体细胞内,表达其编码的病毒抗原。具有便于制备、贮存和运输,可诱导细胞免疫及体液免疫,免疫应答维持时间持久等优点。由于核酸疫苗可诱生CTL,故是一种有重要发展前景的疫苗。

2. 人工被动免疫 显性感染或隐性感染血清中存在较高效价病毒抗体。从人血清中提取免疫球蛋白可用于麻疹、甲肝、脊髓灰质炎等病毒感染的紧急预防。常用的人工被动免疫制剂有免疫血清、丙种球蛋白、胎盘球蛋白以及与细胞免疫有关的转移因子等。

二、病毒感染的治疗

(一)药物治疗

病毒必须进入宿主细胞才能够复制增殖,因此设计药物的策略是从复制周期的各个环节着手,要求抗病毒药物既能穿入细胞抑制病毒增殖又不损伤宿主细胞。目前常用的有:

1. 核苷类药物 是最早用于临床的药物。设计的策略是:①模拟核苷成分以假乱真阻断病毒复制;②竞争病毒复制酶,抑制病毒复制;③抑制病毒基因转录及蛋白表达。目前常用核苷类药物有:疱疹净(碘尿苷,IDU)、阿昔洛韦(无环鸟苷,ACV)、阿糖腺苷(Ara-a)、病毒唑

（3-氮唑核苷）、叠氮脱氧胸苷（AZT）、拉米呋定（双脱氧硫代胞嘧啶核苷,3TC）等。

2. 病毒蛋白酶抑制物 是根据病毒蛋白酶的结构进行设计并研制的,能降解大分子病毒蛋白的酶。现已设计出针对 HIV 逆转录酶及蛋白酶活性位点抑制剂,经试验确有抑制病毒蛋白酶的作用,已开发出药品,并获准进行临床试验。

（二）免疫制剂治疗

临床上可用免疫制剂治疗病毒感染性疾病,如干扰素等细胞因子。中和抗体与病毒结合可阻断入侵易感细胞,采用抗病毒的特异免疫球蛋白除了用于预防阻断感染,也可用于治疗。目前我国针对乙脑病毒包膜抗原的单克隆抗体治疗乙脑患者已取得了一定疗效。治疗性疫苗在病毒治疗中也已被重视并应用,如乙型肝炎病毒、单纯疱疹病毒及 HIV 的治疗性疫苗。病毒的核酸疫苗除作为预防疫苗外,也有用于治疗的潜在价值。

（三）中草药治疗

迄今从中草药中筛选出有抗病毒作用的天然药物达 200 余种,低毒性是其重要特点。如黄芪、板蓝根、大青叶、金银花,以及甘草、大蒜等提取物具有抑制病毒的作用。它们可以从整体上调节或增强机体的免疫功能。

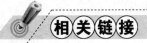 相关链接

病毒感染的基因治疗

根据病毒基因组已知序列,设计能与病毒基因的某段序列互补结合的寡核苷酸,称为反义寡核苷酸(antisense oligonucleotide,asON,又称反义核酸),它可以在病毒基因的复制、转录、转译阶段,通过与病毒基因的某段序列特异性结合,而抑制病毒的复制。抗病毒基因治疗目前还处于研究阶段,这类制剂也面临许多挑战,如制剂不稳定,易被核酸酶降解,如何更有效地到达和进入靶细胞,以及费用较高,使用的安全性等问题。迄今,被批准进入临床研究的只有抗巨细胞病毒的反义核酸,用于巨细胞病毒感染的脉络膜及视网膜炎的局部治疗。

学习小结

病毒感染常用的微生物学检查手段包括病毒的分离鉴定、病毒的血清学诊断、病毒成分(蛋白抗原和核酸)的检测。病毒分离培养常用动物接种、鸡胚培养和细胞培养三种方法。细胞培养法是病毒分离鉴定中最常用的方法,常采用原代细胞、二倍体细胞和传代细胞系进行培养,对细胞培养的病毒,可选择形态学观察、免疫技术等方法进行鉴定。病毒数量可用空斑形成单位(PFU)测定法,病毒毒力的测定通常用 50% 组织细胞感染量($TCID_{50}$)来表示。

　　病毒感染的特异性预防包括接种疫苗主动免疫和注射抗体等被动免疫。接种疫苗是预防病毒最有效的手段,病毒疫苗包括灭活疫苗、减毒活疫苗、亚单位疫苗、基因重组疫苗和核酸疫苗。病毒感染疾病的治疗可用病毒蛋白酶抑制物、核苷类药物治疗,也可用免疫制剂、中草药等治疗。

（陈　廷）

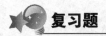

复习题

一、名词解释

1. 细胞病变效应

2. 减毒活疫苗

二、简答题

1. 病毒感染的微生物学检查通常有哪些手段？目前有哪些快速、准确的诊断方法？

2. 可以用哪些方法、策略等来阻止病毒的感染和抑制体内病毒的复制与扩散？

第二十七章

呼吸道病毒

学习目标 ▮▮

掌握:流感病毒的抗原分型、抗原变异与疾病流行的关系、致病性和免疫性;麻疹病毒的致病性、免疫性和特异性预防。

熟悉:流感病毒、麻疹病毒和冠状病毒生物学性状;流感病毒的防治原则;SARS 冠状病毒的致病性和防治原则;风疹病毒的致病性。

了解:其他常见呼吸道病毒的种类及其致病性。

呼吸道病毒是指主要以呼吸道为侵入门户,侵犯呼吸道黏膜上皮细胞,并引起呼吸道局部感染或呼吸道以外组织器官病变的一类病毒。包括正黏病毒科(*orthomyxoviridae*)中的流感病毒,副黏病毒科(*paramyxoviridae*)中的副流感病毒、呼吸道合胞病毒、麻疹病毒、腮腺炎病毒,以及其他病毒科中的一些病毒,如腺病毒、风疹病毒、鼻病毒、冠状病毒和呼肠病毒等。急性呼吸道感染中90%以上由病毒引起,这类病毒的传染源主要是病人及病毒携带者,经飞沫传播,因此传染性强。所致疾病潜伏期短,可出现各种呼吸道症状,易发生继发性细菌感染,如肺炎等疾病。

第一节 流行性感冒病毒

流行性感冒病毒(influenza virus,IFV)简称流感病毒,属于正黏病毒科。有甲(A)、乙(B)、丙(C)三型,以甲型流感病毒最为重要,其感染的宿主范围包括禽类以及猪、人、马等哺乳动物类,引起人和动物流行性感冒(简称流感)。甲型流感病毒可引起人类流感世界大流行。其中发生于1918—1919年的"西班牙流感",是人类历史危害最严重的流感疫情,约导致2000万~4000万人死亡,平均死亡率3%,高于第一次世界大战死亡总人数。

一、生物学性状

(一)形态与结构

流感病毒多呈球形,直径80~120nm,初次分离的呈丝状或杆状,长度可达4000nm左右。

流感病毒的核衣壳呈螺旋对称,有包膜,核心中的核酸为单链负股分节段 RNA(图 27-1)。

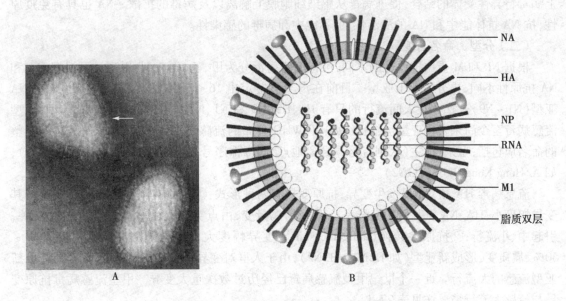

图 27-1　流行性感冒病毒的形态与结构
A. 病毒形态(电镜×300 000);B. 病毒结构模式图

1. 核衣壳　病毒核酸为分节段单负链 RNA,甲型、乙型流感病毒分 8 个节段,每一个节段为一个基因,至少编码 11 种蛋白。这一特点使病毒特别是甲型流感病毒在复制中容易发生基因重组,导致新病毒亚型的出现。丙型分 7 个节段,一般情况下不发生基因重组。与每个 RNA 结合的蛋白为核蛋白(nucleoprotein,NP)和与核酸复制和转录有关的依赖 RNA 的 RNA 多聚酶蛋白(PB1、PB2 和 PA)。RNA 和 NP 合称核糖核蛋白(ribonucleo-protein,RNP),即核衣壳,呈螺旋对称。病毒核蛋白为可溶性抗原,抗原性稳定,未发现变异,具有型特异性。

2. 包膜　流感病毒包膜有两层结构,内层为病毒基因编码的基质蛋白 M,它的存在增加了包膜的硬度和厚度,并可促进病毒装配。M 蛋白抗原性稳定,具有型特异性,也是流感病毒分型的依据之一。包膜外层为来自宿主细胞的脂质双层膜,甲型和乙型流感病毒包膜上镶嵌有两种由病毒基因编码的糖蛋白刺突,即血凝素(hemagglutinin,HA)和神经氨酸酶(neuramini-dase,NA),两者数量之比约为 4∶1～5∶1。HA 和 NA 的抗原结构很不稳定,易发生变异,是划分甲型流感病毒亚型的主要依据。

(1)血凝素:呈柱状,为三聚体,每条单体前体由 HA1 和 HA2 通过精氨酸和二硫键连接而成。当精氨酸被细胞蛋白酶裂解后病毒方具有感染性。HA1 是病毒与红细胞、宿主细胞受体(唾液酸)结合的部位,与病毒吸附和感染有关。HA2 具有膜融合活性,可促使病毒包膜与宿主细胞膜的融合并释放核衣壳。HA 能与人、鸡、豚鼠等多种红细胞表面唾液酸受体结合引起红细胞凝集,简称血凝。流感病毒借助 HA 与细胞表面受体结合而吸附到宿主细胞表面,构成感染的第一步。HA 具有免疫原性,能诱导机体产生抗 HA 抗体,中和病毒的感染性。抗 HA 抗体还有抑制血凝的能力,又称血凝抑制抗体。

(2)神经氨酸酶:由四个亚单位组成的四聚体,呈蘑菇状,头部含有酶活性中心。酶水解病毒感染细胞表面糖蛋白末端的 N-乙酰神经氨酸,促使成熟病毒体的芽生释放;破坏与细胞膜上病毒特异性受体的结合,促进病毒从感染细胞膜上解离以及病毒的扩散。NA 也具有免疫原性,抗 NA 抗体能中和 NA 的酶活性,但不能中和病毒的感染性。

(二)分型、命名与变异

根据 NP 和 M 蛋白抗原性的不同,可将流感病毒分为甲、乙、丙三型;甲型又可根据 HA 和 NA 抗原性不同,再分为若干亚型。目前在禽类已鉴定出 16 个 HA 亚型(H1 ~ H16),9 个 NA 亚型(N1 ~ N9)。迄今在人间流行的只有 H1、H2、H3 和 N1、N2 组合的几个亚型。乙型、丙型流感病毒至今尚未发现亚型。根据 1980 年 WHO 公布的流感病毒命名法,一个新分离株完整的命名应包括:型别/宿主(人则省略)/分离地点/病毒株序号/分离年代(HA 与 NA 亚型号),如 A/Hong Kong/1/68(H3N2)。

流感病毒 HA 和 NA 易发生变异,抗原变异有两种形式:①抗原性漂移(antigenic drift):其变异幅度小,HA、NA 氨基酸的变异率小于 1%,属量变,由点突变造成,并与人群选择力有关,引起中、小流行;②抗原性转换(antigenic shift):变异幅度大,HA 氨基酸的变异率为 20% ~ 50%,属质变,形成新亚型(如 H2N2→H3N2),由于人群对变异病毒株缺少免疫力,容易造成新亚型流感的大流行。近一个世纪甲型流感病毒已经历过数次重大变异。甲型流感病毒抗原变异与流感大流行情况详见表 27-1。

表 27-1 甲型流感病毒抗原变异与流感大流行

亚型名称	抗原结构	流行年代	代表毒株
Hsw1N1	H1N1	1918—1919	猪流感病毒相关(H1N1)
亚甲型(A1)	H1N1	1946—1957	A/FM/1/47(H1N1)
亚洲甲型(A2)	H2N2	1957—1968	A/Singapore/1/57(H2N2)
香港甲型	H3N2	1968—1977	A/Hongkong/1/68(H3N2)
香港甲型与新甲型	H3N2,H1N1	1977—	A/USSR/90/77(H1N1)

(三)培养特性

流感病毒可在鸡胚和组织细胞中增殖。初次分离病毒接种于鸡胚羊膜腔,阳性率较高,传代适应后可移种于尿囊腔。细胞培养一般可用原代猴肾细胞(PMK)或狗肾传代细胞(MDCK)。在培养液中加入胰酶,可促使 HA 裂解,扩大培养细胞范围。病毒在鸡胚和细胞中均不引起明显的病变,需用红细胞凝集试验或红细胞吸附试验等方法证实病毒的存在。易感动物为雪貂。病毒在小鼠体内连续传代可提高毒力。

(四)抵抗力

流感病毒抵抗力较弱,不耐热,56℃30 分钟被灭活,0 ~ 4℃能存活数周,-70℃以下可长期保存;对干燥、紫外线、乙醚、甲醛、乳酸等敏感。

二、致病性与免疫性

(一)致病性

传染源主要是患者,其次为隐性感染者,感染的动物亦可传染人。病毒主要经飞沫在人与人之间直接传播,传染性强,冬春季为流行季节。病毒进入人体后仅在局部增殖,一般不入血。病毒首先在呼吸道上皮细胞内增殖,使细胞产生空泡、变性并迅速扩散至邻近细胞,引起纤毛坏死脱落。病毒的 NA 可降低呼吸道黏液层的黏度,使细胞表面受体暴露,有利于病毒的吸附和扩散,在短期内使许多呼吸道上皮细胞受损。严重者扩散至下呼吸道,可引起病毒性肺炎。人群普遍易感,潜伏期一般为 1~4 天,起病急,患者有畏寒、头痛、发热、肌痛、乏力、鼻塞、流涕、咽痛及咳嗽等症状。发热可达 38~40℃,持续 1~3 天。全身症状与病毒感染刺激机体免疫细胞产生的细胞因子的作用有关。小儿温度比成人高,可发生抽搐或谵妄;患者呕吐、腹痛、腹泻较常见。年老体弱、心肺功能不全者和婴幼儿在感染后 5~10 天易发生细菌性感染,特别是肺炎,危及生命。

(二)免疫性

感染流感病毒后可产生特异性的细胞免疫和体液免疫。体液免疫应答主要是抗 HA 中和抗体,包括 IgG、IgM 和 SIgA。局部黏膜的中和抗体 SIgA 和血清的中和抗体在预防感染和阻止疾病发生中起重要作用。血清抗 HA 中和抗体可持续 10 年,对同型同亚型病毒有免疫力,对亚型间无交叉免疫保护作用。细胞免疫应答主要是特异性 $CD4^+T$ 淋巴细胞,能辅助 B 淋巴细胞产生抗体,$CD8^+T$ 细胞能溶解感染细胞,不利于病毒在细胞内增殖,有助于疾病的恢复。

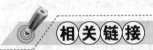

相关链接

禽流感病毒

禽流感病毒(avian influenza virus, AIV)属于 RNA 病毒,基因组由 8 个不连续的基因片段组成,分别编码 10 种蛋白质,包括 PB1 多聚酶、PB2 多聚酶、PA 多聚酶、HA、NP、NA、M1、M2 和 NS1、NS2 蛋白。AIV 包膜表面的两种刺突——HA 和 NA 极易发生点突变,根据 HA 和 NA 结构和抗原性不同,将 AIV 分为 16 个 H 亚型(H1~H16)和 9 个 N 亚型(N1~N9),各亚型之间没有交叉保护作用。

禽流感病毒能感染家禽、野禽、鸟等禽类,其中火鸡最易感,鸡次之。根据致病性强弱,禽流感病毒可分为高致病性、低致病性和非致病性三种。高致病性禽流感主要病毒亚型为 H5、H7(以 H5N1 和 H7N7 为代表),表现为高发病率和高死亡率的全身感染,一旦暴发和流行即可导致大批禽类死亡,给经济带来巨大损失。近几年来多次发生的高致病性禽流感直接感染人并导致人死亡的事件,使该病具有更重要的公共卫生学意义。

禽流感病毒主要经呼吸道传播,人通过密切接触感染的禽类及其分泌物、排泄物、受病毒污染的水等,以及直接接触病毒毒株被感染。一般来说,不同的流感病毒有着不同的宿主特异性,即禽流感病毒很难感染人类,人流感病毒也很难感染禽类。1997年香港 H5N1 禽流感病毒直接感染人的事件,第一次明确禽类流感病毒未经过中间宿主就直接跨越物种屏障传染给人,所幸的是目前尚无 H5N1 能人传人的证据。

第二节　副黏病毒科

副黏病毒科主要包括麻疹病毒、腮腺炎病毒、呼吸道合胞病毒、副流感病毒等,它们都可经呼吸道感染引起相关疾病。它们有以下几个特点:①病毒体较正黏病毒大,直径150~300nm;②副流感病毒和腮腺炎病毒的HA和NA集中于同一糖蛋白刺突上,称HN蛋白;麻疹病毒的刺突只有HA,称H蛋白;呼吸道合胞病毒的刺突为G蛋白,但它既无HA活性,也无NA活性。HN、H和G蛋白均与病毒的吸附细胞功能有关;③副黏病毒都具有刺突F蛋白,可促进病毒与宿主胞膜或细胞与细胞之间的融合,前者有利于病毒的感染,后者有利于形成多核巨细胞;④副黏病毒的核酸为一不分节段的单负股RNA,不易发生重组和变异,也没有亚型。

一、麻疹病毒

麻疹病毒(measles virus)是麻疹的病原体。麻疹是儿童时期最为常见的急性传染病,可感染任何年龄段的易感人群,感染率约85%,发病率接近100%,常因并发症的发生导致死亡。病毒只有一个血清型,不容易发生变异。

人是麻疹病毒唯一的自然宿主,传染源是急性期患者,在出疹前、后4~5天传染性最强,易感者接触后几乎全部发病。冬春季发病率最高。主要通过飞沫传播,也可经用具、玩具或密切接触传播。潜伏期为10~14天。CD46是麻疹病毒受体,凡表面有CD46的组织细胞均可成为麻疹病毒感染的靶细胞。病毒先在呼吸道上皮细胞内增殖,然后进入血流,出现第一次病毒血症。病毒随血流侵入全身淋巴组织和单核吞噬细胞系统,在其细胞内增殖后,再次入血形成第二次病毒血症。此时,眼结膜、口腔黏膜、皮肤、呼吸道、消化道、泌尿道、小血管出现病变,细胞之间相互融合成多核巨细胞,核内和胞质中可形成嗜酸性包涵体。少数病毒尚可侵犯中枢神经系统。鼻炎、眼结膜炎、咳嗽为三个主要前驱症状,此时病人传染性最强。发病2天后,口颊黏膜出现周围绕有红晕的灰白色小点,称Koplik斑,对早期诊断有一定意义。1~2天后,全身皮肤相继出现红色斑丘疹,先是颈部,后为躯干,最后到四肢,出疹期病情最严重。4天后疹块消退、脱屑。麻疹一般可自愈。有些年幼体弱的患儿,易并发细菌性肺炎,这是麻疹患儿死亡的主要原因之一。亚急性硬化性全脑炎(SSPE)是麻疹晚期中枢神经系统并发症,发生率为百万分之一。从麻疹发展到SSPE平均需要7年,患者大脑功能发生渐进性衰退,一般在1~2年内死亡。SSPE患者血液和脑脊液中有异常高水平的麻疹病毒抗体出现。

麻疹自然感染一般可获得牢固的免疫力,抗体可持续终生。经胎盘传递的母亲抗体可保护新生儿。其中抗H抗体和抗F抗体在抵抗麻疹病毒再感染中有重要作用。麻疹的恢复主要靠细胞免疫,细胞免疫缺陷者会产生麻疹病毒持续感染,导致死亡。

二、腮腺炎病毒

腮腺炎病毒(mumps virus)是流行性腮腺炎的病原体,呈世界性分布,只有一个血清型,人是其唯一宿主。病毒通过飞沫或人与人直接接触传播,易感者为学龄期儿童,好发于冬春季节。本病潜伏期2~3周,病毒侵入呼吸道上皮细胞和面部局部淋巴结内增殖后进入血流,再通过病毒血症侵入腮腺及其他器官,如睾丸、卵巢、胰腺、肾脏和中枢神经系统等。主要症状为一侧或双侧腮腺肿大、发热、肌痛和乏力等,病程1~2周。30%感染后无症状,青春期感染者易并发睾丸炎(25%)或卵巢炎(5%),约0.1%的患儿可并发病毒性脑膜炎。病后可获得牢固的免疫力。

三、呼吸道合胞病毒

呼吸道合胞病毒(respiratory syncytial virus,RSV)是在婴幼儿中引起严重呼吸道感染的最重要的病原体,引起细支气管炎和肺炎,但在较大儿童和成人主要引起鼻炎、感冒等上呼吸道感染。

呼吸道合胞病毒主要经飞沫传播,也能经污染的手和物体表面传播,每年冬季和早春均有流行。病毒感染局限于呼吸道,不产生病毒血症。病毒侵入呼吸道上皮细胞内增殖,引起细胞融合。病毒致病机制不清楚,主要是免疫病理造成细胞损伤。支气管和细支气管坏死物与黏液、纤维等结集在一起,很易阻塞婴幼儿狭窄的气道,导致严重的细支气管炎和细支气管肺炎,甚至死亡。呼吸道合胞病毒也是医院内感染的重要病原体。呼吸道合胞病毒感染后,免疫力不强,自然感染不能防止再感染。母体通过胎盘传给胎儿的抗体亦不能防止婴儿感染。至今未有安全有效的预防疫苗,灭活疫苗接种反而会使感染更加严重。

第三节 其他呼吸道病毒

一、冠 状 病 毒

冠状病毒(coronavirus)在分类上属于冠状病毒科(*Coronaviridae*)冠状病毒属(*Coronavirus*)。由于病毒包膜上有向四周伸出的突起,形如花冠而得名。

SARS冠状病毒(SARS coronavirus,SARS Cov)是一种新发现的冠状病毒,是严重急性呼吸道综合征(severe acute respiratory syndrome,SARS)又称传染性非典型肺炎的病原体。电镜下SARS Cov与其他冠状病毒类似,病毒颗粒呈不规则形,直径60~220nm,有包膜,包膜表面有向四周伸出的突起,形如花冠(图27-2)。SARS Cov核心为螺旋状排列的单正链RNA及衣壳组成的核衣壳(nucleocapsid protein,N蛋白),N蛋白在病毒转录、复制和成熟中起作用。病毒核酸全长约29.7kb,编码RNA聚合酶、N、S、M、E等20多个蛋白。衣壳外为包膜,有E蛋白(envelope protein),包膜表面有两种糖蛋白,即S蛋白(spike protein)和M蛋白(membrane protein)。S蛋白是刺突糖蛋白,是病毒主要抗原,其功能是与细胞受体结合,使细胞发生融合,是SARS Cov感染细胞的关键蛋白。M蛋白为跨膜蛋白,参与包膜形成。

SARS Cov可以在Vero-E6细胞及FRHK-4细胞等内增殖并引起细胞病变,病毒复制可被SARS病人恢复期血清所抑制。SARS Cov对乙醚等脂溶剂敏感,不耐热或酸,可用0.2%~

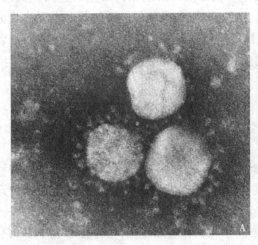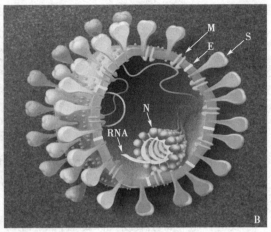

图 27-2　冠状病毒形态与结构

A. 病毒形态(电镜 ×100 000);B. SARS 冠状病毒结构模式图

0.5% 过氧乙酸或 10% 次氯酸钠进行消毒。10% 甲醛、75% 乙醇 5 分钟可灭活病毒。在 4℃ 条件下活性仅下降 10%,在粪便和尿中至少可存活 1~2 天。该病毒对热的抵抗力比普通冠状病毒强,56℃ 30 分钟可灭活病毒。

人冠状病毒可感染各年龄组人群,引起普通感冒和咽喉炎,某些冠状病毒株还可引起成人腹泻或胃肠炎。SARS 的传染源主要是患者。源头可能来源于野生动物。SARS Cov 以近距离飞沫传播为主,同时可以通过接触病人呼吸道分泌物经口、鼻、眼,甚至通过粪-口途径传播。人类对新出现的 SARS Cov 无天然免疫力,故人群普遍易感,患者家庭成员和医护人员等密切接触者是本病高危人群。主要在冬春季流行。病毒感染后潜伏期平均为 3~7 天,以发热为首发临床症状,体温高于 38℃,可伴有头痛、乏力、关节痛等,接着出现干咳、胸闷、气短等症状。大多数 SARS Cov 感染者能够自愈,心肺功能不全及老年患者死亡率可达40%~50%。机体感染 SARS Cov 后,可产生特异性抗体。特异性抗体有中和保护作用。有人用恢复期血清治疗患者,有一定疗效。机体在病毒刺激下也有细胞免疫防御反应,与此同时也产生免疫病理损伤。

二、风疹病毒

风疹病毒(rubella virus)是风疹(又名德国麻疹)的病原体。为单正链 RNA 病毒,直径 50~70nm,核衣壳为二十面体对称,有包膜,包膜刺突有血凝作用。风疹病毒只有一个血清型,人是病毒唯一的自然宿主。病毒经呼吸道传播,在局部淋巴结增殖后,经病毒血症播散全身。儿童是主要易感者,表现为发热和轻微的麻疹样皮疹,伴耳后和枕下淋巴结肿大。成人感染症状较严重,除出疹外,还可产生关节炎和关节疼痛、血小板减少症、出疹后脑炎等。风疹病毒感染最严重的危害是通过垂直传播导致胎儿先天性感染,孕妇在孕期 20 周内感染风疹病毒对胎儿危害最大,病毒感染引起胎儿死亡或出生后表现为先天性心脏病、先天性耳聋、白内障等畸形及其他风疹综合征,如黄疸性肝炎、肝肿大、肺炎、脑膜脑炎等。风疹病毒自然感染后可获得持久免疫力,孕妇血清抗体可保护胎儿免受风疹病毒感染。风疹减毒活疫苗接种是预防风疹的有效措施,常与麻疹、腮腺炎组合成三联疫苗(MMR)使用。

三、腺 病 毒

腺病毒(adenovirus)约有100多个血清型,其中能感染人类的至少有49个型别,分A～F6个亚组。病毒为球形,直径70～90nm。无包膜,核酸为双链DNA,核衣壳呈二十面体立体对称,12个顶角的五邻体由基底和一根纤维突起组成(图27-3),基底部分有毒素样活性,可引起细胞病变;纤维突起含有病毒吸附蛋白和型特异性抗原,还具有血凝性。腺病毒能在呼吸道、肠黏膜上皮细胞中引起杀细胞性感染;在淋巴样和腺样细胞中引起潜伏感染和在啮齿动物细胞中引起转化感染,其早期基因产物EIA能与抑癌基因P53结合,阻断细胞凋亡,促进细胞转化。

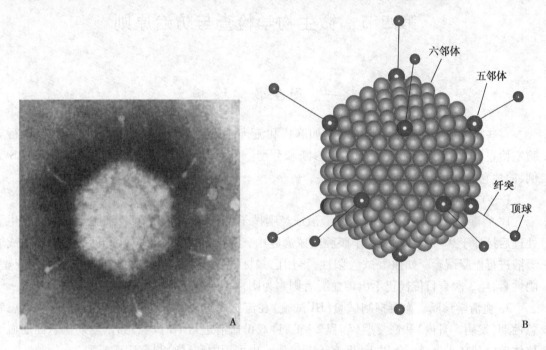

六邻体

五邻体

纤突

顶球

A

B

图27-3 腺病毒形态与结构

A. 病毒形态(电镜×500 000);B. 病毒结构模式图

腺病毒主要经呼吸道传染,引起上呼吸道感染及肺炎。由于缺乏腺病毒特异性抗体,80%的腺病毒肺炎发生于6个月至2岁的婴幼儿。潜伏期3～8天,多以急骤发热(39℃以上)、咳嗽、呼吸困难及发绀等呼吸道症状为主,有时出现嗜睡、惊厥、腹泻、呕吐、卡他性结膜炎、猩红热样皮疹,甚至心力衰竭等。

有些型别腺病毒可通过胃肠道和眼结膜等途径传播,引起咽结膜热(3、7、14型)、流行性角膜炎(8、19、31型)和小儿胃肠炎(40、41型)。消毒不充分的游泳池还可引起腺病毒感染的咽结膜热的暴发流行。此外,腺病毒(11、12型)还可引起其他一些临床疾病,如小儿的急性出血性膀胱炎。

腺病毒有潜在的致癌能力,已经证明有少数腺病毒(12、18型等)可引起细胞转化和动物肿瘤。病后机体产生的抗体对同型病毒具有保护作用。

四、鼻 病 毒

鼻病毒(rhinovirus)为小 RNA 病毒,球形,直径 28~30nm,为单正链 RNA 病毒,核衣壳为二十面体立体对称,无包膜。至少有 100 个血清型。能在人二倍体成纤维细胞中生长,最适温度为 33℃。对酸敏感,pH3.0 迅速失活,该特性可用于区别鼻病毒与肠道病毒。

鼻病毒是普通感冒最重要的病原体,引起至少 50% 的上呼吸道感染,具有自限性。婴幼儿和有慢性呼吸道疾患者,可引起支气管炎和肺炎。鼻病毒主要经过接触和飞沫传播,经鼻、口、眼进入体内,主要在鼻咽腔中增殖。早秋和晚春为发病季节。由于病毒型别多,存在抗原性漂移现象,鼻病毒的免疫非常短暂,再感染极为常见。

第四节 微生物学检查与防治原则

一、微生物学检查

有些呼吸道病毒感染引起的疾病如麻疹和流行性腮腺炎临床表现比较典型,无需进行实验室检查,实验室检查主要用于鉴别诊断和分型。下面以常见的流感病毒和新发的 SARS 为例,简述它们的实验室检查。

(一)流感病毒的检查法

1. 病毒分离 取急性期患者咽漱液或鼻咽拭子,接种鸡胚或 MDCK 细胞。标本经抗生素处理后接种于 9~11 日龄鸡胚羊膜腔或尿囊腔中,于 33~35℃ 孵育 3~4 天后,收集羊水或尿囊液进行血凝试验。如血凝试验阳性,再用已知标准免疫血清进行血凝抑制试验鉴定亚型。阴性者,经 3 次盲目传代仍不出现血凝者则判为阴性。

2. 血清学诊断 血凝抑制试验(HI 试验)在流感病毒血清学诊断中最为常用。采取患者急性期(发病 5 日内)和恢复期(病程 2~4 周)双份血清进行 HI 试验,如恢复期比急性期血清抗体效价升高 4 倍或 4 倍以上,即有诊断价值。也可用中和试验测定病毒亚型。

3. 快速诊断 主要采用间接或直接免疫荧光法,ELISA 法检测患者鼻黏膜或咽漱液及呼吸道脱落细胞中病毒抗原。也可用 RT-PCR、核酸杂交或序列分析等方法检测流感病毒及分型鉴定。

(二)SARS 冠状病毒的检查法

SARS 病原学的分离鉴定必须在生物安全三级(BSL-3)及以上实验室中进行,不能作为常规检查。取咽拭子、痰液、气管分泌物等标本,用 Vero-E6 细胞分离培养病毒,出现细胞病变后,进行病毒鉴定,如电镜形态观察、病毒抗原和核酸序列检测等。也可采集患者标本(血、便、呼吸道分泌物或体液等)提取 RNA,用 SARS Cov 特异引物进行 RT-PCR 或巢式 PCR 检测 SARS Cov 核酸,是目前对 SARS Cov 进行快速诊断的最好方法。实时定量 PCR 可以检测病毒拷贝数。此外还可采集患者血清进行血清学检查。用免疫荧光、酶联免疫(ELISA)及胶体金免疫分析等方法检测血清中抗 SARS Cov 的特异抗体,包括 IgM、IgG,但一般在患病 12 天后检出率高,用于早期诊断有困难。

二、防治原则

对呼吸道病毒感染的防治,使用疫苗是最有效的手段。有的还可使用抗毒血清或患者血清进行被动免疫治疗,取得一定效果。干扰素对病毒有一定抑制作用,目前尚无特异的抗病毒药物。

对于流感,流行期间应尽量避免人群聚集。免疫接种流感疫苗是预防流感最有效的方法,但必须与当前流行株的型别相同。目前使用的流感疫苗包括全病毒灭活疫苗、裂解疫苗和亚单位疫苗3种。目前对流感尚无有效的治疗方法,主要是对症治疗和预防继发性细菌感染。抗病毒药金刚烷胺及类似物甲基金刚烷胺对甲型流感病毒有一定抑制作用,其机制主要是抑制病毒的穿入和脱壳,故可用于流感预防和早期治疗。此外,干扰素滴鼻及中药板蓝根、大青叶等有一定疗效。对禽流感 H5N1 感染者可用达菲等药物治疗。人用禽流感 H5N1 疫苗正在研制当中。控制禽流感疫情对防止高致病性禽流感病毒向人间传播具有重要意义。

预防麻疹的主要措施是对儿童进行人工主动免疫,提高机体免疫力。目前国内外普遍实行麻疹减毒活疫苗接种,国外还有使用麻疹、腮腺炎、风疹三联疫苗(measles- mumps- rubella vaccine,MMR)进行免疫。我国计划免疫程序是初次免疫为 8 月龄,1 年后及学龄前再加强免疫。疫苗接种后,抗体阳转率可达90%以上,免疫力可持续 10 年左右。对接触麻疹的易感儿童,可紧急采用人工被动免疫,即在接触后的 5 天内肌注麻疹患者恢复期血清或丙种球蛋白,可防止发病或减轻症状。

预防腮腺炎应及时隔离患者,防止传播。国外使用单价减毒活疫苗或 MMR 联合疫苗预防取得了较好的效果。我国现在使用单价减毒活疫苗,程序是 1 岁初次免疫,2 岁及学龄前各加强免疫 1 次。目前尚无有效药物治疗。

对 SARS 的预防措施主要是隔离病人、切断传播途径和提高机体免疫力。因 SARS 为法定传染病,故对 SARS 病人及疑似病例要进行及时严格隔离和治疗,以防与外界人员接触,绝对防止 SARS Cov 在人群中传播。各级卫生防疫部门要及时上报疫情。流行期间,除避免与患者和可疑病人接触外,要保持个人良好卫生习惯,加强锻炼,增强抵抗力。SARS 特异性预防的疫苗正在研制中。对患者治疗主要采用支持疗法,如早期氧疗及适量激素疗法等。

病案举例

2009 年 3～4 月间始发于墨西哥和美国的甲型 H1N1 流感(4 月 30 日前称"猪流感")疫情迅速在全球蔓延。患者女性,18 岁,在北京居住,就读于美国纽约州某大学。2009 年 5 月 11 日中午从美国抵达北京,在其母陪伴下回到家中,一直未外出和会友。13 日中午自觉不适,全身乏力,自测体温低热,自服药后症状未缓解。14 日晚到北京某医院发热门诊就诊,自述有咳嗽、头痛、咽痛、胸闷、肌肉酸痛等症状。体温37.7℃,血常规报告显示,白细胞 6.8×10^9/L,中性粒细胞60%,淋巴细胞35%,胸片显示无异常。根据患者的临床表现、流行病学调查、实验室检查和北京市疾控中心病毒检测结果分析,初步诊断为"甲型 H1N1 流感疑似病例"。16 日对该患者咽拭子标本进行复核检测,确诊为甲型 H1N1 流感病例。患者随即被转送市传染病医院隔离治疗,其密切接触者也采取医学观察措施。

问题与思考

1. 甲型 H1N1 流感病毒主要通过哪些途径传播? 如何进行预防?

2. 确诊甲型 H1N1 流感病例,除出现流感样临床表现外,还应同时具有哪些实验室检测结果?

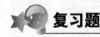 学习小结

呼吸道病毒包括正黏病毒科的流感病毒;副黏病毒科的麻疹病毒、腮腺炎病毒、呼吸道合胞病毒等;冠状病毒科的 SARS 冠状病毒;小 RNA 病毒科的鼻病毒;以及其他病毒科中的一些病毒,如风疹病毒、腺病毒等。流感病毒自外向内可分为包膜、基质蛋白及核心三部分,核心包含分节段的单负链 RNA;病毒包膜中有两种重要的糖蛋白:血凝素(HA)和神经氨酸酶(NA)。HA 和 NA 很容易发生抗原变异,是划分甲型流感病毒亚型的主要依据。流感病毒抗原变异包括抗原性转变和抗原性漂移两种形式。由于病毒不断发生变异导致流感反复流行。副黏病毒基因组为不分节段的单负链 RNA,抗原变异频率低。麻疹病毒、腮腺炎病毒、风疹病毒抗原性较稳定,只有一个血清型,麻疹病毒、腮腺炎病毒分别引起麻疹和腮腺炎,病后可获得持久免疫。风疹病毒感染最严重的危害是通过垂直传播引起胎儿先天性感染。SARS 冠状病毒可引起严重急性呼吸道综合征(SARS),短距离的飞沫传播是本病的主要传播途径。呼吸道合胞病毒主要引起婴幼儿支气管炎和肺炎,也是成人普通感冒的病原体。腺病毒主要引起婴幼儿肺炎,有些型别可引起咽结膜热、流行性角膜炎和小儿胃肠炎。鼻病毒是普通感冒最重要的病原体。针对流感、麻疹和腮腺炎病毒感染可用疫苗预防,麻疹疫苗是儿童计划免疫的重要疫苗之一。

(张　艳)

复习题

一、名词解释

1. 抗原性漂移

2. 抗原性转换

3. HA 和 NA

4. 先天性风疹综合征

5. SARS 冠状病毒

二、简答题

1. 简述流感病毒的形态与结构。

2. 试述甲型流感病毒变异的物质基础及其与疾病流行的关系。

3. 为什么人患麻疹后获得牢固的免疫力,而患流感后仅获短暂的免疫力?

4. 请列举 6 种主要的呼吸道病毒及其所致呼吸道感染。

第二十八章

肠道感染病毒

学习目标 ▶▶

掌握:脊髓灰质炎病毒的致病性、免疫性和预防疫苗。

熟悉:肠道病毒的主要种类和共同特性;柯萨奇病毒、埃可病毒、新肠道病毒引起的一些重要临床疾病;轮状病毒的结构特点、致病性。

了解:其他肠道感染病毒;肠道感染病毒的微生物学检查法、防治原则。

肠道感染病毒是指通过粪-口途径传播,引起消化道或消化道外感染的病毒。包括小 RNA 病毒科中的肠道病毒属、呼肠病毒科中的轮状病毒属、腺病毒科的肠道腺病毒等。

第一节 肠 道 病 毒

肠道病毒(enterovirus)肠道病毒根据抗原性不同分为 67 个血清型,包括:①脊髓灰质炎病毒(poliovirus):有 1、2、3 三型;②柯萨奇病毒(Coxsackie virus):分 A、B 两组,A 组包括 1~22,24 型、B 组包括 1~6 型;③人肠道致细胞病变孤儿病毒或简称埃可病毒(enteric cytopathogenic human orphan virus,ECHO):包括 1~9,11~27,29~33 型;④新肠道病毒:包括 68、69、70 和 71 型。

肠道病毒共同的生物学特性:①单正链的 RNA 病毒,呈球形,衣壳为 20 面体对称,无包膜。②在灵长类上皮样细胞中生长最好。常用的有猴肾、人胚肾、人胚肺、人羊膜和 HeLa 细胞等。病毒在胞质内增殖,引起细胞病变。③耐乙醚,耐酸(pH3.5),对胃酸、蛋白酶和胆汁有抵抗力,对消毒剂如 70% 酒精、5% 来苏尔等有抵抗作用。在污水或粪便中可存活数月。对氧化剂如 1% 高锰酸钾、1% H_2O_2 和含氯消毒剂较敏感。对高温、干燥、紫外线等敏感,56℃ 30 分钟可灭活病毒。④主要经粪-口途径传播,以肠道外疾病为主,引起人类多种疾病,临床表现多种多样,如麻痹、无菌性脑炎、心肌损伤、腹泻和皮疹等。⑤肠道病毒感染后,患者可获得牢固的免疫力,以体液免疫的中和抗体为主。肠道局部可出现特异性 SIgA,特异性 SIgA 能清除肠道内的病毒,在阻止病毒进入血流中起重要作用。

一、脊髓灰质炎病毒

脊髓灰质炎病毒引起脊髓灰质炎。脊髓灰质炎是一种急性传染病,病毒常侵犯中枢神经系统,损害脊髓前角运动神经细胞,导致肢体松弛性麻痹,多见于儿童,故脊髓灰质炎又名小儿麻痹症。

(一)病毒型别与免疫原性

脊髓灰质炎病毒有三个血清型,这三型病毒的核苷酸序列已经清楚,核苷酸总数目为7.5kb。虽然三型脊髓灰质炎病毒的核苷酸有71%左右的同源性,但编码区内的核苷酸序列都不同,因此三型病毒间中和试验无交叉反应。

病毒有两种抗原,一种称为D(致密)抗原,另一种称为C(无核心)抗原。前者存在于成熟的、有感染性的病毒颗粒中,是该病毒的中和抗原,具有型特异性。C抗原存在于经过56℃灭活,或者未成熟的空心病毒颗粒中,是一种耐热的抗原成分,与三型病毒的免疫血清均呈补体结合反应阳性。

(二)致病性与免疫性

本病一年四季均可发生,但大都流行在夏、秋季,一般以散发为多,带毒粪便污染水源可引起暴发流行,引起流行的病毒型别以Ⅰ型居多。潜伏期通常为7~14天,最短2天,最长35天。在临床症状出现前后病人均具有传染性。

人是脊髓灰质炎病毒的唯一天然宿主,主要侵犯脊髓前角运动细胞、运动神经元、骨骼肌细胞和淋巴细胞等,因为这些细胞表面具有能与病毒结合的受体。受病毒感染后,绝大多数人(90%~95%)呈隐型感染,而显性感染者也多为轻症感染(4%~8%),只有少数病人(1%~2%)发生神经系统感染,引起严重的症状和后果。病毒经粪-口途径传播,引起二次病毒血症,根据显性感染病人的临床表现可分为三种类型:①轻型:病症似流感,有发热、乏力、头痛、肌痛,有时伴有咽炎、扁桃腺炎及胃肠炎症状。症状持续4~5天后即退去。②非麻痹型(又称无菌性脑膜炎型):病人具有典型的无菌性脑膜炎症状。下肢疼痛,颈或背痛,可查出有轻度颈项强直及脑膜刺激症状,脑脊液中淋巴细胞增多。③麻痹型:病毒经血液侵入中枢神经系统,当累及脊髓腰膨大部前角运动神经细胞时,造成肌群松弛、萎缩,最终发展为松弛性麻痹。0.1%~2%的病人产生永久性迟缓性肢体麻痹。在极个别病人,病毒可累及颅下神经及脊髓颈区前角神经细胞,造成咽、软腭、声带麻痹、病人常因呼吸、循环衰竭而死亡。上述临床表现的严重程度取决于多种因素,如毒株的毒力、感染病毒的相对数量、机体免疫功能状态等。过度疲劳、创伤、妊娠、扁桃腺切除、近期有以明矾为佐剂的疫苗接种史等易促使麻痹发生。

病毒感染后产生中和抗体和SIgA。SIgA具有重要的局部抗感染作用,可以阻止病毒在咽喉部、肠道内的吸附和初步增殖;血清中和抗体可阻断病毒的吸附和向靶组织扩散。中和抗体在感染后2~6周达高峰,能持续多年,对同型病毒感染具有牢固的免疫力。

二、柯萨奇病毒、埃可病毒和新肠道病毒

柯萨奇病毒、埃可病毒、新肠道病毒的流行病学特点和致病机制与脊髓灰质炎病毒相似,

但各自攻击的靶器官不同。柯萨奇病毒、埃可病毒和新肠道病毒容易感染脑膜、肌肉和黏膜等部位。人体受感染后,约60%呈隐性感染。由于侵犯的器官组织不同而表现为不同的临床症状(表28-1)。

表28-1　柯萨奇病毒、埃可病毒、新肠道病毒引起的临床症状及相关的病毒型别

| 临床症状 | 柯萨奇病毒 | | 埃可病毒 | 新肠道病毒 |
	A 组	B 组		
无菌性脑膜炎	2、4、7、9、10	1、2、3、4、5、6	1~11、13~23、25、27、28、30、31	70、71
肌无力和麻痹	7、9	2、3、4、5	2、4、6、9、11、31	70、71
皮疹	4、5、6、9、16	5	2、4、6、9、11、16、18	—
心包炎、心肌炎	4、16	1、2、3、4、5	1、6、9、19	—
流行性胸痛	9	1、2、3、4、5	1、6、9	
感冒,肺炎	9、16、21、24	4、5	4、9、11、20、25	68
急性结膜炎	24	—		
新生儿感染	—	1、2、3、4、5	3、4、6、9、17、19	
疱疹性咽峡炎	2、6、8、10			

肠道病毒血清型别众多,不同型别病毒可以引起相同的病症,而同样型别的病毒在不同条件下也可引起不同的临床病症。柯萨奇病毒、埃可病毒、新肠道病毒引起的一些重要临床病症概述如下。

1. 无菌性脑膜炎　是肠道病毒感染中极为常见的一种综合病症,几乎所有的肠道病毒都与无菌性脑膜炎、脑炎和轻瘫有关。在夏季流行时,不易与轻型的流行性乙型脑炎相区别。发病特点为短暂的发热,类似感冒,相继出现头痛、咽痛、恶心、呕吐和腹泻。进一步发展可出现脑膜刺激征,嗜睡,脑脊液细胞数和蛋白质含量增加,病程1~2周。

2. 麻痹　在上述无菌性脑膜炎的基础上,部分病例可进入麻痹期,临床表现为特有的脊神经支配的肌群或部分肌群麻痹。

3. 疱疹性咽峡炎　是一种发生于儿童的急性传染病,主要由柯萨奇A组病毒引起,常流行于春末和初夏。病人突然发热、咽痛厌食、吞咽困难。在悬雍垂、扁桃腺及软腭边缘出现散在性小疱疹、破溃后形成小溃疡。

4. 心肌炎和心包炎　散发于成人和儿童,在儿童和成人表现为呼吸道感染症状,心动过速、心电图表现异常等,预后不良;新生儿感染后后果较严重,表现为发热、皮肤青紫、呼吸困难,不明原因的心力衰竭,死亡率高;在婴儿室可引起暴发流行。

5. 肌痛或肌无力　病人常有发热、头痛和肌肉酸痛。有的病例表现为肌无力。恢复后疼痛消失,预后良好。

6. 眼病　见于由柯萨奇A24型引起的急性结膜炎和肠道病毒70型引起的急性出血性结膜炎。急性出血性结膜炎常发生于成年人,俗称"红眼病"。潜伏期短,起病急、侵犯双眼,引起眼睑水肿、眼球压痛、结膜下严重出血。人群对此病毒普遍易感,发病率高,但预后良好。

柯萨奇病毒、埃可病毒和新肠道病毒感染后,主要产生以中和抗体为主的体液免疫,中和

抗体在感染早期、临床症状出现以前就已产生,因此能阻止病毒向靶组织扩散和随后引起的疾病。局部产生的 SIgA 可以阻止病毒在咽喉部和肠道的吸附和初步增殖,阻断病毒经粪便进行播散。病后患者可获得牢固的免疫力,对同型病毒感染具保护作用。

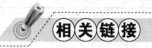

相关链接

肠道病毒感染与手足口病

近年来我国儿童手足口病发病率较高,并呈区域流行。引发手足口病的肠道病毒有20多种(型),柯萨奇病毒 A 组的 16、4、5、9、10 型,B 组的 2、5 型,以及新肠道病毒 71 型均为手足口病较常见的病原体,其中以柯萨奇病毒 A16 型(CoxA16)和新肠道病毒 71 型(EV71)最为常见。

该病多发生于 5 岁以下儿童,传染源包括患者和隐性感染者。患者在发病急性期可自咽部排出病毒。传播方式多样,可通过人群密切接触、呼吸道飞沫传播,也可通过玩具、食具、奶具以及床上用品、内衣等间接接触传播。门诊交叉感染和口腔器械消毒不合格亦是造成传播的原因之一。

该病急性起病,有发热症状。口腔黏膜常出现散在疱疹,米粒大小,疼痛明显。手掌或脚掌部出现米粒大小疱疹,臀部或膝盖偶可受累。疱疹周围有炎性红晕,疱内液体较少。部分患儿可伴有咳嗽、流涕、食欲不振、恶心、呕吐、头疼等症状。该病为自限性疾病,多数预后良好,不留后遗症,极少数患儿可引起脑膜炎、脑炎、心肌炎、弛缓性麻痹、肺水肿等严重并发症。个别重症患儿如果病情发展快,导致死亡。

第二节　轮状病毒

轮状病毒(rotavirus)是人类、哺乳动物和鸟类腹泻的重要病原体,特别是 A 组轮状病毒是世界范围内婴幼儿重症腹泻最重要的病原体,也是婴幼儿死亡的主要原因之一。

一、生物学性状

1. 形态和结构　病毒体呈球形,完整病毒的直径大小约 60nm～75nm,病毒体的核心为双链 RNA,由 11 个不连续的基因节段组成。每个片段含一个开放读框,分别编码 6 个结构蛋白(VP1、VP2、VP3、VP4、VP6、VP7)和 5 个非结构蛋白(NSP1～NSP5)。有双层衣壳,呈二十面立体对称,内衣壳的壳微粒沿着病毒体边缘呈放射状排列,形同车轮状,故名。无包膜。

2. 分型　根据 VP6 的抗原性的不同,将轮状病毒分为 7 个组(A～G)。A 组轮状又可分为 4 个亚组(Ⅰ、Ⅱ、Ⅰ+Ⅱ、非Ⅰ非Ⅱ)。根据中和抗原 VP7 和 VP4 的不同,A 组轮状病毒又可分 14 个 G 血清型(VP7 为糖蛋白)和 19 个 P 血清型(VP4 为蛋白)。

3. 抵抗力　病毒对理化因素有较强的抵抗力,耐酸、耐碱,能在 pH3.5 ~ 10 的环境中存活。耐乙醚和氯仿等脂溶剂。55℃ 30 分钟可被灭活。室温下相对稳定,在粪便中可存活数天到数周。病毒经胰酶作用后,感染性增强。

二、致病性与免疫性

轮状病毒呈世界性分布,A ~ C 组轮状病毒能引起人类和动物腹泻,D ~ G 组只引起动物腹泻。以 A 组轮状病毒最为常见,是引起 6 个月 ~ 2 岁婴幼儿严重腹泻的主要病原体,约占病毒性胃肠炎的 80% 以上,是导致婴幼儿死亡的主要原因之一。年长儿童和成人常呈隐性感染。

1. 致病性　传染源是病人和无症状带毒者,主要通过粪-口途径传播。病毒还可能通过呼吸道传播。在温带地区,秋冬季节是疾病发生的主要季节。病毒穿入小肠黏膜绒毛细胞内并增殖,造成微绒毛萎缩变短、脱落和细胞溶解死亡,感染使肠道吸收功能受损;还能刺激腺窝细胞增生、使分泌功能增加,最终导致水和电解质分泌增加,重吸收减少,出现严重腹泻。潜伏期1 ~ 3 天,突然发病,发热、水样腹泻,腹泻每天可达 5 ~ 10 次以上,伴呕吐,一般为自限性,可完全恢复。重者可出现脱水和酸中毒,若不及时治疗,导致婴幼儿死亡。特别在发展中国家,轮状病毒所致的腹泻是婴儿死亡的主要原因。儿童营养不良,加重病情。B 组病毒可在年长儿童和成人中出现暴发流行。C 组病毒对人的致病性类似 A 组,但发病率很低。

2. 免疫性　感染后机体可产生型特异性抗体 IgM、IgG 和 SIgA,对同型病毒有保护作用,其中肠道 SIgA 最为重要。免疫力不牢固,病愈后还可重复感染。

第三节　其他肠道感染病毒

一、杯状病毒

杯状病毒为一类球形、直径约 27 ~ 38nm 的单正链 RNA 病毒,衣壳呈二十面立体对称,无包膜。包括诺如病毒和沙波病毒。

诺如病毒是世界上引起急性病毒性胃肠炎暴发流行最重要的病原体之一。秋冬季流行,可累及任何年龄组。学校、家庭等群体单位均可出现暴发流行。病人、隐性感染者和健康带毒者为传染源。主要为粪-口传播途径,其次为呼吸道,传染性强。污染的水源和食物,尤其是海产品是引起流行的重要原因。潜伏期约 24 小时,突然发病,恶心、呕吐、腹痛和轻度腹泻,呈自限性。腹泻为病毒引起小肠绒毛轻度萎缩所致,感染后可产生相应抗体,但是没有明显的保护作用。沙波病毒主要引起 5 岁以下小儿腹泻,但发病率很低,临床症状类似轻型轮状病毒感染。

二、肠道腺病毒

已证实,肠道腺病毒 40、41、42 三型属于人类腺病毒 F 组,是引起婴儿病毒性腹泻的第二位病原体,住院治疗的腹泻病人中,15%是由肠道腺病毒引起的。世界各地均有小儿腺病毒胃肠炎报告,主要经粪-口传播,四季均可发病,以夏季多见。主要侵犯 5 岁以下小儿,引起腹泻,很少有发热或呼吸道症状。

三、星状病毒

人星状病毒于 1975 年从腹泻婴儿粪便中分离得到,球形,28～30nm,无包膜,电镜下表面结构呈星形,核酸为单正链 RNA。

通过粪-口途径传播,易感者为 5 岁以下婴幼儿,其中5%～20%为隐性感染。在温带地区,冬季为流行季节,仅占病毒性腹泻的2.8%。病毒侵犯十二指肠黏膜细胞,引起细胞死亡,释放病毒于肠腔。潜伏期 3～4 天,症状包括发热、头痛、恶心、腹泻,腹泻持续 2～3 天,也可更长。感染后可产生保护性抗体,免疫力较牢固。

第四节 微生物学检查与防治原则

一、微生物学检查

除柯萨奇 A 组病毒少数几个型别必须在乳鼠中增殖外,其余肠道病毒都能在猴肾原代和传代细胞、某些人源性传代细胞中生长,在细胞质中增殖,产生细胞病变。用病毒特异性组合血清和单价血清做中和试验进行鉴定。

标本包括咽拭和粪便,脑脊液对分离脊髓灰质炎病毒不适用。对肠道病毒感染,还可取发病急性期和恢复期双份血清进行中和试验,若血清抗体有 4 倍或 4 倍以上增长,则有诊断价值。目前尚无快速简便的其他血清学诊断方法。

轮状病毒感染的诊断主要是应用电镜或免疫电镜直接检查粪便中的病毒颗粒,特异性诊断率可达 90%～95%,也可用 ELISA 或免疫荧光法检查粪便中的病毒抗原或血清中的抗体。应用分子生物学技术,从粪便标本中提取病毒 RNA,用聚丙烯酰胺凝胶电泳法分析轮状病毒 11 个基因片段分布特征,在临床诊断和流行病学调查中有重要意义。

细胞培养轮状病毒可在原代猴肾细胞,传代猴肾上皮细胞等中增殖,胰酶预处理病毒可加强其对细胞的感染性,但因病毒培养困难,不是常用的方法。

二、防治原则

目前针对脊髓灰质炎病毒感染可用有效的疫苗预防,而其他肠道感染病毒无理想的预防疫苗。

1. 脊髓灰质炎疫苗　自从 50 年代中期和 60 年代初期灭活脊髓灰质炎疫苗(inactivated polio vaccine,IPV,Salk 疫苗)和口服脊髓灰质炎减毒活苗(oral polio vaccine,OPV,Sabin 疫苗)问世并广泛应用以来,脊髓灰质炎发病率急剧下降,绝大多数发达国家都已消灭了脊髓灰质炎病毒野毒株,但在非洲、中东和亚洲发展中国家仍有野毒株的存在。目前,IPV 和 OPV 都是三价混合疫苗(TIPV 或 TOPV),免疫后都可获得抗三个血清型脊髓灰质炎病毒感染的免疫力。减毒活疫苗 OPV 口服后,产生的免疫类似自然感染,既可刺激肠道局部产生 SIgA 阻止野毒株在肠道的增殖和人群中的流行,又能诱发血清中和抗体,阻止病毒侵犯中枢神经系统。OPV 在咽部存留 1～2 周,从粪便中排出达几周,因而疫苗病毒在人群中的传播可使接触者形成间接免疫。

我国自 1986 年实行卫生部颁布的 2 个月龄开始连服三次 TOPV,每次间隔一个月,4 岁时加强一次的免疫程序,可保持持久免疫力。灭活疫苗 IPV 不能产生肠道 SIgA,接种剂量大,使用不方便,免疫接种面要求广泛,诸多缺点使 IPV 在世界范围内很快被 OPV 所代替。80 年代后期应用增效 IPV,三剂疫苗接种后,抗三个型别抗体的产生率为 99%～100%,也能诱导低水平的黏膜免疫。不少发达国家使用 IPV 后已控制并消灭了脊髓灰质炎。但 OPV 对热敏感,对保存、运输和使用的要求高。而且疫苗株有毒力回复的可能,即出现所谓的疫苗相关麻痹型脊髓灰质炎(vaccine associated paralytic polio,VAPP)。国内外都时有发生,发生率大约 1/400 万。为避免 VAPP 的发生,新的免疫程序建议最初两次免疫使用 IPV。

2. 人工被动免疫　可用于脊髓灰质炎的预防。对流行期间与患者有过密切接触的易感者,注射健康人血或胎盘丙种球蛋白作紧急预防,可避免发病或减轻症状。

3. 治疗　主要是对症治疗。对病毒腹泻病人应及时输液,补充血容量,纠正电解质平衡失调,防止严重脱水及酸中毒的发生。

学习小结

肠道感染病毒是指经过粪-口途径感染,引起消化道或消化道外传染病的病毒。包括小 RNA 病毒科中的肠道病毒属、呼肠病毒科中的轮状病毒属、腺病毒科的肠道腺病毒等。肠道病毒主要包括脊髓灰质炎病毒 1～3 型;柯萨奇病毒 A 组的 23 个型、B 组的 1～6 型;埃可病毒的 31 个型;新肠道病毒的 68、69、70 和 71 型。脊髓灰质炎病毒引起脊髓灰质炎,病毒常侵犯中枢神经系统,损害脊髓前角运动神经细胞,导致肢体松弛性麻痹,多见于儿童,故脊髓灰质炎又名小儿麻痹症。柯萨奇病毒、埃可病毒及新肠道病毒可引起无菌性脑膜炎、疱疹性咽峡炎、结膜炎、流行性肌痛、心肌炎或心包炎、肾炎、肌炎和急性出血性结膜炎等多种临床疾病。肠道病毒感染后均可获得对同型病毒的牢固免疫力。

人类轮状病毒根据病毒结构蛋白 VP6 的抗原性,分为 7 个组(A～G),A 组轮状病毒是引起 6 个月～2 岁的婴幼儿严重胃肠炎的主要病原体,占病毒性胃肠炎的 80% 以上,是导致婴幼儿死亡的主要原因之一。感染后产生型特异性 IgM、IgG 抗体,肠道局部出现 SIgA,均可中和病毒,对同型病毒感染有保护作用。其他肠道感染病毒尚有杯状病毒、肠道腺病毒、星状病毒等,引起以腹痛、腹泻为主要症状的急性病毒性胃肠炎。

（林巧爱）

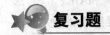 **复习题**

一、名词解释

1. 肠道病毒

2. Salk 疫苗和 Sabin 疫苗

二、简答题

1. 试述肠道病毒的共同特性。

2. 试述脊髓灰质炎病毒的致病性与免疫性。

3. 试述人类轮状病毒基因组特征以及致病性与免疫性。

第二十九章

肝 炎 病 毒

学习目标

掌握:甲型和乙型肝炎病毒生物学性状、致病性和免疫性;乙型肝炎病毒抗原抗体检测及其临床意义。

熟悉:甲型肝炎病毒的微生物学检查原则;丙型、丁型和戊型肝炎病毒的生物学性状、致病性和免疫性;各型肝炎病毒感染特异性防治原则。

了解:丙型、丁型和戊型肝炎病毒感染的微生物学检查原则;庚型和输血传播肝炎病毒的基本特征和致病特性。

肝炎病毒是引起病毒性肝炎的病原体。病毒性肝炎是当前危害人类健康最严重的疾病之一。目前公认的人类肝炎病毒至少分为五种类型,即甲型、乙型、丙型、丁型和戊型肝炎病毒。这些病毒的生物学分类和特性不完全相同(表29-1),但均能引起病毒性肝炎,并有较强的传染性。近年来还发现一些新的与人类肝炎相关的病毒,如庚型肝炎病毒和输血传播病毒(transfusion transmitted virus,TTV),这些病毒是否成为新型人类肝炎病毒尚需进一步证实。此外,还有一些病毒,如黄热病病毒、巨细胞病毒、EB病毒、疱疹病毒等感染人体后也可伴发肝炎,但不列入肝炎病毒范畴。

表29-1 五型肝炎病毒生物学特性和致病性比较

病毒	甲型	乙型	丙型	丁型	戊型
病毒分类	小RNA病毒	嗜肝DNA病毒	黄病毒	(缺陷病毒)	杯状病毒?
病毒大小	27nm	42nm	30～60nm	40nm	27～34nm
基因组	ssRNA,7.5kb	dsDNA,3.2kb	ssRNA,9.4kb	ssRNA,1.7kb	ssRNA,7.6kb
传播途径	肠道传播	肠道外传播	多数肠道外传播	多数肠道外传播	肠道传播
流行性	高	高	中等	低	低
慢性化	无	3%～10%	40%～70%	2%～70%	无
与肝癌相关性	无	有	有	?	无

第一节　甲型肝炎病毒

甲型肝炎病毒(hepatitis A virus，HAV)是引起甲型肝炎的病原体。1973 年 Feinstone 用免疫电镜技术首先在急性期肝炎患者的粪便中发现。HAV 对人类的感染率很高，我国人群 HAV 感染率为 70% ~ 80%，大多表现为亚临床或隐性感染，仅少数人表现为急性甲型肝炎。一般可完全恢复，不转为慢性肝炎以及长期病毒携带者。

一、生物学性状

1. 形态与结构　病毒体呈球形，二十面体对称结构，直径约为 27nm，无包膜(图 29-1)。衣壳蛋白包围并保护核酸，具有特异性抗原(HAV Ag)，可诱导机体产生保护性抗体。HAV 的核酸类型为单股正链 RNA，全长约 7.4kb。HAV 仅有一个抗原型，与其他肝炎病毒无抗原交叉反应。

2. 病毒感染模型与细胞培养　黑猩猩、狨猴和猕猴对 HAV 易感，经口或静脉注射可使动物发生肝炎，并能在肝细胞质中检出 HAV 颗粒，在血清中可检出 HAV 的相应抗体。在潜伏期和急性期的早期，HAV 可随粪便排出。HAV 可在原代绒猴肝细胞、传代恒河猴胚肾细胞、人胚肺二倍体细胞及肝癌细胞株等细胞中增殖，但增殖十分缓慢，且不引起细胞裂解。

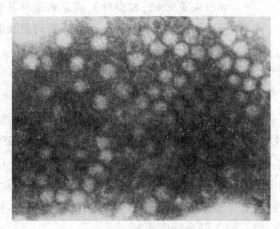

图 29-1　甲型肝炎病毒电镜照片

3. 抵抗力　HAV 对理化因素的抵抗力较强。相对耐热，60℃ 1 小时处理仍可存活。在淡水、海水以及在毛蚶等贝类生物中可存活数天至数月。对 20% 乙醚、酸(pH3)处理均有抵抗力。但 100℃ 煮沸可使之灭活。常用过氧乙酸、甲醛消毒剂消除其传染性。

二、致病性与免疫性

1. 传染源　HAV 传染源多为病人和隐性感染者。儿童和青少年感染后大多表现为隐性感染，但粪便中可排出病毒，是重要的传染源。甲型肝炎的潜伏期为 15 ~ 45 天，常在临床症状出现前，就有大量病毒从感染者的粪便中排出。发病 2 ~ 3 周后，随着血清以及粪便中特异性抗体的产生，粪便中不再排出病毒。

2. 传播途径　HAV 主要通过粪-口(消化道)途径传播。HAV 通过污染水源、食物、海产品、食具等可造成散发性流行或暴发流行。1988 年上海曾发生因生食被 HAV 污染的毛蚶而暴发甲型肝炎的流行,患病人数多达 30 多万。HAV 在感染者血液中持续时间较短,临床上通过血液传播的甲型肝炎罕见。

3. 致病机制 HAV 经口侵入人体后,先在肠黏膜和局部淋巴结中大量增殖,继而进入血流形成病毒血症,最终侵入靶器官肝脏,在肝细胞内增殖。由于在组织培养细胞中增殖缓慢并不直接引起细胞损害,因此,其致病机制主要与机体的免疫病理反应有关。实验动物狨猴经大剂量病毒感染后一周,肝组织呈轻度炎症反应和有小量的局灶性坏死现象。此时感染动物虽然肝功能异常,但病情并不严重。当动物血清中出现特异性抗体时,动物病情反而加重,肝组织出现明显的炎症和门脉周围细胞坏死。研究表明,在感染早期,主要是 NK 细胞引起受感染的肝细胞损伤,当机体产生特异性免疫应答后,主要由杀伤性 T 细胞所致。

4. 免疫性 在甲型肝炎的显性感染或隐性感染过程中,机体都可产生抗 HAV 的 IgM 和 IgG 抗体。IgM 抗体在感染早期出现,发病一周后达高峰,维持两个月左右逐渐下降(图 29-2)。IgG 抗体在急性期后期出现,并可维持多年,对 HAV 的再感染有免疫力。甲型肝炎一般为自限性疾病,预后较好。

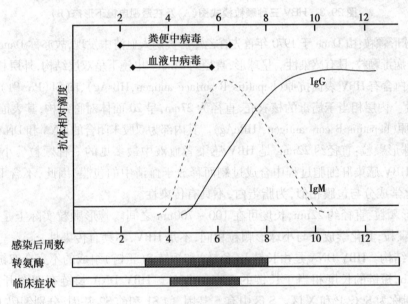

图 29-2 甲型肝炎临床表现与血清学变化

第二节 乙型肝炎病毒

乙型肝炎病毒(hepatitis B virus, HBV)是乙型肝炎的病原体。当今 HBV 感染是全世界的公共卫生问题,估计全球 HBV 携带者高达 3.5 亿,我国人群 HBV 的携带率约为 10%。HBV 感染后临床表现呈多样性,易发展成为慢性肝炎,部分可演变为肝硬化或原发性肝癌,因此,乙型肝炎的危害性比甲型肝炎大。

一、生物学性状

1. 形态与结构　乙型肝炎患者血清中存在三种与 HBV 有关的不同形态的颗粒(图 29-3)。

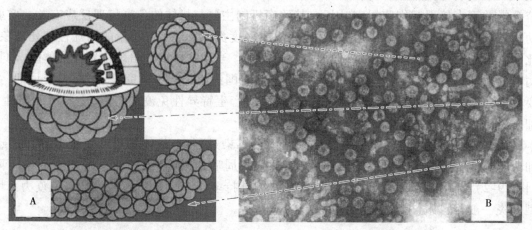

图 29-3　HBV 三种颗粒模式图(A)及在透视电镜下形态(B)

(1)大球形颗粒:由 Dane 于 1970 年首先在乙型肝炎病人血清中发现,故亦称 Dane 颗粒。这是完整的 HBV 病毒颗粒,具有感染性。呈球形,直径约 42nm。电镜下呈双层结构,外层相当于病毒的包膜,包膜蛋白含有 HBV 表面抗原(hepatitis B surface antigen,HBsAg)、前 S1(Pre S1)抗原和前 S2(Pre S2)抗原。内层相当于病毒的核衣壳,直径为 27nm,呈 20 面体对称结构,其表面衣壳蛋白为 HBV 核心抗原(hepatitis B core antigen, HBcAg)。其内部为双股未闭合的 DNA 和 DNA 多聚酶。

(2)小球形颗粒:直径约 22nm,是 HBV 感染者血液中最多见的一种颗粒。小球形颗粒不是 HBV,是 HBV 感染肝细胞过程中合成过剩而释放于血清中的包膜,因此,不含 DNA 和 DNA 多聚酶,其化学成分与包膜相似,为脂蛋白,不具有传染性。

(3)管形颗粒:直径约 22nm,长度可在 100~700nm 之间。管形颗粒实际上是一串聚合起来的小球形颗粒,其化学成分与小球形颗粒相同,不是 HBV,不具有传染性。

2. 基因结构　HBV DNA 是由长链 L(负链)和短链 S(正链)组成的不完全双链环状 DNA。长链为 3.2kb,短链的长度相当于长链的 50%~85%。HBV DNA 长链有四个开放读码框架(ORF),分别称为 S、C、P 和 X 区。S 区中有 S 基因、前 S1 和前 S2 基因,分别编码 HBV 外层结构的表面抗原(S 蛋白,HBsAg)、Pre S1 蛋白与 Pre S2 蛋白。C 区中有 C 基因及前 C(Pre C)基因,分别编码 HBcAg 与 e 抗原(HBeAg)。P 区基因编码 DNA 多聚酶等。X 区基因编码 X 蛋白,可反式激活细胞内的某些癌基因及病毒基因,可能与肝癌的发生有关(图 29-4)。HBV DNA 特别是 S 区基因可以发生变异,并可影响临床感染类型及机体免疫应答。

3. 抗原组成

(1)表面抗原(HBsAg):存在于三种形态颗粒的外表,化学成分主要为糖基化的病毒蛋白 gP27。HBsAg 具有几种特异性抗原组分,包括各亚型共同的抗原决定簇 a,以及二组互相排斥的亚型决定簇 d/y 和 w/r。HBsAg 的基本亚型有 adr、adw、ayr 及 ayw 等四种,其分布有明显的地区差异,我国汉族以 adr 居多,少数民族以 ayw 为主。HBsAg 能刺激机体产生相应的中和抗体(抗-HBS),具有免疫保护作用,因此,HBsAg 也是制备疫苗的最主要成分。HBsAg 的检出是

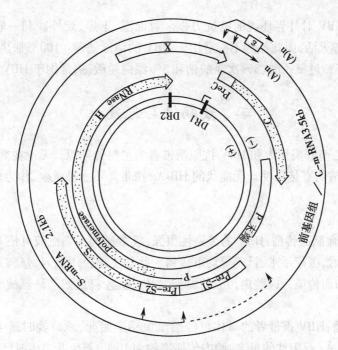

图29-4 乙型肝炎病毒基因结构模式图
S:表面抗原基因;Pre S1,Pre S2:前表面抗原1、2基因;C:核
心抗原基因;Pre C:前核心抗原基因;X:X基因;P:P基因;
polymerase:多聚酶基因;RNase H:RNA酶H基因;S-mR-
NA:转录S的mRNA;C-mRNA:转录C的mRNA;DR1、
DR2:直接重复序列1、2

HBV感染的标志之一。

Pre S1抗原和Pre S2抗原均与病毒的活动性复制有关,病人血清中检出这些抗原,可作为病毒复制的指标。Pre S1和Pre S2具有较强的免疫原性,能刺激机体产生相应抗体,抗-Pre S1在血清中维持时间较长;抗-Pre S2出现于急性感染期,维持时间较短,仅为2~3个月。两种抗体具有中和病毒作用,因此,抗-Pre S1和抗-Pre S2的检出可作为机体康复的指标之一。

(2)核心抗原(HBcAg):HBcAg存在于Dane颗粒的核心结构的表面,为衣壳蛋白成分,其外被HBsAg所覆盖,故不易在血液中检出。小球形颗粒和管形颗粒无核心结构,因此不存在HBcAg。HBcAg免疫原性强,可刺激机体产生抗体(抗-HBc),但抗HBc对病毒无中和作用,体内检出高效价的抗-HBc,提示HBV在肝内复制。

(3)e抗原(HBeAg):HBeAg也存在于Dane颗粒核心结构的表面,由Pre C基因编码产生的Pre C蛋白,经切割加工后形成,可游离于血清中。HBeAg与DNA多聚酶在血液中的消长基本一致,故HBeAg的存在可作为体内有HBV复制及血清具有传染性的一个指标。HBeAg可刺激机体产生抗-HBe,对HBV感染有一定的保护作用,但抗-HBe阳性不排除有感染性。

4. 组织培养与动物模型 HBV的组织细胞培养尚未成功。黑猩猩是HBV的易感动物,可用来研究HBV的发病机制,HBV疫苗的免疫效果及其安全性评价。此外,嗜肝DNA病毒科的鸭乙型肝炎病毒、土拨鼠肝炎病毒和地松鼠肝炎病毒也可在相应的宿主建立病毒感染动物模型,被用于HBV致病机制以及药物治疗的研究。

5. 抵抗力　HBV 对外界环境的抵抗力强。对低温、干燥、紫外线和一般化学消毒剂均耐受。不被 75% 乙醇灭活,因此乙醇不能适用于 HBV 的消毒处理。100℃加热 10 分钟可使 HBV 灭活。HBV 对 0.5% 过氧乙酸、5% 次氯酸钠和 3% 漂白粉敏感,常用于 HBV 的消毒处理。

二、致病性与免疫性

1. 传染源　乙型肝炎病人和 HBV 抗原携带者为主要传染源。无论在潜伏期、急性期或慢性活动期,病人血清均有传染性。无症状的 HBsAg 携带者不易被觉察,作为传染源的危害性要比病人更大。

2. 传播途径

(1)经血液和血制品传播:HBV 的传染性很强,极微量的污染血液可使人发生感染。输入血液或血制品、注射、医疗手术、针刺等均可传播。此外使用公用剃刀,修脚刀等物品亦可导致皮肤黏膜微小损伤而传染。医院内污染的器械,如内镜,牙科或妇产器械等也可引起医院内感染。

(2)母-婴传播:HBV 携带者的母体可经胎盘血感染胎儿,或分娩时新生儿通过产道被感染。HBsAg 和 HBeAg 双阳性的母亲,胎内传播率约为 10% ,新生儿出生时已出现 HBsAg 阳性。

(3)性传播及密切接触传播:在乙型肝炎病人和 HBsAg 携带者的精液、阴道分泌物中可检出 HBV,通过流行病学研究表明 HBV 可经两性接触传播。

3. 致病机制　HBV 感染并不直接损害肝细胞,而主要是通过机体对病毒的免疫病理反应而引起肝细胞损伤。HBV 引起的免疫应答,一方面表现为免疫保护作用,另一方面可造成机体免疫损伤,因此,两者相互依赖又相互制约而导致了多样的临床类型。

(1)体液免疫与免疫复合物的损伤作用:人体感染 HBV 后可产生抗-HBs、抗-HBc 和及抗-HBe 等特异性抗体,其中抗-HBs 在抗病毒免疫和清除病毒过程中具有重要作用。但在乙型肝炎病人血循环中常可测出 HBsAg 与抗-HBs 的免疫复合物。免疫复合物可沉积于肾小球基底膜、关节滑液囊等部位,引起局部Ⅲ型变态反应,因此病人可伴发关节炎和肾小球肾炎等肝外损害。如大量免疫复合物沉积于肝内,致毛细血管栓塞,局部炎症加剧,则可能引起急性肝坏死而导致死亡。

(2)细胞免疫与免疫病理反应:细胞免疫可通过特异性细胞毒 T 细胞(CTL)直接杀伤被病毒感染的肝细胞,或通过特异性 T 细胞分泌多种细胞因子,或 CTL 诱导肝细胞凋亡等方式而发挥抗病毒效应,因此,CTL 在清除 HBV 感染中起重要作用。但细胞免疫的效应具有双重性,既可清除病毒,同时也可造成肝细胞损伤。

(3)自身免疫反应引起的病理损伤:HBV 感染肝细胞后,一方面可引起肝细胞表面抗原的改变,暴露出肝特异性蛋白抗原(liver specific protein,LSP),另一方面宿主肝细胞可含有病毒特异的抗原,从而诱导机体产生对肝细胞膜抗原成分的自身免疫应答。通过 ADCC 作用、CTL 的杀伤作用或 TD 细胞介导的Ⅳ型变态反应损伤肝细胞。临床上主要表现为慢性活动性肝炎。

4. 临床类型与免疫应答关系　HBV 感染后临床类型呈多样性,可表现为无症状病毒携带者、急性肝炎、慢性肝炎及重症肝炎等。免疫应答功能强弱与临床过程的轻重和转归有关。一般认为:①受病毒感染的肝细胞不多,机体免疫应答功能正常时,表现为隐性感染或急性肝炎,最终 HBV 被清除;②免疫应答功能低下,或由于病毒变异而发生免疫逃逸,对 HBV 产生的 Tc

和中和抗体在数量上和功能上都不足以完全清除 HBV,则肝细胞损害持续存在,成为慢性肝炎或慢性活动性肝炎,并可发展为肝硬化;③受病毒感染的肝细胞很多,机体免疫应答过强时,则引起大量受染肝细胞损伤,临床上表现为重症肝炎;④机体免疫应答处于较低水平或完全缺失,既不能有效地清除病毒,亦不导致免疫病理反应,形成免疫耐受状态,结果成为无症状的 HBsAg 携带者。婴幼儿因免疫系统尚未发育成熟,因此,感染 HBV 后易成为无症状的 HBsAg 携带者。

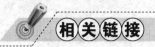 相关链接

HBV 与原发性肝癌

HBV 感染与原发性肝癌具有高度的相关性。其依据是:①HBV 感染者的原发性肝癌发生率远高于正常人群;②原发性肝癌患者血清中 HBV 检出率明显高于正常人群;③通过实验动物模型证实感染土拨鼠肝炎病毒的土拨鼠能发生肝癌;④用 HBV DNA 探针检测到原发性肝癌患者的肝细胞核内有整合的 HBV DNA,HBV 的致癌机制与激活宿主细胞内原癌基因有关。

第三节 其他肝炎病毒

一、丙型肝炎病毒

丙型肝炎病毒(hepatitis C virus,HCV)是丙型肝炎的病原体。1974 年 Golafield 首先报道输血后非甲非乙型肝炎,这种病毒曾被称为非甲非乙型肝炎病毒。HCV 感染呈全球性分布,主要经血或血制品传播。HCV 感染的特征是易发展成慢性肝炎,部分病人可进一步发展为肝硬化或肝癌。

(一)生物学特性

HCV 呈球形,有包膜,直径约 50nm,为单股正链 RNA 病毒。HCV RNA 长度约 9.5kb,由 9 个基因区组成,根据 HCV 基因序列的差异,可将 HCV 分为 6 个不同的基因型,11 个亚型。不同型 HCV 具有一定的地区和人群分布特征,欧美及亚洲国家流行株多为 I 型和 II 型,III 型次之,IV 型主要流行于中东地区,南非以 V 型和 VI 型为主。基因组某些区域具有高度变易性,导致病毒包膜蛋白的抗原性改变而不被原有的抗包膜蛋白抗体识别,病毒得以持续存在,这是 HCV 易引起慢性丙型肝炎的主要原因,也是 HCV 疫苗研制的一大障碍。

HCV 对氯仿、甲醛和乙醚等有机溶剂敏感,煮沸可使之失活。HCV 体外培养尚未找到敏感有效的细胞培养系统,但对黑猩猩敏感,可在其体内连续传代,并引起慢性肝炎。

(二)致病性和免疫性

1. 传染源 主要为病人和无症状的病毒携带者。一般病人发病前 12 天,其血液即有感染

性,直至发病后第 10 周仍有传染性,并可带毒数年以上。

2. 传播途径　主要是通过血源传播,国外报道 30% ~90% 输血后肝炎为丙型肝炎,我国输血后肝炎中丙型肝炎约占 1/3。此外还可通过母-婴垂直传播和性接触传播。输入含 HCV 或 HCV-RNA 的血液或血液制品,一般经 6 ~7 周潜伏期后急性发病。

3. 发病机制　HCV 的致病机制与病毒的直接致病作用和免疫病理损伤有关。实验证明,丙型肝炎患者血清 HCV RNA 的含量与血清谷丙转氨酶的水平呈正相关,提示 HCV 病毒在复制过程中可能直接损伤肝细胞。另外,过高的细胞免疫应答也起重要作用,免疫损伤机制与 HBV 感染相似。

4. 临床特征　多数 HCV 感染者可不出现急性临床症状,发病时已呈慢性过程,其临床症状轻重不一。部分感染者可发展为原发性肝癌。

5. 免疫性　机体感染 HCV 后虽可产生 IgM 和 IgG 型抗体,但保护性免疫力差。黑猩猩实验感染 HCV 诱发肝炎恢复后,再感染同一毒株的 HCV,几乎无免疫保护力。HCV 感染后不能诱导有效的免疫保护反应,并容易慢性化的机制可能与 HCV 感染后呈低水平复制,病毒血症水平较低,不易诱导高水平的免疫应答;HCV 基因易发生变异,从而逃避免疫清除作用等因素有关性。

二、丁型肝炎病毒

丁型肝炎病毒是 1977 年意大利学者 Rizzetto 在慢性乙型肝炎病人的肝细胞核内发现的一种新的肝炎病毒。该病毒是一种缺陷病毒,必须在 HBV 或其他嗜肝 DNA 病毒的辅助下才能复制增殖,曾称为 δ 因子,现已正式命名为丁型肝炎病毒(hepatitis D virus,HDV)。流行病学调查表明,HDV 感染呈世界性分布,但主要分布于意大利、中东、西非和南美等地区,我国以四川等西南地区较多见。

(一) 生物学特性

HDV 为球形病毒,直径 35 ~37nm,有胞膜。胞膜由同时感染宿主细胞的 HBV 产生,是 HBV 的 HBsAg 成分。病毒核心由 RNA 和与之结合的抗原(HDAg)组成。HDV RNA 为单股负链环状 RNA,长度仅为 1.7kb,是已知动物病毒中最小的基因组。因 HDV RNA 的基因组很小,不能独立复制增殖,只能在 HBV 或其他嗜肝 DNA 病毒辅助下才能复制。黑猩猩、土拨鼠和北京鸭对 HDV 敏感,可作为 HDV 研究的动物模型。HDV 仅有一个血清型。

(二) 致病性与免疫性

传播方式与 HBV 基本相同,主要经输血或使用血制品传播,也可通过密切接触及母-婴间垂直感染等方式传播。HDV 感染后可表现为急性肝炎、慢性肝炎或无症状携带者。由于 HDV 是缺陷病毒,而且其包膜为 HBsAg,从而决定了 HDV 只能感染 HBsAg 阳性者。其感染有两种方式,一种为协同感染(coinfection),即 HDV 与 HBV 同时感染;另一种为重叠感染(superinfection),即在 HBV 感染基础上再发生 HDV 感染。重叠感染常导致原有的乙型肝炎病情加重与恶化,约 40% 的重症肝炎与 HDV 感染有关,因此 HDV 在暴发型肝炎的发生中起着重要的作用。

在 HDV 感染黑猩猩的动物实验中,HDV RNA 的消长与肝脏损害的程度相关。HDAg 主要存在于肝细胞核内,在血液中出现较早,但维持时间短,故不易检测到。目前认为 HDV 感染所引起的肝细胞损伤可能不是病毒直接致细胞病变作用的结果,而是与 Tc 细胞介导的免疫病理反应有关。HDV 可刺激机体产生特异性 IgM 和 IgG 型抗体,但这些抗体不是中和抗体,不能清除病毒。丁型肝炎发展为慢性时,抗 HDV IgM 和 IgG 常呈持续高效价,可作为诊断指标。

三、戊型肝炎病毒

戊型肝炎病毒曾称为经消化道传播的非甲非乙型肝炎病毒。由该病毒引起的肝炎于 1955 年首次在印度暴发流行,1986 年我国新疆也发生了较大流行,约 12 万人发病。1989 年美国学者成功地克隆了戊型肝炎病毒基因组,并正式命名为戊型肝炎病毒(hepatitis E virus,HEV)。戊型肝炎在我国流行较为常见。

(一)生物学性状

HEV 是球形 RNA 病毒,直径 27~34nm,无包膜,核衣壳呈二十面体立体对称。HEV 基因组为单股正链 RNA。已知 HEV 有 8 个基因型,其中 I 型和 II 型的代表株分别为缅甸株(HEV-B)和墨西哥株(HEV-M)。在我国流行的 HEV 主要为 I 型和 IV 型。黑猩猩、恒河猴、非洲绿猴、猕猴等对 HEV 敏感,可用于分离病毒。HEV 在碱性环境中较稳定,对氯仿等敏感,煮沸可将其灭活。

(二)致病性和免疫性

戊型肝炎的传染源主要为病人,潜伏期末和急性期初的病人粪便排毒量最大,传染性最强。HEV 主要经粪-口途径传播,潜伏期为 2~10 周,平均 6 周。病毒随病人粪便排出,通过日常生活接触传播,并可经污染食物、水源引起散发或暴发流行。HEV 通过对肝细胞的直接损伤和免疫病理作用引起肝细胞的炎症病变。临床上可表现为急性肝炎、重症肝炎、以及胆汁淤积性肝炎。多数病人为自限性感染,不发展为慢性。HEV 主要侵犯青壮年,成人感染以临床型多见,而儿童以隐性感染多见。成人病死率高于甲型肝炎,尤其孕妇患戊型肝炎病情严重,在妊娠 6~9 个月发生感染病死率达 10%~20%。HEV 感染后可产生免疫保护作用,可防止同株甚至不同株 HEV 再感染。

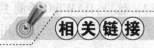 相关链接

庚型肝炎病毒和输血传播肝炎病毒

庚型肝炎病毒　1995 年美国两个实验室分别从非甲~戊型肝炎病人中发现了新型肝炎致病因子的基因组序列。动物实验表明该病毒可引起非甲~戊型肝炎,现一般将其称为庚型肝炎病毒(hepatitis G virus,HGV)。

HGV 形态结构与 HCV 相似,基因组为单股正链 RNA。根据基因组差异可将 HGV 至少分为 5 种基因型,其中 I 型多在西非人群发现,II 型来源于南美和欧洲,III 型在亚洲人群中多见。

　　HGV 的传播途径与 HCV 和 HBV 相似,主要经输血、血制品等非肠道途径传播,也存在母-婴间垂直传播。HGV 单独感染时,肝脏损害程度较轻,临床上可呈急性、慢性感染或无症状携带状态,但发展成慢性肝炎者较丙型肝炎少。HGV 常与 HCV 或 HBV 联合感染,因此有人认为 HGV 可能是一种辅助病毒。HGV 在黑猩猩、猕猴等动物中感染已获成功。

　　HGV 感染可通过检测病人血清 HGV 抗体,或用 RT-PCR 法检测病毒 RNA 来确诊。据报道在美国的供血员中 HGV 流行较 HCV 严重。鉴于 HGV RNA 在人群中有较高的阳性率,对 HGV 的传播、致病、变异及检测等研究已引起重视。

　　输血传播病毒　1997 年从一例日本输血后非甲-庚型肝炎患者的血清中首先发现的一种新型肝炎相关病毒。后经研究证实,该病毒与输血后肝炎有关,称为输血传播病毒(transfusion transmitted virus,TTV),也称为 TT 型肝炎病毒。

　　TTV 为单股负链 DNA 病毒,病毒体呈球形,直径为 30～50nm,无包膜,生物学归类尚未确定。黑猩猩感染已获得成功。TTV 主要通过血液或血制品传播,因为在病人的粪便中可检测到 TTV DNA,因此,也存在消化道传播途径。TTV DNA 在各型肝炎病人血液中具有较高的检出率,在转氨酶正常和异常的献血员中的阳性率也分别达 16.8% 和 34.0%。TTV 可在黑猩猩体内传代,但不引起血清生化或肝脏组织病理学改变。目前,对 TTV 是否为嗜肝病毒,其致病性和致病机制等问题也需进一步研究确定。

第四节　微生物学检查与防治原则

一、微生物学检查

(一)HAV 感染微生物学检查

　　主要用放射免疫和酶联免疫法检测患者血清 HAV IgM 类抗体和 IgG 类抗体。取双份血清检测 HAV 抗体,若抗体效价有 4 倍以上增高具有诊断意义。病人血清 HAV IgM 类抗体检测是甲型肝炎早期诊断最实用的方法,血清 HAV IgM 升高,表明近期有 HAV 感染;HAV IgG 检测主要用于了解既往感染史或进行流行病学调查。检测粪便中 SIgA 也有助于诊断。此外,也可用核酸杂交法、PCR 法检测 HAV RNA,其特异性和敏感性高。

(二)HBV 感染微生物学检查

　　1. HBV 抗原与抗体检测　检测血清 HBsAg、抗-HBs、HBeAg、抗-HBe 及抗-HBc(俗称"两对半"),是判断 HBV 感染的重要手段。其实际用途包括:乙型肝炎病人或携带者的特异性诊断、乙型肝炎病人预后判断、筛选供血员,以及流行病学调查等。因 HBcAg 仅存在于肝细胞内,用常规方法不易检出。目前可以用放射免疫、酶联免疫及间接血凝等血清学方法,尤其以酶联免疫法最常用。乙型肝炎的临床经过与免疫应答的关系见图 29-5。

　　2. HBV 抗原抗体检出的临床判断

　　(1)HBsAg:HBV 感染者血清中最先检出的是 HBsAg,见于急性乙型肝炎、慢性肝炎及无症

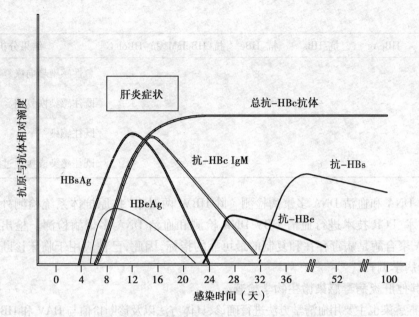

图 29-5 乙型肝炎的临床表现与血清学反应

状携带者。急性肝炎恢复后,一般在 1~4 个月内 HBsAg 消失,如果持续 6 个月以上则认为已向慢性肝炎转化。无症状 HBV 携带者肝功能正常,但可长期 HBsAg 阳性。HBsAg 阴性者并不能完全排除 HBV 感染,由于病毒 S 基因突变或低水平表达 HBsAg 可使常规方法难以检出。HBsAg 是感染者的指标之一,也是筛选献血员的必要指标。

(2)抗-HBs:是一种中和抗体,阳性者表示曾感染过 HBV 或接种过 HBV 疫苗。HBV 感染者无论临床上有无肝炎症状表现,均已得到恢复,并且对 HBV 有一定的免疫力。

(3)HBeAg:HBeAg 与 HBV DNA 多聚酶的消长基本一致,阳性提示 HBV 在体内复制增殖,病人血液有较强传染性。如转为阴性,表示病毒停止复制;如持续阳性则提示有发展成慢性肝炎的可能性。

(4)抗-HBe:抗-HBe 阳性表示机体已获得一定的免疫力,HBV 复制能力减弱,传染性降低。由于病毒 Pre C 基因发生变异时,病毒可获得免疫逃逸能力,即使抗-HBe 存在,病毒仍可复制,因此,抗-HBe 阳性并不说明 HBV 已停止复制。

(5)抗-HBc:几乎所有急性期病例均可检出。抗-HBc IgM 阳性表示病毒在体内复制,病人血液有很强传染性。抗-HBc IgG 在血中持续时间较长,是感染过 HBV 的标志,检出低滴度的抗-HBc IgG 提示既往感染,高滴度提示急性感染。

HBV 抗原抗体系统与临床关系较为复杂,必须对几项指标同时分析,方能做出正确诊断,结果分析见表 29-2。

表 29-2 HBV 抗原、抗体检测结果的临床分析

HBsAg	HBeAg	抗-HBs	抗-HBe	抗-HBcIgM	抗-HBcIgG	结果分析
+	-	-	-	-	-	HBV 感染或无症状携带者
+	+	-	-	+	-	急性乙型肝炎(传染性强)
+	+	-	-	-	+	慢性乙型肝炎(传染性强)

续表

HBsAg	HBeAg	抗-HBs	抗-HBe	抗-HBcIgM	抗-HBcIgG	结果分析
+	−	−	+	−	+	急性感染趋向恢复
−	−	+	+	−	+	既往感染恢复期
−	−	−	−	−	+	既往感染
−	−	−	−	−	−	既往感染或接种过疫苗

3. HBV DNA 和血清 DNA 多聚酶检测　除 HBV"两对半"抗原抗体系统检测外,还可应用核酸杂交技术、PCR 技术进行血清 HBV DNA 检测和血清 DNA 多聚酶检测。检出 HBV DNA 或血清 DNA 聚合酶是病毒存在和复制的最可靠的指标,因此,已被应用于临床诊断、药物效果评价和流行病学调查。

（三）其他肝炎病毒感染微生物学检查

其他病毒感染也主要用血清学方法进行确诊,具体方法以及诊断价值与 HAV 和 HBV 相类似。

病案举例

患者,女性,28 岁,因"乏力、纳差、腹胀、尿黄 1 个多月"入院。患者于 1 个多月前无明显诱因下开始反复乏力、食欲差、腹胀、尿黄,当时无畏寒、发热,无腹痛腹泻,无恶心呕吐。患者目前怀孕 30 周。既往史:3 年前因上消化道出血住院,输血及血浆 1000ml。入院查体:体温、血压正常,神志清楚,精神差,脸色黄,巩膜轻度黄染,蜘蛛痣(+),肝掌征(+)。心肺未见异常,肝肋下 2cm,有触及痛,脾肋下未触及。化验室检查结果:尿胆红素(+),尿胆原(+);血谷丙转氨酶 182U/L,谷草转氨酶 102U/L;HBsAg(+),HBeAg(+),抗 HBc(+),抗 HBs(−),抗 HBe(−)。HBV DNA(+)。诊断:慢性活动性乙型肝炎

问题与思考

1. 该患者诊断依据是什么?

2. 根据 HBV 抗原、抗体和 DNA 检查结果,患者体内是否有 HBV 病毒增殖复制,传染性如何?

3. 对新生儿将有何影响? 应如何预防?

二、防 治 原 则

1. HAV 感染的预防原则　加强食物、水源和粪便管理是预防甲型肝炎病毒感染的主要环节。病人排泄物、食具、物品和床单衣物等,要认真消毒处理。特异性预防主要用减毒活疫苗和灭活疫苗,我国研制成功的减毒甲肝活疫苗有 H2 株等,经使用证明效果良好。国外已生产灭活疫苗。目前国内外正在研制基因工程亚单位疫苗和基因工程载体疫苗等新型疫苗。丙种球蛋白注射对甲肝有被动免疫作用,可用于高危人群或接触者的紧急预防。

2. HBV 感染的预防原则　预防乙型肝炎要采取以切断传播途径为主的综合性措施,包括对乙型肝炎患者及携带者的血液、分泌物和用具等严格消毒灭菌,严格筛选献血员等措施。对有高度感染危险的人群、HBV 阳性母亲的婴儿应采取特异性的预防。

(1)被动免疫:含高效价抗 HBs 的人血清免疫球蛋白(HBIg)可作为应急预防。用 HBIg 与 HBsAg 疫苗对新生儿作被动-自动免疫,可有效地阻断母-婴传播。

(2)主动免疫:第一代疫苗为 HBsAg 血源疫苗,由人血中提纯 HBsAg(小球形颗粒)经甲醛灭活而成。新生儿应用这种疫苗免疫 3 次可获得90%以上的抗 HBs 中和抗体。第二代为基因工程疫苗,将编码 HBsAg 的基因在酵母菌或牛痘病毒等载体中高效表达,然后纯化制备 HBsAg 疫苗。基因工程疫苗已大规模投入应用并取得可喜的结果。第三代为 HBsAg 多肽疫苗或 HBV DNA 核酸疫苗,目前还在研究中。

3. 其他肝炎病毒感染的预防原则　HCV、HDV 感染的预防原则同乙型肝炎。HCV 免疫原性不强,且毒株易变异,因此疫苗的研制较为困难。HDV 是缺陷病毒,如果抑制了 HBV 的增殖,HDV 亦不能复制。HEV 感染的预防原则与甲型肝炎相同。主要措施是保护水源,防止被粪便污染,其特异性疫苗研究尚在进行中。

对肝炎病毒尚缺乏特效药物,干扰素以及板蓝根等清热解毒类中草药对部分病人有一定的疗效。

学习小结

肝炎病毒主要有五型,即甲~戊型,此外,还有较晚发现的庚型和输血传播(TT 型)肝炎病毒。各型肝炎病毒的生物学分类和性状不尽相同,致病性特点也有差异,其中以甲肝和乙肝病毒最具有代表性。除乙型和 TT 型肝炎病毒是 DNA 病毒,其他各型均为 RNA 病毒。甲型、戊型和 TT 型肝炎病毒无胞膜、其他四型有胞膜。各型病毒均有特异性抗原,其中乙肝病毒具有三种抗原,即 HBsAg、HBcAg 和 HBeAg,这些抗原均可刺激机体产生相应的抗体。肝炎病毒的易感动物主要是黑猩猩、猕猴等灵长类动物;抵抗力较强,尤其是乙肝病毒。肝炎病毒隐性感染者比较多见,病人和无症状病毒携带者是主要传染源。甲型与戊型肝炎病毒由消化道传播,主要引起急性肝炎,预后较好;其他各型病毒主要通过输血、注射器污染、性接触和母-婴垂直感染等非消化道途径传播,感染者易发展为慢性肝炎,预后较差。丁肝病毒是一种缺陷病毒,必须在乙肝或其他嗜肝 DNA 病毒辅助下才能生长,因此,常与乙肝病毒联合感染。各型肝炎病毒的致病机制由病毒直接造成肝细胞损伤和机体的免疫病理应答损伤所致。乙肝病毒感染导致的细胞免疫病理应答与临床类型密切相关。乙肝病毒感染与肝癌的发生有关。检测病毒抗原抗体系统对判断肝炎病毒的感染及其预后具有重要意义。目前对甲肝和乙肝病毒均有相应的预防疫苗。

(夏克栋)

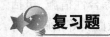 **复习题**

一、名词解释

1. Dane 颗粒

2. 管形颗粒

3. 小球形颗粒

4. δ因子

二、简答题

1. 比较甲型和乙型肝炎病毒的生物学性状及致病特点有哪些不同。

2. 乙型肝炎病毒通过哪些传播途径致病?

3. 乙型肝炎病毒抵抗力如何? 在临床上应采取哪些措施预防乙型肝炎病毒感染?

4. 简述乙肝病毒的抗原抗体系统的组成及检测意义。

5. 由消化道传播和非消化道传播的肝炎病毒有哪些? 丁型肝炎病毒为何不能单独感染?

第三十章

逆转录病毒

逆转录病毒科病毒(Retroviridae),又称反转录病毒,是一组含有逆转录酶的 RNA 病毒。根据其致病作用可分为三个亚科,即 RNA 肿瘤病毒亚科、慢病毒亚科和泡沫病毒亚科。对人类致病的主要是人类免疫缺陷病毒(属于慢病毒亚科)和人类嗜 T 淋巴细胞病毒(属于 RNA 肿瘤病毒亚科)。

逆转录病毒的共同特性:是具有包膜的球形病毒,直径 80 ~ 120nm,基因组为单股正链 RNA(+ssRNA)二聚体,病毒核心中有逆转录酶,即依赖 RNA 的 DNA 多聚酶,复制通过 DNA 中间体,病毒核酸能整合于宿主细胞的染色体。

第一节　人类免疫缺陷病毒

人类免疫缺陷病毒(HIV)是获得性免疫缺陷综合征(acquired immunodeficiency syndrome, AIDS)即艾滋病的病原体。HIV 有 HIV-1 和 HIV-2 两个型别,现在世界上流行的艾滋病大多由 HIV-1 引起,HIV-2 仅在西非呈地区性流行。

一、生物学性状

1. 形态与结构　病毒体呈球形,电镜下可见一致密的圆柱形核衣壳核心。病毒体外层包膜系双层脂质蛋白膜,其中嵌有 gp120 和 gp41 两种病毒特异的糖蛋白。前者构成包膜表面的刺突,后者为跨膜蛋白。糖蛋白易发生抗原性漂移。病毒核衣壳由衣壳蛋白、逆转录酶和两条相同的 RNA 等组成。HIV RNA 基因组至少含有 3 个结构基因和 6 个调控基因。其中群特异性抗原基因 gag 编码聚合蛋白,由蛋白酶切割后形成 p7、p9 和 p24 等结构蛋白;聚

315

合酶基因 pol 编码逆转录酶、整合酶和蛋白酶;包膜蛋白基因 env 编码 gp120 和 gp41 糖蛋白（图 30-1,图 30-2）。

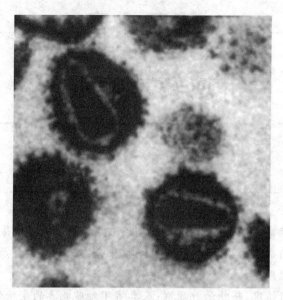

图 30-1　HIV 电镜下形态

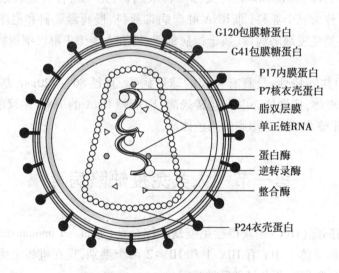

图 30-2　HIV 结构示意图

2. 培养特性　HIV 感染的主要靶细胞是 CD4$^+$T 细胞和单核巨噬细胞,常用新鲜分离的正常人 T 细胞或用病人自身分离的 T 细胞培养。病毒感染后细胞出现不同程度的病变,在培养细胞中可测到病毒抗原。HIV 感染的动物宿主范围狭窄,常用黑猩猩和恒河猴作 HIV 感染的动物模型。但其感染过程及产生的症状与人类不同,一般不发生疾病。

3. 抵抗力　HIV 对热敏感、56℃ 30 分钟灭活。相对耐冷,在 20~22℃ 室温 7 天仍保持活性。对紫外线、γ 射线则有较强抵抗力。对消毒剂和去污剂敏感,0.2% 次氯酸钠、0.1% 漂白粉、70% 乙醇、35% 异丙醇、50% 乙醚、0.5% 来苏尔处理 5 分钟,均能灭活。

二、致病性与免疫性

（一）传染源和传播途径

1. 传染源　艾滋病病人或无症状 HIV 携带者。从血液、精液、阴道分泌液、乳汁、唾液等均可分离到 HIV。

2. 传播途径　主要包括：

（1）性接触传播：包括男性同性恋及异性间的性行为接触感染。

（2）血液传播：包括污染 HIV 的输血、血液制品以及注射器传播，尤其是静脉药瘾者共用不经消毒的注射器和针头造成感染的情况较严重。

（3）母-婴传播：包括经胎盘、产道和哺乳方式传播。

（二）临床表现

从 HIV 入侵机体到发展为典型的 AIDS，在临床上可分为四个时期：

1. 急性感染期　HIV 初次感染人体后，即开始在受侵犯的靶细胞中大量复制增殖和扩散。此时感染者血清中可测出 HIV 抗原。临床上可出现发热、咽炎、淋巴结肿大、皮肤斑丘疹和黏膜溃疡等自限性症状，此期为原发感染的急性期。大约持续 1 至 2 周后进入临床潜伏期。

2. 临床潜伏期　此时感染者可不表现临床症状，但 HIV 在细胞内以低水平的慢性感染方式持续存在，外周血中 HIV 抗原含量很低而用常规方法不易检出。临床潜伏期经历时间往往有 3～5 年，甚至长达 10 年。但随着感染时间的延长，当机体受到各种因素的激发，潜伏的病毒又重新开始大量复制增殖，免疫系统的损害进行性加重，逐步发展为艾滋病相关综合征。

3. 艾滋病相关综合征　早期有发热、盗汗、全身乏力、体重下降及慢性腹泻等前驱症状，酷似结核病。随后出现全身淋巴结肿大，口腔感染，皮疹等症状和体征，合并各种机会感染，最终发展为艾滋病。多数病人于 1～3 年内死亡。

4. 典型艾滋病　此期病人往往出现中枢神经系统等多器官多系统损伤，合并各种条件致病菌以及卡氏孢子菌等感染，可并发 Kaposi 肉瘤或恶性淋巴瘤。出现艾滋病临床症状者 5 年间死亡率高达 90%。

（三）致病机制

HIV 感染主要造成以 $CD4^+T$ 细胞缺损为中心的严重免疫缺陷。HIV 入侵机体后，能选择性地侵犯带有 CD4 分子的细胞，主要是辅助 T 淋巴细胞（$CD4^+T$ 细胞），此外，单核巨噬细胞、树突状细胞、脑小神经胶质细胞等也是感染的靶细胞。这些细胞表面 CD4 分子是 HIV 包膜糖蛋白 gp120 的受体，HIV 的 gp120 与细胞膜上 CD4 分子结合后，由 gp41 介导使病毒体穿入易感细胞内。随着辅助 T 细胞受攻击而大量减少，B 细胞对各种抗原产生抗体的功能也直接和间接地受到影响，因而艾滋病人细胞免疫和体液免疫功能均严重缺陷。

患者免疫学检查显示：外周血因 $CD4^+T$ 细胞减少与 $CD8^+T$ 细胞相对增多而出现 $CD4^+T/CD8^+T$ 比例倒置，NK 细胞、巨噬细胞活性减弱；皮肤迟发型变态反应试验减弱或消失。

（四）免疫性

1. 体液免疫　HIV 感染后可刺激机体生产包膜蛋白（gp120,gp41）抗体和核心蛋白（p24）

抗体。这些抗体在体内具有一定的保护作用,在急性感染期可降低血清中病毒抗原量,但不能清除体内的病毒。

2. 细胞免疫 细胞毒T细胞(CTL)对HIV感染细胞的杀伤和阻止病毒间的扩散有重要作用,但CTL也不能清除有HIV潜伏感染的细胞。

由于HIV能逃脱宿主免疫系统的清除作用,因此,人体一旦被HIV感染,则长期携带病毒。

三、微生物学检查

1. 抗体检测 是目前最常用的方法。主要有酶联免疫吸附试验(ELISA)和免疫荧光试验(IFA)。ELISA是用去污剂裂解HIV或HIV感染细胞的提取物作抗原;IFA是用感染细胞涂片作抗原,进行抗体检测。但由于HIV抗原与其他逆转录病毒有交叉反应,故有一定的假阳性反应。这类试验适合于HIV抗体的初筛,阳性者必须做免疫印迹试验(Western Blot,WB试验)进一步确诊。

2. 抗原检测 常用ELISA检测HIV的核心蛋白p24抗原,该抗原通常出现在HIV急性感染者和艾滋病病人血清中。在潜伏期感染不易检出。血清中检出核心蛋白p24抗原可作为HIV感染的初步诊断。

此外,还可用PCR法检测血浆中HIV RNA,或用病毒分离培养法来判断病毒感染。这些方法可用于HIV感染早期诊断以及监测HIV感染者的病情发展和药物治疗的预后情况。

病案举例

患者,男性,38岁。因发热、乏力、消瘦1月余,气喘1周就诊。无既往传染病史,手术输血及吸毒史。患者于三年前去过东南亚国家,曾与境外小姐有过性接触史。就诊时患者发烧39℃以上,干咳,活动后气喘加剧,消瘦;口腔有溃疡及黏膜白斑。咽拭子培养出白色念珠菌。胸片示:肺纹理增粗,有渗出液,右上肺有两个圆形结节影。CT示:①两上肺斑片状高密影,右上肺病灶较大,邻近支气管影明显增粗,两肺野弥漫性磨玻璃样改变。②肺泡渗出性病变。按炎症及结核治疗,效果不明显;考虑肺部疾患为卡氏肺孢子虫肺炎。依据以上情况高度怀疑艾滋病,查HIV抗体,用酶联免疫吸附试验(ELISA)检测结果为阳性。同时血标本急送上级实验室用免疫印迹法确认为HIV抗体阳性。患者住院期间先后用激素、抗感染药物等对症治疗,均无效,最终死亡。

问题与思考

1. HIV感染发病潜伏期通常为多长时间?HIV主要入侵机体哪些细胞?为什么?

2. 该患者免疫学检查可能出现哪些变化?艾滋病人为什么易伴发白色念珠菌、卡氏肺孢子虫等微生物感染?

3. 酶联免疫吸附试验(ELISA)检测HIV抗体阳性为什么还不能确诊?

四、防治原则

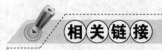

艾滋病的流行情况

　　艾滋病是一种全球性传染病。自1981年发现首例感染者以后,在世界各地迅速蔓延。据世界卫生组织报告:截至2011年底,全球存活的艾滋病毒感染者和艾滋病病人估计为3400万人,2011年新发感染250万人,艾滋病相关死亡170万人。撒哈拉以南地区仍然是艾滋病疫情最为严重的地区,大约每20名成人中有1名感染HIV,其次为加勒比海、东欧和中亚地区。

　　1985年我国人群因使用被HIV污染的进口血液制品,首次发现HIV感染者,以后逐年增加。截至2012年10月底,中国累计报告艾滋病病毒感染者和病人492191例,存活者为383285例。性传播为主要传播途径,2012年1至10月新发感染者中性传播所占比例为84.9%,其中男男性传播所占比例为21.1%。

　　全球艾滋病尽管取得了一些成就,但也存在一些挑战。许多国家存在艾滋病防治资金不足,效率不高的问题,因感染而受歧视的现象仍然普遍存在。世界上仍有680万感染者无法及时得到医治,防治形势依然严峻。

　　1. 非特异预防措施　近年来新增艾滋病感染人数以及与艾滋病相关死亡人数较以往有所下降,艾滋病防控行动取得了很大进展。主要包括:①广泛地开展宣传教育,普及防治知识,认识本病传染源、传播方式及其严重危害性。杜绝吸毒和性滥交;②建立HIV感染的监测系统,掌握流行动态。对高危人群实行监测,严格管理艾滋病人及HIV感染者;③对供血者进行HIV抗体检测,确保输血和血液制品安全性;④加强国境检疫,防止本病传入。

　　2. 特异预防　迄今尚缺理想疫苗。减毒活疫苗和灭活全病毒疫苗,由于难以保证疫苗安全,不宜人体应用。目前选择基因工程方法研制疫苗,如将HIV包膜糖蛋白基因、核心蛋白基因,在细菌、酵母和真核细胞系统表达多肽亚单位疫苗;或将HIV基因插入牛痘苗病毒或脊髓灰质炎病毒,构建成重组病毒载体活疫苗。最大问题是HIV包膜蛋白具高度易变性,不同毒株HIVgp120有明显差异,使疫苗的使用受到了限制。

　　3. 药物治疗　目前用于治疗艾滋病的药物有叠氮脱氧胸苷(AZT)、双脱氧胞苷(ddc)、双脱氧肌苷(ddl)等逆转录酶抑制剂。由于能干扰病毒DNA合成,从而抑制HIV在体内增殖,缓解症状,延长病人生存期。ddc能明显减少HIV的复制和改善病人免疫功能。ddl抗病毒的范围比AZT和ddc窄一些,但毒性较低,半衰期较长。此外,发现许多抑制蛋白酶、阻止HIV与靶细胞结合或融合的药物,能分别作用于细胞感染的不同阶段,以达到抗HIV的效果,有的已投入使用,有的尚处于研究阶段。中药方制治疗艾滋病人也能缓解症状,都在研究和总结中。

抗逆转录病毒药物的应用与评价

目前已有 20 多种抗 HIV 药物被批准用于临床,包括 8 种核苷类逆转录酶抑制剂,3 种非核苷逆转录酶抑制剂,8 种蛋白酶抑制剂,1 种融合抑制剂等。

由于 HIV 易发生基因突变,其逆转录酶、蛋白酶极易变异,临床上抗逆转录病毒药物不能单独使用,否则很快就出现耐药毒株。现主张联合使用 2 种逆转录酶抑制剂和 1 种蛋白酶抑制剂的三联治疗,俗称鸡尾酒疗法,达到较好的疗效。

抗逆转录病毒药物的使用,可显著改善 HIV 感染的预后和减少 HIV 母婴传播的危险。但也遇到问题:首先是药物的毒副作用,患者使用后常出现恶心、呕吐、腹泻等症状,也可出现脂肪萎缩、向心性肥胖等体征。其次是耐药性检测与敏感药物选择问题。目前多采用基因检测为主,因 HIV 变异活跃,基因检测与病毒表型间是否完全一致仍有疑问。此外,目前抗逆转录病毒药物价格比较昂贵,以致发展中国家难以广泛应用。发展新型药物仍是当务之急。

第二节　人类嗜 T 淋巴细胞病毒

人类嗜 T 细胞病毒(HTLV)是人类 T 细胞白血病及淋巴瘤的病原体,又称人类 T 细胞白血病病毒,是一种逆转录病毒,分类上属于 RNA 肿瘤病毒亚科。主要有 HTLV-Ⅰ和 HTLV-Ⅱ两个亚型。

HTLV-Ⅰ和 HTLV-Ⅱ在电镜下呈球形,大小约 100nm,有包膜。病毒包膜表面刺突嵌有病毒特异的糖蛋白 gp120,能与宿主细胞表面的 CD4 受体结合,与病毒的感染、侵入细胞有关。病毒体中心含有 RNA 和逆转录酶。HTLV-Ⅰ和 HTLV-Ⅱ两型基因组的同源性约为 50%。

HTLV-Ⅰ可通过输血,共用注射器或性接触等方式传播,亦可经胎盘、产道或哺乳等途径将病毒传给婴儿。HTLV-Ⅰ除引起成人 T 细胞白血病外,还可引起热带下肢痉挛性瘫痪和 B 细胞淋巴瘤。HTLV-Ⅱ则引起毛细胞白血病和慢性 $CD4^+$ 细胞淋巴瘤。

HTLV 感染常为无症状感染,经长期潜伏,约有 1/20 的感染者发生急性或慢性成人 T 细胞白血病。关于 HTLV 致细胞恶变的机制尚未完全清楚,目前认为,HTLV 所致的 T 细胞白血病,可能是一种多阶段的演变过程。病毒侵入 $CD4^+$T 淋巴细胞后,其基因组经逆向转录并整合于细胞 DNA 中,在病毒复制过程中激活细胞 IL-2 基因与 IL-2 受体基因异常表达,使 $CD4^+$T 淋巴细胞大量增殖,但并不引起细胞破坏。在这些细胞增殖过程中,个别细胞染色体如发生突变,这个细胞就会演变成白血病细胞,继而发展为白血病。

由 HTLV-Ⅰ引起的成人 T 细胞白血病主要在日本西南部、加勒比海地区、南美洲东北部和非洲一些地区呈地方性流行。我国福建省沿海县市亦发现少数病例。

机体感染 HTLV 后可出现特异性体液和细胞免疫。病毒分离和抗体检测方法与 HIV 检查法相似。目前尚无有效的抗 HTLV 疫苗,用 AZT、IFN-α 等药物治疗有一定效果。

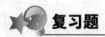

　　逆转录病毒是一组含逆转录酶的 RNA 病毒,呈球形,有包膜。对人类致病的主要是人类免疫缺陷病毒(HIV)和人类嗜 T 细胞病毒(HTLV)。HIV 是艾滋病的病原体,主要通过性接触、输血及母婴传播。病毒体包膜嵌有 gp120 和 gp41 两种糖蛋白。病毒通过 gp120 与细胞表面受体 CD4 分子特异性结合,由 gp41 介导使病毒体穿入易感细胞内而感染宿主细胞,主要造成以 CD4＋T 细胞缺损为中心的严重免疫缺陷。患者易继发各种条件致病菌感染,出现艾滋病相关综合征。HIV 感染后可刺激机体产生包膜蛋白抗体和核心蛋白抗体,但 HIV 能逃脱宿主免疫系统的清除作用,感染者可长期携带病毒。用 ELISA 等常规方法检测 HIV 抗原或抗体,阳性者可初步判断 HIV 感染,但须做进一步确诊试验。特异性预防疫苗正在研制中,严管 HIV 感染者,阻断传播途径仍是预防 HIV 感染的重要措施。目前已有多种抗逆转录病毒药物用于临床治疗,并有一定效果。

(夏克栋)

复习题

一、名词解释

1. 逆转录病毒 　　　　　　　　　　　　　　2. gp120

二、简答题

1. 简述 HIV 的传染源和传播途径。

2. 简述 HIV 的致病机制。

3. HTLV 通过什么方式传播,引起什么疾病?

第三十一章

虫媒病毒与出血热病毒

学习目标 ▶▶

掌握：虫媒病毒的基本概念和共同生物学特征、主要种类及传播媒介。

熟悉：流行性乙型脑炎病毒、登革病毒的致病性、免疫性；汉坦病毒的生物学特性和致病性。

了解：乙型脑炎病毒、登革病毒、出血热病毒的免疫性和预防原则；新疆出血热病毒的致病性。

第一节　虫　媒　病　毒

虫媒病毒（arbovirus）是指一类通过吸血节肢动物叮咬传播致病的病毒。虫媒病毒种类很多，对人致病的有100多种，在我国流行的虫媒病毒主要有乙型脑炎病毒、登革病毒，归类于黄病毒属（Flavivirus）。此外，森林脑炎病毒在我国东北林区偶有发生流行。

虫媒病毒的共同特征：①形态结构为球形包膜病毒，直径多为40～70nm，包膜上有血凝素刺突，包膜内为20面体立体对称的核衣壳，核心为单正链的RNA；②病毒感染具有自然疫源性疾病特征，即发病具有明显的季节性和地方性；③病毒致病力强，临床表现多样，可引起脑炎、脑膜炎、肝炎、出血热等疾病。

一、流行性乙型脑炎病毒

流行性乙型脑炎病毒是流行性乙型脑炎（简称乙脑）的病原体，经蚊子叮咬传播。本病毒于1934年首次在日本乙脑患者脑组织中分离获得，因此又称日本脑炎病毒。本病多见于10岁以下儿童，随着疫苗的推广使用，我国乙脑发病率明显降低。本病流行于夏秋季，临床表现严重程度不一。绝大多数为隐性感染状态，典型病例以高热、意识障碍、惊厥、呼吸衰竭及脑膜刺激征为特征，部分患者留有严重后遗症。

（一）生物学性状

1. 形态结构　病毒体呈球形，直径约40nm。包膜上血凝素刺突能凝集鸡、鹅、鸽等动物红细胞,其相应抗体能抑制血凝并有中和病毒的作用。乙脑病毒只有一种血清型,抗原性稳定,不同地区不同时期分离的病毒株无明显差异。因此,应用疫苗预防效果良好。

2. 培养特性 乙脑病毒可利用敏感的动物和细胞进行培养。乳小鼠是最常用的敏感动物。乙脑病毒能感染多种细胞,如地鼠肾细胞等原代细胞可作为病毒细胞接种培养。

3. 抵抗力 乙脑病毒抵抗力较弱,对热以及常用消毒剂敏感。但对低温和干燥的抵抗力较强,冷冻干燥后在4℃冰箱中可保存数年。

（二）致病性与免疫性

1. 传播媒介 主要为三带喙库蚊。病毒在蚊体内增殖,可终身带毒,甚至随蚊越冬或经卵传代,因此蚊子既是传播媒介又是病毒的储存宿主。乙脑病毒的流行与蚊子活动密度一致,因此,夏秋季易发生流行。

2. 传染源 主要是家畜、家禽,尤其是当年生仔猪。动物在流行季节感染乙脑病毒,一般为隐性感染,但其体内高滴度的病毒血症经蚊叮咬可引起传播,成为人类重要的传染源。在流行期间,猪的感染率高达100%,因此,通过猪的免疫预防,可控制本病在猪及人群中的流行。

3. 易感人群 人对乙脑病毒普遍易感,但绝大多数表现为隐性或顿挫感染,仅少数发展为典型的乙脑。成人多因隐性感染而获得免疫力,故流行区以10岁以下的儿童为主要的发病人群。

4. 致病机制 带毒蚊子叮咬人后,病毒随蚊子唾液进入人体皮下,在毛细血管内皮细胞及局部淋巴结等处的细胞中增殖。随后,少量病毒进入血流,并随血循环散布到肝、脾等处的细胞中继续增殖,此即第一次病毒血症。此阶段一般无明显症状或只发生轻微的前驱症状。约经4~7日潜伏期后,在肝、脾等处细胞内大量增殖的病毒,再侵入血流,导致第二次病毒血症,引起发热、寒战及全身不适等症状。若病情不再继续发展者,即成为顿挫感染,数日后可自愈。极少数患者体内病毒可穿过血-脑屏障进入脑内增殖,引起脑膜及脑组织炎症。临床上表现为高热、意识障碍、抽搐、颅内压升高以及脑膜刺激征等,死亡率较高。

5. 免疫性 乙脑病后免疫力牢固,隐性感染同样可获得免疫力,其保护性免疫主要依赖中和抗体的体液免疫,但完整的血-脑屏障及细胞免疫也有重要作用。

二、登革病毒

登革病毒(Dengue virus)是登革热和登革出血热的病原体,由伊蚊传播。由于患者有发热、关节肌肉剧痛等症状,故俗称断骨热。该病广泛流行于热带、亚热带地区,特别是东南亚、西太平洋及中南美洲。我国于1978年在广东佛山首次发现本病,以后在海南、广西、澳门及台湾等地均有发现。

（一）生物学性状

登革病毒形态结构、培养特性和抵抗力与乙脑病毒相似。有4个血清型,各型病毒间抗原性有交叉,与乙脑病毒也有部分抗原交叉。

（二）致病性与免疫性

1. 传播媒介与传染源 主要传播媒介是埃及伊蚊和白纹伊蚊。自然界中的灵长类是病毒在自然界循环的动物宿主。病人及隐性感染者是本病的主要传染源。人对登革病毒普遍易感,在流行区主要是儿童发病。

2. 临床类型 临床上将登革热分为普通型和登革出血热-登革休克综合征两种类型。前者病情较轻,一般只引起发热和疼痛等轻微症状;后者病情较重,有出血和休克症状,多发生于登革病毒再次感染的儿童或成人。

3. 致病机制 病毒先在毛细血管内皮细胞及单核巨噬细胞系统中复制增殖,然后经血流扩散,引起发热、头痛、乏力,肌肉、骨骼和关节痛、淋巴结肿大等。部分病人可于发热2~4天后症状突然加重,发生出血和休克。发病的严重程度与血清中原来存在的抗体有密切关系。其机制可能是抗体促进病毒被单核细胞吞噬,病毒在单核细胞内不仅没有被杀灭,反而大量增殖,并通过细胞因子作用,或免疫复合物等激活补体,引起血管通透性增高,最终导致出血和休克等严重症状。

第二节 出血热病毒

出血热病毒由节肢动物或啮齿类动物等传播致病,所致疾病以出血和发热为主要体征和症状。出血热病毒种类较多,在我国发现的主要有汉坦病毒和克里米亚-刚果出血热病毒。近年来在非洲由埃博拉病毒引起的出血热,因发病快、病死率高而引起全球广泛关注。

一、汉坦病毒

汉坦病毒(*Hantavirus*)是肾综合征出血热(hemorrhagic fever with renal syndrome, HFRS)的病原体。根据其抗原性及基因结构特征的不同,汉坦病毒有10多个型别。在我国流行的主要是Ⅰ型(汉滩病毒)与Ⅱ型(汉城病毒)。汉坦病毒引起的HFRS习惯称为流行性出血热,其发病严重,死亡率较高。

(一)生物学性状

1. 形态结构 汉坦病毒呈球形或卵圆形,直径约120nm,有包膜。核酸类型为单股负链RNA,分为大、中、小三个片段,分别编码依赖RNA的RNA多聚酶(L)、糖蛋白(G1、G2)和核蛋白(N)。G1和G2构成包膜表面刺突,具有血凝素活性,可凝集鹅红细胞,并具有抗原性,能诱导产生中和抗体(图31-1)。

2. 培养特性 汉坦病毒能在多种传代、原代及二倍体细胞内增殖。易感动物有黑线姬鼠、小白鼠、大白鼠等,感染后鼠肺肾等组织可检出大量病毒。

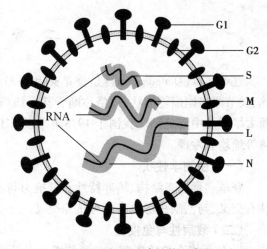

图31-1 汉坦病毒结构示意图

3. 抵抗力病毒抵抗力不强　56~60℃ 60 分钟即可灭活病毒。对酸和脂溶剂敏感,一般消毒剂能灭活病毒。

（二）致病性与免疫性

1. 传染源和动物宿主　啮齿类动物是主要宿主和传染源。各型汉坦病毒有不同的啮齿类动物宿主,在我国流行的Ⅰ型与Ⅱ型病毒,分别以黑线姬鼠和褐家鼠为主。此病与鼠类的分布和活动一致,有明显的地区性和季节性。我国大多数省、市、自治区均有病例报告。

2. 传播途径　汉坦病毒有多种传播途径,即动物源性传播(通过呼吸道、消化道和伤口途径)、虫媒(螨类)传播和胎盘垂直传播。其中动物源性传播是主要的传播途径,即携带病毒的动物通过唾液、尿、粪便排出病毒污染环境,人或动物通过呼吸道、消化道摄入或直接接触感染动物受到传染。人群对汉坦病毒普遍易感,其中农民和野外作业者接触传染源的机会较多,是主要的易感人群。

3. 致病机制　汉坦病毒对毛细血管内皮细胞及免疫细胞有较强的亲嗜性和侵袭力。发病机制较复杂,病毒可直接损伤全身毛细血管和小血管,使血管通透性增加、微循环障碍。此外,还与病毒抗原与抗体形成的免疫复合物沉积在小血管和肾小球基底膜等组织导致免疫病理损伤有关。发病潜伏期一般为两周左右,起病急,发展快,传染性强。典型病例具有三大主症:即发热、出血和肾脏损害。

4. 免疫性　病后可获对同型病毒持久免疫力。发病 2 天即可检测出 IgM 抗体,第 7~10 天达高峰。IgG 抗体在第 3~4 天出现,第 10~14 天达高峰。细胞免疫在病毒感染的免疫保护中也起重要作用。

二、克里米亚-刚果出血热病毒

1965 年,我国新疆部分地区发生了一种以急性发热伴严重出血为特征的急性传染病,并从患者的血液、尸体内脏及动物宿主中分离出病毒,命名为新疆出血热病毒。后来经过研究证实,该病毒与已知的克里米亚-刚果出血热病毒相同。因此,新疆出血热实际上克里米亚-刚果出血热病毒在新疆地区传播流行。

克里米亚-刚果出血热病毒形态结构和抵抗力等与汉坦病毒相似,但抗原性、传播方式和致病性等均与汉坦病毒不同。

克里米亚-刚果出血热是一种自然疫源疾病,主要通过蜱叮咬传播。硬蜱尤其是亚洲璃眼蜱,既是该病毒的传播媒介,也是病毒在蜱体内可经卵传递而成为储存宿主。因此,该病主要分布在有硬蜱活动的荒漠和牧场。牛、羊、马、骆驼等家畜及野兔、刺猬和狐狸等野生动物是主要的储存宿主。克里米亚-刚果出血热有明显的季节性,每年 4~5 月为流行高峰,与蜱在自然界的消长情况及牧区活动的繁忙季节相符合。

该病潜伏期为 7 天左右,起病急骤,以发热、出血和全身中毒症状为主要临床特征。严重病人有鼻出血、呕血、血尿甚至休克等,但一般无明显的肾功能损害。发病机制可能与 HFRS 相似。病后可获持久免疫力。

病案举例

患者,男,30岁,农民。因发热、头痛、腰痛、口鼻出血5天入院。20天前参加秋收(当地鼠害严重),5天前突发高热、寒战、头痛、全身酸痛,尤以肾区疼痛为甚。血压97/60mmHg,体温39.2℃。面色潮红,呈醉酒貌。睑结膜及咽部、颊黏膜充血、水肿并点状出血。全身皮肤散在瘀点、瘀斑,肾区叩痛。尿液检查结果:蛋白:+++,RBC:10/HP,可见各种管型。入院后抢救无效,终因循环、呼吸衰竭死亡。

尸检:肺表面血管扩张充血并可见点状出血,右心房出血,肾脏体积增大,苍白、水肿,并可见点状出血。镜检:肾小球毛细血管扩张充血,肾间质极度水肿、充血并出血,部分肾小管变性坏死,肾盂及肾盏可见大片出血。

诊断:肾综合征出血热(流行性出血热)。

问题与思考

1. 汉坦病毒有哪些主要宿主动物,通过什么方式传播?

2. 汉坦病毒抗原与抗体形成的免疫复合物沉积在肾小球基底膜组织为什么会导致免疫病理损伤,其机制如何?

第三节　防治原则

目前对虫媒病毒和出血热病毒引起的传染病没有特效的治疗方法,因此,防治的策略是控制传播媒介和发展高效的疫苗。如乙脑病毒和登革病毒由蚊子传播,因此防蚊灭蚊是预防乙脑和登革热的重要措施。

乙脑的特异性预防可使用灭活疫苗,也可用减毒活疫苗。我国学者研制成功的乙脑病毒减毒活疫苗,皮下注射一次,中和抗体阳转率即达80%以上,该疫苗将逐渐取代灭活疫苗。由于幼猪是乙脑病毒主要传染源和中间宿主,给流行区当年饲养的仔猪接种乙脑疫苗,可有效减少幼猪感染乙脑病毒的同时,降低乙脑病毒在人群中的传播和流行。

登革病毒的减毒疫苗、灭活疫苗及亚单位疫苗能诱导出中和抗体,但考虑到疫苗接种后可能通过免疫促进作用,导致感染病情加重,因此距理想的疫苗广泛使用还需要一段时间。

我国研制的肾综合征出血热和新疆出血热的灭活疫苗已在疫区人群接种使用,结果表明安全有效。

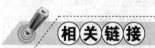 相关链接

以吸血节肢动物为媒介的病原微生物与人类传染病

可通过吸血节肢动物传播致病的病原微生物种类较多,主要有:鼠疫耶氏菌(蚤,引起鼠疫)、立克次体(蚤、虱,引起斑疹伤寒;螨,引起恙虫病;蜱,引起斑点热、Q热)、乙型脑炎

病毒(蚊,引起乙脑)、登革病毒(蚊,引起登革热)、出血热病毒(螨,引起流行性出血热、蜱,引起克里米亚-刚果出血热)等,此外还有疟原虫(蚊,引起疟疾)。吸血节肢动物传播传染病的流行特征:①有一定地区性,病例分布与媒介昆虫的分布一致;②有明显的季节性,病例季节性升高与媒介昆虫繁殖活动的季节一致;③某些野生动物和家畜类动物可作为中间宿主和传染源,与疾病传播密切相关;④人与人之间一般不直接传播。

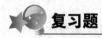 学习小结

　　虫媒病毒是一类小球形有包膜的 RNA 病毒,主要种类有乙型脑炎病毒和登革病毒,经蚊叮咬传播。乙脑病毒引起人类流行性乙型脑炎,主要传染源是猪。乙型脑炎病毒感染人后,绝大多数表现为隐性或顿挫感染,仅少数发展为乙型脑炎。该病毒只有一种血清型,且抗原稳定,病后可获牢固免疫力。登革病毒可引起人类普通型登革热或登革出血热/登革休克综合征,免疫病理反应在登革出血热/登革休克综合征的发病机制起重要作用。

　　出血热病毒一类球形有包膜的 RNA 病毒,由节肢动物或啮齿类动物等传播致病,所致疾病以发热、出血、肾脏损害等为主要特征。在我国发现的出血热病毒有汉坦病毒和克里米亚-刚果出血热病毒。汉坦病毒是引起肾综合征出血热(HFRS)的病原体,HFRS 习惯称为流行性出血热。黑线姬鼠和褐家鼠是该病毒的主要宿主动物和传染源。主要传播途径是动物源性传播(通过呼吸道、消化道和伤口途径)。发病机制与病毒直接作用及免疫病理损伤有关。HFRS 病后可获对同型病毒持久免疫力。克里米亚-刚果出血热病毒主要通过蜱叮咬传播。发病机制与临床特征与 HFRS 相似。我国在新疆地区最早发现,也称新疆出血热。

(夏克栋)

复习题

一、名词解释

1. 虫媒病毒　　　　　　　　　　　　2. 汉坦病毒

二、简答题

1. 我国流行的虫媒病毒主要有哪些种类?简述其共同特征。
2. 简述乙型脑炎病毒、登革病毒的传染源、传播方式和致病类型。

第三十二章

疱 疹 病 毒

学习目标 ▸

掌握:疱疹病毒基本形态结构、主要种类和所致疾病;单纯疱疹病毒、水痘-带状疱疹病毒的致病类型和致病机制。

熟悉:EB 病毒的抗原类型;巨细胞病毒、EB 病毒的致病类型和致病机制;疱疹病毒与先天性感染、恶性肿瘤发生的关系。

了解:疱疹病毒感染的免疫性、微生物学检查和防治原则。

疱疹病毒是一大群有包膜的 DNA 病毒。现已发现 114 种,根据生物学特性,可分为 α、β、γ 三个亚科:①α 疱疹病毒:包括单纯疱疹病毒、水痘-带状疱疹病毒。该亚科宿主范围广,增殖速度快,多潜伏在感觉神经节内;②β 疱疹病毒:包括巨细胞病毒、人疱疹病毒 6 型和 7 型。其宿主范围窄,增殖周期长,病毒在淋巴细胞内潜伏感染,也可潜伏于分泌腺、肾脏或其他组织;③γ 疱疹病毒:包括 EB 病毒、人疱疹病毒 8 型。主要感染 B 淋巴细胞并长期潜伏。与人致病有关的疱疹病毒称人类疱疹病毒(human herpes virus,HHV),所致的疾病见表 32-1。

表 32-1 常见人类疱疹病毒感染导致的疾病

感染病毒种类	所致疾病	
	儿童	成人
单纯疱疹病毒1型	少见:单纯疱疹病毒性口炎、脑炎	常见:黏膜与皮肤损伤(咽炎、唇疱疹、角膜结膜炎)
		少见:疱疹性脑炎、脑膜炎
单纯疱疹病毒2型		生殖器疱疹,(宫颈癌?)
水痘-带状疱疹病毒	常见:水痘	常见:带状疱疹
	少见:带状疱疹、脑炎	少见:水痘、脑炎
巨细胞病毒	常见:围生期感染	视网膜炎(多见 AIDS)、移植受者肺炎、肠炎、巨细胞性单核细胞增多症
	少见:先天性感染	
EB 病毒	常见:传染性单核细胞增多症	常见:鼻咽癌
	少见:淋巴组织增生性疾病	少见:淋巴组织增生性疾病

感染病毒种类	所致疾病	
	儿童	成人
人疱疹病毒6型	少见:急性幼儿丘疹或婴儿玫瑰疹	
人疱疹病毒7型	少见:幼儿急疹	
人疱疹病毒8型		少见:慢性感染(Kaposi 肉瘤患者或免疫抑制病人)

疱疹病毒生物学特性和致病性特点:

1. 病毒形态结构 呈球形,核心为双股线性 DNA,蛋白衣壳呈二十面体立体对称。最外层为脂蛋白包膜,包膜上有糖蛋白刺突。病毒体直径约 120~300nm。(图 32-1)。

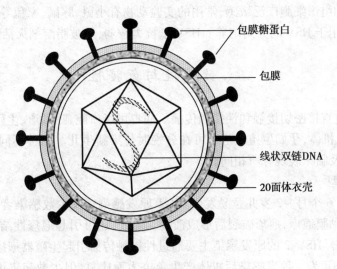

包膜糖蛋白

包膜

线状双链DNA

20面体衣壳

图 32-1 疱疹病毒结构模式图

2. 被感染的细胞病变明显 多数疱疹病毒能在二倍体细胞核内复制并产生明显的细胞病变。主要特征是感染细胞核内出现嗜酸性包涵体,而且感染细胞可与邻近未感染的细胞融合,形成多核巨细胞。

3. 感染类型多样 可表现为:

(1)显性感染:病毒大量增殖,并致细胞破坏,出现临床症状。

(2)潜伏感染:病毒不增殖,病毒 DNA 稳定存在于细胞核内,基因表达受到抑制,一旦在某些刺激因素作用下,病毒基因组可被激活而又可转为增殖性感染。

(3)整合感染:某些疱疹病毒(如 EB 病毒、单纯性疱疹病毒 2 型、巨细胞病毒)的基因组可整合于宿主的 DNA 中,导致细胞转化,具有潜在致癌性。

(4)先天性感染:某些疱疹病毒(如巨细胞病毒、单纯疱疹病毒 1 型)可通过胎盘感染胎儿,引起胎儿先天性畸形。

第一节 单纯疱疹病毒

单纯疱疹病毒(herpes simplex virus,HSV)在急性感染期发生水疱性皮疹,即单纯疱疹而得名,该病毒是疱疹病毒的代表,所引起的感染在临床上较为常见。

一、生物学性状

HSV 具有典型的疱疹病毒形态特征。其核心由两个相互连接的长片段(L)和短片段(S)双链线状 DNA 组成,病毒体最外层为脂质双层包膜,包膜表面有 10~11 种糖蛋白,可与宿主细胞受体结合,与病毒吸附和穿入宿主细胞密切相关。根据包膜蛋白型特异性抗原,HSV 可分为 HSV-1 和 HSV-2 两个血清型。

HSV 对动物和组织细胞广泛敏感,常用的实验动物有小鼠、豚鼠、家兔等,多种原代人胚细胞、二倍体细胞可用于 HSV 的分离培养。HSV 抵抗力较弱,易被脂溶剂灭活。

二、致病性与免疫性

HSV 主要通过直接密切接触和性接触传播。病毒可经口腔、呼吸道、生殖道黏膜和破损皮肤等多种途径侵入机体,孕妇生殖道疱疹可在分娩时传染新生儿。两种不同血清型 HSV 的传播途径、感染部位及临床表现有所相同。

(一)感染类型

1. 原发感染　6 个月~2 岁儿童易发生 SV-1 原发感染。仅少数感染者出现临床症状,常表现为咽颊、口腔黏膜疱疹,疱疹破裂后形成溃疡。此外,还可引起疱疹性结膜炎、皮肤疱疹性湿疹或疱疹性脑炎。HSV-2 的原发感染主要通过性接触传播引起生殖器疱疹。

2. 潜伏感染与再发　原发感染后机体产生免疫力而康复,但少数病毒可长期存在于神经细胞内,HSV-1 主要潜伏于三叉神经节、颈上神经节和迷走神经节;HSV-2 则潜伏于骶神经节。HSV 在神经组织内并不导致细胞损伤,其基因组大都处于非复制状态,此时称为潜伏感染。

当机体受到各种非特异性刺激,如发热、情绪紧张、某些细菌或病毒感染等因素影响,病毒基因被激活,病毒又重新沿神经纤维轴突至末梢,从而进入神经支配的皮肤和黏膜细胞内增殖,引起再发感染。HSV-1 再发感染常发生于口唇皮肤与黏膜交界处,初有疼痛、烧灼感,继后局部出现水疱并破溃形成溃疡,一周左右病愈。HSV-2 再发感染主要引起外生殖器皮肤黏膜病变。

3. 先天性感染及新生儿感染　HSV-1 可通过胎盘感染胎儿,引起胎儿畸形、智力低下、流产等。也可经过产道感染胎儿,引起新生儿疱疹,严重感染可导致死亡。

4. HSV-2 感染与宫颈癌的发生相关　据研究 HSV-2 感染与宫颈癌的发生有密切关系,其依据为:①患过生殖器疱疹的妇女宫颈癌的发生率高;②宫颈癌患者 HSV-2 抗体阳性率高;③宫颈癌组织细胞内可检出 HSV-2 的抗原;④细胞培养中的 HSV-2 可使地鼠细胞向癌细胞转化;⑤分子杂交试验证明宫颈癌细胞中有 HSV-2 的基因片段并有特异性 mRNA 存在。

（二）免疫性

HSV 感染后可刺激机体产生相应的抗体和特异性细胞免疫。HSV 包膜糖蛋白中和抗体对宿主具有重要的保护作用，可中和游离的病毒，并限制早期 HSV 感染的播散，但不能清除潜伏于神经节中的病毒。中和抗体约在感染后 1 周左右出现于血清中，3～4 周达高峰且持续多年。

第二节　水痘-带状疱疹病毒

水痘-带状疱疹病毒（varicella-zoster virus，VZV）是水痘或带状疱疹的病原体。该病毒的致病特点是可引起两种不同的病症，在儿童，初次感染引起水痘，恢复后病毒潜伏在体内，在成年后当受到某些刺激则诱发带状疱疹。

一、生物学性状

VZV 与 HSV 同属于 α 疱疹病毒亚科，VZV 的生物学性状类似于 HSV。仅有一个血清型。病毒在人或猴纤维细胞中增殖，受染细胞产生较局限的细胞病变，形成典型的核内包涵体。

二、致病性与免疫性

人是 VZV 唯一的自然宿主。传染源主要是患者。传播途径以呼吸道为主，也可通过与水痘、疱疹等皮肤损伤部位的接触而传播，皮疹产生前 24～48 小时感染性最强。VZV 感染后可潜伏于脊髓后根神经节。

（一）致病类型

1. 水痘　是 VZV 的原发感染。水痘是常见的儿童传染病，好发于冬春季。病毒经呼吸道、口咽黏膜、结膜、皮肤等处侵入机体，在局部黏膜组织短暂复制后进入血液播散至肝、脾等组织大量增殖，病毒再次入血并向全身扩散，经两周潜伏期后全身皮肤出现水疱和脓疱疹，即水痘。水痘的出疹突发，红色皮疹或斑疹首先表现在躯干，然后离心性播散到头部和肢体，继续发展为成串水疱、脓疱，最后结痂。病情一般较轻，但偶可并发间质性肺炎和感染后脑炎。免疫功能缺陷、白血病、肾病及使用皮质激素、抗代谢药物的水痘患儿，易发展成为严重的、涉及多器官的 VZV 感染。成人水痘症状较重且常伴发肺炎。

2. 带状疱疹　是 VZV 的一种再发感染。儿童时期患过水痘，病毒可潜伏在脊髓后根神经节等部位，当机体受到某些刺激，如外伤、发热、受冷、机械压迫、X 线照射时，可诱发 VZV 复活感染。激活的病毒经感觉神经纤维轴突下行至所支配的皮肤细胞内增殖，引起带状疱疹。带状疱疹常发生在胸部，呈单侧性，成串的疱疹集中在单一感觉神经支配皮区，疱液含大量病毒颗粒。老年人、肿瘤患者、接受骨髓移植者等免疫功能低下者，潜伏的病毒易被激活引发带状疱疹。

（二）免疫性

儿童患水痘后,机体产生持久性细胞免疫和体液免疫,极少再患水痘。但体内产生的抗体不能有效地抑制神经节中的病毒,故不能阻止带状疱疹的发生。

病案举例

　　患儿,男,3岁,因全身渐出现疱疹3天伴发热1天来诊。3天前早晨发现患儿胸腹部皮肤出现散在淡红色小斑点,当天夜间发现一些小斑点转为水疱,患儿哭闹,烦躁,两天后水疱遍及四肢和头面部,伴发热。两天前去当地卫生院诊治,诊断为丘疹样荨麻疹,给予抗过敏治疗。患儿病情未见好转,全身散布绿豆大小水疱,出现发热,即转上级医院治疗。

　　查体:体温39.5℃。昏睡状态,呼吸急促。全身密布豌豆大小圆形水疱、脓疱,以多数疱疹中央凹陷呈脐样,其他未见明显异常。

　　最后诊断:水痘。给予无环鸟苷、阿昔洛韦、免疫球蛋白等药物治疗,疱疹破溃处用湿润烧伤膏外涂。3日后体温正常,7日后病愈出院。

问题与思考

1. 水痘-带状病毒可通过什么途径感染患儿? 发病机制如何?
2. 患儿痊愈后是否意味着该病毒在体内已消除,为什么?

第三节　巨细胞病毒

巨细胞病毒(cytomegalovirus CMV)引起的疾病曾称为巨细胞包涵体病,由于被感染的细胞出现肿大,并有巨大的核内包涵体而命名。

一、生物学性状

CMV具有典型的疱疹病毒形态结构,病毒颗粒直径约180~250nm。该病毒感染宿主细胞的范围狭窄,具有严格的种属特异性,人CMV只能感染人,细胞培养时也只能在人成纤维细胞中增殖。病毒在细胞培养中增殖缓慢,感染48小时后,子代病毒颗粒才在细胞中生长,多数于72~96小时达高峰。初次分离培养需30~40天才出现CPE,其特点是细胞肿大变圆,核变大,核内可形成嗜酸性包涵体。

二、致病性与免疫性

CMV在人群中的感染非常普遍,初次感染大多在2岁以下。60%~90%成年人CMV抗体阳性,大多呈隐性感染。初次感染CMV后,病毒潜伏在唾液腺、乳腺、肾脏、白细胞和其他腺体,可长期或间歇地排出病毒,通过口腔、生殖道、胎盘、输血或器官移植等多途径传播。

（一）感染类型

1. 先天性感染　在先天性病毒感染中最为常见,初次感染的母体可通过胎盘传染胎儿,引起宫内感染,可导致胎儿畸形,少数严重者造成胎儿早产、流产、死产。出生后患儿可出现黄疸、肝脾肿大、血小板减少性紫癜及溶血性贫血等体征。存活儿童常智力低下、神经肌肉运动障碍、耳聋和脉络视网膜炎等。CMV 复发感染的孕妇虽可导致先天感染,但由于孕妇特异性抗体的被动转移,很少引起先天异常。

2. 围生期感染　隐性感染 CMV 的孕妇,妊娠后期病毒可被活化并经泌尿生殖道排出,分娩时胎儿可经产道感染。多数症状轻微或无临床症状,偶有轻微呼吸障碍或肝功能损伤。CMV 还可通过哺乳传播给婴儿,此类产后感染通常也是良性的。

3. 儿童和成人感染　哺乳、接吻、性接触、输血等均是引起儿童或成人感染的途径。儿童和成人 CMV 感染大多无临床症状。在成人输入大量含有 CMV 的血液后,可引起单核细胞增生样综合征。在免疫功能低下者,如白血病、AIDS、淋巴瘤患者,或接受器官移植、长期免疫抑制剂治疗病人等,潜伏的病毒可以复活并导致非常严重的感染。接受骨髓移植的患者,CMV 感染引起的间质性肺炎系重要的致死性病因;艾滋病患者,CMV 常常扩散至内脏器官,引起脉络膜视网膜炎、胃肠炎、神经系统紊乱以及其他器官疾病。

4. 细胞转化与潜在致癌作用　CMV 和其他疱疹病毒一样,能使细胞转化,具有潜在的致癌作用。CMV 的隐性感染率较高,其 DNA 很可能整合于宿主细胞 DNA,与恶性肿瘤的发生有关。在某些肿瘤中,如宫颈癌、结肠癌、前列腺癌、Kaposi 肉瘤等,CMV DNA 检出率高,CMV 抗体滴度亦高于正常人。

（二）免疫性

机体原发感染 CMV 后能产生特异性抗体。抗体有限制 CMV 复制能力,对相同毒株再感染有一定抵抗力,但不能抵抗内源性潜伏病毒的活化和其他不同毒株的外源性感染。机体的细胞免疫对 CMV 感染的发生和发展起重要作用,细胞免疫缺陷者,可导致严重、长期的 CMV 感染。

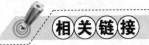 相关链接

可引起垂直传播的微生物种类

病原微生物垂直传播主要有两种方式:胎盘传播和产道传播。胎盘传播引起的胎儿宫内感染,可导致胎儿先天性畸形、智障,或流产、死胎,这类病原体有风疹病毒、巨细胞病毒、单纯疱疹病毒、梅毒螺旋体和弓形虫等。产道传播可致新生儿感染疾病,这类病原体包括乙型肝炎病毒、艾滋病毒、沙眼衣原体和淋球菌,也包括巨细胞病毒、单纯疱疹病毒等。

第四节　EB 病毒

EB 病毒（Epstein- Barr virus，EBV）是引起传染性单核细胞增多症和某些淋巴细胞增生性疾病的病原体，系由 1964 年 Epstein 和 Barr 首先于非洲儿童恶性淋巴瘤组织中发现，是一种嗜 B 淋巴细胞的人疱疹病毒。

一、生物学性状

EBV 形态结构与其他疱疹病毒相似。EBV 对人与某些灵长类动物 B 细胞具有专一性，只能用人或灵长类 B 淋巴细胞系培养。病毒感染后，含有 EBV 基因组的细胞可在体外继续培养并被转化或永生化。人群中流行的 EB 病毒根据基因特异性不同可分为两个亚型。

EBV 具有两类抗原：

1. 病毒潜伏感染时表达的抗原　包括：①核抗原：存在于带 EBV 基因组的 B 淋巴细胞核内，这种抗原的存在表明有 EBV 基因组；②潜伏感染膜蛋白：是潜伏感染 B 细胞出现的膜抗原。核抗原和潜伏感染膜蛋白均与淋巴细胞转化永生有关。

2. 病毒增殖性感染相关的抗原　包括：①EBV 早期抗原：是病毒增殖早期诱导的非结构蛋白，它标志着病毒增殖活跃和感染细胞进入溶解性周期；②EBV 衣壳抗原：是病毒增殖后期合成的结构蛋白，与病毒 DNA 组成核衣壳；③EBV 膜抗原：是病毒的中和性抗原，存在于病毒感染的转化细胞表面，能诱导产生中和抗体。

二、致病性与免疫性

EBV 在人群中感染非常普遍，我国 3~5 岁儿童的抗体阳性率高达 90% 以上，大多数为隐性感染。传染源为隐性感染者和病人，主要通过唾液传播，偶尔经输血传播。感染后病毒先在口咽部上皮细胞内增殖，口咽部释放的 EBV 然后感染局部黏膜的 B 细胞。EBV 在 B 细胞中的感染可分为增殖性和非增殖性感染两种类型。

（一）感染类型

1. 增殖性感染　病毒初次侵入宿主和潜伏病毒的复活，均可呈现增殖性感染。EBV 在 B 细胞内，其基因组得以复制和表达，产生完整的子代病毒而释放，宿主细胞溶解死亡。

2. 非增殖性感染　包括：①潜伏感染：即在 EBV 感染的 B 细胞中，病毒的基因组不能完全表达而处于潜伏状态，此时细胞只合成核抗原和潜伏感染膜蛋白，不能表达病毒的结构蛋白和其他晚期蛋白。这种状态下的 B 细胞在体外培养具有长期的特性，即"永生化"。在某些因素作用下潜伏感染细胞中的 EBV 基因组被激活而表达，转化为增殖性感染。②恶性转化：系指少数 EBV 感染的 B 细胞在不断分裂增殖的过程中，因受某些因素的影响而发生染色体异常改变，转变为恶性肿瘤细胞。

（二）临床疾病

1. 传染性单核细胞增多症　是一种急性淋巴组织增生性疾病，系被感染的 B 淋巴细胞大量进入血液循环而造成全身性感染而引起。多为青春期初次感染大量 EBV 后发病。典型症状为发热、咽炎和颈淋巴结肿大。随着疾病的发展，病毒可播散至其他淋巴结；可导致肝、脾肿大，肝功能异常；实验室检查见有外周血单核细胞增多，并出现异型淋巴细胞。病程可持续数周，一般预后较好，但免疫功能缺陷者病死率较高。

2. 非洲儿童恶性淋巴瘤（又称 Burkitt 淋巴瘤）　主要在中非、新几内亚和南美洲温热带地区呈地方性流行，多见于 5～12 岁儿童。好发部位为颜面、腭部。经调查研究表明所有病人血清含 EBV 抗体，其中 80% 以上滴度高于正常人，并在肿瘤组织中发现 EBV 基因组，因此 EBV 与该病发生有密切关系。

3. 鼻咽癌　HBV 与鼻咽癌的发生具有密切关系，研究依据：①所有病例的癌组织中有 EBV 基因组存在并表达相应的病毒抗原；②病人血清中有高效价的 EBV 抗体；此外，环境致癌物也可能会引起癌前病变，进而刺激 EBV 活化。

（三）免疫性

人体感染 EBV 后能诱生特异性中和抗体和细胞免疫，也能产生与病毒感染不相关的抗羊、马和牛红细胞异嗜性抗体。体液免疫能阻止外源性病毒感染，却不能消灭病毒的潜伏感染。一般认为细胞免疫对病毒活化的"监视"和清除转化的 B 淋巴细胞起关键作用。

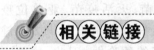

相关链接

病毒感染与恶性肿瘤

研究表明一些病毒感染与恶性肿瘤的发生密切相关，主要有：单纯疱疹病毒 2 型（宫颈癌）、EB 病毒（鼻咽癌、Burkitt 淋巴瘤）、人乳头瘤病毒（宫颈癌）、乙肝病毒（肝癌）、人类嗜 T 细胞病毒（T 细胞白血病、恶性淋巴瘤）、艾滋病毒（恶性 Kaposi 肉瘤、恶性淋巴瘤）。此外，巨细胞病毒也具有潜在致癌作用。这些病毒多数为 DNA 病毒，或可逆转录 DNA 的逆转录病毒，发生机制可能与病毒 DNA 基因组整合于宿主细胞 DNA，导致细胞转化，或病毒感染后导致宿主细胞癌基因激活，以及机体免疫功能缺陷等有关。

第五节　微生物学检查与防治原则

一、微生物学检查

1. 细胞学检查　诊断巨细胞病毒、单纯疱疹病毒、水痘-带状疱疹病毒感染，可取病变组织标本涂片，或标本经离心后取沉渣涂片，Giemsa 染色镜检，观察到巨大细胞及细胞核内的典型包涵体，可作初步诊断，但检测阳性率不高。

2. 病毒的分离与鉴定　HSV 较易分离培养。标本接种于人胚肾细胞等易感细胞，经 1～2

天培养即可出现细胞病变,然后用单克隆抗体作免疫荧光染色进行鉴定或分型。CMV 的分离培养可接种人胚成纤维细胞,通常需要 4~6 周培养,细胞经染色后镜检,观察到典型的多核巨细胞及核内包涵体形态可作初步诊断。EBV 的分离培养较困难,而 VZV 感染所引起的水痘或带状疱疹临床症状较典型,一般不做分离培养。

3. 测定特异性抗原与抗体　对疱疹病毒感染引起的某些疾病作早期诊断具有重要意义。怀疑 HSV 引起的疱疹性脑炎、疱疹性角膜炎等疾病,可用免疫荧光技术、酶联免疫吸附试验等检测细胞内病毒特异性抗原。对鼻咽癌的辅助诊断,可用酶联免疫吸附试验检测 EBV 衣壳抗原或 EBV 早期抗原的特异性抗体。而检测 CMV 的 IgM 抗体可辅助诊断 CMV 的近期感染,若从新生儿脐带血清中检出 CMV 的 IgM 抗体,提示该新生儿在子宫内已先天性感染过 CMV。

此外,也可用 PCR 方法检测标本中病毒特异核酸作快速诊断。

二、防 治 原 则

1. 预防　疱疹病毒主要通过呼吸道、密切接触、输血等途径传播,避免与患者接触或给易感人群注射特异性抗体,可减少传播的危险。人抗 CMV 免疫球蛋白已应用于改善肝、肾移植相关的 CMV 感染症状。各种疱疹病毒的减毒疫苗、灭活疫苗、亚单位疫苗、基因工程疫苗正在研制和试用中。其中 VZV 减毒活疫苗已推荐应用于 1~12 岁健康儿童的预防接种。由于 HSV、CMV 等疱疹病毒具有潜在致癌的危险性,因此,这些病毒的减毒活疫苗不宜推广应用,目前倾向于应用不含病毒 DNA 的亚单位疫苗或基因工程疫苗。

2. 治疗　无环鸟苷等药物能够抑制各种疱疹病毒的复制和缓解其感染。可以使用于成人带状疱疹的治疗,也能减轻水痘患者的发热和皮损症状。应用无环鸟苷类药物也可预防性地减少器官移植和艾滋病患者发生 CMV 感染的机会。但常规抗病毒药物的作用是直接针对病毒 DNA 多聚酶的,故难以清除潜伏状态的病毒。

学习小结

对人致病的疱疹病毒主要有单纯疱疹病毒、水痘-带状疱疹病毒、巨细胞病毒和 EB 病毒。这些病毒形态结构基本相似:球形,有包膜,核衣壳呈二十面体立体对称,基因组为双股线性 DNA。多数病毒感染细胞可引起细胞病变,形成包涵体,并具有潜伏感染的特点。有些病毒(EB 病毒、单纯疱疹病毒-2 型、巨细胞病毒)可使宿主细胞恶性转化,具有潜在致癌性。有些病毒(单纯疱疹病毒-1 型、巨细胞病毒)可通过胎盘垂直传播,引起先天性感染。感染后机体可产生特异性抗体和细胞免疫,但不能清除体内潜伏感染的病毒。实验室检查包括病变标本涂片进行细胞学检查、抗原抗体检测和病毒分离培养。特异性预防疫苗正在研制和试用中。

(夏克栋)

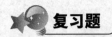 **复习题**

一、名词解释

1. 增殖性感染与非增殖性感染   2. 传染性单核细胞增多症

二、简答题

1. 致病性疱疹病毒主要有哪些种类？有哪些共同的生物学特性和致病性特点？

2. 哪些疱疹病毒具有潜伏感染特性？

3. 巨细胞病毒有哪些感染类型？如何判断新生儿有否先天性感染巨细胞病毒？

第三十三章

其 他 病 毒

第一节 狂犬病病毒

狂犬病病毒(rabies virus)是狂犬病的病原体。该病毒主要在狼、狐狸、臭鼬、蝙蝠等野生动物及犬、猫等家养宠物中传播,人主要是被病兽或带毒动物咬伤而感染。狂犬病是死亡率最高的传染病,几乎达100%。近年来,我国城市宠物犬数量明显增加,被犬咬伤而患狂犬病的病例时有发生,2011年,我国因感染狂犬病死亡人数仍有1879人,因此,预防狂犬病的发生尤其重要。

一、生物学性状

1. 形态结构 狂犬病病毒在分类上归属于弹状病毒科,其外形似子弹状,大小为$(50 \sim 90)$nm $\times (100 \sim 300)$nm,有包膜(图33-1a)。病毒核衣壳由螺旋对称的蛋白衣壳包裹RNA组成,病毒包膜上嵌有与病毒感染性和毒力有关的糖蛋白(G蛋白)刺突,G蛋白刺突能与宿主细胞表面受体结合,是狂犬病病毒感染神经细胞的重要物质。病毒基因组为单股负链RNA,含有5种结构基因,分别编码核蛋白(N蛋白)、包膜糖蛋白(G蛋白)、逆转录酶大蛋白(L蛋白),以及构成病毒衣壳和包膜蛋白基质成分的M1蛋白和M2蛋白。

2. 培养特性 狂犬病毒感染动物的宿主范围很广。病毒在易感动物或人的中枢神经细胞(主要是大脑海马回的锥体细胞)中增殖时,在细胞质内能形成圆形或椭圆形的嗜酸性包涵体,称内基小体(Negri body),可作为诊断狂犬病的依据(图33-1b)。

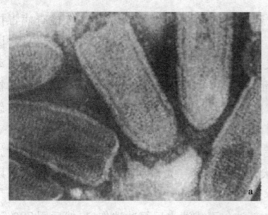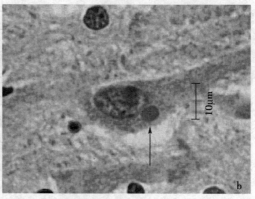

图 33-1　狂犬病病毒电镜照片(a)及胞内嗜酸性包涵体(b)

3. 变异特性　狂犬病病毒包膜 G 蛋白的变异可使毒力和抗原性发生改变。从自然感染动物体内分离到的病毒毒力强,称为野毒株或街毒株。将野毒株在家兔脑内连续传代,对人与犬的致病力逐渐减弱,变为弱毒或无毒株,称为固定毒株。

4. 抵抗力　该病毒的抵抗力不强,可被有机溶剂或表面活性剂等灭活。病毒对蛋白酶、紫外线和 X 线敏感;pH4.0 以下和 pH10.0 以上均可抑制其活性;不耐热,40℃ 4 小时、60℃ 30 分钟或 100℃ 2 分钟均可灭活。

二、致病性与免疫性

1. 传染源和传播途径　狂犬病是一种人畜共患病,动物间主要通过咬伤而感染传播。人患狂犬病多系狂犬咬伤所致,其他带毒动物,如猫、狼等也可引起,此外,还可因破损的皮肤黏膜密切接触含病毒物质而感染。人被狂犬咬伤后的发病率为 30% ~60%。该病的潜伏期一般为 1~3 个月,长者可达数年。

2. 致病机制　狂犬病病毒是一种嗜神经性病毒,病毒侵入体内后,首先在局部肌纤维细胞中缓慢增殖,随后进入周围神经,并沿传入神经上行到达中枢神经系统。病毒在神经细胞内大量增殖,引起脑干和小脑等中枢神经系统损伤,然后病毒又经传出神经扩散至唾液腺、泪腺以及其他部位,如舌、心脏、肝及肺等器官,引起迷走神经核、舌咽神经核和舌下神经核损害。

3. 临床特征　典型的临床表现为神经兴奋性增高,对声、光等刺激均高度敏感,恐水是其特有的症状。患者吞咽或饮水时喉头肌肉发生痉挛,甚至闻水声即引起痉挛发作,故又称恐水病。这种兴奋性典型症状经 3~5 天后,转入麻痹状态,病人可出现昏迷、呼吸和循环衰竭而死亡。病死率几乎达 100%。

4. 免疫性　机体感染狂犬病病毒后可产生细胞免疫和体液免疫。病毒的核衣壳蛋白(N 蛋白)和胞膜糖蛋白(G 蛋白)抗原均可诱导出中和抗体及特异性细胞免疫,这些抗原结构在狂犬病疫苗的免疫机制中起重要作用。但由于狂犬病病情进展迅速,患者的保护性免疫难以及时发挥效应。

三、微生物学检查与防治原则

1. 微生物学检查　对狂犬病患者可根据典型的临床症状和动物咬伤史做出临床诊断。对可疑患者可取唾液、脑脊液或死后脑组织混合悬液等材料,用免疫荧光抗体法等检查病毒抗原,也可接种易感动物进行病毒分离。由于狂犬咬伤是人体感染狂犬病病毒的主要原因,因此,判断咬人犬是否感染狂犬病毒,对监控狂犬病的流行发生也十分重要。一般来说,若将动物隔离观察7~10天不发病,可以排除感染病毒的狂犬,否则应作进一步检查。可取患病动物脑海马回部位作组织涂片,用免疫荧光抗体法检查病毒抗原,同时检查内基小体。对死亡患者,亦可检查其脑组织中是否存在内基小体进行确诊,阳性率约70% ~80% 。

2. 防治原则 一旦患有狂犬病则难以医治,因此狂犬病的预防十分重要。主要预防措施是对犬的管理,包括捕杀野犬、严管家犬、给家犬注射疫苗等。人被动物咬伤后,应立即采取以下措施:

(1)伤口处理:立即用20%的肥皂水、0.1%新洁尔灭或清水反复冲洗伤口,然后用70%乙醇和碘酒涂擦。

(2)主动免疫:狂犬病的潜伏期较长,因此人被动物咬伤后及时接种狂犬病疫苗可预防发病。一些有接触病毒危险的人员,如兽医、动物管理员等也应接种疫苗预防感染。目前常用人二倍体细胞制备的灭活疫苗进行全程免疫,分别于1、3、7、14、28天各肌注一次,免疫效果好,副作用少。

(3)被动免疫:在伤口严重等特殊情况下,在及时接种狂犬病疫苗的基础上,可联合使用抗狂犬病人免疫球蛋白或抗狂犬病马血清进行被动免疫,于伤口周围浸润注射高效价狂犬病病毒抗血清,也可采取肌内注射。

病案举例

患者,男,48岁,农民,2010年4月20日被一流浪犬咬伤手部,在乡村诊所按一般创口处理,而没有进行疫苗注射。当年5月28日患者出现烦躁、恶心、呕吐、流涎、恐水、怕风、怕声、抽搐、精神失常、呼吸困难等症状。经县医院询问其子女病史后,诊断为狂犬病。经治疗无效,发病5天后死亡。据了解,当时还有2例同村农民被同一犬咬伤,均为男性,年龄分别为45岁、53岁,2例被犬咬伤后除了创口清洗和消毒处理,还立即去县城疾控中心进行全程注射狂犬疫苗和免疫球蛋白,2例均无异常。

问题与思考

1. 狂犬病毒如何感染人体引起疾病,试述致病机制。

2. 人被狗咬伤后应采取哪些措施预防狂犬病?

第二节 人乳头瘤病毒

人乳头瘤病毒(human papillomavirus,HPV)是一类主要引起人类皮肤黏膜的增生性病变的病毒。所致疾病包括皮肤寻常疣、扁平疣和生殖器皮肤黏膜尖锐湿疣。有的型别并与宫颈癌等恶性肿瘤的发生关系密切。

一、生物学性状

HPV 是一种呈球形 DNA 病毒,直径约为 50nm,无包膜,衣壳为 20 面体对称。病毒的基因组为双链环状 DNA,含有 3 个基因区,其中 L 区基因编码两种病毒衣壳蛋白,即主要衣壳蛋白 L1 和次要衣壳蛋白 L2;E 区基因组能编码 7 种与 HPV 复制、转录和细胞转化相关的蛋白,其中 E5、E6、E7 是转化基因,编码的蛋白可与宿主细胞抑癌基因 P53 和 Rb 基因产物结合,从而使正常细胞向恶性转化。HPV 有 100 多个型别,表现为严格的种属及组织特异性,仅对皮肤和黏膜上皮细胞有高度亲嗜性。目前 HPV 的体外培养尚未成功。

二、致病性与免疫性

1. 传播途径　主要通过与感染者病变部位直接接触或间接接触被病毒污染物品而感染。生殖器感染主要是通过性接触传播,新生儿可在通过产道时受感染。病毒感染仅局限于局部皮肤黏膜,不引起病毒血症。

2. 致病类型　不同 HPV 型别侵犯的部位和所致疾病不尽相同(表 33-1)。主要种类:

(1)皮肤疣:包括寻常疣、跖疣和扁平疣,一般为良性自限性感染。寻常疣和跖疣好发于手、足部,多见于青少年,主要由 HPV1、2、3 和 4 等型别引起;扁平疣多发生于青少年颜面及手背、前臂等部位,主要由 3 和 10 型所致;屠夫寻常疣以 7 型感染为主,常见于屠夫及卖肉人的手部皮肤。

(2)尖锐湿疣:是一种性传播性疾病,多发生于生殖器及其周围的皮肤黏膜,主要由 6 和 11 型引起。由于尖锐湿疣为良性病变,通常把 6 和 11 型称为低危型。

(3)HPV 感染与恶性肿瘤:研究表明某些型别的 HPV 感染,尤其是 HPV16、18 等高危型感染与宫颈癌以及外阴癌变的发生密切相关。目前认为 HPV 致癌机制与病毒 E6 和 E7 基因有关,E6、E7 基因表达的蛋白可与宿主细胞抑癌基因 P53 和 Rb 基因产物结合,导致宿主细胞转化,从而诱发癌前病变及恶性肿瘤发生。

表 33-1　HPV 的型别与相关人类疾病

HPV 型别	相关疾病
1、4	跖疣
1、2、3、27、29、54	寻常疣
3、10、28、41	扁平疣
7、10	屠夫寻常疣
5、8、9、12、14、15、19、25、36、46、47	疣状表皮增生性异常
1、2、6、11	尖锐湿疣,喉乳头瘤,口腔乳头瘤
16、18、31、33、35、39、45、51、52、56、58	宫颈上皮内瘤、宫颈癌,阴茎癌

HPV 感染后可诱导机体产生特异性免疫应答,细胞免疫是抗 HPV 感染的关键,刺激机体产生特异性抗体保护效力不确切。

三、微生物学检查和防治原则

HPV 感染一般可根据典型的临床特征作出诊断。实验室检查可应用 PCR 等方法检测病毒的 DNA,该方法特异性和敏感性高,是检测 HPV 感染的理想方法。此外也可用免疫组化法检测病变组织 HPV 抗原。

鉴于 HPV 与肿瘤发生的关系,HPV 预防及治疗性疫苗是全球研究的热点,但迄今尚无可使用的疫苗。因此,预防 HPV 感染最好的方法,仍然是避免与感染组织的直接接触。尖锐湿疣等可采取冷冻、激光及药物等方法进行治疗。

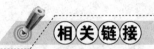 相关链接

朊 粒

美国学者 Prusiner 于 1982 年首先提出,引起以传染性海绵状脑病为特征的中枢神经系统慢性退化性疾病的病原体是一类特殊的传染性蛋白质因子,即朊粒(prion),曾称朊病毒。朊粒无病毒体结构,不含核酸,最主要成分是一种蛋白酶抗性蛋白(proteinase resistant protein,PrP),已证明是引起人类和动物传染性海绵状脑病,如疯牛病的病原体。鉴于朊粒不具有核酸等特性,不宜列入病毒范围,其分类学上的地位有待确定。

朊粒是一种由正常宿主细胞基因编码产生的构象异常的朊蛋白(PrP)。正常人和动物神经元细胞等能够表达一种细胞朊蛋白(cellular prion PrP,PrP^C),分子量为 27000～30000,PrP^C 对蛋白酶 K 敏感,无致病性。从病人及感染动物脑组织提纯出的朊粒也称为羊瘙痒病朊粒(scrapie prion protein,PrP^{SC}),PrP^{SC} 对蛋白酶 K 有抗性。研究表明,PrP^{SC} 和 PrP^C 氨基酸序列相同,但由三级结构所决定的立体构象不同。正常 PrP^C 构型发生异常变化时便会形成具有致病作用的朊粒。朊粒对理化因素有很强的抵抗力。常规的高压蒸汽灭菌法不能破坏,对电离辐射、紫外线以及常用消毒剂也有很强的抗性抵抗力强。

现已知人和动物的 Prion 病主要有:克-雅病、库鲁病、致死性家族失眠症、格斯特曼综合征、牛海绵状脑病(俗称疯牛病)、羊瘙痒病、水貂传染性脑病、鹿慢性消瘦病、猫海绵状脑病等。这些疾病具有共同特点:①潜伏期长,可达数年至数十年,一旦发病即呈慢性进行性发展;②病变部位只发生在中枢神经系统,临床上表现为痴呆、共济失调、震颤、癫痫等症状;③病理特征是脑组织似海绵样,故有海绵状脑病或白质脑病之称。

人类朊粒病可分为传染性、遗传性和散发性三种类型。人和动物传染性海绵状脑病可通过消化道、血液、神经和医源性等多种途径传播。1986 年在英国首先报道的疯牛病,有十万余头牛因病死亡,病原因子源于羊、牛骨肉粉制作的饲料,借此途径进入牛的食物链而导致感染传播。部分人类朊粒病与遗传有关,如家族性克雅病,具有家族性常染色体的显性遗传,已证明在遗传性患者家族中均有编码 PrP 基因的突变。

自疯牛病暴发以来,朊粒病的防治工作已受到国际社会的极大关注,但迄今对朊粒感染性疾病尚无预防疫苗和有效的药物治疗。目前,主要针对该病的可能传播途径采取措施进行预防。

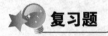 **学习小结**

狂犬病病毒是一种子弹头状 RNA 病毒。病毒主要由狂犬或其他带毒动物咬伤而被感染,引起人致死性狂犬病。病毒感染后在中枢神经细胞的胞质内可形成具有特征性的嗜酸性包涵体,即内基小体(Negri body),对感染动物的判断具有重要意义。对狂犬病的特异性预防可用减毒活疫苗。

人乳头瘤病毒(HPV)是一种小球形无包膜 DNA 病毒,有 100 多型。不同 HPV 型别侵犯的部位和所致疾病不尽相同,可引起皮肤、黏膜的寻常疣、扁平疣和尖锐湿疣,并与宫颈癌关系密切,主要通过接触传播(包括性接触)。尖锐湿疣主要由 HPV6、11 型引起,是常见的性传播性疾病。宫颈癌主要与 HPV16、18 型感染有关。

朊粒无病毒体结构,是一种不含核酸和脂类的疏水性糖蛋白,可引起人类和动物传染性海绵状脑病为特征的中枢神经系统的退行性疾病,如疯牛病。

(夏克栋)

复习题

一、名词解释

1. 内基小体(Negri body)　　　　　　　　　3. 朊粒
2. 狂犬病毒野毒株和固定毒株

二、简述题

1. 简述狂犬病病毒的形态结构特征和致病机制。
2. 简述人乳头瘤病毒主要的致病类型。
3. 根据本教材内容,概括 RNA 病毒与 DNA 病毒的种类。
4. 根据本教材内容,概括包膜病毒与无包膜病毒的种类。

第三篇　人体寄生虫学

第三十四章

人体寄生虫学概述

人体寄生虫学（human parasitology），也称医学寄生虫学（medical parasitology），是研究与人体健康有关的寄生虫的形态结构、生活活动和生存繁殖的规律，阐明寄生虫和人体及外界因素间相互关系的科学。其目的是为了探讨寄生虫病的发病机制及流行规律，从而有效防治寄生虫病，控制与疾病有关的节肢动物，保证人类的健康。人体寄生虫学由医学原虫学、医学蠕虫学和医学节肢动物学三部分组成。

第一节　寄生现象与寄生虫生物学

一、寄 生 现 象

自然界在漫长的生物演化过程中，生物彼此间形成了各种错综复杂的关系。其中两种不同生物在一起生活的现象，称为共生。在共生现象中根据两种生物之间的利害关系又可分为共栖、互利共生、寄生等。

1. 共栖　两种生物在一起生活，一方受益，另一方既不受益，也不受害，称为共栖。例如海洋中的鲫鱼,其背鳍演化为吸盘,常吸附在大鱼身体上而移徙远方,这对鲫鱼有利,对大鱼既无利也无害。

2. 互利共生　两种生物共同生活,在营养上互相依赖,彼此受益,称为互利共生。例如牛、马胃内的纤毛虫能分泌消化酶类,分解植物纤维,获得营养物质,有利于牛、马消化植物纤维,而其纤毛虫的死亡则为牛、马提供蛋白质。

3. 寄生　两种生物在一起生活,一方受益,另一方受害,后者提供营养物质和居住场所给前者,这种关系称为寄生。例如,寄生虫、细菌、病毒、立克次体等永久或长期或暂时地寄生于人、动物和植物体表或体内以获取营养,赖以生存,并损害对方,受益方称为寄生物,若为动物称为寄生虫(parasite);受害方称为宿主(host)。

二、寄生虫生物学

(一)寄生虫生活史

寄生虫完成一代生长、发育和繁殖的整个过程称寄生虫生活史(life cycle)。根据寄生虫在完成生活史过程中是否需要中间宿主,可将其分为两种类型。

1. 直接型　完成生活史过程不需要中间宿主,虫卵或幼虫在外界发育到感染期后直接感染人,如寄生于人体肠道的蛔虫、蛲虫、鞭虫、钩虫等。在流行病学上,将具有此种直接型生活史的蠕虫称为土源性蠕虫。

2. 间接型　完成生活史过程需要中间宿主或吸血医学节肢动物,在其体内发育至感染阶段后才能感染人体,如丝虫、血吸虫等。在流行病学上,将具有间接型生活史的蠕虫称为生物源性蠕虫。

感染阶段是指寄生虫侵入人体后,能继续发育或繁殖的阶段。如血吸虫的感染阶段是尾蚴。

(二)寄生虫的类型

根据寄生虫与宿主的关系,可分为以下几种类型。

1. 专性寄生虫　在其生活史过程中至少有一个时期必须营寄生生活。如丝虫的各个发育阶段都营寄生生活;如钩虫,其幼虫在土壤中营自生生活,但发育至丝状蚴后,必须侵入宿主体内营寄生生活,才能继续发育至成虫。

2. 兼性寄生虫　既能营自生生活,也能营寄生生活。如粪类圆线虫一般在土壤中营自生生活,但也可在宿主肠道营寄生生活。

3. 体内寄生虫和体外寄生虫　前者指寄生于器官、组织或细胞内的蠕虫或原虫;后者指吸血时与宿主体表接触,吸血后即离开,如蚊、白蛉、蚤、虱、蜱等,体外寄生虫也称暂时性寄生虫。

4. 机会致病寄生虫　在宿主体内通常处于隐性感染状态,但当宿主免疫功能受累时,可出现异常增殖且致病能力增强,如弓形虫、隐孢子虫等。

(三)宿主及其类型

寄生虫完成生活史过程,有的需要一个宿主,有的需要两个或两个以上宿主。根据寄生虫不同发育阶段对宿主的需求,可将宿主分为:

1. 终宿主　是指寄生虫成虫或有性生殖阶段所寄生的宿主。例如人是血吸虫的终宿主。

2. 中间宿主　是指寄生虫的幼虫或无性生殖阶段所寄生的宿主。若有两个以上中间宿主,则依次称第一、第二中间宿主。如某些种类淡水螺和鱼分别是华支睾吸虫的第一、第二中间宿主。

3. 保虫宿主(也称储蓄宿主)　某些寄生虫既可寄生于人体,也可寄生于某些脊椎动物,在流行病学上,称这些动物为保虫宿主或储蓄宿主。在一定条件下保虫宿主体内的寄生虫可传播给人。如血吸虫的成虫既可寄生于人,也可寄生于牛,牛就是血吸虫的保虫宿主。

4. 转续宿主　某些寄生虫的幼虫侵入非正常宿主后不能发育为成虫,长期保持幼虫状态,一旦该幼虫有机会侵入正常宿主时,才可继续发育为成虫,这种非正常宿主称为转续宿主。如卫氏并殖吸虫的童虫,进入非正常宿主野猪体内,不能发育为成虫,可长期保持童虫状态,若犬吞食含有此童虫的野猪肉,则童虫可在犬体内发育为成虫,野猪就是该虫的转续宿主。

第二节　寄生虫与宿主的相互作用

在寄生虫与宿主的相互作用过程中,一方面表现为寄生虫对宿主的致病作用;另一方面表现为宿主对寄生虫的防御反应。

一、寄生虫对宿主的损害

寄生虫侵入宿主,使宿主局部或(和)全身发生病理、生化和免疫等方面不同程度的改变,寄生虫对宿主的损害主要表现在三方面:

1. 夺取营养　寄生虫在宿主体内生长、发育和繁殖所需的营养物质均来自于宿主。如蛔虫以人体消化或半消化的食物为食,引起宿主营养不良;钩虫吸取大量血液,引起宿主贫血。

2. 机械性损伤　寄生虫在宿主体内移行和定居可引起机械性刺激、损伤、压迫或堵塞。如大量蛔虫可扭曲成团,阻塞肠管,引起肠梗阻;棘球蚴寄生在肝脏,逐渐长大压迫肝组织及腹腔内其他器官,发生明显的压迫症状。另外,幼虫在宿主体内移行可造成严重的损害,如蛔虫幼虫在肺内移行时穿破肺泡壁毛细血管,可引起出血。

3. 毒性与免疫损伤　寄生虫的代谢物、分泌物、排泄物或死亡虫体的分解物,对宿主均有毒性作用及免疫损伤。如血吸虫卵内毛蚴的分泌物,可引起周围组织发生免疫病理变化,引起虫卵肉芽肿;大量的棘球蚴液进入组织,可引起强烈的过敏反应,甚至诱发过敏性休克。

二、宿主对寄生虫的作用和结果

寄生虫一旦进入宿主,机体必然出现防御性生理反应。宿主对寄生虫的作用决定寄生虫在宿主体内存亡及演化,宿主的皮肤、黏膜、体液和吞噬细胞等是宿主构成抵抗寄生虫感染的第一道防线。如血吸虫尾蚴或钩虫丝状蚴,有一部分会在进入皮肤时被杀死;胃酸可杀死进入胃内的溶组织内阿米巴的滋养体;血液中各种吞噬细胞能有效杀死进入血液内的寄生虫。此外,宿主的适应性免疫应答,包括特异性抗体、免疫效应细胞和细胞因子等是宿主抵抗寄生虫感染的重要机制(见第七章)。

宿主与寄生虫之间相互作用有三种不同的结果:①宿主清除了体内的寄生虫,并可获得对再感染的免疫力。②宿主清除大部分或未能完全清除体内寄生虫,但对再感染具有相对的抵抗力。在这种情况下,宿主与寄生虫之间可以达到相对平衡,部分寄生虫能够长期生存在宿主体内,宿主不表现临床症状,但对再感染有了相对的免疫力,称为带虫者,大多数寄生虫感染属于此类型。③宿主不能有效控制寄生虫的生长或繁殖,表现出明显的临床症状和病理变化,引起寄生虫病,严重者可以致死。

第三节　寄生虫感染的免疫

寄生虫对人体来说是外源性物质,具有抗原性,感染后可诱导宿主产生免疫应答,机体发生一系列的改变。

一、寄生虫免疫应答及类型特点

1. 免疫应答类型　健康的机体可通过生理屏障防御寄生虫的感染,如皮肤、黏膜、胎盘等,或通过血液和组织中的吞噬细胞、嗜酸性粒细胞、自然杀伤淋巴细胞以及补体等对入侵的虫体发挥杀灭作用,称为固有免疫;而另一种称为适应性免疫,是指寄生虫侵入人体后,其抗原物质刺激宿主免疫系统才形成的,对寄生虫有清除和杀伤作用,对同种寄生虫的再感染可产生一定的抵抗力。

2. 寄生虫适应性免疫应答特点　寄生虫适应性免疫应答可分为两型:

(1)消除性免疫:宿主能消除体内寄生虫,并对再感染产生完全的抵抗力。例如热带利什曼原虫引起的皮肤利什曼病,宿主获得免疫力后,体内虫体完全被清除,症状消失,且对再感染产生长期的、特异的抵抗力。这种免疫类型在寄生虫感染中少见。

(2)非消除性免疫:大多数寄生虫感染可引起宿主对再感染产生一定程度的免疫力,该免疫力不能完全清除宿主体内原有的寄生虫,但寄生虫维持在一个低水平,临床表现为不完全免疫。一旦用药物清除体内的残余寄生虫后,宿主已获得的免疫力便逐渐消失。例如人体感染疟原虫后形成的带虫免疫和血吸虫感染后的伴随免疫,均属于非消除性免疫,并与寄生虫的免疫逃避和免疫调节有关。

3. 寄生虫免疫逃避　有些寄生虫能够逃避宿主免疫应答的现象,称免疫逃避。寄生虫能在有免疫力的宿主体内长期存活和增殖,有多种复杂机制,包括寄生虫表面抗原的改变(抗原变异和抗原伪装)、解剖位置的隔离、抑制或通过多种破坏机制改变宿主的免疫应答等。免疫逃避是寄生虫与宿主在长期相互适应过程中形成的。

二、寄生虫感染的特点

1. 带虫者、慢性感染和隐性感染　在大多数情况下,人体感染寄生虫后并不出现明显的临床症状和体征,这些人称带虫者,其在流行病学上有重要意义。慢性感染是寄生虫感染的特点之一。人体感染寄生虫后没有明显的临床症状和体征,或在临床上出现一些症状后,未经治疗或治疗不彻底,而逐渐转入慢性感染阶段。在慢性感染期,人体往往同时伴有组织损伤和修复,如血吸虫病流行区大多数患者属慢性感染。

隐性感染是寄生虫感染的另一重要特征。隐性感染是指人体感染寄生虫后,既没有明显的临床表现,又不易用常规方法查到病原体的一种感染。如医学原虫中的刚地弓形虫、隐孢子虫等机会致病寄生虫,在机体抵抗力正常时常处于隐性感染,当机体免疫力下降或免疫功能不全时,这些寄生虫的增殖力和致病力大大增强,从而出现明显的临床症状和体征,严重者可致死。

2. 多寄生现象　人体同时感染两种或两种以上的寄生虫时,称多寄生现象。不同虫种生活在同一宿主体内可能会相互促进或相互制约,增加或减少它们的致病作用,从而影响临床表现。如蛔虫和钩虫同时存在时,对蓝氏贾第鞭毛虫起抑制作用,而短膜壳绦虫的寄生则有利于蓝氏贾第鞭毛虫的生存。

3. 幼虫移行症和异位寄生　幼虫移行症是指一些蠕虫幼虫侵入非正常宿主后,不能发育为成虫,但这些幼虫可在体内长期存活并移行,引起局部或全身性病变。如犬弓首线虫是犬肠道内常见的寄生虫,然而,如果人或鼠误食了其感染性虫卵,幼虫虽不能发育为成虫,但能在体内移行,侵犯各组织器官,造成严重损害。幼虫移行症分为皮肤幼虫移行症和内脏幼虫移行症。

有些寄生虫在常见寄生部位以外的组织或器官内寄生,这种寄生现象称异位寄生。异位寄生所引起的损害称异位损害。了解寄生虫的幼虫移行症和异位寄生对于疾病的诊断和鉴别诊断至关重要。

理论与实践

嗜酸性粒细胞增多在医学蠕虫感染免疫中的意义

外周血嗜酸性粒细胞(eosinophil,EOS)增多是许多寄生虫感染尤其是蠕虫感染的特征。在 WBC 分类中可增至 60% ~ 70%,是医学蠕虫感染的主要诊断指标。

医学蠕虫感染致嗜酸性粒细胞增多是宿主免疫应答最大特点之一,不少实验已证明 IL-5 与嗜酸性粒细胞增多有直接关系,抗 IL-5 的中和性单克隆抗体能完全阻断巴西日圆线虫或曼氏血吸虫感染小鼠的外周血和组织内嗜酸性粒细胞增多。

嗜酸性粒细胞作为固有免疫应答的效应细胞常与特异性抗体和(或)其他成分一起,对侵入的寄生虫起杀伤作用,参与寄生虫肉芽肿的形成以限制来自寄生虫的毒性物质扩散,对寄生虫感染引起的过敏反应起调节作用,并可对宿主组织造成损伤。

第四节　寄生虫病的流行与防治

一、寄生虫病流行的基本环节

1. 传染源　是指感染了寄生虫的人和动物,包括病人、带虫者和保虫宿主(家畜,家养动物及野生动物)。作为传染源,其体内的寄生虫生活史中的某个发育阶段可以直接或间接进入另一宿主的体内继续发育。

2. 传播途径　寄生虫常见的感染方式有:①经口感染;②经皮肤感染;③经媒介昆虫感染;④直接或接触感染;⑤经胎盘感染;⑥经输血感染。多种寄生虫感染期的虫卵、包囊或幼虫污染水源、土壤和食物等,通过饮食、饮水或接触传播,有些寄生虫则需经医学节肢动物传播。

3. 易感人群　是指对寄生虫缺乏免疫力的人。人体感染寄生虫通常可产生适应性免疫,但多数属于带虫免疫。易感性与年龄密切相关,儿童的免疫力低于成年人。在流行区,一般儿童的寄生虫感染率高于成人。同时,非流行区人员进入流行区也会成为易感者。

二、影响寄生虫病的流行因素

1. 自然因素　包括温度、湿度、雨量、光照等气候因素以及地理环境和生物种群等。

2. 生物因素　特别是某些生活史发育为间接型的寄生虫,其中间宿主或节肢动物的存在是这些寄生虫病流行的必需条件。

3. 社会因素　包括社会制度、经济状况、科学水平、文化教育、医疗卫生、防疫保健以及人民的生产方式和生活习惯等。社会因素是影响寄生虫病流行的至关重要的因素。

三、寄生虫病的流行特点

1. 地方性　寄生虫病的流行和分布常呈明显的区域性,主要与下列因素有关:①气候条件,多数寄生虫病在温暖潮湿的地方较为流行,且分布广泛;②中间宿主或媒介节肢动物的地理分布,如吸虫的流行区与其中间宿主的分布有密切关系。日本血吸虫的中间宿主钉螺在我国的分布不超过北纬33.7℃,因此我国北方无血吸虫病流行。

2. 季节性　生活史中需要节肢动物作为宿主或传播媒介的寄生虫病流行季节与节肢动物的季节消长相一致,如间日疟原虫的流行季节与中华按蚊或嗜人按蚊的活动季节一致;其次是人们的生产活动或生活活动形成感染的季节性,如急性血吸虫病常出现于夏季,人们因农田生产或下水活动接触疫水而感染血吸虫。

3. 自然疫源性　有的寄生虫病可以在脊椎动物和人之间自然地传播,该寄生虫病称为人兽共患寄生虫病(parasitic zoonosis)。在原始森林或荒漠地区,这些寄生虫病可以在脊椎动物之间传播,人进入该地区,则可从脊椎动物传播给人。这类不需要人的参与而存在于自然界的人兽共患寄生虫病具有自然疫源性。寄生虫病的这种自然疫源性不仅反映寄生虫病在自然界的进化过程,同时也表明某些寄生虫病在防治方面的复杂性。

四、寄生虫病的防治原则

寄生虫病防治的基本原则是控制寄生虫病流行的三个环节。

1. 消灭传染源　通过普查、普治病人和带虫者以及保虫宿主是控制传染源的重要措施。此外,还应做好流动人口的监测,控制流行区传染源的输入和扩散。

2. 切断传播途径　加强粪便和水源的管理,搞好环境卫生和个人卫生,控制或杀灭媒介节肢动物和中间宿主是切断寄生虫病传播途径的重要手段。

3. 保护易感人群　关键在于加强健康教育,改变不良的饮食习惯和行为,提高群众的自我保护意识,必要时可采取一定的保护措施,这是防止寄生虫感染的最直接的方法。

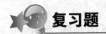

学习小结

　　本章重点阐述了寄生、寄生虫与宿主的概念。根据寄生虫与宿主的关可将寄生虫分为专性寄生虫、兼性寄生虫、偶然寄生虫、体内寄生虫、体外寄生虫和机会致病寄生虫。根据寄生虫不同发育阶段对宿主的要求,可将宿主分为终宿主、中间宿主、保虫宿主和转续宿主。

　　寄生虫与宿主的相互作用,一方面表现为寄生虫对宿主的致病作用,包括夺取营养、机械性损伤和毒性与免疫损伤;另一方面表现为宿主对寄生虫的免疫作用,寄生虫的免疫应答可分为消除性免疫和非消除性免疫,消除性免疫分为带虫免疫和伴随免疫。免疫逃避是指有些寄生虫能够逃避宿主免疫应答的现象。

　　寄生虫感染与寄生虫病是两个不同的概念。临床上出现明显症状和体征的寄生虫感染称为寄生虫病。宿主感染寄生虫后可出现带虫者、慢性感染、隐性感染、多寄生现象、幼虫移行症和异位寄生。

　　寄生虫病的流行必须具备传染源、传播途径和易感人群三个基本条件,寄生虫侵入人体的方式有经口、经皮肤、经媒介昆虫、经胎盘、接触感染和输血感染等。寄生虫病的流行还受自然因素、生物因素和社会因素的影响。寄生虫病的流行具有地方性、季节性和自然疫源性的特点。寄生虫病防治要因地制宜地制定包括消灭传染源、切断传播途径和保护易感人群的综合性防治措施。

(刘爱芹)

复习题

一、名词解释

1. 宿主
2. 寄生虫
3. 终宿主

4. 中间宿主
5. 保虫宿主
6. 转续宿主

二、简答题

1. 举例说明何谓非消除性免疫?
2. 举例说明何谓隐性感染、幼虫移行症和异位寄生?
3. 寄生虫对宿主有哪些损害作用?
4. 寄生虫病在一个地区造成流行必须具备哪些流行的基本环节? 影响寄生虫病流行的主要因素有哪些?

第三十五章

医 学 原 虫

学习目标 ▶▶

掌握:原虫的形态、生活史特点、致病机制和主要临床表现。

熟悉:原虫的诊断方法;原虫的运动、生死及生活克类型。

了解:原虫的流行因素和防治原则;原虫的基本结构。

第一节 概 述

原虫为具有完整生理功能的单细胞真核生物,分布广泛,种类繁多。医学原虫约40余种,主要为寄生于人体管腔、体液、组织或细胞内的致病及非致病性原虫,如疟原虫、溶组织内阿米巴及弓形虫等。

一、医学原虫形态特征

原虫的个体微小,形态多样,呈叶状、球形或不规则状。虫体基本结构主要由胞膜、胞质和胞核三部分组成。

1. 细胞膜 包裹于原虫体表,也称表膜或质膜。在电镜观察下,胞膜由一层或一层以上的单位膜构成,其外层的类脂和蛋白分子结合多糖分子形成细胞被或称糖萼。表膜内层有微管和微丝支撑,使虫体保持一定形状。某些寄生原虫的表膜带有多种受体、抗原、蛋白、酶类,甚至毒素,参与摄食、排泄、运动、感觉、侵袭、逃避宿主免疫效应等生物学功能,对于维持虫体自身稳定和参与宿主的相互作用起着重要作用。

2. 细胞质 主要由基质、细胞器和内含物组成。

(1)基质:主要成分是蛋白质,可有内、外质之分。外质较透明,呈凝胶状,具有运动、摄食、营养、排泄、呼吸、感觉及保护等生理功能;内质为溶胶状,含有各种细胞器和内含物,也是细胞核所在之处,为原虫新陈代谢和营养贮存的主要场所。

(2)细胞器:按其功能主要分为膜质细胞器、运动细胞器和营养细胞器三种。运动细胞器是原虫分类的重要特征,按其性状分为伪足、鞭毛和纤毛三种,具有相应运动细胞器的原虫分别称为阿米巴、鞭毛虫和纤毛虫。此外,有些原虫还有一些特殊的运动细胞器,如阴道毛滴虫的波动膜等。

(3)内含物:胞质中的各种食物泡、糖原泡、拟染色体以及代谢产物(色素等)和共生物(病毒颗粒)等。

3. 细胞核　由核膜、核质、核仁和染色质组成。核膜为两层单位膜,具有微孔,可沟通核内外。染色质和核仁分别富含 DNA 和 RNA。胞核按其构造,可分为泡状核及实质核两型。寄生人体的原虫多数为泡状核,呈圆球形,体积较小,染色质少,呈粒状分布于核膜内缘。

二、医学原虫的生理与生活史

(一)生理

1. 运动　原虫主要借助运动细胞器而运动,运动方式取决于原虫所具有的运动细胞器的类型,如伪足运动、鞭毛运动和纤毛运动。某些没有细胞器的原虫也可借助体表构造进行滑动和扭转,如孢子虫纲的一些虫体。

2. 营养　寄生原虫在宿主体内主要以渗透和胞饮等方式摄取食物。一般可通过表膜以渗透和扩散吸收小分子养料,以胞饮(吞噬和吞饮)摄食大分子物质。被摄入的食物在胞质内形成食物泡,再与溶酶体结合后进行消化、分解和吸收。残渣和代谢产物各以特定的方式,排出寄生部位。

3. 代谢　多数寄生原虫呈兼性厌氧代谢,血液内寄生的原虫则行有氧代谢。寄生原虫的能量主要来源于糖类,糖的无氧酵解是主要的代谢通路。

4. 生殖　寄生原虫以无性、有性或以世代交替方式增殖。①无性生殖:包括二分裂、多分裂和出芽生殖;②有性生殖:包括接合生殖和配子生殖;③有些原虫的生活史具有无性生殖和有性生殖两种方式交替进行的世代交替现象,如疟原虫在人体内进行无性生殖,而在蚊体内进行有性生殖。

(二)生活史类型

医学原虫的生活史一般有几个不同的阶段和时期。滋养体(trophozoite)是原虫运动、摄食和增殖阶段,通常与致病有关。滋养体在不利的条件下,可分泌囊壁包围虫体,形成不活动的包囊(cyst),可抵抗外界的不良环境,是许多肠道原虫的感染阶段。原虫的生活史根据传播特点可分为三型:

1. 人际传播型　生活史简单,只需一个宿主,通过直接、间接接触或中间媒介在人群中传播。可分为两类:①生活史只有滋养体阶段,如阴道毛滴虫;②生活史有滋养体和包囊两个阶段,包囊为感染阶段,如溶组织内阿米巴和蓝氏贾第鞭毛虫等。

2. 循环传播型　完成生活史需要一种以上的脊椎动物,分别进行有性和无性生殖而形成世代交替现象,如刚地弓形虫以猫为终宿主,人和多种动物为中间宿主。

3. 虫媒传播型　完成生活史需经吸血昆虫体内的无性或有性繁殖,再经吸血叮咬传播给人或其他动物,如利什曼原虫和疟原虫。

三、医学原虫的致病性

医学原虫的致病作用与虫种、株、系、数量、毒力、寄生部位以及宿主的生理状态有关,致病作用主要来源于：

1. 增殖作用　致病原虫侵入宿主后，需战胜机体的防御功能，增殖到相当数量后才能表现出明显的损害或临床症状。如溶组织内阿米巴在结肠黏膜下的大量增殖，造成肠黏膜的破坏，形成大片溃疡，从而引起典型的痢疾症状。

2. 播散能力　致病原虫具有多种利于扩散的因素和生态特点。多种致病原虫在建立原发病灶后，当虫体增殖到相当数量时，有向邻近或远方组织侵蚀和播散的倾向，从而累及更多的组织和器官。如杜氏利什曼原虫寄生在巨噬细胞内，可播散到全身各处，而引起全身感染。

3. 机会致病　有些原虫在感染免疫功能正常人群后，宿主多呈隐性感染。但当宿主免疫功能受损时，如晚期肿瘤、长期应用免疫抑制剂等，致病原虫可出现异常增殖和致病力增强，从而引起严重的、甚至是致死性的疾病。常见的有隐孢子虫和刚地弓形虫等。

四、医学原虫的分类

通常根据运动细胞器的类型和生殖方式，可将原虫分为鞭毛虫、阿米巴、纤毛虫和孢子虫。医学原虫在生物学分类上属于原生生物界的原生动物亚界之下的三个门，即肉足鞭毛门，如动鞭纲的杜氏利什曼原虫等，叶足纲的溶组织内阿米巴；顶复门，如孢子纲的疟原虫、刚地弓形虫和隐孢子虫等；纤毛门，如动基裂纲。

第二节　叶　足　虫

叶足虫属于肉足鞭毛门的叶足纲，本纲原虫以叶状的伪足为运动器官，生活史一般有滋养体和包囊两个期，营无性生殖，溶组织内阿米巴可引起人类疾病。

一、溶组织内阿米巴

溶组织内阿米巴（*Entamoeba histolytica*），也称痢疾阿米巴，寄生于结肠，主要在横结肠和回盲部，引起阿米巴痢疾和各种肠外阿米巴病。

（一）形态

溶组织内阿米巴生活史有滋养体和包囊两个时期，成熟的四核包囊为感染阶段。

1. 滋养体　溶组织内阿米巴的致病阶段。形态多变，直径约 $10 \sim 60 \mu m$。铁苏木素染色后，有透明的外质和颗粒状的内质，内外质界限清楚，内质含一典型的泡状核，直径 $4 \sim 7 \mu m$，核仁位于正中或稍偏位，核仁与核膜间可见网状核纤维，核的形状似车轮。当滋养体从患者组织中分离时，常含有吞噬的红细胞（图35-1）。

2. 包囊　溶组织内阿米巴的传播阶段。包囊球形，直径约 $5 \sim 20 \mu m$，$1 \sim 4$ 个核，未成熟包囊内可见糖原泡和棒状拟染色体，成熟四核包囊内糖原泡和拟染色体均消失。碘液染色后，包囊呈淡棕色或棕黄色，糖原泡为棕红色；铁苏木素染色后，核的构造同滋养体，包囊呈深蓝色，糖原泡被溶解呈空泡状（图35-1）。

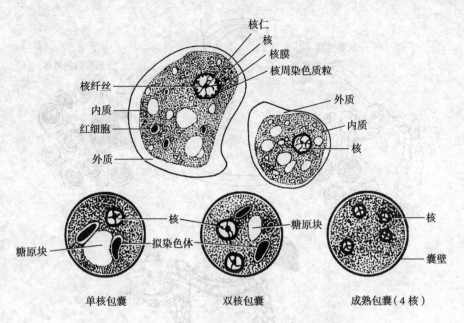

核仁
核
核膜
核周染色质粒

核纤丝
内质
红细胞
外质

外质
内质
核

糖原块
拟染色体

核

糖原块

核
囊壁

单核包囊   双核包囊   成熟包囊（4核）

图35-1 溶组织内阿米巴滋养体、包囊形态

（二）生活史

成熟的四核包囊为感染阶段。当人食入被四核包囊污染的食物或水后,由于囊壁具有抵抗胃酸的作用,包囊能顺利通过胃和小肠上段。在小肠下段胰蛋白酶等碱性消化液的作用下,囊内虫体脱囊而出形成滋养体。滋养体在肠腔内摄食肠黏液、细菌及已消化的食物,以二分裂法增殖。滋养体随肠内容物下移,随着肠内环境的改变,如营养物质减少、水分逐渐被吸收等,滋养体停止活动,排出内容物,虫体团缩,进入囊前期,随后胞质分泌囊壁包裹于质膜之外,形成包囊,随粪便排出。包囊早期只有一个核,经分裂后可形成双核和四核包囊。各期包囊均可随宿主粪便排出体外,通过污染食物、水源再感染新宿主(图35-2)。

（三）致病

1. 致病机制　致病作用与虫株的毒力、数量和寄生部位的微环境及宿主的免疫状态密切相关。有三种致病因子已被广泛研究并阐明,即260kDa 半乳糖/乙酰氨基半乳糖凝集素、阿米巴穿孔素和半胱氨酸蛋白酶。滋养体通过260kDa 半乳糖/乙酰氨基半乳糖凝集素黏附于肠黏膜靶细胞,释放穿孔素和蛋白酶破坏肠黏膜上皮,并杀伤宿主肠上皮细胞和免疫细胞,引起溃疡,导致阿米巴痢疾,此为肠阿米巴病,多发生于盲肠或阑尾。典型的病变是口小底大的烧瓶样溃疡,溃疡间的黏膜基本正常,这与菌痢引起的弥漫性病灶不同。滋养体亦可扩散至肝、肺、脑等部位,引起相应器官的脓肿,此为肠外阿米巴病。

2. 临床表现　90%以上感染者为无症状带虫者,是重要的传染源。在有症状的感染者中,肠阿米巴病占多数,包括阿米巴痢疾、阿米巴肠炎及阿米巴性阑尾炎等。典型的阿米巴痢疾常伴有腹痛、腹泻、里急后重及脓血黏液便等,目前临床已不多见,多表现为亚急性或慢性迁延性肠炎。肠外阿米巴病以阿米巴肝脓肿最常见,好发于肝右叶上部,常有肠阿米巴病史,以肝大、肝痛、发热和体重下降等为特征;其次为阿米巴肺脓肿、脑脓肿及皮肤阿米巴病。

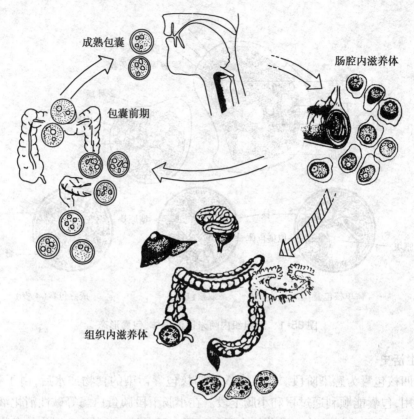

成熟包囊

肠腔内滋养体

包囊前期

组织内滋养体

图35-2 溶组织内阿米巴生活史

（四）寄生虫学诊断

1. 病原学诊断

（1）滋养体检查：急性阿米巴痢疾患者的脓血便或阿米巴肠炎的稀便，可用生理盐水直接涂片法检查活动的滋养体。镜下可见活动的滋养体、大量成团的红细胞、少量白细胞和夏科雷登结晶。送检标本必须新鲜，快速检测，并注意保温和防止尿液污染等。

（2）包囊检查：带虫者和慢性患者的成形粪便，常以碘液染色法检查包囊。还可采用硫酸锌离心浮聚法和汞碘醛离心沉淀法浓集包囊，提高检出率。

（3）体外培养：培养物为粪便或脓肿抽出物，常用营养琼脂培养基，可提高亚急性或慢性病例的检出率。

2. 免疫学和分子生物学诊断诊断 由于阿米巴病的病原学检查容易漏诊和误诊，可采用免疫学检查辅助诊断，方法有间接血凝试验、酶联免疫吸附试验和间接荧光抗体试验等。提取患者的脓液、穿刺液、活检的肠组织、皮肤溃疡分泌物或粪便中的 DNA，进行 PCR 扩增，可区别溶组织内阿米巴和其他阿米巴原虫。

（五）流行与防治

本病呈世界性分布，热带和亚热带地区发病率较高。其流行与社会经济水平、环境卫生水平及人口密度等因素密切相关。我国主要分布在西北、西南和华北地区。阿米巴病的传染源主要是粪便中持续排出包囊的带虫者和慢性阿米巴痢疾患者。包囊在外界具有较强的生存力，通过蝇或蟑螂的消化道的包囊仍有感染性，但对干燥、高温和化学药品的抵抗力较差。溶组织内阿米巴滋养体对外界抵抗力极差,极易死亡,无传播作用。成熟的四核包囊随粪便污染水源、食物或经用具导致人体经口感染。

防治应采取综合防治措施,包括治疗病人和带虫者;加强粪便管理和水源保护;灭蝇、灭蟑螂;加强健康教育,注意饮食、饮水和个人卫生,防止病从口入。目前甲硝唑为治疗阿米巴病首选药物,替硝唑、奥硝唑和塞克硝唑也有效。单纯治疗带虫者可选用巴龙霉素和喹碘方。肠外阿米巴病的治疗以甲硝唑为主,氯喹亦有效。中药鸦胆子仁、大蒜素、青蒿和白头翁等也有一定疗效。

病案举例

患者,女,60岁,农民。近两年来经常闹肚子,晨起、饭后、睡觉前,每天总要排几次稀便。近1个月来病情加重,发热、右上腹痛。医生查体:体温38.3℃,肝肋下二指,有压痛,脾未触及。腹部B超检查见肝右叶有一个4cm×6cm的囊性灶,可见液平,从脓腔中抽出了许多暗红色的脓汁,脓液即刻镜检及染色,直接涂片后找到阿米巴滋养体,脓液培养结果无细菌生长。入院后进行对症治疗及抗阿米巴治疗,用甲硝唑及氯喹治疗4周后,病人康复出院。

问题与思考

1. 采用哪些实验诊断方法可以确诊阿米巴病?
2. 阿米巴病对人体有如何危害?

二、其他消化道阿米巴

人体消化道内寄生的阿米巴除溶组织内阿米巴外,均为腔道共栖原虫,仅偶然寄生于人体,一般不侵入机体组织。但在重度感染或宿主的防御功能减弱时,可产生局部的浅表炎症,或伴随细菌感染而引起肠功能紊乱和腹泻。不致病或机会致病的肠道寄生原虫,如迪斯帕内阿米巴、结肠内阿米巴等,通常不需要治疗,需与致病的溶组织内阿米巴相鉴别。

第三节 鞭 毛 虫

鞭毛虫属于肉足鞭毛门动鞭纲,是以鞭毛为运动细胞器的原虫。营寄生生活的鞭毛虫主要寄生于宿主的消化道、泌尿生殖道、血液及组织内,以二分裂方式进行繁殖。

一、杜氏利什曼原虫

利什曼原虫的生活史包括前鞭毛体和无鞭毛体两个时期。前者寄生于节肢动物白蛉的消化道内,后者寄生于哺乳类或爬行动物的巨噬细胞内,通过白蛉传播。对人致病的利什曼原虫有:引起内脏利什曼病的杜氏利什曼原虫(*Leishmania donovani*),引起皮肤利什曼病的热带利什曼原虫(*L. tropica*)和墨西哥利什曼原虫(*L. mexicana*),引起黏膜皮肤利什曼病的巴西利什曼原虫(*L. braziliensis*)等。

我国仅有杜氏利什曼原虫。杜氏利什曼原虫的无鞭毛体主要寄生在肝、脾、骨髓、淋巴结等器官的巨噬细胞内,常引起发热、肝脾肿大、贫血和鼻衄等症状。在印度,患者皮肤上常有色素沉着,并有发热,故又称 Kala-azar,即黑热病。黑热病是我国五大寄生虫病之一。

(一)形态

1. 无鞭毛体　又称利杜体,寄生于人和其他哺乳动物的巨噬细胞内,呈圆形或卵圆形,直径约为 2.4~5.2μm。经瑞氏染液染色后,虫体细胞质呈蓝色,核圆形,呈红色或淡紫色。动基体位于核旁,呈深紫色,细小,杆状(图35-3)。

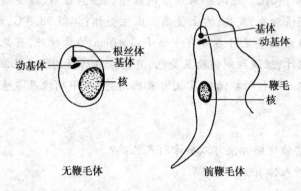

图35-3　杜氏利什曼原虫

2. 前鞭毛体　又称鞭毛体,寄生于白蛉消化道内。成熟虫体呈梭形,长约 11.3~15.9μm,核位于虫体中部,动基体在其前部。基体在动基体之前,由基体发出一根鞭毛游离于虫体外(图35-3)。

(二)生活史

杜氏利什曼原虫需要白蛉和人或哺乳动物完成其生活史。

1. 在白蛉体内的发育繁殖　当雌性白蛉叮刺病人或受感染动物时,无鞭毛体随巨噬细胞被白蛉吸入胃内,发育为早期前鞭毛体。第3~4天前鞭毛体发育成熟,并以纵二分裂法繁殖。在虫数剧增的同时,逐渐向白蛉的前胃、食道和咽部移动。一周后具有感染力的前鞭毛体大量聚集在白蛉的口腔及喙,当此白蛉叮刺健康人时,前鞭毛体即随白蛉唾液进入人体。

2. 在人体内的发育繁殖　感染有前鞭毛体的雌性白蛉叮吸人或哺乳动物时,前鞭毛体即可随白蛉唾液进入其体内。一部分前鞭毛体被多形核白细胞吞噬消灭,另一部分则被巨噬细胞吞噬,向无鞭毛体转化。同时巨噬细胞内形成纳虫空泡,巨噬细胞的溶酶体与之融合,使虫体处于溶酶体的包围之中。无鞭毛体在纳虫空泡内不但可以存活,还可继续分裂繁殖,最终导致巨噬细胞破裂。游离的无鞭毛体又进入其他巨噬细胞,重复上述增殖过程。

(三)致病与免疫

人体感染杜氏利什曼原虫后,经3~5个月或更长的潜伏期后,即可出现相应的症状及体征。无鞭毛体在巨噬细胞内繁殖,造成巨噬细胞大量破坏和增生,同时浆细胞也大量增生。两种细胞增生是脾、肝和淋巴结肿大的基本原因。脾肿大是利什曼病最常见的体征,出现率在95%以上,后期则因网状纤维结缔组织增生而变硬。由于脾功能亢进,血细胞在脾内遭到大量破坏,血液中红细胞、白细胞及血小板减少,造成全血性贫血;此外,免疫溶血也是产生贫血的重要原因。由于血小板减少,患者常发生鼻衄、牙龈出血等症状。由于肝肿大,肝功能受损,白蛋白合成减少,肾功能受损,白蛋白由尿排出增加,导致血浆白蛋白减少;同时由于浆细胞大量增生,以致球蛋白量增加,故可出现白蛋白、球蛋白比例倒置。由于患者发生肾小球淀粉样变性以及肾小球内有免疫复合物的沉积,故可能出现蛋白尿及血尿。

我国主要临床类型可分为内脏型、皮肤型和淋巴结型利什曼病。患者因免疫缺陷,易并发各种感染疾病,是造成利什曼病患者死亡的主要原因。患者治愈后这种易并发感染的现象亦消失。杜氏利什曼原虫感染不但伴随有对该原虫特异性细胞免疫反应的抑制,还可能导致机体对其他抗原产生细胞免疫和体液免疫反应的能力降低,即非特异性抑制。在利什曼病的免疫应答中细胞免疫是主要的,并对疾病的最后控制起着决定性作用。患者经特效药物治疗后,痊愈率较高,一般不再感染,可获得终生免疫。

(四)寄生虫学诊断

1. 病原学检查

(1)穿刺检查:包括将各种穿刺物做直接涂片检查、分离培养和动物接种等。

1)涂片法:以骨髓穿刺物作涂片、染色、镜检,原虫检出率为80%~90%,此法安全简便,最常用。淋巴结穿刺应选取表浅肿大者,检出率为46%~87%,也可做淋巴结活检;脾穿刺检出率虽高,可达90%以上,但不安全,故少用。

2)培养法:将上述穿刺物接种于NNN培养基,置于22~25℃温箱内培养一周,若在培养物中查到前鞭毛体,则为阳性。

3)动物接种法:将穿刺物接种于易感动物(如金黄地鼠、BALB/c小鼠等),1~2个月后取动物肝、脾作印片或涂片,染色镜检。

(2)皮肤活组织检查:在皮肤结节处用消毒针头刺破皮肤,取少量组织液,或用手术刀刮取少许组织作涂片,染色镜检。

2. 免疫学和分子生物学诊断　免疫学诊断包括酶联免疫吸附试验、间接血凝试验和对流免疫电泳等。单克隆抗体抗原斑点试验用于检测利什曼病,仅需微量血清,阳性率高,敏感性、特异性、重复性均较好,还可用于疗效评价。采用聚合酶链反应及DNA探针技术检测利什曼病取得较好的效果,敏感性、特异性高,但因操作较复杂,目前尚未普遍推广。

(五)流行与防治

杜氏利什曼原虫病属人畜共患病,呈世界性分布。主要流行于中国、印度及地中海沿岸国家。在我国,主要流行于长江以北的广大农村。根据传染来源的不同,利什曼病在流行病学上可分为三种类型,即人源型、犬源型和自然疫源型。

杜氏利什曼原虫病的传染源主要为病人、病犬。该病的传播主要通过媒介昆虫白蛉的叮咬,也可经口腔黏膜、破损皮肤、胎盘或输血。人群普遍易感,易感性随年龄增长而降低,病后可获持久免疫力。

由于在我国流行区采取查治病人、捕杀病犬和消灭白蛉的综合措施,到1958年底达到了基本消灭黑热病的要求,防治工作成绩显著。目前治疗黑热病的首选药物为葡萄糖酸锑钠,对于经药物治疗无效而脾高度肿大且伴有脾功能亢进者,可考虑脾切除。在平原地区可采用杀虫剂室内和畜舍滞留喷洒杀灭白蛉;在山区、丘陵及荒漠地区对于野栖型或偏野栖型白蛉,采取防蛉、驱蛉措施,以避免或减少白蛉的叮刺。

二、蓝氏贾第鞭毛虫

蓝氏贾第鞭毛虫(*Giardia lamblia*)简称贾第虫,寄生于人体小肠和胆囊,引起贾第虫病,典型症状为腹痛、腹泻和吸收不良等。由于贾第虫病在旅游者中发病率较高,故又称旅游者腹泻。

(一)形态

1. 滋养体　呈纵切、倒置的半个梨形,长为 $9.5 \sim 21 \mu m$,宽 $5 \sim 15 \mu m$,厚 $2 \sim 4 \mu m$。两侧对称,背面隆起,腹面扁平。虫体有 4 对鞭毛,依靠鞭毛的摆动而运动。有一对并列在虫体前部中线两侧的泡状细胞核(图 35-4)。

2. 包囊　椭圆形,约为 $(10 \sim 14) \mu m \times (7.5 \sim 9) \mu m$,囊壁较厚,与虫体之间有透明空隙,未成熟包囊有 2 个核,成熟包囊有 4 个核,多偏于一侧(图 35-4)。

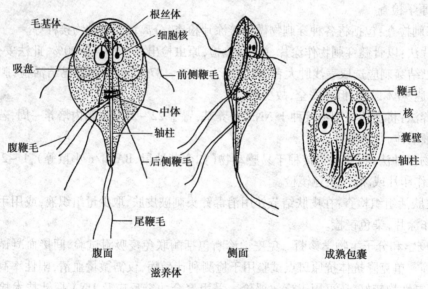

图 35-4　蓝氏贾第鞭毛虫

(二)生活史

生活史中有滋养体和包囊两个时期,成熟的四核包囊是感染阶段。包囊随污染的食物或水经口感染人体,在十二指肠内脱囊形成 2 个滋养体。滋养体主要寄生于十二指肠和胆囊内,借吸盘吸附于小肠黏膜上(图 35-5),通过体表摄取营养,以二分裂法繁殖。当周围环境不利时,滋养体落入肠腔,随肠内容物下移到达回肠下段或结肠腔内形成包囊,并随粪便排出体外。

(三)致病

贾第虫的致病机制尚不完全清楚,可能与虫株毒力、机体反应和共生内环境等多种影响因素有关。宿主的免疫状态是临床症状轻重不同的重要因素,如在免疫功能低下或艾滋病患者,均易发生严重的感染。多数感染者为无症状带虫者。有症状者可出现腹痛、腹泻、腹胀、呕吐、

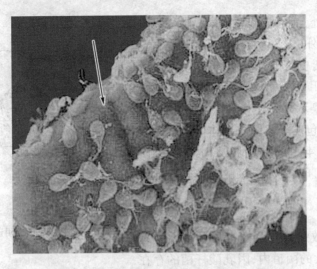

图 35-5　吸附于小肠黏膜表面的大量滋养体

发热和厌食等,典型患者表现为以腹泻为主的吸收不良综合征。急性患者若不及时治疗,多发展为慢性,表现为周期性稀便,反复发作,病程可达数年。儿童患者可由于腹泻,引起贫血及营养不良,导致身体发育障碍。当虫体寄生在胆道系统时,可引起胆囊炎或胆管炎,出现上腹疼痛、发热、食欲不振、肝肿大以及脂肪代谢障碍等。

（四）寄生虫学诊断

1. 病原诊断　腹泻患者采用生理盐水涂片法检查活动的滋养体;成形粪便可采用碘液染色涂片、甲醛乙醚沉淀或硫酸锌浓集法检查包囊,因包囊具有间歇排出的特点,故应隔日粪检并连续 3 次以上为宜;用十二指肠引流或肠内试验法采集标本检查滋养体;小肠活组织检查滋养体。

2. 免疫学和分子生物学诊断方法　主要有酶联免疫吸附试验和间接荧光抗体试验等。将生物素标记的贾第虫滋养体全基因组 DNA 或放射性物质标记的 DNA 片段制成 DNA 探针用于诊断贾第虫病,敏感性和特异性较高。

（五）流行与防治

呈世界性分布,我国乡村人群中的感染率高于城市。传染源为粪便内含有包囊的人或动物;食入被成熟包囊污染的食物或饮水均可感染;人群对贾第虫普遍易感,尤其是儿童、年老体弱者和免疫功能缺陷者。防治原则包括积极治疗病人和带虫者,加强粪便管理,防止水源污染和注意饮食卫生等。治疗常用甲硝唑、呋喃唑酮和替硝唑等。

三、阴道毛滴虫

阴道毛滴虫（*Trichomonas vaginalis*）简称阴道滴虫,寄生于女性阴道、尿道及男性的泌尿道,引起滴虫性阴道炎和尿道炎,是以性传播为主的寄生虫病。

（一）形态与生活史

滋养体呈梨形或椭圆形,体长可达 $30\mu m$,宽约 $10 \sim 15\mu m$,无色透明,有折光性。虫体具有 4 根前鞭毛和 1 根后鞭毛,波动膜位于虫体外侧前 1/2 处,为虫体作旋转式运动的器官。胞核位于虫体前端 1/3 处,为椭圆形泡状核。轴柱纵贯虫体,自后端伸出体外(图 35-6)。

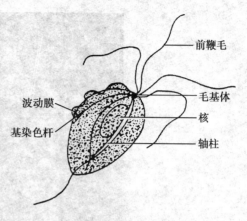

阴道毛滴虫生活史简单,仅有滋养体期。滋养体主要寄生于女性阴道,以阴道后穹隆多见,偶可侵入尿道。男性感染者多寄生于尿道、前列腺,也可侵及睾丸、附睾或包皮下组织。虫体以纵二分裂法繁殖,滋养体既是本虫的繁殖阶段,也是感染阶段和致病阶段,通过直接或间接接触的方式在人群中传播。

图 35-6　阴道毛滴虫

(二)致病

阴道毛滴虫的致病力与虫株毒力及宿主生理状况有关。健康妇女的阴道内,因乳酸杆菌的存在而保持酸性(pH 在 3.8～4.4 之间),可抑制虫体或细菌生长繁殖,称为阴道的自净作用。如果泌尿生殖系统功能失调,如妊娠、月经前后使阴道内 pH 接近中性,则有利于滴虫和细菌的生长。而滴虫寄生于阴道时,虫体消耗糖原,妨碍乳酸杆菌的酵解作用,使乳酸生成减少,从而使阴道内的 pH 转变为中性或碱性,滴虫得以大量繁殖,并促进继发性细菌感染,加重炎症反应。

大多数女性感染者并无临床表现或症状不明显。有临床症状者,常见为外阴部瘙痒或烧灼感,白带增多,呈灰黄色或乳白色,泡状,有异味。当滴虫侵及尿道时,可有尿频、尿急和尿痛等症状。有学者认为阴道毛滴虫可吞噬精子,分泌物影响精子活力,可能导致男性不育症。

(三)寄生虫学诊断

取阴道后穹隆分泌物、尿液沉淀物或前列腺分泌物,采用生理盐水直接涂片或涂片染色镜检,若检获滋养体即可确诊。疑难病例确诊可采用培养法,将分泌物加入肝浸液培养基,37℃孵育 48 小时后镜检。也可采用 ELISA、DFA、LAT 等免疫学方法进行诊断。此外,DNA 探针也可用于滴虫感染的诊断。

(四)流行与防治

阴道毛滴虫呈世界性分布,在我国的流行也很广泛,以 16～35 岁年龄组的女性感染率最高。传染源为患者和带虫者。传播途径包括直接和间接传播两种方式。主要通过性生活直接传播,也可通过间接传播,如使用公共浴池、浴具、共用游泳衣裤和坐式马桶等。滋养体在外界环境中生活力较强,如滋养体在潮湿的毛巾、衣裤中可存活 23 小时,40℃水中能存活 102 小时,2～3℃水中可生存 65 小时,普通肥皂水中生存 45～150 分钟。

积极治疗无症状的带虫者和病人以减少和控制传染源。夫妻或性伴侣应同时治疗才能根治。临床上常用的口服药物为甲硝唑(灭滴灵)。局部治疗可用滴维净或 1∶5000 高锰酸钾溶液冲洗阴道,并注意个人卫生和经期卫生。

第四节　孢　子　虫

孢子虫属于顶复门孢子纲。孢子虫的特点是兼营寄生生活,细胞内寄生阶段一般无运动细胞器;生殖方式包括无性生殖和有性生殖两类,两种生殖方式可在一个宿主或分别在两个宿主体内完成。

一、疟 原 虫

疟原虫属于真球虫目、疟原虫科、疟原虫属,是疟疾的病原体,寄生于人和多种哺乳动物。疟疾分布全球,俗称"打摆子"、"发疟子"和"冷热病"等。寄生于人体的疟原虫有4种,即间日疟原虫(*Plasmodium vivax*)、恶性疟原虫(*Plasmodium falciparum*)、三日疟原虫(*Plasmodium malariae*)和卵形疟原虫(*Plasmodium ovale*)。我国主要流行的是间日疟原虫和恶性疟原虫。

(一)形态

疟原虫侵入人体后,在红细胞内的发育包括滋养体、裂殖体和雌、雄配子体等时期。早期滋养体即环状体以后疟原虫各期的胞质内还有消化分解血红蛋白后的终产物——疟色素。血涂片经姬氏或瑞氏染色后,核呈紫红色或红色,胞质为蓝色,疟色素呈棕黄色或棕褐色。四种疟原虫的基本结构相似,但发育各期的形态又有所不同。除了疟原虫本身的形态特征不同外,被寄生红细胞的形态也有所变化,对鉴别疟原虫的种类很有帮助。疟原虫在红细胞内发育各期的形态特点如下:

1. 滋养体　按其发育先后,滋养体有早期和晚期之分。早期滋养体核小,胞质少,中间有空泡,虫体多呈环状,胞核位于环的一侧,故又称之为环状体。随着虫体继续发育,核增大,胞质增多,常伸出伪足,胞质中出现疟色素,称为晚期滋养体,亦称大滋养体。间日疟原虫和卵形疟原虫寄生的红细胞可变大、变形,颜色变浅,常有染成淡红色的薛氏小点。

2. 裂殖体　晚期滋养体发育成熟,核开始分裂进行裂体增殖即称为裂殖体。核经反复分裂后,胞质随之分裂,每一个核都被部分胞质包裹,形成裂殖子。早期的裂殖体称为未成熟裂殖体,晚期含有一定数量的裂殖子且疟色素聚集成团的裂殖体称为成熟裂殖体。

3. 配子体　疟原虫经过数次裂体增殖后,部分裂殖子侵入红细胞中后便不再分裂,胞核增大,胞质增多,发育成为圆形、椭圆形或新月形的个体,称为配子体;配子体有雌、雄配子体之分。

三种疟原虫的鉴别要点列表(表35-1)。

表35-1　人体三种疟原虫形态鉴别

	间日疟原虫	恶性疟原虫	三日疟原虫
早期滋养体（环状体）	环较大,约为被寄生红细胞直径的1/3;核一个;一个红细胞内通常寄生一个疟原虫	环细小,约为被寄生红细胞直径的1/5;核一个或二个;在一个红细胞内常有数个疟原虫寄生	与间日疟原虫相似
晚期滋养体（大滋养体）	虫体渐增大,形状不规则,胞质中有空泡,伸出伪足;疟色素棕黄色,细小杆状	外周血中一般不易见到。体小,不活动,胞质深蓝色,核1~2个,红色;疟色素集中成团,黑褐色	体小圆形或带状,核一个,红色;胞质致密,疟色素棕黑色,颗粒状,常位于虫体边缘

	间日疟原虫	恶性疟原虫	三日疟原虫
成熟裂殖体	含裂殖子12~24个,疟色素聚集成堆,偏于一侧或在中部	外周血中一般不易见到。裂殖子通常18~24个,排列不规则;疟色素集中一团,位于中央或一侧	含裂殖子6~12个,通常8个,花瓣状排列,疟色素集中于中央
雌配子体	圆形,胞质深蓝,核深红,较致密,常偏于一边;疟色素散在于胞质中	新月形,两端稍尖,胞质深蓝,核致密,深红色,位于中央;疟色素褐色,位于核周围	与间日疟原虫相似,仅虫体稍小,疟色素分散
雄配子体	圆形,胞质浅蓝色,核较疏松,淡红色,位于中央,疟色素散在于胞质中	腊肠形,两端钝圆,胞质淡蓝色,核疏松,淡红色,位于中央;疟色素黄褐色,在核周围	与间日疟原虫相似,仅虫体稍小,疟色素分散
被寄生红细胞的变化	胀大,色淡,有鲜红色的薛氏小点;环状体寄生的红细胞则无	正常或缩小,常见疏松粗大紫褐色的茂氏小点	正常或缩小,色泽与正常红细胞同,偶可见到齐氏小点

（二）生活史

人体四种疟原虫的生活史基本相同,均需要人和按蚊两个宿主。在人体寄生于肝细胞和红细胞。在肝细胞内进行裂体增殖;在红细胞内,除进行裂体增殖外,部分裂殖子形成配子体,开始配子生殖。在蚊体,完成配子生殖和孢子增殖。

1. 在人体内的发育 在肝细胞内的发育过程称为红细胞外期(红外期);在红细胞内的发育过程称为红细胞内期(红内期)。

（1）红细胞外期:当唾腺中感染有成熟子孢子的雌性按蚊刺吸人血时,子孢子随蚊的唾液进入人体,随血流侵入肝细胞,发育为红外期裂殖体。成熟的红外期裂殖体内含数以万计的裂殖子,裂殖子胀破肝细胞后释出进入血窦,一部分裂殖子被吞噬细胞吞噬消灭,另一部分侵入红细胞,开始红内期的发育。

目前认为间日疟原虫和卵形疟原虫的子孢子在遗传学上具有两种类型,即速发型子孢子(tachysporozoites,TS)和迟发型子孢子(bradysporozoites,BS)。当两种类型的子孢子进入肝细胞后,速发型子孢子立即发育完成红外期的裂体增殖,而迟发型子孢子需经过不同时间的休眠期,才开始发育,再完成红外期的裂体增殖。经休眠期的疟原虫子孢子被称为休眠子。恶性疟原虫和三日疟原虫无休眠子。

（2）红细胞内期:红外期的裂殖子从肝细胞释放入血后侵入红细胞,开始红内期发育。裂殖子侵入红细胞后先形成环状体,摄取营养,进行生长发育,经大滋养体、未成熟裂殖体,最后发育成为含有一定数量裂殖子的成熟裂殖体。随后,红细胞破裂,裂殖子释出进入血流,一部分被吞噬细胞吞噬消灭,其余裂殖子再侵入其他健康红细胞。间日疟原虫完成一代红内期裂体增殖约需48小时,恶性疟原虫约需36~48小时。疟原虫经过几代红内期裂体增殖后,部分裂殖子侵入红细胞后不再进行裂体增殖,而发育成雌、雄配子体。

2. 疟原虫在按蚊体内的发育　当雌性按蚊叮吸病人或带虫者时,红细胞内发育的各期疟原虫随血液进入蚊胃,只有雌、雄配子体能在蚊胃内存活并继续发育,其余各期疟原虫均被消化。雄配子钻进雌配子体内,受精形成合子。合子变长,发育为能活动的动合子,动合子穿过蚊胃壁上皮细胞或其间隙,在弹性纤维膜下形成圆球形的卵囊。一个成熟的卵囊内含成千上万个子孢子,随卵囊破裂散出或由囊壁主动钻出,经血、淋巴进入按蚊涎腺内,发育为成熟子孢子。当受染按蚊再次吸血时,子孢子即可随蚊唾液进入人体(图35-7)。

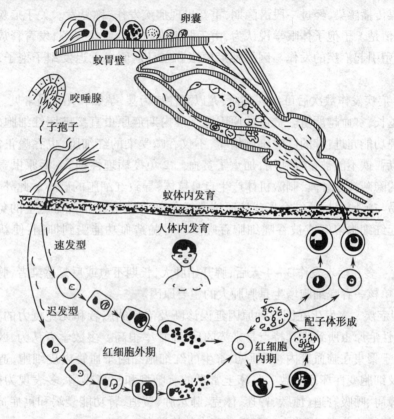

图 35-7　疟原虫生活史

(三)致病

疟原虫寄生于人体肝细胞和红细胞。疟原虫对肝细胞虽有损害,但无明显临床症状。红内期的裂体增殖期是疟原虫的主要致病阶段。

1. 潜伏期　指疟原虫子孢子侵入人体到出现临床症状的间隔时间,包括红外期疟原虫发育和红内期疟原虫经数代裂体增殖达到一定数量所需的时间。潜伏期的长短与疟原虫种株的遗传性、人体感染子孢子的数量和机体的免疫力等因素有密切关系。

2. 疟疾发作　疟疾的典型发作包括周期性的寒战、高热和出汗退热三个连续阶段。发作是由红内期裂体增殖所致,即经过几代红内期裂体增殖后,血中疟原虫的密度达到发热阈值(间日疟原虫为 10~500 个/μl 血,恶性疟原虫为 500~1300 个/μl 血)。红内期裂殖体胀破红细胞,大量的裂殖子、原虫代谢产物、残余和变性的血红蛋白及红细胞碎片进入血流,其中一部分被吞噬细胞、多形核白细胞吞噬,刺激这些细胞产生内源性热原质,与疟原虫的代谢产物共同作用于宿主下丘脑的体温调节中枢,引起发热。随着血内刺激物逐渐被吞噬和降解,机体通过大量出汗,体温逐渐恢复正常,进入发作间歇阶段。红内期裂体增殖是疟疾发作的基础,因此发作具有周期性,并与红内期裂体增殖的周期一致。典型的间日疟和卵形疟隔日发作一次;三日疟隔两天发作一次;恶性疟隔 36～48 小时发作一次。

3. 再燃与复发 疟疾发作停止后,患者若无再感染,体内未被消灭而残存的少量红内期疟原虫在一定条件下重新大量增殖而引起的疟疾再次发作,称为疟疾的再燃。再燃与宿主免疫力下降及疟原虫的抗原变异有关。疟疾复发是指疟疾初发患者体内的红内期疟原虫已被彻底消灭,未经蚊媒传播感染,经过一段潜隐期,重新出现疟疾发作,称复发。关于疟疾复发的机制目前仍未阐明清楚。子孢子休眠学说认为,由于肝细胞内的休眠子复苏,发育释放的裂殖子进入红细胞内增殖引起疟疾的发作。因恶性疟原虫和三日疟原虫无迟发型子孢子,所以只有再燃而无复发。

4. 贫血 疟疾发作数次后可出现贫血,尤以恶性疟为甚,孕妇和儿童最常见。疟疾发作次数越多,病程越长,贫血越严重。贫血的原因除了红内期疟原虫直接破坏红细胞外,还与下列因素有关:①脾功能亢进:脾的巨噬细胞增生,不仅吞噬受染的红细胞,也吞噬正常的红细胞。红细胞被吞噬后,铁不能被重复利用,加重了贫血。②免疫病理性损害:疟原虫寄生于红细胞后,使红细胞的隐蔽抗原暴露,刺激机体产生自身抗体,导致红细胞的破坏。此外,宿主产生特异性抗体,容易与疟原虫抗原结合形成抗原抗体复合物,附着在正常红细胞上的免疫复合物可激活补体,引起红细胞溶解或被吞噬细胞吞噬。③骨髓造血功能受到抑制:使新生红细胞数减少。

5. 脾肿大 多在疟疾发作 3～4 天后,脾开始肿大,长期不愈或反复感染者,脾肿大尤为明显。脾充血和单核—吞噬细胞增生是脾肿大的主要原因。

6. 凶险型疟疾 多发生在因各种原因延误诊断及治疗的患者和无免疫力的重症感染者,绝大多数由恶性疟原虫所致。其特点是来势凶猛,死亡率很高。多数学者认为,凶险型疟疾的发病机制是由于聚集在脑血管内被疟原虫寄生的红细胞黏附于血管内皮细胞,造成微血管阻塞、局部缺氧及细胞变性坏死所致。临床上常见的有脑型和超高热型,多表现为持续高热、全身衰竭、意识障碍、呼吸窘迫、惊厥、昏迷、休克、肺水肿、黄疸、肾功能衰竭和重症贫血等。此型疟疾多发生于流行区儿童、流动人口和无免疫力的旅游者。

7. 疟性肾病 多见于三日疟患者。此综合征是由Ⅲ型变态反应所致的免疫病理性疾病,主要表现为全身性水肿、腹水、蛋白尿及高血压等,最终可导致肾功能衰竭。

（四）寄生虫学诊断

1. 病原学诊断 取患者外周血作薄、厚血膜涂片,以姬氏或瑞氏染液染色后镜检,查到疟原虫,即可确诊。薄血膜涂片血膜薄,虫体形态完整清晰,可辨认疟原虫的种类和形态特征,但因虫体密度低易漏检。厚血膜涂片虫体数量多,易检出,但厚血膜涂片在制作过程中红细胞易被溶解,虫体变形,鉴别较难。因此最好在一张玻片上同时制作厚、薄血膜,在厚血膜涂片中检出疟原虫后再观察薄血膜鉴定虫种。不同疟原虫采血检查的时间不同。恶性疟应在发作开始时采血,间日疟和三日疟应在发作后数小时至 10 余小时采血较好。

2. 免疫及分子生物学诊断方法 目前用于诊断疟疾的免疫学方法很多,常用的方法有间接荧光抗体试验、间接血凝试验、放射免疫试验和夹心法酶联免疫吸附试验等。PCR 和核酸探针技术已用于疟疾诊断,它们的特异性好,敏感性高,提高了检出率,尤其是对低原虫血症的检出率较高。

（五）流行与防治

疟疾被世界卫生组织认为是热带病中最严重的一种寄生虫病,在世界上分布广泛,主要流行于非洲、亚洲和中、南美洲。疟疾也是我国的主要寄生虫病,是五大寄生虫病之一。建国前,每年发病人数估计超过 3000 万;2007 年,全国 23 个省(市、自治区)有 1182 个县有疟疾病例报告,发病人数约 5 万余人。

疟疾的传染源为外周血中有成熟配子体的患者和带虫者,血中携带有红内期疟原虫的献血者也可通过输血传播疟疾。按蚊是该病的传播媒介,我国主要有嗜人按蚊、中华按蚊、微小按蚊和大劣按蚊。除了因遗传因素对某种疟原虫表现出先天免疫力的人群及高疟区婴儿可从母体获得短暂的抵抗力外,其他人群对疟原虫普遍易感。特别是儿童和非流行区无免疫力人群进入疫区,常可造成疟疾暴发。

防治疟疾应采取综合防治措施,包括治疗病人和带虫者;防蚊灭蚊;预防感染,保护易感人群。蚊媒防制包括杀灭蚊虫、使用蚊帐及驱蚊剂等。常用的预防性抗疟药有氯喹,对抗氯喹的恶性疟患者,可采用哌喹或哌喹加乙胺嘧啶或乙胺嘧啶加伯氨喹。疟疾治疗包括对现症病人的治疗(杀灭红内期疟原虫)和抗疟疾复发的治疗(杀灭红外期休眠子)。治疗现症病人可用氯喹加伯氨喹,恶性疟可单服氯喹,抗氯喹的恶性疟宜联合用药,如咯萘啶加磺胺多辛及复方蒿甲醚片等。抗复发治疗通常用伯氨喹加乙胺嘧啶,或加氯喹。重症疟疾(如脑型疟)首选青蒿素类药物。

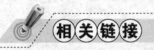

相关链接

改造蚊子　切断疟疾传播途径

有研究表明,美国学者运用基因技术"改造"出一种能抗疟原虫的蚊子。疟原虫主要靠蚊子叮咬传播。一种名为 Akt 的基因能够影响蚊子的寿命、免疫系统和消化功能,因此,它也可能影响疟原虫在蚊子体内的生长过程。研究人员将该基因注入按蚊的卵内,这样孵化出来的蚊子就携带这一基因,并可能遗传给下一代,蚊子的生长速度、寿命以及它对疟原虫的易感度可能会发生变化。研究人员惊奇地发现,这些蚊子体内完全没有疟原虫,也就不会向被它们叮咬过的动物传播。研究人员希望有一天能把"抗疟蚊"放归自然,让它们与普通蚊子交配繁衍,从而彻底斩断疟疾传播途径。

二、刚地弓形虫

刚地弓形虫(*Toxoplasma gondii*)是猫科动物的肠道球虫,引起人和多种动物感染的人兽共患弓形虫病。1908 年首次在一种啮齿动物刚地梳趾鼠的脾脏和肝脏的单核细胞内发现,因虫体呈弓形而得名。弓形虫是一种重要的机会性致病原虫,在宿主免疫功能低下时,可引发严重后果。

（一）形态

弓形虫在生活史发育过程中有 5 种不同形态:滋养体、包囊、裂殖体、配子体和卵囊。其中滋养体、包囊和卵囊与弓形虫的传播和致病有关(图35-8)。

1. **滋养体** 是指在中间宿主有核细胞内迅速增殖的虫体,又称速殖子。游离的速殖子呈新月形或香蕉形,长 4～7μm,宽 2～4μm。经姬氏或瑞氏染色后胞质呈蓝色,胞核呈紫红色,位于虫体中央。细胞内寄生的虫体以内二芽增殖法和二分裂法不断增殖,一般含数个至 20 多个虫体,形成由宿主细胞膜包绕的虫体集合体称假包囊,内含的虫体称为速殖子。

2. **包囊** 呈圆形或椭圆形,直径为 5～100μm,具有一层富有弹性的坚韧囊壁。囊内含数个至数百个滋养体,囊内虫体增殖缓慢,称为缓殖子。其形态与速殖子相似,但虫体较小,核稍偏后。

3. **卵囊** 呈圆形或椭圆形,大小为 10～12μm,具有两层光滑透明的囊壁。成熟卵囊有 2 个孢子囊,分别内含 4 个新月形的子孢子。

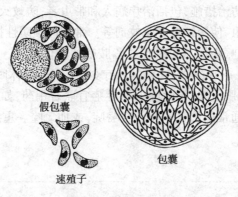

假包囊

速殖子

包囊

图 35-8　刚地弓形虫形态

(二)生活史

弓形虫生活史需要两个宿主,分别进行有性生殖和无性生殖。在猫科动物体内完成有性生殖,同时也进行无性生殖,故猫科动物是弓形虫的终宿主兼中间宿主。在其他哺乳动物、鸟类及人体内只能完成无性生殖,故为中间宿主。弓形虫对中间宿主的选择极不严格,对被寄生的组织、细胞的选择也极不严格,可寄生于除红细胞外几乎所有的有核细胞,组织器官以脑、眼等最为常见(图35-9)。

1. **在中间宿主体内的发育** 卵囊、包囊或假包囊被中间宿主吞食后,在其肠内逸出子孢子、缓殖子或速殖子,随即侵入肠壁经血和淋巴扩散至肠外各器官组织,在细胞内增殖,直至细胞破裂,速殖子又侵入新的组织和细胞,如此反复。在免疫功能正常的机体,部分速殖子侵入宿主组织细胞后,特别是脑、眼的虫体繁殖速度减慢,并分泌成囊物质形成包囊。当机体免疫功能低下时,组织内的包囊可破裂,释出缓殖子,进入其他新的细胞继续发育繁殖。包囊是在中间宿主之间或中间宿主与终宿主之间相互传播的主要时期。

2. **在终宿主体内的发育** 猫科动物将含弓形虫包囊或假包囊的肉或内脏吞入消化道而感染,或食入被成熟卵囊污染的食物或水而感染。速殖子、缓殖子和子孢子在小肠内逸出,侵入小肠上皮细胞发育繁殖形成裂殖体,成熟后释放出裂殖子,再侵入新的肠上皮细胞,如此反复,经数代裂体增殖后,部分裂殖子不再进行裂体增殖,而发育为雌雄配子体。雌雄配子经受精成为合子,最后形成卵囊,穿破上皮细胞进入肠腔,随粪便排除体外(图35-9)。

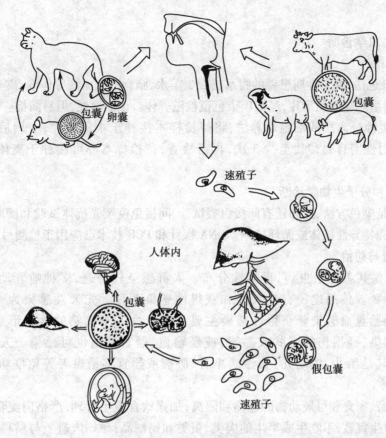

图35-9　刚地弓形虫生活史

（三）致病

1. 致病机制　根据虫株的侵袭力、增殖速度、包囊形成与否及对宿主的致死率等,可将弓形虫分为强毒株(RH株)和弱毒株(Beverley株)。速殖子是急性感染期的主要致病阶段,虫体在细胞内寄生并迅速增殖,破坏宿主细胞,引起组织炎症、水肿、单核细胞为主的炎性细胞浸润。包囊内缓殖子是导致慢性感染的主要阶段。包囊因缓殖子增殖而体积增大,挤压器官,可引起功能障碍。当包囊增大到一定程度可发生破裂,释放出缓殖子。释出的缓殖子可诱导机体产生迟发型超敏反应,形成肉芽肿病变,后期发生纤维钙化,常见于脑部和眼部等。

2. 临床表现　弓形虫感染通常无症状,呈隐性感染状态,但先天性感染和免疫功能低下者的获得性感染常引起严重的弓形虫病。

（1）先天性弓形虫病:怀孕早期感染弓形虫的妇女,经胎盘血流将弓形虫传播给胎儿。受感染妇女可发生流产、早产、畸胎或死胎,有脑积水、无头儿、小头畸形等;受染胎儿或婴儿多数表现为隐性感染,婴儿在出生后数月甚至数年会出现症状,以脉络膜视网膜炎、视神经炎和视力障碍等最为常见。

（2）获得性弓形虫病:因虫体侵袭部位和机体免疫反应性的不同而呈现不同的临床表现。最常见的是,多见于颌下和颈后淋巴结等。弓形虫常累及脑部和眼部,引起脑炎、脑膜脑炎、癫痫和精神异常等中枢神经系统损害;弓形虫眼病以视网膜脉络膜炎为多见。

隐性感染者若患有恶性肿瘤、长期接受免疫抑制剂或放射治疗等引起机体的免疫功能受损或免疫缺陷者,包囊破裂释放大量缓殖子,同时虫株毒力增强,可使隐性感染转变为致死性弓形虫病。

（四）寄生虫学诊断

1. 病原学检查

（1）涂片染色法：取急性期患者的腹水、胸水、羊水、脑脊液或血液等体液，离心后取沉淀物作涂片，或用活组织穿刺物涂片，经姬氏染色镜检滋养体。该法简便，但易漏检。

（2）动物接种分离法或细胞培养法：将待检样本接种于小鼠腹腔，一周后，取腹腔液，镜检速殖子，阴性需盲目传代至少 3 次，再行检查；待检标本亦可接种于离体培养的单层有核细胞。

2. 免疫学和分子生物学诊断

最常见的是染色方法，此外还有间接血凝试验、间接免疫荧光抗体试验和酶联免疫吸附试验等可用于检测特异性抗体或循环抗原。DNA 探针和 PCR 技术已应用于检测弓形虫病。

（五）流行与防治

本病为人兽共患寄生虫病，世界性分布。人群感染较普遍，多种哺乳动物和鸟类等是本病的传染源。传播途径有先天性和获得性感染两种。先天性感染为垂直感染，胎儿在母体内经胎盘血感染。获得性感染主要为经口食入未煮熟的含弓形虫的肉类、蛋类和奶类而感染，经损伤的皮肤或黏膜，或经输血、器官移植也可感染。人类对弓形虫普遍易感，尤其是胎儿、婴幼儿、艾滋病患者、肿瘤或器官移植患者等免疫功能受损及免疫缺陷人群。

加强对家畜、家禽和可疑动物的监测和隔离；加强饮食卫生管理，严格肉类食品的卫生检疫制度；开展卫生宣教，不吃生或半生的肉类、蛋类和奶制品；孕妇应避免与猫科动物接触，并定期做弓形虫常规检查，以防先天性弓形虫病。

目前尚无特效药物。乙胺嘧啶和磺胺嘧啶联合使用，对弓形虫速殖子增殖有抑制作用；受染孕妇宜用螺旋霉素。

三、隐 孢 子 虫

隐孢子虫（*Cryptosporidium*）为广泛寄生于人和多种脊椎动物体内的球虫类寄生虫。引起人体隐孢子虫病的主要为微小隐孢子虫（*C. parvum*）和人隐孢子虫（*C. hominis*），临床表现为腹泻。隐孢子虫病已被世界卫生组织列入最常见的 6 种腹泻病之列。

成熟的卵囊内含 4 个月牙形子孢子和由颗粒状物质组成的一团残留体，呈圆形或椭圆形，抗酸染色呈玫瑰红色（图 35-10）。隐孢子虫的生活史简单，完成整个生活史不需转换宿主。在宿主体内经裂体增殖、配子生殖和孢子生殖三个阶段。隐孢子虫主要寄生于小肠上皮细胞的表膜和胞质之间或刷状缘。随宿主粪便排出的成熟卵囊为感染阶段。整个生活史约需 5 ~ 11 天（图 35-11）。

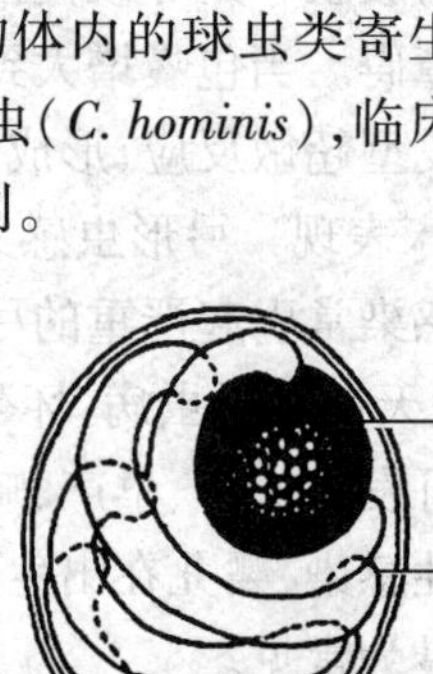

图 35-10　隐孢子虫卵囊

（标注：残留体、子孢子）

隐孢子虫侵入人的小肠上皮细胞形成纳虫空泡，肠黏膜表面出现凹陷，肠绒毛萎缩变短或融合、脱落。小肠正常生理功能受到破坏，导致消化吸收功能障碍，引起腹泻。空肠近端是隐孢子虫寄生数量最多的部

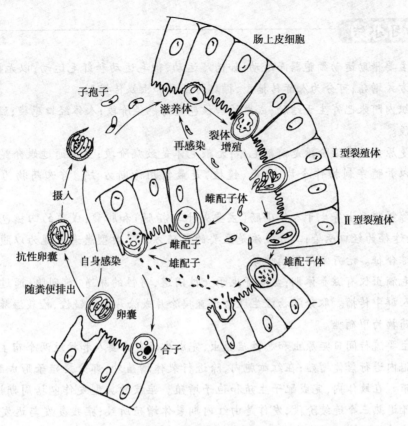

图 35-11 隐孢子虫生活史

位,严重者可扩散至整个消化道,偶可寄生于呼吸道、肺脏、扁桃体、胰腺、胆囊和胆管等器官。

隐孢子虫病的临床表现取决于宿主的免疫功能及营养状况。免疫功能正常者隐孢子虫病主要表现为胃肠道症状,腹泻呈自限性,病程 1~2 周。免疫功能低下者隐孢子虫病的病程持久,表现为霍乱样水泻,一日十余次至数十次,导致致死性腹泻。若虫体寄生在呼吸道、胆囊、胰腺等部位,可并发肠外隐孢子虫病。

粪便内检出卵囊是确诊本病的主要依据。常用的病原学诊断方法有金胺酚染色法、改良抗酸染色法和金胺酚染色——改良抗酸染色法等。免疫学检测方法有间接荧光抗体试验和酶联免疫吸附试验等。PCR 等分子生物学方法具有较高的敏感性和特异性。

隐孢子虫呈世界性分布。感染了隐孢子虫的人和动物是传染源,至今已知 240 多种动物可作为隐孢子虫的保虫宿主。传播可发生于直接或间接与粪接触,食入被包囊污染的水或食物是其主要的传播方式。人对隐孢子虫普遍易感,免疫力低下和免疫缺陷患者感染后病情尤为严重,同性恋并发艾滋病患者近半数感染隐孢子虫。

加强粪便管理,注意饮食卫生和环境卫生,避免与病人和病畜接触是预防本病的重要措施。治疗本病目前尚无特效药物,可使用巴龙霉素、螺旋霉素和大蒜素等,但疗效欠佳。

学习小结

　　原虫主要借助运动细胞器而运动,如伪足运动、鞭毛运动和纤毛运动;以无性、有性或世代交替方式增殖;可分为人际传播型、循环传播型和虫媒传播型。

　　溶组织内阿米巴寄生于结肠;成熟的四核包囊为感染阶段;人体经口感染;滋养体为主要致病阶段。

　　利什曼原虫的感染阶段是前鞭毛体;无鞭毛体是致病阶段;主要通过媒介昆虫白蛉叮咬传播。以骨髓穿刺物作涂片、染色、镜检,是最常用诊断方法。首选药物为葡萄糖酸锑钠。

　　蓝氏贾第鞭毛虫寄生于人体小肠(主要是十二指肠)和胆囊;成熟的四核包囊是感染阶段;感染途径为经口感染;二分裂法是主要的繁殖方式。典型患者表现为以腹泻为主的吸收不良综合征。治疗常用甲硝唑等。

　　阴道毛滴虫仅有滋养体期;主要寄生于女性阴道,男性的尿道、前列腺;通过直接或间接接触在人群中传播。取分泌物经生理盐水直接涂片或涂片染色镜检,检获滋养体即可确诊。常用药物为甲硝唑。

　　我国主要流行间日疟原虫和恶性疟原虫,完成生活史需要人和按蚊两个宿主。在人体内的肝细胞内进行裂体增殖;在红细胞内,除进行裂体增殖外,部分裂殖子形成配子体,开始配子生殖。在蚊体内,完成配子生殖和孢子增殖。疟疾的典型发作包括周期性的寒战、高热和出汗退热三个连续阶段,发作是由红内期裂体增殖所致;疟疾复发与迟发型子孢子有关。确诊的依据为外周血查到疟原虫。

　　弓形虫的终宿主为猫及猫科动物,人或多种脊椎动物为中间宿主;传播途径有先天性和获得性感染。速殖子是弓形虫急性感染期的主要致病阶段。

　　隐孢子虫在同一宿主体内即可完成生活史;主要寄生于小肠上皮细胞的表膜和胞质之间或刷状缘;成熟卵囊为感染阶段;主要临床症状为腹泻。

(张晓丽)

复习题

一、名词解释

1. 医学原虫

2. 滋养体期

3. 再燃

4. 复发

二、简答题

1. 举例说明医学原虫的生殖方式有哪几种?

2. 简述溶组织内阿米巴的主要传染源和感染途径。

3. 蓝氏贾第鞭毛虫寄生在什么部位?诊断贾第虫病有哪些病原学方法?

4. 简述阴道毛滴虫的致病机制。

5. 人体可能通过哪些途径感染弓形虫?

第三十六章

医学蠕虫

学习目标

掌握:蠕虫的概念和基本类型;线虫、绦虫和吸虫的主要类型、基本形态特征、生活史特点、致病机制及主要临床表现。

熟悉:线虫、绦虫和吸虫的诊断方法。

了解:线虫、绦虫和吸虫的流行因素和防治原则。

蠕虫(helminth)是借肌肉伸缩而蠕动的一类多细胞无脊椎动物的统称,寄生于人体与健康有关的蠕虫称为医学蠕虫(medical helminth)。医学蠕虫大多属于线形动物门、扁形动物门和棘头动物门。依据蠕虫生活史是否需要中间宿主可将蠕虫分为两种类型:①直接发育型:生活史不需要中间宿主,虫卵或幼虫在外界直接发育为感染期,经口或皮肤黏膜直接侵入人体,此类蠕虫称为土源性蠕虫,如蛔虫、鞭虫、钩虫和蛲虫等多种肠道寄生线虫属此类型;②间接发育型:生活史需要中间宿主,幼虫在中间宿主体内发育为感染期后,通过中间宿主经皮肤或经口感染人体,此类蠕虫称为生物源性蠕虫,如多种吸虫和绦虫及旋毛虫、丝虫等组织内寄生线虫属此类型。

第一节 线　　虫

一、概　　述

线虫一般呈线形,不分节,左右对称,雌雄异体。线虫属于线形动物门、线虫纲(Class Nematoda),种类繁多,大多营自生生活,广泛分布于水和土壤中。对人体健康危害较严重的寄生线虫有 10 多种。

(一)形态

1. 成虫　外形呈线形或圆柱状,体表光滑,左右对称,不分节。绝大多数虫种雌雄异体。雌虫大于雄虫。雌虫尾部尖直,雄虫尾部向腹面卷曲或呈伞状膨大。虫体大小因种而异。体壁与消化道之间的腔隙无上皮细胞覆盖,充满液体,称原体腔。生殖器官等悬浮在原体腔液中。

（1）体壁：自外向内由角皮层、皮下层和纵肌层组成。由角皮层在虫体表面形成唇瓣、头翼、乳突、交合伞、交合刺、环纹、尾刺等特殊结构，皮下层在虫体背、腹和两侧形成四条纵索。背索和腹索较小，内有纵行的神经干；两条侧索粗大，其内有排泄管通过。

（2）消化系统：由消化管和腺体组成。消化管包括口孔、口腔、咽管、直肠和肛门。雌虫肛门位于虫体末端腹面，雄虫的直肠与射精管同开口于泄殖腔。多数线虫的咽管壁内有2个亚腹咽管腺和一个背咽管腺。前者开口于咽管腔，后者开口于口腔，可分泌多种酶类，如蛋白酶、淀粉酶、纤维素酶和乙酰胆碱酯酶等。

（3）生殖系统：人体寄生线虫雄性生殖系统为单管型，由睾丸、输精管、储精囊、射精管和交配附器组成。射精管通入泄殖腔，从泄殖腔背侧伸出1～2根交合刺。雌性生殖系统为双管型（如蛔虫、钩虫、蛲虫、丝虫等），由2套卵巢、输卵管、受精囊、子宫和排卵管组成。2个排卵管的末端汇合通入阴道，开口于虫体腹面的阴门。少数线虫（如鞭虫、旋毛虫等）雌性生殖系统为单管型。

（4）神经系统：咽部神经环是线虫的神经中枢，由此向虫体前后发出数根纵行的神经干，各神经干之间有神经连合。感觉器官主要分布在虫体头部和尾部的乳突、头感器和尾感器，除具有对外界刺激反应的功能外，还能调节腺体的分泌。无尾感器亚纲虫体缺尾感器。

（5）排泄系统：有尾感器亚纲的虫种为管型，基本结构是一对长排泄管，由一短横管相连，横管中央有一小管经排泄孔通向体外，如钩虫、蛔虫、丝虫等。无尾感器亚纲虫种为腺型，为一个位于肠管前端的排泄细胞，开口于咽部神经环附近的腹面。旋毛虫和鞭虫的排泄系统就属此类型。

2. 虫卵 寄生人体的线虫卵一般为卵圆形。卵壳有3层结构，外层较薄，来源于受精卵母细胞的卵膜，称为受精膜或卵黄膜；中层较厚，能抵抗外界的机械压力，称为壳质层；内层薄，含脂蛋白和蛔苷，称为蛔苷层或脂层，有调节渗透作用。壳质层是卵壳的主要组成部分，其他两层在光镜下都不易见到。有些虫种，在卵壳外附有一层由子宫壁分泌的蛋白质膜，其对虫卵保持水分、延长存活时间起一定的作用。早期虫卵内含卵细胞，自人体排出时，虫卵内卵细胞的发育程度因种而异。个别虫种，如雌性丝虫直接从阴门排出已孵化的幼虫。

（二）生活史

线虫的基本发育过程包括虫卵、幼虫和成虫3个阶段。虫卵排出体外，在适宜的条件下发育为感染期或孵出幼虫后发育为感染期，通过不同的方式使人感染。幼虫以蜕皮的方式发育，虫体分泌蜕皮液，旧角皮破裂、蜕去，形成新角皮层。线虫幼虫一般需完成4次蜕皮，逐渐发育为成虫。

二、似蚓蛔线虫

似蚓蛔线虫（*Ascaris lumbricoides*）简称蛔虫，是最常见的人体寄生虫之一。成虫寄生于人体小肠可引起蛔虫病。祖国医学早在2400年前就有蛔虫的记载，而国外有关人蛔虫的记载见于公元前300多年。

（一）形态

1. 成虫　虫体长圆柱形，两端稍细，头端更尖细，形似蚯蚓，活时淡红色或微黄色，死后灰白色。其体表有细横纹，两侧有明显侧线。头顶端有三叉形口孔，周围有 3 个唇瓣，呈品字形排列。唇瓣内缘有细齿，外缘有乳突。雌虫长约 20～35cm，直径约为 3～6mm，尾端尖直。雄虫长约 15～31cm，直径约为 2～4mm，尾部向腹面卷曲，有交合刺 1 对，呈镰刀状。

2. 虫卵　人体排出的蛔虫卵包括受精卵和未受精卵两种。受精卵呈宽椭圆形，大小约为 (45～73)μm×(35～50)μm。卵壳厚，表面有一层凹凸不平的蛋白质膜，被胆汁染成棕黄色。早期卵壳内含有一个大而圆的受精卵细胞，在卵细胞两端与卵壳之间形成新月形空隙，随着卵细胞的分裂发育，空隙消失。未受精卵呈长椭圆形，大小约为 (88～94)μm×(39～44)μm。卵壳与蛋白质膜均较受精卵薄，卵壳内充满大小不等的屈光颗粒(图 36-1)。

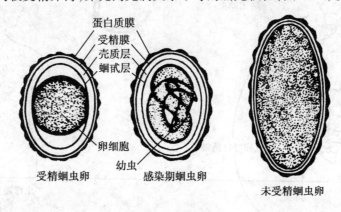

蛋白质膜
受精膜
壳质层
蛔苷层

卵细胞
受精蛔虫卵

幼虫
感染期蛔虫卵

未受精蛔虫卵

图 36-1　蛔虫卵

（二）生活史

受精蛔虫卵在温暖(21～30℃)、潮湿、荫蔽、氧充足的土壤中，约 2 周后卵细胞发育形成幼虫。再经 1 周，幼虫在卵内蜕皮 1 次，成为第二期幼虫。含二期幼虫的虫卵即感染性虫卵。人体食入感染期虫卵，虫卵在小肠内受到酸碱度、低氧化还原电位差等综合因素的影响，幼虫分泌含有酯酶、壳质酶及蛋白酶的孵化液，消化卵壳，孵出幼虫，侵入肠黏膜和黏膜下层的静脉或淋巴管，进入门静脉，经肝、右心到达肺泡。幼虫在肺内蜕皮 2 次，并停留一段时间。第四期幼虫沿支气管、气管移行至咽部，随宿主吞咽经食道、胃进入小肠。在小肠内完成第四次蜕皮，经数周逐渐发育为成虫(图 36-2)。从人体感染到雌虫产卵约需 60～75 天。每条雌虫每天产卵可达 24.5 万个。成虫寿命一般为 1 年左右，感染者有自然排虫现象。

（三）致病性

1. 幼虫致病及症状　幼虫移行过程对小肠、肝脏和肺组织都有不同程度的损害，可导致局部出血、炎症反应，亦可形成由嗜酸性粒细胞、中性粒细胞和巨噬细胞浸润包围的幼虫肉芽肿。患者出现咳嗽、哮喘、呼吸困难、有黏液痰或血痰，肺部炎性浸润和血中嗜酸性粒细胞增多，临床上称为 Loeffler 综合征。多数患者在发病后 1～2 周自愈。大量感染者，其幼虫可通过肺毛细血管、胰腺、肾、脑和脊髓等，引起异位病变。

2. 成虫致病及症状

(1)夺取营养及消化道症状：蛔虫以小肠内半消化物为食物，不但夺取大量营养，而且损伤

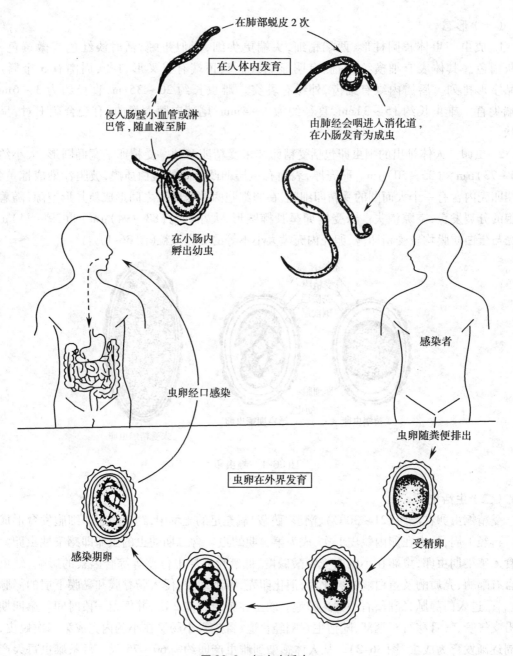

在肺部蜕皮2次

在人体内发育

侵入肠壁小血管或淋巴管,随血液至肺

由肺经会咽进入消化道,在小肠发育为成虫

在小肠内孵出幼虫

感染者

虫卵经口感染

虫卵随粪便排出

虫卵在外界发育

感染期卵

受精卵

图36-2 蛔虫生活史

肠黏膜,造成消化和吸收功能障碍,影响蛋白质、脂肪、碳水化合物及维生素 A、B2、C 的吸收,导致营养不良。患者常有食欲不振、恶心、呕吐、腹泻或便秘以及间歇性脐周腹痛等症状。重度感染的儿童可出现发育障碍或智力迟钝。

(2)毒素作用与变态反应:虫体的代谢产物或死后分解产物可引起荨麻疹、皮肤瘙痒、血管神经性水肿、结膜炎等过敏反应,也可出现失眠、磨牙、惊厥等神经症状。

(3)钻孔习性与常见并发症:成虫有窜扰钻孔的习性,当人体发热、食入辛辣食物或某些药物及饮酒后,常可刺激虫体钻入开口于肠壁的管道,引起多种并发症。常见的并发症有胆道蛔虫症、蛔虫性肠梗阻、蛔虫性阑尾炎,严重的可引起肠坏死、肠穿孔和急性腹膜炎等。

（四）寄生虫学检查

检获患者粪便中的虫卵，或吐出、排出蛔虫均可确诊。常用的粪便检查方法有生理盐水直接涂片法、定量透明法和饱和盐水浮聚法。由于蛔虫产卵量大，直接涂片法1张涂片镜查的检出率为80％，3张涂片的检出率可达95％。雄虫单性寄生粪便中无虫卵排出。粪检虫卵阴性，而临床疑似蛔虫病者，可作诊断性驱虫，根据驱出的虫体鉴定再作确诊。

（五）流行与防治原则

1. 分布与流行　蛔虫呈世界性分布，尤其在温暖、潮湿和卫生条件差的热带和亚热带地区，人群感染较为普遍。2001—2004年全国人体重要寄生虫病现状抽样调查结果，我国平均蛔虫感染率为12.72％。估计全国感染者达8593万。蛔虫感染的人群分布为农村高于城市、女性高于男性、儿童高于成人。

蛔虫卵对外界不良因素的抵抗力很强，在荫蔽的土壤中或蔬菜上，可活数月至1年之久。食醋、酱油或腌菜、泡菜的盐水不能杀死虫卵。10％的硫酸、盐酸、硝酸和磷酸均不影响虫卵的发育。

蛔虫生活史简单，雌虫产卵量大，虫卵抵抗力强，存活时间长，易感染者有不良的生活习惯和饮食习惯，有经口食入感染性虫卵的机会，是造成蛔虫病流行的主要因素。人群感染蛔虫的季节与当地气候、生产活动等因素有关，一般以春夏季为主。

2. 药物驱虫，控制传染源　常用驱虫药有苯并咪唑类（阿苯达唑、甲苯达唑）和噻嘧啶（双羟萘酸盐噻嘧啶）等。

3. 加强粪便管理，切断传播途径　实施粪便无害化处理，控制环境污染。在使用人粪施肥的地区，可采用五格三池贮粪法或沼气池发酵法，用干粪做肥料的地区，可利用泥封堆肥法。

4. 加强宣传教育，提高防病意识　注意饮食卫生和个人卫生，做到饭前、便后洗手，不生食未洗净的蔬菜及瓜果，不饮生水，消灭苍蝇、蟑螂，减少传播途径和感染机会。

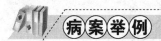 病案举例

手术麻醉致蛔虫性窒息一例

患者，男，12岁。1997年3月在全麻体外循环直视下进行房间隔缺损修补术。术后4小时左侧呼吸音明显减低，经气管插管内吸痰未见明显好转。继续吸痰时病儿咳嗽，从气管插管内吸出一条蛔虫成虫后左侧肺部呼吸音恢复正常。术后病儿恢复顺利，第12天痊愈出院。

问题与思考

1. 流行区患者术前检查是否应包含肠道寄生虫检查？

2. 蛔虫病的常用病原体检查方法是什么？

三、十二指肠钩口线虫及美洲板口线虫

钩虫(hookworm)寄生于人体小肠,引起钩虫病。钩虫病是我国五大寄生虫病之一。寄生于人体的钩虫主要有十二指肠钩口线虫(*Ancylostoma duodenale*),简称十二指肠钩虫和美洲板口线虫(*Necator americanus*),简称美洲钩虫。

(一)形态

1. 成虫 体长约1cm,活时肉红色,半透明,死后呈灰白色。虫体前端有一角质口囊,是附着于宿主肠壁的器官。口囊两侧有1对头感器与1对头腺相连,开口于口囊的齿部,能分泌抗凝素,具抗凝血作用。咽管壁内有3个咽腺,能分泌多种酶和化学物质。雄虫尾端膨大形成交合伞,有2根交合刺从泄殖腔孔伸出。雌虫尾端尖直,呈圆锥状。十二指肠钩虫和美洲钩虫成虫主要依据体形、口囊、交合伞等鉴别(图36-3、表36-1)。

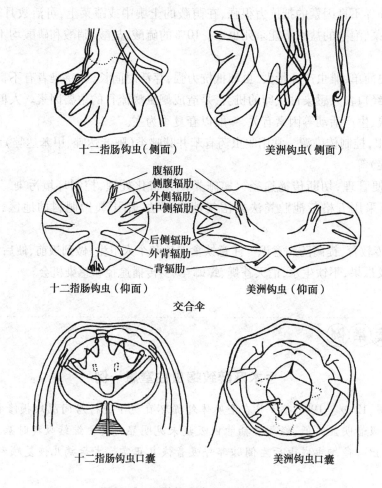

十二指肠钩虫(侧面)　　美洲钩虫(侧面)

腹辐肋
侧腹辐肋
外侧辐肋
中侧辐肋
后侧辐肋
外背辐肋
背辐肋

十二指肠钩虫(仰面)　　美洲钩虫(仰面)

交合伞

十二指肠钩虫口囊　　美洲钩虫口囊

图36-3　两种钩虫成虫口囊及交合伞

2. 虫卵 两种钩虫虫卵形态相似,统称钩虫卵。椭圆形,大小约为(56~76)μm ×(36~40)μm,卵壳薄,无色透明,随粪便排离人体时卵内含有2~4个卵细胞,卵壳与卵细胞间有明显的空隙。卵内细胞在适宜的条件下可继续分裂为多细胞。

表 36-1　十二指肠钩虫与美洲钩虫成虫鉴别要点

鉴别点	十二指肠钩虫	美洲钩虫
大小(mm)	较大,♀:(10~13)×0.6,♂:(8~11)×(0.4~0.5)	较小,♀:(9~11)×0.4,♂:(7~9)×0.3
体形	前端与尾端向背弯曲,呈 C 形	前端向背、尾端向腹弯曲,呈 S 形
口囊	腹侧前缘有 2 对钩齿	腹侧前缘有 1 对半月形切板
交合伞	略圆,背肋在远端分 2 支,每支又分 3 小支	略扁呈扇形,背肋在基部分 2 支,每支又分 2 小支
交合刺	2 根,末端分开	1 根末端形成倒钩,与另一根末端合并
阴门	位于虫体中部腹侧略后处	位于虫体中部腹侧略前处
尾刺	有	无

（二）生活史

十二指肠钩虫与美洲钩虫的生活史基本相似。成虫寄生于宿主小肠上段,借助口囊内钩齿(或板齿)咬附在肠黏膜上,以宿主的血液、淋巴液、肠黏膜和脱落上皮细胞为食。雌虫交配后产受精卵。每条十二指肠钩虫雌虫平均每天产卵 1 万~3 万个,美洲钩虫为 5000~10 000 个。

虫卵随宿主粪便排至外界,在适宜的温度(25~30℃)和湿度(相对湿度 60%~80%)下,在荫蔽、含氧充分的疏松土壤中,24 小时即可孵出第一期杆状蚴。其以土壤中的细菌和有机物为食,营自由生活。48 小时后,蜕皮为第二期杆状蚴,再经 5~6 天,第二次蜕皮,发育为感染期丝状蚴。丝状蚴多生活在距地面约 1.3cm 的表层土壤中,在自然环境下一般可存活 3~4 周。

感染期幼虫(丝状蚴)以经皮肤感染为主要途径,十二指肠钩虫尚可经口腔黏膜感染。丝状蚴具有向温性和向组织性。当其与人体皮肤或黏膜接触时,借助机械和酶的作用经毛囊、汗腺、皮肤破损处钻入皮肤,在皮下组织中移行,数小时后进入毛细血管或淋巴管,随血流经右心至肺部。大部分幼虫可穿破肺部微血管进入肺泡,借支气管、气管壁上皮细胞的纤毛运动上行达会厌,随宿主吞咽经食道、胃到达小肠。幼虫在小肠中定居,蜕皮 2 次发育为成虫。自幼虫侵入至成虫交配产卵,一般需 5~7 周。成虫寿命平均 3 年,十二指肠钩虫可活 7 年,美洲钩虫长达 15 年(图 36-4)。

（三）致病性

两种钩虫的致病作用相似,十二指肠钩虫引起的皮炎和贫血较美洲钩虫严重,是婴儿钩虫病的主要致病虫种,故十二指肠钩虫对人体危害更大。钩虫病的临床表现与感染的虫种、寄生的数量以及宿主的健康状况、营养条件和免疫力等有关。

1. 幼虫致病及症状

（1）钩蚴性皮炎:俗称"粪毒"。丝状蚴钻入皮肤,数 10 分钟内局部有烧灼、针刺、奇痒感,出现充血斑点或丘疹,1~2 日内出现红肿及水疱,继发感染形成脓疱,3~4 天后结痂、脱皮自愈。皮炎常见于足趾、手指间,也可见于手、足背部。

（2）呼吸道症状:感染后 1 周左右,钩蚴移行到肺部,引起局部出血和炎症反应。患者出现咽喉发痒、咳嗽、痰中带血、畏寒、低热等全身症状。X 线显示肺纹理增粗,两肺可闻及啰音或哮鸣音。血液检查嗜酸性粒细胞增多,一般 10 余天症状自行消失。

2. 成虫致病及症状

（1）消化道症状:成虫以口囊咬附肠黏膜,造成散在性出血点和小溃疡,甚至形成片状出血性瘀斑。患者早期表现为上腹不适或隐痛、恶心、呕吐、腹泻、大便隐血等,常被误诊为消化性

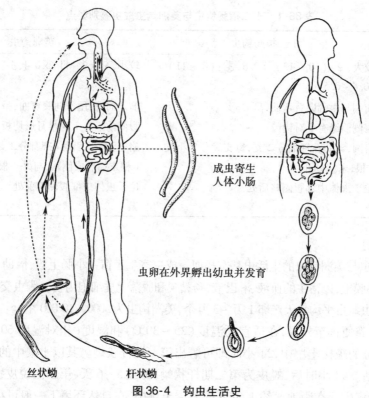

成虫寄生
人体小肠

虫卵在外界孵出幼虫并发育

丝状蚴　　　杆状蚴

图36-4　钩虫生活史

溃疡或慢性胃炎。少数患者出现异嗜症,喜吃生米、生豆、煤渣、破布等,可能与铁质缺乏出现的神经精神变态反应有关,给服铁剂后症状可消失。

(2)贫血:钩虫的主要危害是成虫吸血,使患者长期处于慢性失血状态。铁和蛋白质不断耗损,从而导致低色素小细胞型贫血。患者表现皮肤蜡黄、黏膜苍白、头晕、乏力,严重者可出现心慌、气短、面部及全身浮肿等贫血性心脏病的症状。

钩虫引起慢性失血的原因,首先是虫体自身的吸血。钩虫吸血时头腺可分泌抗凝素,阻止血液凝固,造成黏膜伤口渗血。另外,虫体经常更换咬附部位,使原叮咬处继续渗血,其渗血量与吸血量相当。

(3)婴儿钩虫病:婴儿感染钩虫的途径主要是使用被钩蚴污染的尿布、内衣、内裤等经皮肤感染。有学者认为钩蚴可能经胎盘使胎儿先天感染,也可经母乳喂养造成感染。患儿常见症状是食欲减退、腹泻、柏油样黑便。体征为皮肤黏膜苍白,贫血严重,肝、脾肿大,血红蛋白减少,嗜酸性粒细胞明显增多,合并症多,病死率较高。

(四)寄生虫学检查

1. 粪便检查虫卵　常用方法有生理盐水直接涂片法、饱和盐水浮聚法,后者的检出率较前者高 5～6 倍,是诊断钩虫病的首选方法。

2. 钩蚴培养法　检出率较高,并可鉴别虫种,常用于流行病学调查,但需培养 5～6 天才能见到幼虫。

(五)流行与防治原则

1. 分布与流行　钩虫感染呈世界性分布,主要流行于热带和亚热带发展中国家。我国除少数气候干燥、寒冷地区外,其他各省均有钩虫感染。北方以十二指肠钩虫为主,南方以美洲钩虫为主,多属混合感染。2001—2004 年全国人体重要寄生虫病现状抽样调查结果,我国平均钩虫感染率为 6.18%,海南感染率最高达 33.18%。推算全国感染人数约 3930 万。

2. 传染源与传播途径　钩虫病患者及带虫者是唯一的传染源。虫卵随着粪便排出体外,在适宜的环境下孵出幼虫。人们主要是通过生产劳动等方式接触污染的土壤而受感染,特别是赤脚在用新鲜人粪施肥的蔬菜、玉米、红薯、桑树、棉花、甘蔗等田地中耕作更易感染。经口感染多与吃生菜的习惯有关。

3. 流行因素　钩虫病的流行与自然因素、农作物种植、生产方式及生活条件等多种因素有关。钩虫病的传播与气温、雨量、土质、荫蔽条件密切相关。感染季节因地而异。最易感染的时间一般在施肥后不久,久雨初晴或久晴初雨时。

4. 治疗患者控制传染源　是防治钩虫病的主要措施。

(1)对症治疗:钩虫病人出现贫血、消化道出血、营养不良或异嗜症者,应首先采取对症治疗,给予支持疗法,适当纠正贫血等症状后,再行驱虫治疗。

(2)病原治疗:钩蚴性皮炎的治疗,可用 15% 噻苯达唑软膏局部涂敷,或采用透热疗法,将受染部位浸入约 53℃ 热水中,20~30 分钟,可杀死局部组织中的幼虫。驱虫治疗药物较多,包括阿苯达唑、甲苯达唑、三苯双脒、噻嘧啶和伊维菌素等,有报道小剂量联合用药可提高疗效。

5. 加强粪便管理　不随地大便,不用新鲜粪便施肥,提倡用沼气池、五格三池式化粪池或堆肥法处理杀灭虫卵后再施肥。

6. 加强个人防护　是预防感染的关键。不赤脚下地耕作,尽可能减少手、足与土壤接触,尽量使用机械作业取代手工操作,以减少感染的机会。用 15% 噻苯达唑软膏涂搽皮肤,对预防感染有一定作用。

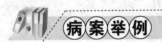 病案举例

重度钩虫性贫血误诊一例

患者,男,40 岁,农民。近 3 年来进行性贫血,消瘦,左上腹阵发性疼痛,饥饿时及夜间为甚,当地医院按十二指肠溃疡治疗未见好转。近两个月患者自觉乏力、心悸、头晕,活动后加重,于 1998 年 10 月 20 日来院就诊。体检:病人一般情况差,精神不振,重度贫血貌,心尖区Ⅱ级杂音。T36.5℃,P100 次/分,R25 次/分,BP14/8kPa。实验室检查:Hb 40g/L,RBC1.75 × 10^{12}/L,大便钩虫卵(+)、潜血(+),诊断为钩虫病。为进一步确诊行胃镜检查。见十二指肠球部有弥散性出血点,大弯前壁可见 2 对钩虫。后壁进入球部 2cm,可见一对钩虫在吸血,球后环状皱襞上布满小的出血点。从十二指肠内取出 3 对钩虫。给予阿苯达唑 300mg,复方甲苯达唑 375mg,一天半内分 3 次口服。半个月后再重复一次,同时口服右旋糖酐铁 100mg/次,维生素 C 0.3g/次,叶酸 100mg/次,每天 3 次。患者症状、体征逐渐消失,痊愈出院。

问题与思考
1. 钩虫性贫血的实验室检查特征是什么?
2. 钩虫病人出现贫血、消化道出血等重症表现时的治疗原则是什么?

四、蠕形住肠线虫

蠕形住肠线虫(*Enterobius vermicularis*)俗称蛲虫,主要寄生于人体回盲部,引起蛲虫病。儿童感染较为普遍。

(一)形态

1. 成虫　细小呈线头状,乳白色。头端角皮隆起形成头翼。顶端口孔周围有 3 个小唇瓣。咽管末端球形膨大,称咽管球。雌虫大小为(8 ~ 13)mm × (0.3 ~ 0.5)mm,后 1/3 直而尖细。雄虫大小为(2 ~ 5)mm × (0.1 ~ 0.2)mm,尾端向腹面卷曲,具有尾翼和 1 根交合刺(图 36-5)。

2. 虫卵　两侧不对称,一侧扁平,另一侧隆起。卵壳厚,无色透明,大小为(50 ~ 60)μm × (20 ~ 30)μm。内含蝌蚪期幼虫(图 36-5)。

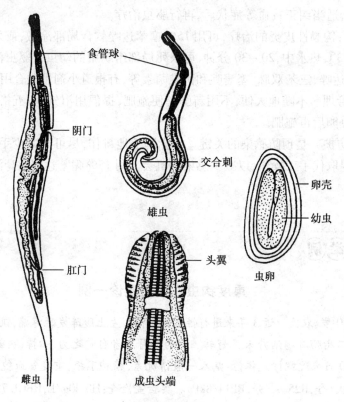

食管球
阴门
肛门
雌虫
交合刺
雄虫
头翼
成虫头端
卵壳
幼虫
虫卵

图 36-5　蛲虫

(二)生活史

成虫寄生人体肠道回盲部,以盲肠、升结肠和回肠下段为多见,以肠上皮细胞、肠内容物或血液为食。雄虫交配后不久即死亡。雌虫受精后子宫内充满虫卵。此时虫体脱离肠壁,在肠腔内下移。当宿主入睡后,肛门括约肌松弛,雌虫爬出肛门,在空气、温度和湿度变化的刺激下大量产卵。每条雌虫平均排卵量为 5000 ~ 17000 个。产卵后的雌虫大多死亡。少数可返回肛门,有的可进入阴道、尿道等处异位寄生。虫卵在肛门周围适宜环境下很快发育,幼虫在卵内约 6 小时便发育为感染性虫卵。感染性虫卵经口进入人体,虫卵在小肠内孵出幼虫下移并发育为成虫。自吞入感染性虫卵至发育为成虫产卵约需 15 ~ 43 天。雌虫寿命约 2 ~ 4 周。

（三）致病

蛲虫肛周产卵活动产生的机械刺激及其分泌物的作用可造成肛门及会阴部皮肤瘙痒和炎症。患者表现为烦躁不安、失眠、食欲减退、夜惊等症状。虫体可侵入子宫、输卵管、泌尿系统、盆腔、肝、脾、肺等内脏器官异位寄生,形成以虫体或虫卵为中心的肉芽肿病变。

（四）寄生虫学检查

根据蛲虫在肛周产卵的特点,常用透明胶纸肛拭法、棉签肛拭法检获蛲虫卵确诊。一般在清晨排便前检查为宜。在粪便内或肛周检获成虫亦可确诊。

（五）流行与防治原则

蛲虫呈世界性分布,估计全世界蛲虫感染者约5亿。我国各地都有感染存在。一般城市高于农村、儿童高于成人、集体生活的儿童感染率较高。感染者是唯一的传染源,以肛→手→口途径直接感染的方式为主。由于感染方式简单、虫卵发育快及对外界抵抗力强、自身重复感染等原因,蛲虫病易在集体场所流行。虫卵在潮湿的皮肤或指甲缝中可活10天以上,在室温中可活3周之久,一般的清毒剂均不能杀死蛲虫卵,而0.05% ~0.5%的碘液、5%的苯酚和10%的来苏尔可杀灭虫卵。

对集体机构的儿童进行普查普治,常用药有阿苯达唑、甲苯达唑和噻嘧啶。使用蛲虫膏、20%白降汞膏或龙胆紫等涂于肛周,有止痒杀虫作用。加强卫生教育,做到饭前便后洗手,勤剪指甲,定期烫洗被褥,定期消毒玩具和桌椅。

五、班氏吴策线虫及马来布鲁线虫

寄生在人体的丝虫(filaria)已知有8种,在我国仅有两种,即班氏吴策线虫(*Wuchereria bancrofti*),简称班氏丝虫和马来布鲁线虫(*Brugia malayi*),简称马来丝虫。丝虫成虫寄生于人体的淋巴系统、皮下组织、腹腔或胸腔等处,引起丝虫病。丝虫病是我国重点防治的五大寄生虫病之一。

（一）形态

1. 成虫　两种丝虫形态结构基本相似。虫体乳白色,细线状,体表光滑。雌虫尾端略向腹面弯曲,雄虫尾端向腹面卷曲2~3圈,班氏丝虫较大,雌虫为$(58.5~105)mm × (0.2~0.3)mm$,雄虫为$(28.2~42)mm × (0.1~0.15)mm$;马来丝虫雌虫为$(40~69)mm × (0.12~0.22)mm$,雄虫为$(13.5~28)mm × (0.07~0.11)mm$。

2. 微丝蚴　雌虫产出的幼虫称微丝蚴。虫体微小,细长,头端钝圆,尾端尖细,外被有鞘膜。体内有很多体核,虫体头端无核区称为头间隙。微丝蚴的大小、自然体态、头间隙长短、体核的形态及排列、尾核的有无等均是鉴别两种丝虫微丝蚴的主要依据。两种微丝蚴的形态鉴别见表36-2、图36-6。

表36-2　班氏与马来丝虫形态鉴别要点

鉴别点	班氏微丝蚴	马来微丝蚴
大小(μm)	较大,$(244~296) × (5.3~7.0)$	较小,$(177~230) × (5.0~6.0)$
体态	柔和,弯曲自然	僵硬,大弯中有小弯
头间隙	较短,长宽之比1:1~2	较长,长宽之比2:1
体核	圆形或椭圆形,分布均匀,清晰可数	椭圆形,大小不等,分布不均匀,常相互重叠
尾核	无	有2个,前后排列,尾核处角皮略膨大

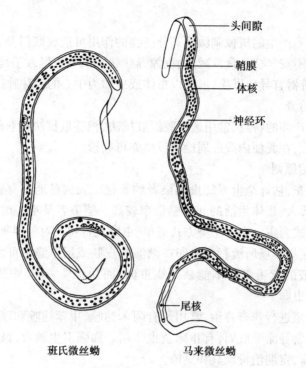

头间隙
鞘膜
体核
神经环

尾核

班氏微丝蚴　　　　　马来微丝蚴

图 36-6　两种丝虫微丝蚴

（二）生活史

两种丝虫的发育过程基本相似,生活史包括两个发育阶段,即幼虫在中间宿主蚊体内的发育和成虫在人体内的发育(图 36-7)。

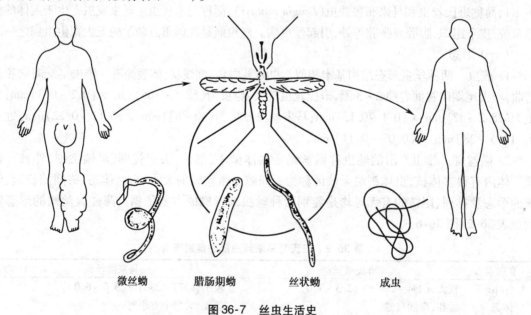

微丝蚴　　　　腊肠期蚴　　　　丝状蚴　　　　成虫

图 36-7　丝虫生活史

1. 蚊体内发育阶段　当雌蚊叮吸患者血液时,微丝蚴被吸入蚊胃内,经过 1～7 小时,脱去鞘膜,穿过胃壁进入胸肌。约经 2～4 天,虫体缩短变粗,形似腊肠,称腊肠期蚴。腊肠期蚴继续发育,蜕皮 2 次,经第二期幼虫发育成为细长而活跃的丝状蚴,即感染期幼虫。此时,丝状蚴离开蚊的胸肌进入血腔及下唇。当蚊再次叮人吸血时,丝状蚴从蚊下唇逸出,经吸血伤口或正常皮肤侵入人体。微丝蚴在蚊体内发育为感染期幼虫所需的时间与温度和湿度有关。在最适温度(20~30℃)和相对湿度(75%~90%)条件下,班氏微丝蚴约需10~14天,马来微丝蚴约需6天。较高的温度和湿度也有利于丝状蚴侵入人体。

2. 人体内发育阶段 丝状蚴侵入人体后,迅速经小淋巴管移行至大淋巴管或淋巴结内寄生,经2次蜕皮发育为成虫。雌雄交配后,雌虫产生的微丝蚴大部分随淋巴液进入血循环,并可定期出现于人体外周血液。成虫寿命约4~10年,最长可达40年。

微丝蚴在人体外周血液中呈现夜多昼少现象,称为微丝蚴的夜现周期性。两种微丝蚴在外周血液中出现的高峰时间为:班氏丝虫微丝蚴自晚上10时至次晨2时;马来丝虫微丝蚴自晚上8时至次晨4时。

（三）致病性

人体感染丝虫后,其致病和临床表现与虫种、数量、感染次数、虫体活力及寄生部位、有无继发感染等多种因素有关。丝虫病的发病过程可分为4期。

1. 微丝蚴血症前期 自丝状蚴侵入人体至发育成熟产出幼虫之间的时间,又称生物性潜伏期。班氏丝虫感染一般为3~6个月,马来丝虫感染约60天,一般无明显临床症状,也可由未成熟丝虫引起过敏反应,导致淋巴管、淋巴结等炎症,出现发热等全身症状,血中嗜酸性粒细胞增多。

2. 微丝蚴血症期 潜伏期后,血液中微丝蚴逐渐增多,当达到一定密度即维持相对平衡。此时一般无明显症状,或仅有轻微发热等,2~3天退热。

3. 急性炎症期 虫体的分泌物、代谢产物、死虫分解物及雌虫子宫排出物等均可刺激机体产生局部和全身性反应。主要表现为:

(1)淋巴结炎和淋巴管炎:为班氏丝虫和马来丝虫患者最常见的症状。淋巴结炎常发生于腹股沟、股部、腋窝等处。发作时局部淋巴结肿大、疼痛,并有压痛,持续数日可自行消退。成虫死亡后,可形成无菌性脓肿,切开排脓时可检获成虫。淋巴管炎的特征为逆行性,发作时常见有局部淋巴结炎的症状,然后可见皮下一条红线离心性蔓延发展,俗称"流火"。上下肢均可发生,尤以下肢多见。应注意与向心性发展的细菌性淋巴管炎鉴别。炎症波及皮内毛细淋巴管时,局部皮肤出现片状弥漫性红肿,表面光亮,有灼热感和压痛,称之为丹毒样皮炎。病变多见于小腿中下部。局部炎症的同时,常伴有畏寒、发热等全身症状(即丝虫热),经5~7天局部炎症和全身症状消退。但常有周期性反复发作,每月或数月发作1次,发作次数与机体抵抗力有关。

(2)精索炎、附睾炎、睾丸炎:由成虫寄生于阴囊内淋巴管引起。急性发作时,患者自觉阴囊内疼痛,起自腹股沟,向下延伸至阴囊内,常发生在单侧,可伴有发热等全身症状。体检可触及精索的结节性肿块或肿大的附睾或睾丸。

(3)丝虫热:是深部淋巴系统急性炎症所致,表现为畏寒、发热反复发作,而局部症状和体征不明显,偶有腹部深压痛,症状可持续2~3天。

4. 慢性阻塞期 急性期炎症反复发作及成虫的刺激,使淋巴管扩张、瓣膜关闭不全,淋巴液回流障碍。随后淋巴管发生炎症、增生、肉芽肿形成,使管腔变窄而致闭塞。淋巴循环障碍或阻塞是引起丝虫病慢性期体征的重要因素。由于病变程度和阻塞部位的不同,临床表现也因此而异(图36-8)。

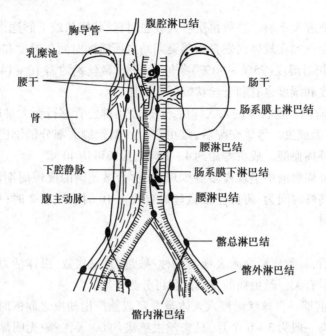

图 36-8 腹部、盆腔淋巴系统示意图

（1）淋巴窦扩张和淋巴管曲张：淋巴窦扩张常见于腹股沟和股部，呈局部囊状肿块。淋巴管曲张是由于反复发作淋巴管炎及其周围组织炎所致，常相互粘连呈索状。多见于精索、阴囊和股内侧，上肢偶见。局部淋巴穿刺可检获微丝蚴。

（2）淋巴液肿：又称丝虫性淋巴水肿，是丝虫病慢性期的主要表现。1985 年 WHO 提出丝虫性淋巴液肿可分 3 期：Ⅰ期：多为凹陷性水肿，抬高肢体时不可逆转；Ⅱ期：多为非凹陷性水肿，抬高肢体时不可逆转；Ⅲ期：是淋巴肿体积增大，出现硬皮症和乳头状疣损害，又称象皮肿。象皮肿多发生于下肢及阴囊，上肢、阴茎、阴唇、阴蒂及乳房等处也可出现。下肢象皮肿易继发细菌感染，形成溃疡迁延难愈。

（3）睾丸鞘膜积液：由于精索、睾丸的淋巴管阻塞，使淋巴液流入鞘膜腔，引起鞘膜积液，少数患者系急性炎症反应所致。病变多局限于一侧，阴囊肿大，不对称，皮肤紧张，皱褶消失，无压痛，阴茎内缩，同侧睾丸不易触及。积液淋巴性或乳糜状，可检获微丝蚴。

（4）乳糜尿：是班氏丝虫病常见的症状。阻塞部位在主动脉前淋巴结或肠干淋巴结，使小肠吸收来的乳糜液经侧支流入肾淋巴管，致使其在肾乳头黏膜处破溃，乳糜液进入肾盂，随尿排出。患者常间歇性排出乳白色"米汤样"尿液，混有血液时呈粉红色，可伴有尿痛、排尿不畅、排尿困难或尿潴留等症状。乳糜尿中含大量蛋白和脂肪，沉淀物中有时可查到微丝蚴。由于阻塞部位不同，临床上偶见有乳糜腹水和乳糜腹泻的患者。

两种丝虫在人体的寄生部位不尽相同。马来丝虫多寄生于四肢浅表淋巴系统，患者主要以四肢尤以下肢的淋巴结、淋巴管炎及象皮肿多见；班氏丝虫除寄生于浅表淋巴系统外，还常寄生于深部淋巴组织，尤其是生殖系统的淋巴管和淋巴结，除引起四肢病变外，还可出现精索炎、附睾炎、睾丸炎、鞘膜积液、阴囊象皮肿和乳糜尿等。

（四）寄生虫学检查

1. 病原诊断

（1）微丝蚴检查法：根据微丝蚴的夜现周期性，采血时间以晚上 9 时至次晨 2 时为宜，但在炎症早期和慢性阻塞期不易检出微丝蚴。常用方法有厚血膜法、新鲜血滴法、浓集法、乙胺嗪(海群生)白天诱出法等。

(2)成虫检查法:包括:①直接检虫法:用注射器直接从患者的淋巴结中抽取成虫,或手术切除结节,剥离组织检查成虫,检获的成虫按常规固定、透明后,镜检定种;②病理检查:手术摘取可疑结节,按常规制作病理切片镜检,可见丝虫性结节中心有虫体存在。

2. 免疫诊断

(1)检测抗体:检测抗体的方法很多,间接荧光抗体试验、免疫酶染色试验和酶联免疫吸附试验的敏感性和特异性较高。由于丝虫病治愈后,血清中特异性抗体仍可持续存在,故检测抗体仅供辅助诊断和流行病学调查。

(2)检测抗原:检测循环抗原可以判断微丝蚴血症和潜隐感染,并可考核防治的效果。单克隆抗体、DNA探针和PCR技术已用于丝虫抗原的检测。其中PCR方法具有高灵敏度和高特异性,可望用于临床和流行病学监测。

(五)流行与防治原则

1. 分布与流行 丝虫病主要流行于热带和亚热带。马来丝虫仅限于亚洲,主要流行于东南亚。在我国以华南、华东、华中等地区多见区。丝虫病是我国被列为5种限期消灭的寄生虫病之一。经过40多年的大规模防治,取得了巨大成就。1994年我国已达到基本消灭丝虫病标准。

2. 流行环节

(1)传染源:外周血中有微丝蚴的患者和带虫者是丝虫病的传染源。无症状的带虫者是重要的传染源。基本消灭地区应加强对外来人口的查治,防止传染源的输入。

(2)传播媒介:在我国,班氏丝虫以淡色库蚊、致倦库蚊为主要媒介,次要媒介有中华按蚊。马来丝虫的主要媒介是嗜人按蚊和中华按蚊。

(3)易感人群:人群对丝虫普遍易感。无论男女老少,不同种族、职业的人均可感染。流行区青壮年为微丝蚴感染的高峰人群。

3. 流行因素 气候(温度、湿度和雨量)、地理环境等自然因素既影响媒介蚊种的孳生、吸血和繁殖,又影响丝虫幼虫在蚊虫体内的发育。

4. 普查普治 发现并治疗患者和带虫者,控制传染源,是防治丝虫病的主要措施。乙胺嗪(海群生)是目前治疗丝虫病的特效药物,对两种丝虫成虫和微丝蚴均有杀灭作用。丝虫性淋巴水肿患者视病变程度选择物理疗法或手术治疗。阴囊象皮肿和鞘膜积液患者可采用手术治疗。

5. 防蚊灭蚊 消灭传播媒介,阻断传播途径,是消灭丝虫病的重要措施。在杀灭蚊虫的同时要清除蚊的孳生地。

6. 加强监测 在基本消灭丝虫病的地区要进行传染源的监测。定期进行血液检查。了解当地人群的微丝蚴密度和抗体水平变化,定期进行蚊媒监测,采用蚊虫个体解剖法,调查当地蚊媒的密度和感染率。

六、其 他 线 虫

(一)毛首鞭形线虫

毛首鞭形线虫(*Trichuris trichiura*)简称鞭虫,是人体常见的肠道寄生线虫。成虫主要寄生于盲肠,可引起鞭虫病。

1. 形态 成虫外形似马鞭,前部 3/5 细长,后部 2/5 粗大。雌虫长 35~50mm,尾端钝圆而直。雄虫长 30~45mm,尾端向腹面呈环状卷曲,有带鞘的交合刺 1 根。虫卵纺锤形,黄褐色,大小约为 $(50~54)\mu m \times (22~23)\mu m$,卵壳较厚。两端各有 1 个透明的盖塞。刚排出的虫卵内含未分裂的卵细胞(图 36-9)。

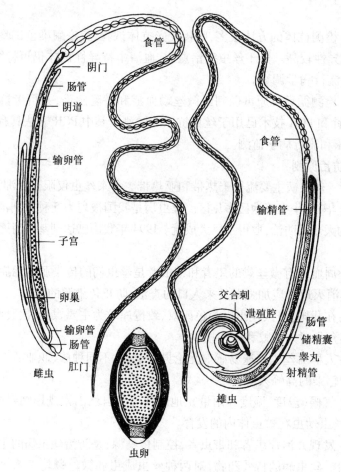

图 36-9 鞭虫成虫和虫卵

2. 生活史 成虫寄生于盲肠,虫数多时亦可寄生于结肠、直肠和回肠下段。成虫以血液、组织液为食。雌雄交配,雌虫平均每天产卵 1000~7000 个。虫卵随粪便排出,在适宜的温度、湿度环境中,经 3~5 周发育为含蚴的感染性虫卵。感染性虫卵随食物或饮水经口感染,在小肠中孵出幼虫,侵入肠黏膜,摄取营养,10 天左右移行至盲肠,发育为成虫。从食入虫卵到成虫产卵约需 1~3 个月。成虫寿命 3~5 年。

3. 致病 成虫以细长的前端插入肠黏膜寄生,其机械性损伤和分泌物的刺激可致肠黏膜出现充血、水肿或出血等慢性炎症反应。轻度感染或中度感染患者一般无明显症状,常在粪检时发现鞭虫卵,重度感染者可出现腹痛、腹泻、头晕、贫血、消瘦等。重度感染者,可因慢性腹泻及虫体刺激直肠末梢神经,导致肠蠕动增强,甚至直肠脱垂,多见于营养不良的患儿。少数患者出现发热、荨麻疹、四肢浮肿等全身过敏反应。个别患者还可以出现头痛、失眠、脑膜炎症状、瘫痪,甚至死亡。

4. 寄生虫学检查 粪便中检获虫卵是鞭虫感染的确诊依据。常用粪便检查方法同蛔虫卵检查法。

5. 流行与防治原则 鞭虫分布常与蛔虫的分布相近,但感染率和感染度均不及蛔虫高。鞭虫病在我国普遍存在,以温暖、潮湿的南方多见。2001—2004年抽样调查,我国平均鞭虫感染率为4.63%。

人是鞭虫病的唯一的传染源。防治原则与蛔虫相同,综合防治措施包括加强粪便管理,注意环境卫生、个人卫生、饮食卫生以及保护水源等。

(二)旋毛形线虫

旋毛形线虫(*Trichinella spiralis*)简称旋毛虫。旋毛虫寄生于人体肠道和横纹肌引起旋毛虫病,是一种动物源性人兽共患寄生虫病,也是主要的食源性寄生虫病之一。人的感染主要因生食或半生食含有旋毛虫幼虫囊包的肉类所致,临床主要表现为发热、眼睑水肿、皮疹、肌肉疼痛等,重症患者可因并发症而死亡。

1. 形态 成虫 细小呈线状,前细后粗。雄虫大小为(1.4～1.6)mm×(0.04～0.05)mm,雌虫为(3～4)mm×0.06 mm。雄虫尾端有1对叶状交配附器,无交合刺。雌虫卵巢位于体后部,输卵管短窄,子宫较长,充满虫卵,近阴门处已孵化为幼虫。阴门位于虫体前1/5处腹面(图36-10)。新产出的幼虫细长,约为124μm×6μm,在宿主横纹肌中发育成熟,并卷曲在梭形囊包中。囊包与肌纤维平行,大小为(0.25～0.5)mm×(0.21～0.42)mm,内含1～2条幼虫,多至6～7条。

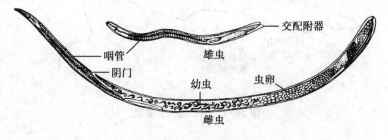

图36-10 旋毛虫成虫

2. 生活史 旋毛虫可寄生于人和多种哺乳动物体内。成虫寄生于小肠,幼虫则寄生在同一宿主的肌细胞内,不需在外界发育,但完成生活史必须更换宿主。

当宿主吞食含有活蚴囊包的肉类后,在消化液作用下,数小时内囊内幼虫逸出,并立即侵入小肠上段黏膜,多数定居在肠绒毛基部或腺隐窝的上皮细胞内。24小时后返回肠腔,48小时内经4次蜕皮后,发育为成虫。雌、雄交配后,雄虫大多很快死亡,自肠道排出。雌虫继续长大,并深入肠黏膜,甚至到腹膜及肠系膜淋巴结处寄生。感染后约第5天开始产蚴,一般持续4～6周,直至成虫死亡。每条雌虫可产蚴约1 500条,最多可达10 000条。产出的幼虫多数侵入局部肠淋巴管或小静脉,随血流到达全身组织。但只有到达横纹肌内的幼虫才能继续发育。感染后1个月内,由于幼虫的机械刺激和分泌物作用,使肌纤维发生炎症,纤维组织增生,形成含蚴囊包。约半年后囊包两端钙化,囊内幼虫随之死亡。但有记载,钙化囊包中的幼虫可继续存活多年,最长可达31年之久(图36-11)。

3. 致病性 旋毛虫成虫和幼虫均可致病,临床表现复杂多样。其症状的轻重与食入囊包的数量、活力、幼虫侵犯部位以及宿主的免疫状态有关。轻者可无明显症状,重者可于发病后4～7周死亡。根据病理和临床表现可将致病过程分为3期:

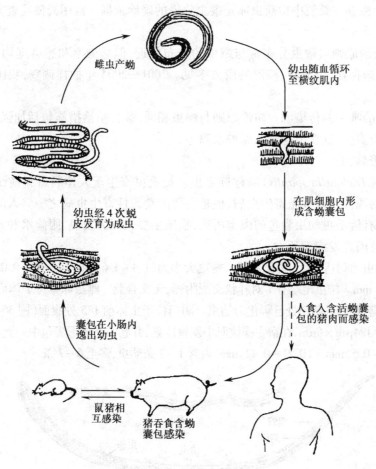

雌虫产蚴

幼虫随血循环
至横纹肌内

幼虫经4次蜕
皮发育为成虫

在肌细胞内形
成含蚴囊包

囊包在小肠内
逸出幼虫

人食入含活蚴囊
包的猪肉而感染

鼠猪相
互感染

猪吞食含蚴
囊包感染

图 36-11　旋毛虫生活史

（1）肠道期（虫体侵入期，约1周）：潜伏期一般为1~2周，短者仅7小时，最长可达42天。由于大量幼虫和成虫侵入肠壁黏膜，其机械损伤和分泌物的作用，致使局部黏膜充血、水肿、出血，甚至形成浅表溃疡。感染初期主要表现为腹痛、腹泻，腹泻呈水样便，无黏液。部分患者可出现恶心、呕吐、厌食、乏力、低热等全身症状。此期症状可自行消退。

（2）急性期（幼虫移行期，约2~3周）：雌虫产出的大量幼虫，经血循环播散至全身肌肉，引起血管炎和肌炎，肌细胞变性、坏死。除一般横纹肌病变外，还可累及心肌、肺、肝、肾等脏器。此时，患者突出的症状为全身肌肉酸痛、压痛，尤以腓肠肌、肱二头肌、肱三头肌疼痛显著。部分患者可出现咀嚼、吞咽、发音困难。严重感染者，可因广泛性心肌炎导致心力衰竭，以及毒血症和呼吸道感染而死亡。我国旋毛虫病死亡率约为3%。国外报道死亡率可达6%~30%。

（3）恢复期（囊包形成期，约4~16周）：随着幼虫的发育，被寄生部位的肌细胞逐渐膨大呈纺锤状，形成梭形的肌腔包围卷曲的虫体，由结缔组织增生形成囊壁。随着囊包的形成，急性炎症逐渐消退，全身症状也日渐减轻，但肌痛仍可持续数月之久。

4. 寄生虫学检查　病原学检查采用活组织检查法，即从患者的腓肠肌或肱二头肌处取样，取样时间于发病后20天左右为宜。经压片法或切片镜检幼虫及囊包，或将吃剩的生肉做压片检查，以佐证。免疫学检测对早期感染和轻感染有重要意义，方法包括皮内试验、间接血凝试验、补体结合试验、对流免疫电泳、放射免疫、酶联免疫吸附试验（ELISA）、间接免疫酶染色试验(IEST)、酶联免疫印渍技术(ELIB)、间接荧光抗体试验(IFAT)和增强化学发光酶免疫染色试验(ECIA),其中以 IFAT、ELISA 和 ELIB 的敏感性、特异性较好。可选择 2~3 种方法同时检测,两种以上检测为阳性可作为诊断依据。

5. 流行与防治原则 旋毛虫病呈世界性分布,尤以欧美发病率较高。我国自 1964 年西藏首次发现人体旋毛虫病后,相继在云南、西藏、湖北、河南、河北、四川、广东、广西、东北、香港等地屡有病例发现。

已知有 100 余种哺乳动物可感染旋毛虫,并可在动物间相互传播,成为人类感染的自然疫源。我国旋毛虫感染较高的动物是猪、犬、猫、狐和某些鼠类。猪与鼠的相互传播是人群旋毛虫病流行的重要来源,猪为主要动物传染源。

人体的感染主要是生食或半生食含蚴囊包的肉制品。此外,通过被旋毛虫幼虫污染的砧板,人也可受感染。囊包对外界抵抗力强,在 $-12℃$ 下可保持活力 57 天,猪肉囊包中的幼虫在 $-15℃$ 下 20 天才死亡,在腐肉中也能存活 2~3 个月。因此,风干、腌制、熏制及涮食等方法常不能杀死幼虫,但加热至 70℃ 以上时幼虫多被杀死。

防治原则包括治疗患者、改善饮食习惯、改善养猪方式、加强肉类检疫和消灭保虫宿主等综合防治措施。常用药物有阿苯达唑、甲苯达唑和噻苯达唑等。

(杨维平)

第二节 吸 虫

一、概 述

吸虫(trematode)属于扁形动物门吸虫纲。寄生于人体的吸虫属于复殖目,称之为复殖吸虫,约有 30 多种。我国常见重要的吸虫有日本裂体吸虫(*Schistosoma japonicum*)、华支睾吸虫(*Clonorchis sinensis*)、卫氏并殖吸虫(*Paragonimus westermani*)、斯氏并殖吸虫(*Paragonimus skrjabini*)和布氏姜片吸虫(*Fasciolopsis buski*)等,生活史复杂,形态各异,但基本结构及发育过程相似。

(一)形态特征

1. 成虫外观 吸虫成虫大小 2~5mm,最大达 80mm,呈叶状或舌状,背腹扁平,两侧对称;前端具口吸盘,口孔居口吸盘中央,腹吸盘常位于腹中线上,为一闭锁的吸附器官,不与内部结构相通,具有吸附作用(图 36-12)。

2. 体壁结构 成虫体表凹凸不平。体壁由皮层与肌层组成,又称皮肌囊,中间为实质组织,各系统皆居其中,无体腔。体表有保护虫体、吸收营养物质、分泌、排泄及感觉等生理功能。

3. 消化系统 包括口、前咽、咽、食道和肠管。口位于口吸盘的中央。前咽短小,咽呈球状,食道为细管状。肠管左右分支,末端为盲端,多无肛门。消化在肠管前部进行,是典型的细胞外消化,即细胞分泌酶将食物消化,然后由细胞吸收。

4. 生殖系统 人体吸虫除血吸虫外,均为雌雄同体。雄性生殖器官包括睾丸、输出管、输精管、储精囊、前列腺、射精管或阴茎,有的虫种有阴茎袋。雌性生殖器官由卵巢、输卵管、卵膜、梅氏腺、受精囊、劳氏管、卵黄腺、总卵黄管、卵黄囊、子宫等组成。雌雄生殖器官末端均通向生殖腔。

5. 排泄系统　排泄系统由焰细胞、毛细管、集合管、排泄囊、排泄管和排泄孔组成。焰细胞腔内有一束纤毛，颤动时很像火焰跳动而得名。排泄液借助纤毛的颤动而进入胞腔，然后经毛细管、集合管至排泄囊，最后经排泄孔排出体外。

（二）生活史

复殖吸虫生活史包括有性生殖和无性生殖，不但具有世代交替，还有宿主转换。有性世代大多寄生在脊椎动物（终宿主）体内，无性世代一般寄生在软体动物（中间宿主）体内。第一中间宿主通常是淡水螺或软体动物，第二中间宿主依虫种的不同可为鱼类、甲壳类或节肢动物。复殖吸虫生活史离不开水，其基本发育阶段包括：卵、毛蚴、胞蚴、雷蚴、尾蚴、囊蚴、（后）尾蚴或童虫与成虫等阶段。有些吸虫有两代雷蚴期，如布氏姜片吸虫和卫氏并殖吸虫；有些吸虫有两代胞蚴期而缺乏雷蚴期，如日本裂体吸虫。复殖目的囊蚴或尾蚴侵入人体后脱去囊壁或尾部后通常称童虫。终宿主体内的童虫多数经过移行后，到达适宜的定居部位，逐渐发育为成虫。

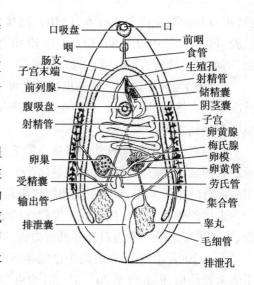

图 36-12　复殖吸虫成虫形态构造

二、华支睾吸虫

华支睾吸虫（*Clonorchis sinensis*）又称肝吸虫，成虫寄生于人体的肝胆管内，引起华支睾吸虫病或称肝吸虫病。1874 年该虫首次在印度加尔各答一华侨肝胆管内发现。

（一）形态

1. 成虫　虫体背腹扁平，前端较窄，后端钝圆，似葵花籽状，体长(10～25)mm×(3～5)mm。其活时淡红色，半透明，固定后灰白色。口吸盘位于虫体前端，腹吸盘位于虫体前端近 1/5 处。口吸盘略大于腹吸盘。消化道简单，有口、咽、食道、两支肠管，末端为盲肠。雄性生殖系统有两个分支状的睾丸前后排列于虫体后 1/3 处（故称支睾吸虫）。雌性生殖系统有卵巢，细小分支状，位于睾丸之前。卵巢和睾丸之间有椭圆形的受精囊。充满虫卵的子宫从卵巢开始盘绕向上，开口于腹吸盘前缘的生殖腔。虫体两侧可见滤泡状卵黄腺（图 36-13）。

2. 虫卵　黄褐色，芝麻状，平均 29μm×17μm，在人体寄生的虫卵中最小。前端较窄有明显的卵盖，其周围卵壳增厚形成肩峰，另一端常见疣状突起，卵内含成熟毛蚴（图 36-13）。

（二）生活史

成虫寄生于人或哺乳动物的肝胆管内。虫卵随胆汁进入肠腔混于粪便一起排出体外。在水中被第一中间宿主沼螺、豆螺等吞食后，在螺体消化道内孵出毛蚴，毛蚴穿过肠壁在螺体内经胞蚴和雷蚴阶段发育成尾蚴。成熟的尾蚴逸出螺体，在水中遇到第二中间宿主淡水鱼或淡水虾，则侵入其皮下、肌肉等处发育为囊蚴。终宿主因食入含有活囊蚴的淡水鱼、虾而被感染。囊蚴在十二指肠内，在胃蛋白酶、胰蛋白酶和胆汁等的作用下脱囊，脱囊后的童虫逆胆汁流出的方向移行，经胆总管至肝胆管，在感染后 1 个月左右，发育为成虫，在粪便中可检获到虫卵（图 36-14）。人体感染虫体的数量差异较大，报道最多可感染 2 万多条。成虫的寿命一般认为可达 20～30 年。

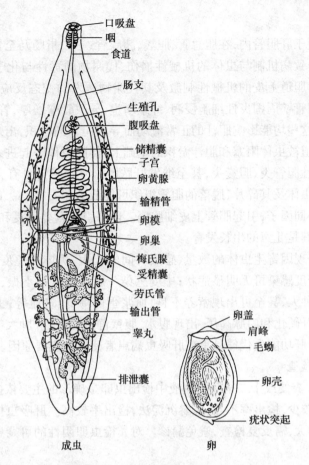

图36-13　华支睾吸虫(成虫、虫卵)

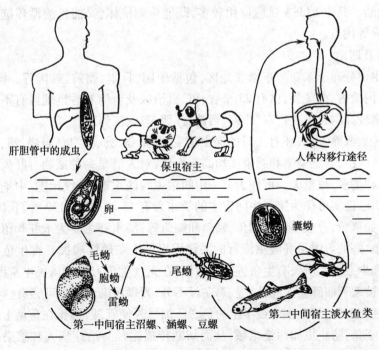

图36-14　华支睾吸虫生活史

393

（三）致病

肝吸虫成虫寄生于肝胆管内,在胆总管、胆囊、胰腺管、十二指肠乃至胃中偶有发现。病理变化以肝左叶为重。致病机制与虫体的机械性损伤、代谢物的毒性与化学性刺激和虫体的阻塞作用有关。虫体对胆道上皮的机械性刺激及其代谢物诱发的变态反应,可引起胆管内膜上皮细胞脱落、增生,胆管壁周围炎性细胞浸润、纤维增生,导致管壁增厚,管腔狭窄;并且大量虫体寄生可阻塞胆管,这些均能影响胆汁的正常流动而导致胆汁的淤积,出现阻塞性黄疸。在胆管上皮细胞受损、胆道被虫体阻塞和胆汁淤积的基础上,伴随虫体一起进入胆道的致病菌大量繁殖,从而引起化脓性胆管炎、胆囊炎,甚至继发肝脓肿。慢性感染可有大量的纤维结缔组织增生。虫卵、死亡的虫体及其碎片,脱落的胆管组织可能成为胆石核心。目前认为肝吸虫寄生可作为重要的致癌协同因子,引起胆管上皮细胞癌。还可引起营养不良和代谢紊乱,脑垂体功能受损,影响人体尤其是儿童的生长发育。

肝吸虫病临床表现因寄生虫体的数量、感染时间的长短、机体的免疫状态、有无继发感染等不同情况而异。轻度感染可无明显症状;中度感染一般可有食欲不振、腹胀、腹痛、腹泻、乏力、肝区不适和肝脏肿大,甚至可出现营养不良、血浆蛋白降低、贫血等;重度感染除上述症状加重外,可发展成为肝硬化和门脉高压,出现腹水、腹壁静脉曲张、肝肿大等。少数儿童肝吸虫病患者可致侏儒症。肝功能失代偿是重症肝吸虫病患者死亡的主要原因。

（四）寄生虫学检查

1. 病原学检查　粪便或十二指肠引流液中检出虫卵是确诊的主要依据。直接涂片法操作简便,但所用粪便量较少,检出率不高;醛醚沉淀法,检出率较高。肝吸虫排卵量少,虫卵小,在粪便中虫卵数量波动大,需反复检查,避免漏诊。对粪检虫卵阴性的可疑患者可抽取十二指肠液或胆汁检查虫卵。

2. 免疫学检查　方法有皮内试验、间接血凝试验、酶联免疫吸附试验、间接荧光抗体试验等,用于辅助诊断。其中 ELISA 试验应用较多,既能检测抗体,又能检测循环抗原,具有快速、简便、敏感、特异等优点。

（五）流行及防治

肝吸虫病主要分布于东亚与东南亚地区,包括中国、日本、朝鲜、韩国等。国内除青海、甘肃、宁夏、新疆、内蒙古、西藏外,已有 25 个省、市、自治区及台湾和香港地区有不同程度的感染或流行。感染率较高的省份有广东、广西、台湾、江西、黑龙江等地。

肝吸虫的传染源除人外,还有大量的保虫宿主,包括猫、狗、猪、鼠、野猫、貂、狐狸等。保虫宿主分布的地区广泛,其感染率和感染度均高于人体,对人群是一种威胁。肝吸虫对中间宿主的选择性不强,种类多,数量大。可作为第一中间宿主的淡水螺有:纹沼螺、中华沼螺、赤豆螺、长角涵螺。目前已证实可作为第二中间宿主的淡水鱼有 15 科 60 属 139 种,我国有 102 种,主要是鲤科鱼类,如草鱼、青鱼、鲢鱼、鲤鱼、鳙鱼和鳊鱼等;淡水虾主要为米虾和沼虾。居民生吃或半生吃淡水鱼、虾的习惯是肝吸虫流行的关键因素。广东地区居民喜食生鱼、鱼生粥;东北地区的朝鲜族和少数地区居民有生鱼佐酒的习惯;在无食生鱼习惯的居民中常因烧、烤等方式加工鱼,囊蚴未被杀死而感染。此外,生、熟砧板不分,囊蚴污染食物也可感染。

加强卫生宣传教育,不吃生的或半生的鱼、虾,加强粪便管理,禁止在鱼塘上或池塘旁修建厕所,不用粪便喂鱼,防止虫卵污染水域,从而切断传播途径。治疗病人和感染者,治疗病猫、病狗等保虫宿主,治疗药物首选吡喹酮与阿苯达唑。

三、布氏姜片吸虫

布氏姜片吸虫（*Fasciolopsis buski*）简称姜片虫或肠吸虫，是寄生于人体小肠内的大型吸虫，引起姜片虫病。我国古代医学书籍称其为"赤虫"、"肉虫"。

（一）形态

1. 成虫　虫体呈椭圆形，肥厚，前窄后宽，似姜片，长 20～75mm，宽 8～20mm，厚 0.5～3mm，为人体最大的吸虫。其活时肉红色，固定后灰白色。口、腹吸盘均在虫体前端，相距较近。口吸盘较小，腹吸盘较大，呈漏斗状。睾丸两个，高度分支呈珊瑚状，前后排列于虫体后半部。卵巢短，分支状，位于虫体中部，子宫盘绕于卵巢与腹吸盘之间。雌、雄生殖器开口于腹吸盘前的生殖腔（图36-15）。

2. 虫卵　椭圆形，淡黄色，大小为（130～140）μm×（80～85）μm，为人体最大的寄生虫卵。卵壳薄，卵盖不明显，内含 1 个卵细胞和 20～40 个卵黄细胞（图36-15）。

（二）生活史

成虫寄生于人及猪的小肠，卵随粪便排出体外。入水后，在适宜的温度下（26～30℃），经 3 至 7 周的发育成熟，孵出毛蚴。毛蚴在水中游动，遇中间宿主扁卷螺主动侵入，在螺体内经胞蚴、母雷蚴、子雷蚴的发育繁殖，形成大量尾蚴。成熟尾蚴自螺体逸出，吸附在水生植物（水红菱、茭白、荸荠等）的表面形成囊蚴。人因生食含囊蚴的水生植物而被感染。囊蚴在终宿主消

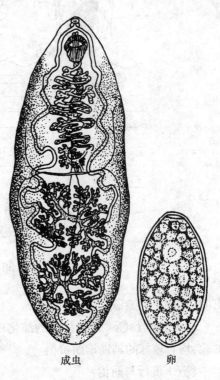

成虫　　　　卵

图36-15　布氏姜片虫（成虫、虫卵）

化液和胆汁的作用下，后尾蚴脱囊逸出，吸附在肠壁上，经 1～3 个月发育为成虫（图36-16）。除生食水生植物感染外，饮生水也可感染。成虫在人体的寿命约 1 年，长者可达 4～5 年。

（三）致病

成虫是致病的主要阶段。成虫体大，靠其发达的吸盘吸附在肠壁上，造成局部黏膜的机械性损伤，吸附的黏膜及邻近组织出现炎症反应、点状出血、水肿及溃疡；其代谢产物使机体产生变态反应，病变部位可见中性粒细胞、淋巴细胞、嗜酸性粒细胞浸润，肠黏液分泌增加。

虫体吸附在肠壁上，不仅摄取营养，而且常因大量虫体覆盖肠黏膜而影响消化、吸收功能。轻度感染可无明显临床表现，偶尔出现轻度的腹痛、腹泻等症状；中度感染可出现间歇性腹痛，有时伴有恶心、呕吐，消化功能紊乱，导致营养不良，可出现浮肿和维生素缺乏的现象。重度感染除上述的症状加重外，可出现消瘦、贫血、腹水、智力减退、发育障碍等，还可引起肠梗阻。

（四）寄生虫学诊断

1. 病原学诊断　从粪便中检获虫卵或成虫是确诊的主要依据。常用的粪检方法为直接涂片法，虫卵大，容易辨认。轻度感染者易于漏诊，目前多采用浓集法检查虫卵。粪便中或呕吐

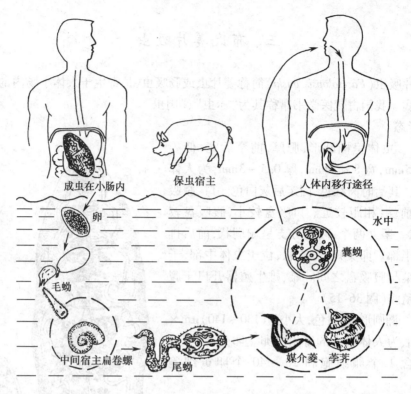

图 36-16　布氏姜片虫生活史

出的成虫,亦可确诊。

2. 免疫学诊断　用姜片虫的纯化成虫抗原或排泄分泌物抗原作皮内试验或酶联免疫吸附试验,均有较好的辅助诊断价值。

(五)流行与防治

姜片虫病主要流行于亚洲的温带及亚热带的一些地区。姜片虫病多分布在广种水生植物的湖沼地区,以长江流域和南方某些地区为重。近几年来,随着经济的快速发展、猪饲料改变、人群卫生习惯的改变,感染率大幅下降。

姜片虫病为人兽共患寄生虫病,病人、带虫者及保虫宿主均为传染源。保虫宿主为猪。作为中间宿主的扁卷螺类有大脐圆扁螺、尖口圆扁螺、半球多脉扁螺等。绝大多数的水生植物均可作为姜片虫的媒介,主要有水红菱、荸荠、茭白等。人体感染多因生食水生植物,此外,饮用含有囊蚴的水也能感染。

防治人体感染姜片虫要积极开展卫生宣传教育,加强粪便管理与水源管理,严禁人粪与猪粪入水。注意饮食卫生,不生食菱角、荸荠等水生植物,不喝河塘生水。及时治疗病人和带虫者,目前最有效的药物为吡喹酮。

四、卫氏并殖吸虫

卫氏并殖吸虫(*Paragonimus westermani*)成虫主要寄生在人肺,故称肺吸虫,能引起卫氏并殖吸虫病又称肺吸虫病。该虫体1878年首次在印度虎肺内发现,并由 Westerman 命名。

（一）形态

1. 成虫　虫体肥厚,腹面扁平,背面隆起,似半粒花生米,长约 7.5 ~ 12mm。活时红褐色,半透明,固定后灰白色。口、腹吸盘大小相近,腹吸盘位于体中线之前。消化系统包括口、咽、食管和两支分支的弯曲的肠管。卵巢分 5 ~ 6 叶,形如指状,与子宫并列于腹吸盘之后。睾丸分支,左右并列于虫体后 1/3 处。因雌雄生殖器官左右并列故称并殖吸虫。卵黄腺由许多密集的卵黄细胞组成,分布于虫体的两侧(图 36-17)。

2. 虫卵　虫卵椭圆形,金黄色,大小为 $(80 ~ 118)\mu m \times (48 ~ 60)\mu m$。卵盖大,卵壳厚薄不一,后端多有增厚。卵内含 1 个卵细胞及 10 余个卵黄细胞(图 36-17)。

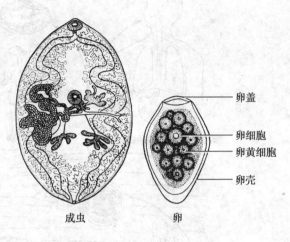

卵盖
卵细胞
卵黄细胞
卵壳

成虫　　　　卵

图 36-17　卫氏并殖吸虫(成虫、虫卵)

（二）生活史

成虫主要寄生在人和多种食肉动物肺脏,虫卵经气管随痰或吞咽后随粪便排出体外。虫卵入水后,在适宜温度下(26 ~ 30℃),约 3 周发育成熟并孵出毛蚴。毛蚴在水中如遇第一中间宿主川卷螺,则侵入螺体内,经胞蚴、母雷蚴、子雷蚴的发育和无性增殖,形成大量尾蚴。成熟的尾蚴从螺体逸出,主动侵入或随螺体一起被第二中间宿主溪蟹或蝲蛄食入,在其体内,主要是肌肉中形成囊蚴。囊蚴呈球形或近球形,乳白色,300 ~ 400μm。人或其他终宿主因食入含活囊蚴的溪蟹或蝲蛄而感染。囊蚴在终宿主消化液的作用下脱囊,发育为童虫。童虫穿过肠壁进入腹腔,游走于器官之间或侵入邻近组织或腹壁,约经 1 ~ 3 周穿膈肌经胸腔入肺,在肺内发育成熟,形成虫囊,一般在囊内含有 2 个成虫(图 36-18)。有些童虫及成虫还可侵入如皮下、肝、脑、脊髓等处异位寄生。从感染囊蚴至成虫发育成熟产卵,约需 2 ~ 3 个月。成虫寿命一般为 10 年,有的长达 20 年之久。

（三）致病

卫氏并殖吸虫的致病主要是童虫或成虫移行、寄居造成的机械性损伤及其代谢产物的刺激引起的免疫病理反应。根据病变的发展过程,可分为急性期和慢性期。

1. 急性期　主要由童虫移行、游窜引起。症状出现于食入囊蚴数天至 1 个月左右,重度感染者在第二天即可出现症状。脱囊后的童虫穿过肠壁引起肠壁出血。在腹腔、腹壁徘徊穿行,尤其是大多数童虫从肝表面移行或从肝组织穿过,引起局部出血、坏死。轻者仅有食欲不振、乏力、低热等症状。重者起病急,症状明显,如高热、腹痛、腹泻等。血象检查白细胞数目增多,可高达 $20 ~ 30 \times 10^9$/L,嗜酸性粒细胞明显增多,一般为 20% ~ 40%。高者可达 80% 以上。

2. 慢性期　童虫进入肺后引起的病变,大致可分为三期:

(1)脓肿期:主要因虫体移行引起的组织破坏和出血,病灶处呈窟穴状或隧道状,内有血液,有时可见童虫。继而出现以中性和嗜酸性粒细胞为主的炎性渗出。病灶周围产生肉芽组织形成薄的脓肿壁,此期为脓肿期。X 线可见边界模糊不清的浸润性阴影。

(2)囊肿期:由于炎症渗出,大量细胞浸润、聚集、坏死、液化,囊内为赤褐色粘稠性液体,内含夏科雷登氏结晶和大量虫卵。囊壁因肉芽组织增生而变厚,形成结节状虫囊。X 线显示出

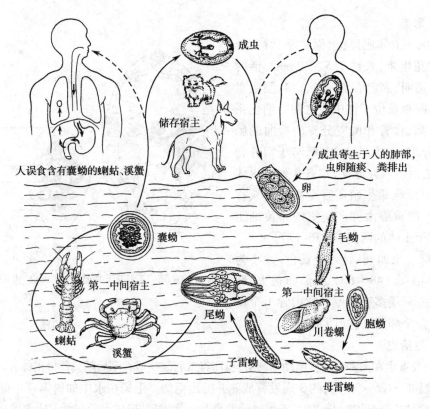

成虫

储存宿主

成虫寄生于人的肺部，
虫卵随痰、粪排出

卵

人误食含有囊蚴的蝲蛄、溪蟹

囊蚴

毛蚴

第二中间宿主

尾蚴

第一中间宿主

蝲蛄

溪蟹

子雷蚴

川卷螺

胞蚴

母雷蚴

图 36-18　卫氏并殖吸虫生活史

边界清楚的结节状阴影，有时见液平面。若虫体离开原有虫囊移行至附近形成新的虫囊，这些虫囊可互相沟通，X 线显示多房性囊状阴影。

（3）纤维瘢痕期：囊肿内的虫体死亡或转移，囊肿内容物经支气管排出或吸收，肉芽组织填充，最后病灶纤维化形成瘢痕，此为纤维瘢痕期。X 线可见硬结性或条索状阴影。

以上三期病变常可同时见于同一器官内。

肺吸虫的成虫主要寄生于肺，但其童虫有时亦可寄生于皮下、肝、脑、脊髓等处，引起多组织和器官损伤。急性肺吸虫病主要由童虫移行及其代谢产物所引起，症状出现于食入囊蚴后数天至 1 个月。轻者表现为食欲不振、乏力、消瘦、低热等，易误诊为肺结核；重者发病急，毒血症状明显，高热，伴有胸痛、咳嗽、腹痛、腹泻、肝大、腹水等。慢性期的胸肺型患者有咳嗽、胸痛、咳血痰或铁锈色痰等症状；皮肤型患者可见皮下游走性包块或结节；腹型患者可有腹痛、腹泻及血便等症状；肝型患者表现为肝肿大、肝区疼痛、肝功能紊乱等；脑型可出现阵发性剧烈头痛、癫痫、瘫痪、视力障碍等症状。有些患者常多型并存。

（四）寄生虫学诊断

1. 病原学诊断　在痰或粪便中查到肺吸虫卵即可确诊，痰检虫卵的检出率高于粪检法。活检皮下结节或包块，发现童虫也可确诊。

2. 免疫学诊断　方法有皮内试验、酶联免疫吸附试验及循环抗原检测等。其中酶联免疫吸附试验是目前普遍使用的检测方法；检测血清中循环抗原，阳性率高，可用于早期诊断、疗效考核及预后判定。

此外，X 线检查可见肺部炎性浸润、囊肿及胸腔积液等。

（五）流行与防治

肺吸虫分布广泛,主要流行于亚洲的日本、朝鲜、俄罗斯、菲律宾、马来西亚、印度、泰国,非洲、南美洲均有报道。在我国,除西藏、新疆、内蒙古、青海、宁夏未见报道外,其他 27 个省市自治区均有本虫分布。

病人和保虫宿主是本病的传染源。不同地区,保虫宿主的种类不同,包括家养的猫、狗和一些野生动物,如虎、豹、狼、狐狸、大灵猫等。第一、第二中间宿主的存在是本病传播流行不可缺少的环节。川卷螺和淡水蟹共同栖息于水流清澈的山溪或小河沟内,故本病多流行于山区和丘陵地带。其感染方式与居民生食或半生食溪蟹和蝲蛄的习惯有关,如在一些山区吃蟹有生、腌、醉等方式。此外,活囊蚴污染炊具、水源也可导致感染。

加强宣传教育,积极查治病人,不生吃蝲蛄和溪蟹及不喝生水是预防本病有效的方法。治疗药物首选吡喹酮。

理论与实践

生食——惹祸上身

2006 年我们国家发生了两起因生食而感染寄生虫病的案例。一个是因食用福寿螺而感染"广州管圆线虫病";另一个是生吞蝌蚪而感染"曼氏裂头蚴病"。因此专家提醒生食会给身体带来很大的伤害,其中有四类寄生虫病最易被感染。

1. 广州管圆线虫病　是人畜共患的寄生虫病,其幼虫可侵犯人体中枢神经系统引起嗜酸性粒细胞增多性脑膜脑炎、嗜酸性粒细胞增多性脑膜炎或嗜酸性粒细胞性脊神经根脑膜炎或脑脊膜神经根炎,也可损害肺、眼睛和鼻。疾病来源:福寿螺、褐云玛瑙螺。

2. 肝吸虫病　肝吸虫进入体内,带来的危险是寄生在肝脏的小胆管里面,可出现发热、乏力、食欲不振、消化不良等症状。导致肝脏管发生结石、胆囊炎,甚至肝硬化、肝癌等。疾病来源:淡水鱼虾产品

3. 肺吸虫病　肺吸虫病是由肺吸虫寄生于肺部而引起的一种慢性病。肺吸虫囊蚴抵抗力很强,很难被杀死。一旦进入人体,会在人体内到处穿行并长大。长大的肺吸虫可以穿透肠壁进入腹腔和肝脏,进而穿过横膈来到肺脏"定居"并产卵。有些肺吸虫还会流窜到脊髓、大脑。疾病来源:蝲蛄、溪蟹。

4. 曼氏裂头蚴病　也属寄生虫病的一种。裂头蚴经皮肤或黏膜侵入人体后,逐渐移行至各组织、器官内寄生,以皮下、眼部及腹壁为常见,被侵袭的组织常呈炎症反应,局部可见浮肿及结节,继之坏死,甚至发生脓肿,如侵袭眼部可出现眼睑红肿、畏光流泪、视力减退甚至失明。曼氏裂头蚴还可侵犯中枢神经系统,出现脑裂头蚴病,导致头痛、癫痫等。疾病来源:蛙、蛇。

五、日本血吸虫

日本血吸虫(*Schistosoma japonicum*)也称日本裂体吸虫。Katsurada 于 1904 年在猫的门静

脉内查见一条血吸虫而定名。日本血吸虫成虫寄生于人及多种哺乳动物的门脉—肠系膜静脉系统,引起血吸虫病。血吸虫病是我国五大寄生虫病之一。

（一）形态

1. 成虫 雌雄异体。雄虫较粗短,乳白色,长 12~20mm,有发达的口、腹吸盘,自腹吸盘以下虫体形成抱雌沟,雌虫常居留于雄虫的抱雌沟内,呈雌雄合抱状态。雌虫前细后粗,形似线虫,体长 20~25mm,口吸盘较小。雌虫肠管内由于含有消化的或半消化的宿主血液,故外观上显黑褐色(图36-19)。

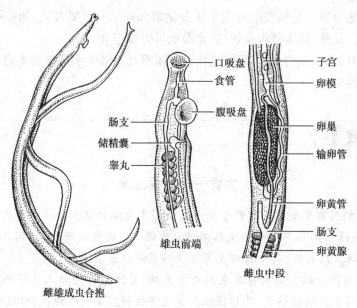

图36-19 日本血吸虫成虫

2. 虫卵 椭圆形,淡黄色,大小约 89μm × 67μm。卵壳薄而均匀,无卵盖,一侧有一小棘,称侧棘,卵壳表面常附有宿主组织残留物,内含一个毛蚴(图36-20)。

3. 尾蚴 血吸虫尾蚴属叉尾型,体长 280~360μm。由体部和尾部组成,尾部又分为尾干和尾叉。体部前端有特化的头器,其中央有一大的单细胞腺体,称为头腺。口孔位于虫体前端正腹面,腹吸盘位于虫体后部1/3处。尾蚴体中后部即腹吸盘周围有 5 对单细胞腺体,称为钻腺,有 5 对腺管(2 对为前钻腺,3 对为后钻腺)向前分两束伸入头器,并开口于顶端(图36-20)。

（二）生活史

成虫寄生于人及多种哺乳动物的门脉-肠系膜静脉系统。雌雄合抱的虫体常逆血流移行至黏膜下层的小静脉内产卵,所产的卵大部分沉积于肠壁的

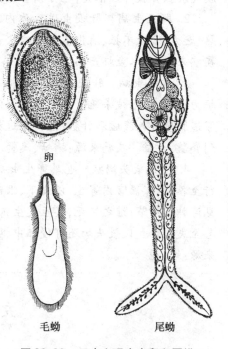

图36-20 日本血吸虫虫卵和尾蚴

小血管壁,部分虫卵随血流进入肝脏。约经 11 天卵细胞发育为毛蚴,肠黏膜内的虫卵由于卵内毛蚴分泌的溶细胞物质能透过卵壳,破坏血管壁,使周围组织发炎坏死,加以肠蠕动、腹内压和血管内压的作用,使坏死组织向肠腔溃破,虫卵随坏死组织落入肠腔,随粪便排出体外。含虫卵的粪便污染水体,在 25～30℃适宜的温度下,卵内毛蚴孵出。毛蚴孵出后在水的表面做直线运动,并有向光性和向清性的特点,毛蚴在水中能存活 1～3 天。如遇到中间宿主钉螺,毛蚴主动侵入螺体,经母胞蚴、子胞蚴产生许多尾蚴。成熟尾蚴离开钉螺,在水中靠尾部摆动来游动,接触到人或哺乳动物皮肤后,即以吸盘吸附,然后借助腺体分泌物的酶促作用,体部伸缩和尾部摆动的机械作用而钻入宿主皮肤,脱去尾部,成为童虫。

童虫很快侵入末梢血管或淋巴管内,随血流经右心到肺,穿过肺泡的小血管到左心入体循环,到达肠系膜上、下动脉,穿过毛细血管进入肝内门静脉寄生。此期童虫发育到一定程度,雌雄虫体分化、合抱并继续发育,最后逆血移行至肠系膜下静脉内寄生、交配、产卵(图 36-21)。日本血吸虫自尾蚴侵入到终宿主粪便中查到卵约需 30～40 天。成虫平均寿命约 4.5 年,最长可活 40 年之久。

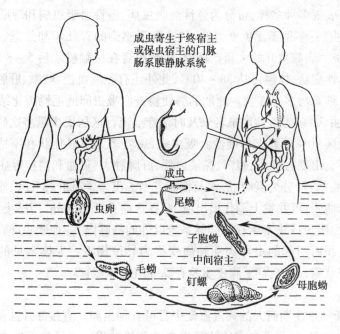

成虫寄生于终宿主
或保虫宿主的门脉
肠系膜静脉系统

成虫

尾蚴

虫卵

子胞蚴

中间宿主

毛蚴

钉螺

母胞蚴

图 36-21　日本血吸虫生活史

(三) 致病

日本血吸虫对人体的危害由其多个阶段引起。尾蚴入侵,童虫移行,成虫寄生,虫卵在组织中沉积以及它们的分泌物、代谢物和死亡后的分解物均能诱发宿主产生一系列的免疫应答及其相应的病理变化。虫卵是血吸虫病最主要的致病因子。虫卵肉芽肿是血吸虫病的最基本病变。

1. 尾蚴所致损害　尾蚴穿过皮肤可引起皮炎,称尾蚴性皮炎,是一种既有速发型也有迟发型的变态反应。表现为入侵局部瘙痒和丘疹。

2. 童虫所致损害　童虫在宿主体内移行可引起所经脏器的病变,以肺部病变较为明显,肺部组织炎症和点状出血,患者可出现咳嗽、咯血、发热、嗜酸性粒细胞增多等症状。

3. 成虫所致损害　成虫在静脉内寄生,一般无明显症状。少数可引起轻微的机械性损害,如静脉内膜炎及静脉周围炎等。但成虫的代谢物、分泌物和排泄物作为循环抗原不断入血,与相应的抗体结合形成免疫复合物,引起损伤组织的Ⅲ型变态反应。

4. 虫卵所致损害　虫卵沉积在宿主的肝脏及肠壁等组织,在其周围出现细胞浸润,形成虫卵肉芽肿及纤维化,是血吸虫的主要病变。

肉芽肿的形成和发展与虫卵的发育有密切关系。虫卵尚未成熟时,其周围的宿主组织无反应或反应轻微。当卵内毛蚴成熟后,其分泌的可溶性抗原,经卵壳上的微孔渗透到周围组织,经巨噬细胞吞噬处理呈递给辅助性T细胞,致敏的辅助性T细胞再次受到同种抗原刺激后产生各种淋巴因子,引起淋巴细胞、巨噬细胞、嗜酸性粒细胞、中性粒细胞及浆细胞趋向并聚集于虫卵周围,形成虫卵肉芽肿。

肉芽肿的形成是宿主对致病因子的一种免疫应答,其有利于隔离虫卵所分泌的可溶性抗原中的肝毒抗原对邻近肝细胞的损害,避免局部或全身免疫疾病的发生或加剧,与此同时,沉积在宿主肝、肠组织中的虫卵引起的肉芽肿又可不断破坏肝、肠的组织结构,引起慢性血吸虫病,因此虫卵是血吸虫病的主要致病因子。

血吸虫的临床表现多种多样,可分为急性血吸虫病、慢性血吸虫病和晚期血吸虫病。

(1)急性血吸虫病:多见于无免疫力的、初次重度感染的青壮年和儿童。当尾蚴侵入皮肤后,出现尾蚴性皮炎。当雌虫开始大量产卵时,少数患者在接触疫水后5~8周,出现以发热为主的急性变态反应性症状,体温可达38~40℃,此外还有黏液血便、咳嗽、肝肿大、轻度脾肿大、白细胞与嗜酸性粒细胞增多等症状。此期的粪便检查血吸虫卵或毛蚴孵化结果阳性。

(2)慢性血吸虫病:多为急性期患者未及时治疗或流行区居民少量多次感染由轻型或中型转化而来。在流行区90%的病人为慢性血吸虫病,患者多无明显症状和不适,为隐匿型患者;部分有症状的患者会出现有腹痛、腹泻、黏液血便、肝脾肿大、贫血和消瘦等症状和体征。

(3)晚期血吸虫病:可分为巨脾、腹水及侏儒三型。患者常有肝脾肿大、腹水、门脉高压、食管下端及胃底静脉曲张,可并发上消化道出血、肝昏迷而致死。此外,当感染大量尾蚴时,可引起异位寄生(日本血吸虫成虫寄生在门静脉系统以外的静脉内)。血吸虫卵在门静脉系统以外的器官或组织内沉积所引起的虫卵肉芽肿病变称为异位损害。人体常见的异位损害在肺和脑,其次为皮肤、甲状腺、心包、肾上腺皮质及脊髓等组织和器官。

(四)诊断

1. 病原学诊断　急性期病人的黏液血便中常可查到虫卵。直接涂片法简便,但检出率低。毛蚴孵化法检出率较高,尼龙袋集卵法等可提高粪便检效果。慢性期及晚期血吸虫病人肠壁组织增厚,排卵受阻,粪便中不易查获虫卵,可做直肠镜检查。

2. 免疫学诊断　方法有皮内试验、环卵沉淀试验、酶联免疫吸附试验和单克隆抗体酶联免疫吸附试验等。

(五)流行与防治

本病流行于亚洲。国内分布在长江流域及其以南的湖南、湖北等13个省、市、自治区。目前,上海、福建、广东、广西和浙江五个省、自治区达到基本消灭血吸虫病标准。

传染源是粪便中排卵的人及多种作为保虫宿主的哺乳动物,如黄牛、水牛、猪、狗、猫、羊、兔、鹿、鼠类、猴等。含血吸虫虫卵的粪便污染水源、水中钉螺的存在及人们由于生产和生活活动接触疫水,是传播的三个重要环节。不论何种性别、年龄和种族的人皆有易感性。

查治病人和病畜,控制传染源;结合农田水利基本建设,改变钉螺的滋生地的环境和在局部地区开展灭螺工作,是控制血吸虫病传播的重要措施;加强水、粪便管理,防止污染水体;对于必须和疫水接触者,要做好个人防护。血吸虫病治疗首选药物是吡喹酮。

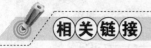

七律二首:送瘟神

《送瘟神》为毛泽东主席读了1958年6月30日《人民日报》,得知江西省余江县消灭了血吸虫病后,浮想联翩,夜不能寐。微风拂煦,旭日临窗。遥望南天,欣然命笔。

其一:绿水青山枉自多,华佗无奈小虫何。千村薜荔人遗矢,万户萧疏鬼唱歌。坐地日行八万里,巡天遥看一千河。牛郎欲问瘟神事,一样悲欢逐逝波。

其二:春风杨柳万千条,六亿神州尽舜尧。红雨随心翻作浪,青山着意化为桥。天连五岭银锄落,地动三河铁臂摇。借问瘟君欲何往,纸船明烛照天烧。

(刘爱芹)

第三节 绦 虫

一、绦 虫 概 论

绦虫(cestode)又称带虫(tapeworm),属扁形动物门绦虫纲,营寄生生活,是人体常见的寄生虫,可引起绦虫病。寄生于人体的绦虫有30余种,隶属于多节亚纲的假叶目(*Pseudophyllidea*)和圆叶目(*Cyclophyllidea*)。我国人体常见绦虫有10余种,主要有链状带绦虫(*Taenia solium*),肥胖带绦虫(*Taenia saginata*),细粒棘球绦虫(*Echinococcus granulosus*),微小膜壳绦虫(*Hymenolepis nana*),缩小膜壳绦虫(*Hymenolepis diminuta*),阔节裂头绦虫(*Diphyllobothrium latum*)等。

(一)形态特征

1. 成虫外观　背腹扁平,细长如带状,白色或乳白色,左右对称,体长数毫米至数米,多分节,由头节、颈节和体节(链体)三部分组成(图36-22)。

头节:位于虫体前端,细小,呈球形、方形或梭形,上有固着器官,如吸槽或吸沟、吸盘或兼有小钩。

颈节:头节之后,纤细的部分,不分节,内含生发细胞,可不断向后长出新的节片。

体节:是有颈节生成的长链状结构,又称链体。体节的数目由3~5节至数千节不等。每一节片内均有雌雄生殖器官各一套。依据生殖器官的发育程度将节片分为三种:靠近颈节的节片细小,扁方形,生殖器官尚未成熟,称幼节或未成熟节片;虫体中部节片渐长大,近方形,其内的雌、雄生殖器官已发育成熟,称成节或成熟节片;虫体后部的节片,较大,长方形,子宫内充满虫卵,其他生殖器官均退化、消失,称孕节或妊娠节片。虫体末端的孕节可逐节或逐段自链体脱落,即祖国医书中所记载的"白虫";而新节片又不断地从颈节长出,使绦虫保持一定的长度。

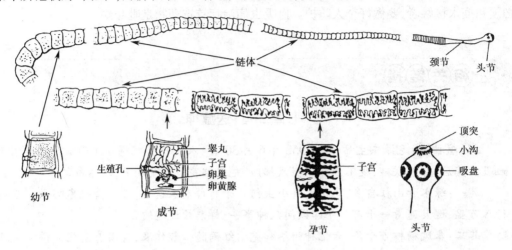

图36-22　绦虫成虫

2. 生殖系统　每一成节内有雌雄两性生殖器官各一套,少数有两套。雄性生殖器官有睾丸数个或数百个,散布于虫体背面的实质中,每个睾丸发出一条输出管,汇集成输精管,向前延伸,入阴茎囊,与储精囊、射精管相连。多数雄性生殖器官先于雌性成熟。雌性生殖器官有卵巢、卵黄腺、子宫、阴道等。卵巢分叶状,多数分左右两叶,位于节片腹面的中后部。卵巢发出输卵管与阴道、卵黄总管连接,膨大呈卵模通入子宫,卵模周围包绕着梅氏腺。卵黄腺呈滤泡状,分散于节片中或聚集成团块,位于卵巢后方。子宫呈管状或囊状。管状子宫盘曲在节片中部,开口于子宫孔。囊状子宫位于节片中部,无子宫孔,随着子宫内虫卵的发育和增多而向两侧分支,占满整个节片。阴道略弯曲,与输卵管平行,开口于节片侧面的生殖腔。

(二)生活史

绦虫的成虫寄生于脊椎动物的消化道,幼虫有多个发育阶段(图36-23),需要不同种类的中间宿主,绦虫各个发育阶段均营寄生生活。

1. 假叶目　生活史发育需要水环境和中间宿主体内发育。多数需要在两个中间宿主体内发育才能感染终宿主。虫卵随宿主粪便排出体外,在水中发育,孵出钩球蚴,钩球蚴如被第一中间宿主(甲壳类或桡足类节肢动物)食入后,在其体腔内发育为原尾蚴,第二中间宿主(为鱼类、两栖类或其他脊椎动物)吞食了含原尾蚴的第一中间宿主后,原尾蚴在其体内发育为裂头蚴。当终宿主食入含裂头蚴的第二中间宿主,裂头蚴在终宿主的

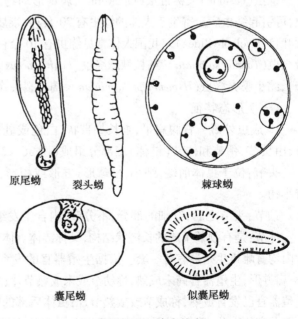

图36-23　绦虫幼虫

肠腔内发育为成虫。

2. 圆叶目　生活史发育只需一个中间宿主,个别种类可不需中间宿主,即成虫和幼虫在同一宿主体内完成生活史。排出体外的虫卵或脱落的孕节,如被中间宿主吞食后,虫卵内已发育成熟的六钩蚴在宿主消化道内孵出,钻入宿主肠壁,随血液和淋巴循环至宿主周身组织或体腔内发育为中绦期各种类型的幼虫,如囊尾蚴、似囊尾蚴、棘球蚴等。幼虫被终宿主食入后,在其体内发育为成虫。

二、链状带绦虫

链状带绦虫(*Taenia solium*)又称猪带绦虫、猪肉绦虫或有钩绦虫,是我国主要的人体绦虫。成虫寄生于人体肠道,引起猪带绦虫病;幼虫寄生于人体皮下、肌肉或内脏,引起囊尾蚴病或囊虫病。我国古代医学书籍称其为"白虫"或"寸白虫"。

(一)形态

1. 成虫　扁平、分节、长带状,约 2～4m 长,乳白色,半透明。头节细小,近球形,直径0.6mm,有四个杯状吸盘,顶部中央隆起为顶突,其上有 25～50 个小钩,大小交错排列成内外两圈。颈节纤细,不分节;链体由 700～1000 个节片构成,幼节扁方形,其内的生殖器官尚未成熟;成节正方形,内含成熟的雌雄生殖器官各一套。雄性生殖器官有睾丸,滤泡状,150～200个,分布于节片背面两侧,输精管横列于节片中部一侧,阴茎囊开口于虫体侧面的生殖腔。雌性生殖器官有卵巢,分 3 叶,位于节片后 1/3 的中央,左右侧叶较大,中央叶较小,在生殖孔一方。子宫长袋状,纵行于节片中央,阴道在输精管下方进入生殖腔。孕节较大,竖长方形,其他生殖器官均退化、萎缩,只有发达的子宫,充满虫卵,向两侧分支,每侧 7～13 支,每支末端再分支呈树枝状,每个孕节内约含 4 万个虫卵(图 36-24)。

2. 虫卵　近圆形,卵壳很薄,无色透明,易破碎。粪便内的虫卵实际上卵壳已脱落,大小为31～43μm,外层为胚膜。胚膜较厚,棕黄色,有放射状的条纹,新鲜虫卵隐约可见胚膜内有含 3 对小钩的六钩蚴(图 36-24)。

3. 猪囊尾蚴　又名猪囊虫。囊泡状,乳白色,半透明,10mm×5mm 大小,囊壁较薄,充满囊液,内有一个小米粒大小的白点,为翻卷收缩在囊内的头节。

(二)生活史

猪带绦虫的生活史需要终宿主和中间宿主。成虫寄生在人的小肠,人是唯一的终宿主。幼虫寄生在猪体,猪是中间宿主。幼虫可寄生在人体,人亦可作为中间宿主。

成虫寄生在人的小肠,以头节上的吸盘和小钩固着在小肠的肠壁上。虫体后端的孕节不断脱落随粪便排出,1 个月约排 200 节片。孕节有一定的活动力,可因受压而破裂使虫卵散出,污染环境。猪食入孕节或虫卵,在小肠内六钩蚴破胚膜而逸出,钻入肠壁,随血液、淋巴进入血循环,到达猪的全身组织,在横纹肌内,约 60～70 天发育为猪囊尾蚴。感染囊尾蚴的猪俗称"痘猪",称其肉为"米猪肉"或"豆猪肉"。猪囊尾蚴在猪体内可存活数年之久。

终宿主人食入含活囊尾蚴的猪肉而感染。囊尾蚴到达小肠,在消化液的作用下,头节翻出,以吸盘和小钩吸附在肠壁上,约 2～3 个月发育为成虫。成虫在人体内可存活 25 年以上(图 36-25)。人若误食虫卵或孕节,亦可在人体发育为囊尾蚴而致囊尾蚴病。

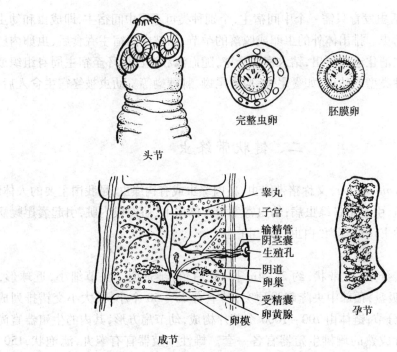

完整虫卵　胚膜卵

头节

睾丸
子宫
输精管
阴茎囊
生殖孔
阴道
卵巢
受精囊
卵黄腺
卵模

孕节

成节

图 36-24　链状带绦虫

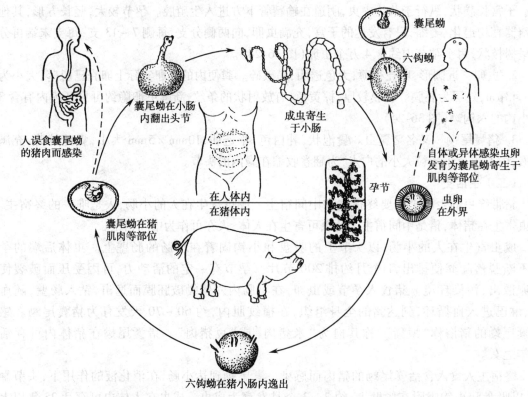

囊尾蚴
六钩蚴

成虫寄生
于小肠

人误食囊尾蚴
的猪肉而感染

囊尾蚴在小肠
内翻出头节

自体或异体感染虫卵
发育为囊尾蚴寄生于
肌肉等部位

虫卵
在外界

在人体内
在猪体内

孕节

囊尾蚴在猪
肌肉等部位

六钩蚴在猪小肠内逸出

图 36-25　链状带绦虫生活史

（三）致病

猪带绦虫的成虫和囊尾蚴均可寄生在人体,成虫引起肠绦虫病,猪囊尾蚴寄生引起猪囊尾蚴病或囊虫病。

1. 成虫致病　成虫寄生于人体小肠,头节上的顶突和小钩可对肠黏膜造成损伤。寄生人体的虫数常为一条,重度感染时也可有多条寄生。成虫寄生时常无明显症状。经常是发现粪便内有节片才来就诊,方知有肠绦虫。患者有腹部不适、消化不良、腹胀、腹痛、腹泻消瘦等症状。偶可致肠穿孔、肠梗阻及阑尾炎。

2. 猪囊尾蚴致病　猪囊尾蚴寄生人体引起囊尾蚴病,俗称囊虫病,其危害远远大于成虫。人体误食虫卵的方式有:①自身体内感染:体内有成虫寄生,因肠逆行蠕动,孕节或卵返流入胃而感染;②自身体外感染:体内有成虫寄生,排出的虫卵又感染了自己;③异体感染:经口感染了他人的虫卵。有成虫感染的患者,平均有14.9%(2.3~25%)的患者有囊尾蚴寄生。随囊尾蚴的生长可压迫组织,使其萎缩变性,其危害可因寄生的数量多少、寄生的部位及时间不同而有很大的差异。依寄生部位不同可将人体囊尾蚴病分为三类:

(1) 皮下及肌肉囊尾蚴病:囊尾蚴寄生于皮下、黏膜下或肌肉中。可形成直径为0.5~1.5cm的结节,数目可由1个至数百个不等。结节多为椭圆形,触摸时与周围组织无粘连、无压痛、可移动,且硬度近似软骨。囊尾蚴多见于头部和躯干部,常分批出现,可自行消失。感染轻时,无症状。重度感染时,可感到肌肉酸痛无力、发胀、麻木或呈现假性肌肥大症等。

(2) 脑囊尾蚴病:由于虫体寄生的部位、数量和机体对变态反应的反应性,临床表现复杂多样。可无任何症状突然猝死。癫痫发作、颅内压增高和精神症状是脑囊尾蚴病的三大主要症状,以癫痫发作最为常见。患者可出现头痛、恶心、呕吐、神志不清、失语等。

(3) 眼囊尾蚴病:囊尾蚴可寄生在眼的任何部位,但多累及眼球深部,如玻璃体和视网膜下,分别为40.5%~51.6%和37.1%。患者可有视力障碍及虫体蠕动感,眼底检查25%的患者有视盘水肿,5%的患者有视神经萎缩,重者致白内障、失明。

（四）寄生虫学诊断

1. 绦虫病的诊断　有绦虫感染时,粪便中常可排出孕节和虫卵,因此诊断时应注意询问排节片史,询问是否生食或半生食米猪肉对诊断猪带绦虫病人有一定价值。如果患者提供新鲜节片,可直接压片观察子宫分支数目;若节片已干硬则用生理盐水浸泡后再压片观察子宫分支数目。粪检虫卵检出率低,对可疑患者连续数天或采用集卵法检查虫卵可提高检出率。

2. 猪囊尾蚴病的诊断　比较困难,由于虫体寄生的部位、深浅不同及组织器官不同,采用的方法也不同。①皮下肌肉型囊尾蚴病:当触摸到可疑皮下结节时,可进行手术摘除活检,但应区分脂肪瘤和纤维瘤;②眼囊尾蚴病:用眼底镜检查眼底,可发现活的囊尾蚴;③脑囊尾蚴病的诊断:可做CT、磁共振(MRI)等影像学检查,配合免疫学诊断进行综合诊断。免疫学方法有ELISA、IHA、McAb技术等。

（五）流行及防治

除因宗教教规而禁食猪肉的国家和民族外,世界各地均有散在病例,尤以发展中国家较多。我国猪带绦虫病分布较广,东北、华北地区流行广泛,广西、云南等少数民族地区感染率较高,呈区域性流行。

本病的传播与猪的饲养方法有关和居民的生活习惯有关。有的地方的猪不圈养或"仔猪散养",居民随地大小便或人厕畜圈相连即"连茅圈",猪有机会直接吃到人粪中的孕节。在广西、云南和贵州等少数民族地区,居民有吃生肉、半生肉的习惯。我国多数的感染是通过煮大块肉或炒肉片时,温度不均或带肉馅食品蒸煮时间不足,肉里的囊尾蚴没有全部杀死所致。

对绦虫病人应及早驱虫,不仅可避免自身感染囊尾蚴病,而且可减少传染源,孕妇和晕车船者由于恶心呕吐易造成自身感染,因此应更注意及早驱虫。加强粪便管理,改进养猪方法,提倡圈养,猪圈与厕所分开。严格肉类检查,加强卫生宣传,注意个人卫生和饮食卫生,饭前便后要洗手,不吃生肉。治疗绦虫病可用吡喹酮或南瓜子和槟榔联合疗法。治疗囊虫病,吡喹酮、阿苯达唑是首选药物,尤其对皮肌型疗效显著,脑型病人易出现急性颅内压升高,必须住院服药,及时降颅压。眼型病例,宜先手术摘除囊尾蚴再服药,以保护视力。

三、肥胖带绦虫

肥胖带绦虫(*Taenia saginata*)又称牛带绦虫、牛肉绦虫,或无钩绦虫。它与猪带绦虫同属于带科、带属。两者形态和发育过程相似。

(一)形态

外形与猪带绦虫相似(图36-26)。虫体大小和结构异同见表36-3。两种带绦虫的虫卵在形态上难以区别。

表36-3 猪带绦虫和牛带绦虫的比较

鉴别点	猪带绦虫	牛带绦虫
体长	2～4m	4～8m 或更长
节片	700～1000节,节片较薄,透明	1000～2000 节,节片较肥厚,略透明
头节	球形,直径约1mm,有顶突及2圈小钩,约25～50个	略呈方形,直径约1.5～2.0mm,无顶突及小钩
成节	卵巢分左右两叶及中央小叶;睾丸数目375～575	卵巢仅有两叶;睾丸数目800～1200
孕节	子宫分支树枝状,每侧7～13枝	每侧约15～30支,支端呈叉状
囊尾蚴	头节有小钩,可寄生人体	头节无小钩,不寄生人体

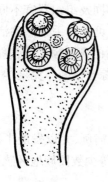

头节

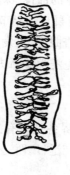

孕节

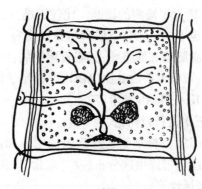

成节

图36-26 肥胖带绦虫

（二）生活史

成虫寄生在人的小肠上段，人是牛带绦虫的终宿主。孕节常逐节自链体脱落，随宿主粪便排出或主动从肛门逸出。通常每天排出 6～12 节，最多 40 节。脱落的孕节仍有较强的活动力，当孕节蠕动时将虫卵从子宫前端排出，或由于孕节的破裂虫卵散出。中间宿主牛吞食到虫卵或孕节后，虫卵内的六钩蚴即在其小肠内孵出，钻入肠壁，随血循环到牛周身各处，尤其是运动多的股、肩、心、舌和颈部等肌肉内，经 60～70 天发育为牛囊尾蚴。除牛以外，美洲驼、骆驼、狍、羊、长颈鹿、羚羊等也可被牛囊尾蚴寄生。

人食入含有囊尾蚴的生牛肉或未煮熟的牛肉，在小肠消化液的作用下，囊尾蚴头节即可翻出并吸附于肠壁，经 2～3 个月发育为成虫。成虫寿命可达 20～30 年，甚至更长。

（三）致病

寄生人体的牛带绦虫一般为 1 条，多者 7～8 条，最多可达 31 条。由于头节的吸盘及整个虫体对肠黏膜的机械刺激，可引起肠壁的炎症反应；脱落的孕节在肠内移动受到回盲瓣阻挡时，可加强活动而引起回盲部剧痛，虫体扭曲成团可造成肠梗阻；虫体吸取宿主大量的营养物质可造成维生素缺乏及贫血。

轻度感染者一般无明显症状，重度感染者可有腹部不适、腹痛、消化不良、腹泻、贫血、嗜酸性粒细胞增高等症状。另外，偶然还可引起阑尾炎、肠腔阻塞等并发症，还有孕节在子宫腔、耳咽管部位的异位寄生的报告。人体几乎没有牛囊尾蚴寄生的报道，至今全世界较可靠的人体感染记录仅有几例，一般认为牛囊尾蚴不寄生人体，显示人对牛带绦虫六钩蚴具有自然免疫力。

（四）寄生虫学诊断

牛带绦虫孕节活动力强，并常自动逸出肛门，因此询问病史非常重要，病人常自带孕节前来就诊。观察孕节的方法与猪带绦虫相同，根据子宫分支的数目特征可将两者区别。若节片已干硬，可用生理盐水浸软后再观察。通过粪检可查到虫卵甚至孕节，但采用肛门拭子法查到虫卵的机会更多。

（五）流行与防治

牛带绦虫呈世界性分布，尤其在有生食或半生食牛肉习惯的地区和民族中流行广泛，一般地区仅有散在的感染。我国 20 多个省有散在分布的牛带绦虫病例。在少数民族地区和牧区，如新疆、内蒙古自治区、西藏、宁夏和云南等地区有地方性流行。流行主要是含有虫卵或孕节的人粪污染牧草、水源等，当牛群放牧或饮水时而受感染。如苗族、侗族人喜欢吃"红肉"、"腌肉"，傣族人喜欢吃"剁生"等，都是将生牛肉切碎后稍加佐料即食。藏族人喜将牛肉稍风干即生食，或在篝火上烤食未烤熟的大块牛肉。这些食肉习惯都容易造成人群的感染。非流行地区无吃生肉的习惯，但偶尔因牛肉未煮熟或使用切过生牛肉的刀、砧板切生食菜时污染了牛囊尾蚴而引起感染。

人是牛肉绦虫的唯一终宿主。防治原则同猪带绦虫病。

四、细粒棘球绦虫

细粒棘球绦虫（*Echinococcus granulosus*）成虫寄生在犬、狼等食肉动物，幼虫寄生于羊、牛等食草动物，亦可寄生于人体引起棘球蚴病或包虫病。该病为人兽共患寄生虫病。

（一）形态

1. 成虫　是绦虫中最小的一种，长 2～7mm，包括头颈部、幼节、成节、孕节各一节

（图36-27）。头部呈梨形，有顶突和四个吸盘，顶突上有两圈小钩共28～48个，顶突伸缩力强。除头节外，各节片均为扁长形。成节有雌雄生殖器官各一套，生殖孔开口于节片一侧的中部偏后，睾丸45～65个，分布于生殖孔前后方。孕节最长，约占虫体全长的1/2，子宫内含虫卵200～800个（图36-27）。

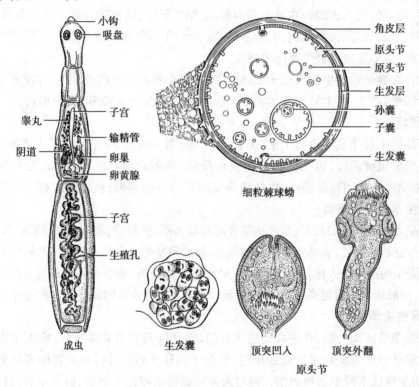

图36-27 细粒棘球绦虫

2. 虫卵　在光镜下与猪带和牛带绦虫卵基本上相同，统称为带绦虫卵。

3. 幼虫　即棘球蚴或包虫，为大小不等的囊状体（图36-27）。大小随寄生时间、部位和宿主的不同而异，其直径可从不足1cm至数十厘米。由囊壁和内含物组成。

囊壁分两层，外层为角皮层或称角质层，乳白色半透明，似粉皮状，厚约1mm，较脆易破，光学显微镜下无细胞结构。内层为生发层或称胚层，厚约20mm，紧贴在角质层内，基质内有细胞结构，可见细胞核。两层合称棘球蚴的内囊，内囊外有宿主组织形成的纤维性包膜，称棘球蚴的外囊，内、外囊有轻微粘连，易于剥离。

内含物包括棘球蚴的生发层向囊内长出的生发囊、子囊、及原头蚴。囊内充满无色透明的棘球蚴液。

原头蚴椭圆形或圆形，大小为170μm×122μm，为向内翻卷的头节。与成虫头节的区别在于体积小，顶突多凹陷，小钩数量少。

生发囊也称育囊，仅有一层生发层的小囊，直径1cm，有一个小蒂与胚层相连，在小囊内壁上有5～30个数量不等的原头蚴。

子囊可由棘球蚴（母囊）的生发层直接长出，也可由原头蚴或生发囊发育而成。子囊结构与母囊相似，囊壁也有生发层和角质层，囊内可长出原头蚴、生发囊以及与子囊结构相似的孙囊。有的母囊内无原头蚴、生发囊和子囊，称不育囊。

囊液为无色透明或略带黄色,比重1.01~1.02,pH6.7~7.8,内含蛋白质、肌醇、卵磷脂、尿素及少量糖、无机盐和酶等多种成分,具有抗原性。原头蚴、生发囊和子囊可从胚层上脱落下来,悬浮在囊液中,统称为棘球蚴砂或称囊砂。

(二)生活史

成虫寄生于犬、狼等食肉动物的小肠上段,孕节和卵随终宿主粪便排出,孕节活动力强,破裂后虫卵散出,污染牧场、蔬菜、水源等,致使中间宿主羊、牛、骆驼、猪、鹿等动物吞食虫卵或孕节而受感染,人也可感染。中间宿主吞食虫卵后,六钩蚴在小肠孵出,钻入肠壁,经血液循环至肝、肺等器官,经3~5个月发育成棘球蚴。棘球蚴囊内可有数千条至数万个原头蚴,一旦棘球蚴破裂原头蚴散出,就可在中间宿主体内形成许多新的棘球蚴。棘球蚴随被抛弃的牲畜内脏让犬等动物吞食后,每个原头蚴都可能发育为一条成虫。从犬吞食棘球蚴至粪便中出现虫卵或孕节,约经8周时间,成虫寿命一般为5~6个月(图36-28)。

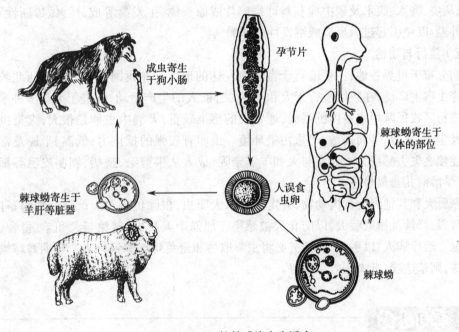

图36-28 细粒棘球绦虫生活史

人误食虫卵后,亦可在人体内发育为棘球蚴,即人体棘球蚴病或包虫病。棘球蚴可见于人体所有部位,较常见的寄生部位是:肝、肺、腹腔、脑、盆腔、骨等。

(三)致病

棘球蚴对人体的危害主要是机械性损害。因棘球蚴生长缓慢,初期症状不明显,患者多为童年时感染直至成年后有症状才就医。其症状及危害程度取决于棘球蚴的体积、数量、寄生部位和有无并发症。临床表现复杂多样,常见的症状有:

1. 局部压迫和刺激症状 由于棘球蚴不断生长,对寄生的器官及邻近组织器官产生挤压,引起组织细胞萎缩、坏死,受累部位有轻微疼痛和坠胀感。肝棘球蚴病常有肝肿大、肝区疼痛。肺棘球蚴病可有呼吸急促、胸痛、咳嗽、咯血等呼吸道症状。脑棘球蚴病的症状与脑瘤相似,可引起头痛、呕吐及癫痫等。骨棘球蚴病常发生于血管丰富的不规则骨,易造成骨折。

2. 过敏和毒性症状　常见有荨麻疹、哮喘、血管神经性水肿和过敏性休克等。查血时有嗜酸性粒细胞增多等过敏症状，以及厌食、消瘦、贫血、恶病质等毒性症状。

3. 包块　如寄生位置浅表的棘球蚴，在体表形成肿块，触之坚韧而富弹性。

4. 并发症　由于外伤或穿刺致棘球蚴囊破裂，如肝棘球蚴破入腹腔可致急性弥漫性腹膜炎或继发性腹腔棘球蚴病；肺部棘球蚴破入支气管时，可咳出大量液体和小的生发囊、子囊或角皮层碎片等。如棘球蚴液大量进入血循环，可引起过敏性休克，甚至死亡。

（四）寄生虫学诊断

患者是否来自流行的牧区，与羊、犬等动物和皮毛有无密切接触史对诊断有重要意义。B超、X线、CT、MR及同位素扫描等影像学检查对本病诊断与定位有很大帮助。免疫学检查是棘球蚴病常用的辅助诊断方法，一般可做出初步诊断。但确诊应以病原学为依据，即手术取出棘球蚴，或从痰、胸水、腹水及尿中检获棘球蚴碎片或原头蚴、生发囊等成分。做诊断性穿刺，要防囊液外溢，以免引起过敏反应或继发性棘球蚴病。

（五）流行与防治

本病分布于世界各地，主要流行于畜牧业发达的地区。在我国主要分布于西北牧区。细粒棘球绦虫宿主广泛，在牧区流行于犬和羊、牛之间，人的生产活动，促进了犬与多种家畜间的传播。流行区牧民常用家畜内脏喂犬，通常犬的感染较重，犬粪中虫卵量很大，大量虫卵随动物活动及尘土、风、水等而播散，严重污染环境。虫卵有较强的抵抗力，低温、干燥及常用消毒剂均不能使之失去感染力。儿童与犬和羊羔亲昵，成人从事剪毛、挤奶、剥制皮毛等都可能受感染，但学龄前儿童最易感。

捕杀野犬和其他野生食肉动物，并定期为家犬驱虫，根除传染源。严格处理病畜内脏，应深埋或焚毁，严禁乱抛或喂犬，以防止犬被感染。加强个人防护，避免与犬和羊、畜舍、毛皮等密切接触。治疗病人，以手术为主，务必将虫囊取尽和避免棘球蚴液外溢。早期棘球蚴病可用药物疗法，阿苯达唑、吡喹酮效果较好。

学习小结

医学蠕虫包括线形动物门、扁形动物门和棘头动物门的一些寄生虫。根据生活史类型分为土源性蠕虫和生物源性蠕虫。

寄生于人体的线虫主要有蛔虫、鞭虫、钩虫、蛲虫、丝虫和旋毛虫。虫体呈线状或圆柱状。其生活史包括卵、幼虫和成虫3个发育时期。蛔虫、鞭虫、钩虫、蛲虫和旋毛虫完成生活史不需要中间宿主，而丝虫完成其生活史需要中间宿主。线虫的致病因虫种、数量、发育阶段和寄生部位及宿主的免疫状态等因素有关。蛔虫以成虫引起的并发症对人体的危害最严重，有胆道蛔虫症和肠梗阻等；贫血是钩虫病的主要症状；丝虫主要是慢性期阻塞性病变，包括象皮肿、鞘膜积液和乳糜尿。线虫主要以病原学诊断作为确诊的依据。多数线虫病的首选药物为阿苯达唑和甲苯达唑，丝虫病首选药物为海群生。

理论与实践

素食者能患囊虫病吗?

在囊虫病的患者中有一部分自诉很少或从来不吃肉,而只吃素食,对自己得了囊虫病而深感惊诧,对医生的诊断产生疑虑。殊不知吃"素"的感染机会远远高于吃肉。

首先我们介绍一下囊虫病的感染过程:囊虫病是人群普遍易感的寄生虫病,且无终生免疫,它的感染方式有3种:自身体内感染;自身体外感染;异体外来感染。异体外来感染是由于食入了外界被他人虫卵污染的食物。主要的途径有:①家庭感染:家庭中有一个患有绦虫病,即可通过患者操持家务,如洗衣(内衣裤一起混洗)、做饭菜特别为生凉菜肴,而被污染误食;②公共场所感染:如到公共场所就餐而误食被污染的食品;③环境污染:市售瓜果、蔬菜、饮水被污染误食。

由此可见吃素的人也可患囊虫病。囊虫病人又以脑囊虫病最多见,且常引起癫痫发作。

寄生于人体的吸虫主要有华支睾吸虫、布氏姜片吸虫、卫氏并殖吸虫和日本血吸虫。除血吸虫外,其他3个吸虫均为雌雄同体,虫体呈扁平,舌状或叶状。其生活史复杂,需要水的环境,大多需要2个宿主。终宿主为人或脊椎动物;第一中间宿主通常是淡水螺,第二中间宿主依虫种的不同可为鱼类、甲壳类或节肢动物。生活史基本类型包括虫卵、毛蚴、胞蚴、雷蚴、尾蚴、囊蚴、(后)尾蚴或童虫与成虫,但日本血吸虫无囊蚴期,且生活史过程中只需要一个中间宿主。吸虫对人体的危害依据虫种和寄生部位而不同。诊断方法包括病原学诊断和免疫诊断,但病原学诊断是确诊的依据。吸虫病的首选药物为吡喹酮。

寄生于人体的绦虫主要有猪带绦虫、牛带绦虫和细粒棘球绦虫。绦虫的成虫均为白色或乳白色,带状且分节,由头节、颈节和体节三部分组成。体节由幼节、成片和孕节组成。绦虫的成虫和幼虫均营寄生生活,但幼虫对人体的危害要远大于成虫。猪带绦虫的成虫和幼虫均可寄生人体,分别引起猪带绦虫病和囊虫病;牛带绦虫仅成虫寄生于人体,引起牛带绦虫病;细粒棘球绦虫仅幼虫寄生人体,引起棘球蚴病(包虫病)。绦虫病的诊断可依据在肛周或粪便中检获虫卵或孕节,治疗用吡喹酮或槟榔和南瓜子联合疗法;囊尾蚴病的诊断采用免疫学和影像学诊断方法,并要结合病史和临床症状,治疗药物首选吡喹酮和阿苯达唑。

(刘爱芹)

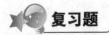 复习题

一、名词解释

1. 蠕虫

2. 土源性蠕虫

3. 生物源性蠕虫

二、简答题

1. 简述土源性线虫的主要寄生部位、感染期和感染方式。

2. 简述钩虫性贫血的致病机制。

3. 根据日本血吸虫生活史过程,简述其致病时期对人体的损害及后果。

4. 简述肺吸虫和姜片虫的寄生部位、终宿主、保虫宿主、第一、二中间宿主、感染阶段和感染途径及方式?

5. 为什么日本血吸虫成虫寄生于肠系膜静脉中,在粪便中可查到虫卵?

6. 肝吸虫寄生于人体什么部位? 怎样感染? 容易误诊为什么病? 怎样鉴别?

7. 肠内有猪肉绦虫寄生的人为什么易得囊虫病?

8. 囊虫病的感染有几种方式? 哪种方式感染的囊虫病最严重? 治疗囊虫病之前应注意些什么?

9. 为什么细粒棘球绦虫常见于牧区? 人是如何感染的? 可寄生于哪些部位?

第三十七章

医学节肢动物

学习目标

掌握:医学节肢动物的基本概念、对人体的危害和常见医学节肢动物与疾病的关系。

熟悉:医学节肢动物的生活史、形态特征、生态和常见种类。

了解:病媒节肢动物的判定和防制原则。

第一节 概 述

节肢动物(arthropod)种类多、分布广,占动物种类(100多万种)的85%。凡是能通过刺螫、寄生及传播病原体等方式危害人类健康,与医学有关的节肢动物称为医学节肢动物。其中能传播病原体的节肢动物称病媒节肢动物。

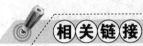

相关链接

病媒节肢动物的判定:一是生物学证据:①与人类关系密切,可经吸血或污染途径传播病原体;②是流行区优势种群;③病原体在体内能发育为感染期。二是流行病学证据:节肢动物地理分布和季节消长与虫媒病流行季节一致。三是实验室证据:病原体可人工感染节肢动物并成功感染实验动物。四是自然感染证据:从流行区可疑节肢动物分离检获自然感染的病原体。

一、医学节肢动物主要类群及特征

节肢动物是无脊椎动物中最大的一类,其主要特征为:虫体左右对称,有成对的分节附肢;体表由几丁质和醌单宁蛋白组成的外骨骼,肌肉组织与之相连,运动敏捷;开放式的循环系统,其主体称血腔,内含血淋巴;发育过程中大多有蜕皮和变态。

与医学有关的节肢动物隶属甲壳纲(Crustacea)、多足纲(Myriapoda)、唇足纲(Chilopoda)、五口纲(Pentastomida)、蛛形纲(Arachnida)及昆虫纲(Insecta)6个纲,其中具有医学重要性的种类绝大多数集中在昆虫纲和蛛形纲(表37-1)。

表37-1 医学节肢动物主要类群及其特征

分类	虫体	触角	翅	足	主要种类
昆虫纲	分头、胸、腹3部分	1对	1~2对,有的退化	3对	蚊、蝇、白蛉、蚤、虱、蜚蠊等
蛛形纲	分头胸部和腹部,或头胸腹融合为躯体	无	无	成虫4对,幼虫3对	蜱、革螨、恙螨、蠕形螨、疥螨、尘螨等
甲壳纲	分头胸部和腹部	2对	无	5对步足	淡水蟹、虾、蝲蛄、剑水蚤、镖水蚤等
唇足纲	分头和躯体	1对	无	每节1对	蜈蚣
多足纲	分头和躯体	1对	无	每节2对	马陆
五口纲	头胸腹不能区分	无	无	成虫无足幼虫2对	舌形虫

二、医学节肢动物对人体的危害

节肢动物对人体的危害可分为直接危害和间接危害两大类型。

(一)直接危害

1. 骚扰与吸血　蚊、白蛉、蚤、虱、臭虫、蜱、螨等叮刺吸血,除引起局部瘙痒,还影响睡眠和工作。

2. 寄生　蝇类幼虫寄生引起蝇蛆病,疥螨寄生于表皮角质层引起疥疮,蠕形螨寄生于皮脂和毛囊引起蠕形螨病,仓储螨类经呼吸道吸入引起肺螨症等。

3. 毒害与过敏　有些节肢动物的毒液、毒毛、涎液、分泌物、排泄物和皮屑壳等可引起毒害和过敏反应。蜱类、蜂类、蜈蚣、蝎子和毒蜘蛛螯刺可引起局部红肿、疼痛,严重者可出现神经麻痹、休克等症状,甚至死亡。刺蛾、松毛虫和桑白毛虫幼虫(俗称痒辣子)的刺毛触刺皮肤可引起皮炎、斑丘疹和骨关节病。尘螨可引起过敏性哮喘、鼻炎等。

(二)间接危害

节肢动物携带病原体可传播多种虫媒病,携带的病原体包括细菌、病毒、立克次体、螺旋体、原虫包囊、蠕虫虫卵等多种微生物和寄生虫(表37-2)。按其在传播过程中与病媒节肢动物之间的关系可分为机械性传播和生物性传播。

1. 机械性传播　病原体在节肢动物体表或体内的形态、数量不发生变化,病媒节肢动物只是机械性携带和传递病原体,如蝇、蜚蠊传播细菌和原虫包囊。

2. 生物性传播　病原体在节肢动物体内经过发育和/或繁殖后,以接种等方式传播疾病。根据病原体在节肢动物体内发育或繁殖的情况分为4种生物性传播形式。

表 37-2 我国主要虫媒病及其病媒节肢动物

类别	虫媒病	病原体	主要病媒节肢动物
细菌病	鼠疫	鼠疫杆菌	印鼠额蚤、方形有黄鼠蚤、长须山蚤
	野兔热	土拉伦斯菌	蜱、革螨
病毒病	流行性乙型脑炎	日本脑炎病毒	三带喙库蚊
	登革热	登革热病毒	埃及伊蚊、白蚊伊蚊
	森林脑炎	森林脑炎病毒	全沟硬蜱
	新疆出血热	新疆出血热病毒	亚洲璃眼蜱
立克次体病	流行性斑疹伤寒	普氏立克次体	亚洲璃眼蜱
	鼠型斑疹伤寒	莫氏立克次体	印鼠客蚤
	恙虫病	恙虫病立克次体	地理纤恙螨、红纤恙螨
螺旋体病	虱媒回归热	俄拜氏疏螺旋体	钝缘蜱
	莱姆病	伯氏包柔疏螺旋体	全沟硬蜱
原虫病	疟疾	疟原虫	中华按蚊、嗜人按蚊、微小按蚊、大劣按蚊
	黑热病	杜氏利什曼原虫	中华白蛉、中华白蛉长管亚种、硕大白蛉吴氏亚种
蠕虫病	班氏丝虫病	班氏吴策线虫	淡色库蚊、致倦库蚊
	马来丝虫病	马来布鲁线虫	中华按蚊、嗜人按蚊

(1)发育式:病原体在节肢动物体内只有发育变态,无数量的增加。如丝虫幼虫在蚊体内经发育后传播。

(2)繁殖式:病原体在节肢动物体内经繁殖增加数量,无形态的变化。细菌、病毒、立克次体、螺旋体等在节肢动物体内增殖到一定数量才具有传播能力,如蚤传播鼠疫。

(3)发育繁殖式:病原体在节肢动物体内不但发育而且繁殖,病原体只有在节肢动物体内完成发育和繁殖过程后才能传播疾病。如疟原虫在蚊体内的发育和繁殖。

(4)经卵传递:有些病原体不仅在节肢动物体内繁殖,而且侵入雌虫卵巢,经卵传至下一代,可在不同发育阶段传病。如硬蜱传播森林脑炎病毒,软蜱传播回归热疏螺旋体,蚊传播日本脑炎病毒等。

第二节 医学上常见的节肢动物

一、蚊

蚊(mosquito)属昆虫纲、双翅目、蚊科,是一类最重要的医学节肢动物,严重危害人类健康。已知世界上蚊种有 38 属 3350 多种和亚种,我国已发现有 18 属 374 种(亚种)。与疾病有关的主要是按蚊属(Anopheles)、库蚊属(Culex)和伊蚊属(Aedes)。

（一）生活史与形态

蚊的生活史包括卵、幼虫、蛹和成虫4个发育期,各期的形态和生活习性发生完全改变,称为全变态。雌雄交配后,雌蚊吸血,产卵于水中,气温约30℃时2天孵出幼虫。幼虫蜕皮4次,经5~7天化蛹。再经1~2天羽化为成蚊。7~15天完成一代发育,一年繁殖7~8代。

1. 成虫 虫体分头、胸、腹3部分,体长约1.6~12.6mm,属小型昆虫。体表有鳞片,呈灰褐色(按蚊属)、棕褐色(库蚊属)和黑色(伊蚊属)。头部呈半球形,有复眼、触须、触角各1对,触角分15节,3~15节每节长有轮毛,雌蚊的轮毛短而疏,雄蚊的轮毛长而密。雌蚊触角上另有一类短毛,对二氧化碳和湿度特别敏感,在寻觅吸血对象时起重要作用。还有一细长、针状结构的刺吸式口器称为喙。胸部分为前胸、中胸和后胸3节,各长有足1对。中胸最发达,长有膜质翅1对,翅脉有前缘脉、亚前缘脉和6根纵脉,其中2、4、5纵脉分叉,此脉序为蚊类的重要特征。腹部分为11节,第1节不易见,最末3节特化为外生殖器,是鉴别种类的重要依据(图37-1)。

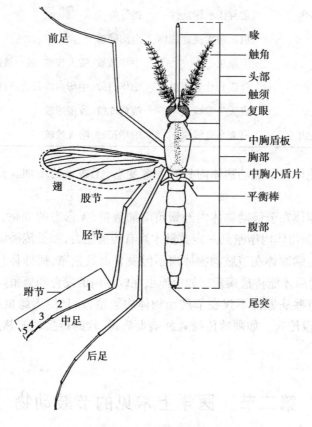

图37-1 成蚊模式图

2. 卵 卵圆形,长约1mm。形状及颜色因种而异,按蚊卵呈舟状,两侧有浮囊,浮在水面,库蚊卵呈圆锥状,无浮囊,多个粘成筏块状,浮在水面。伊蚊卵呈橄榄形,单个沉在水底(图37-2)。

3. 幼虫 幼虫分四龄,一龄幼虫长约1.5cm,经3次蜕皮发育为四龄幼虫时体长增长8倍,蜕皮4次化蛹。虫体分头、胸、腹3部分,头部有触角、复眼、单眼各1对,口器为嚼式。胸部呈方形,不分节。腹部细长,可见9节,第8节背面有1对呼吸孔(按蚊属)或呼吸管(库蚊属、伊蚊属),按蚊属幼虫第 1~7 节背面有成对的掌状毛,使幼虫浮在水面(图 37-2)。

4. 蛹 逗点状,不食能动。胸背两侧的 1 对呼吸管,是鉴别蚊属的重要依据(图 37-2)。

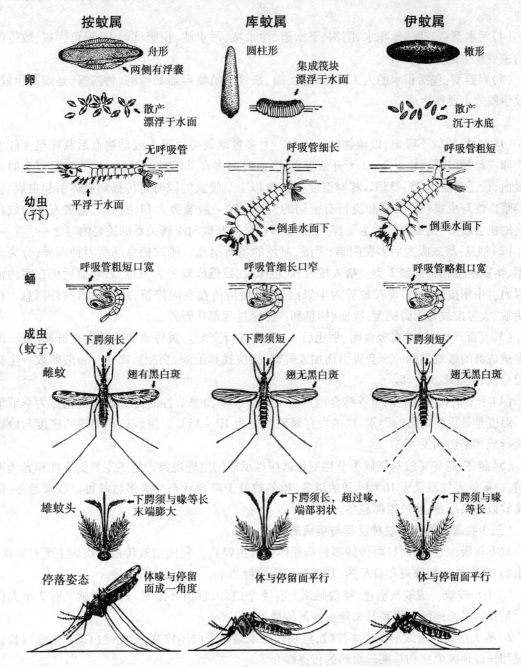

图 37-2 按蚊、库蚊和伊蚊三属各期形态主要鉴别

（二）生态

1. 孳生地 蚊卵、幼虫和蛹生活在水中,对水体的选择因种而异,大致可分为 5 种类型:

（1）田塘型:包括稻田、沼泽、池塘、人工湖等大型积水,是中华按蚊、三带喙库蚊的主要孳生地。

（2）缓溪型：包括小溪、溪床、灌溉沟渠、积水梯田等，是微小按蚊的主要孳生地。

（3）丛林型：包括丛林山溪、蔽荫溪床、石穴、泉潭等清洁小型积水，是大劣按蚊的主要孳生地。

（4）污水型：包括洼地积水、阴沟、下水道、污水坑、污水池、积肥坑等，是深色库蚊、致倦库蚊的主要孳生地。

（5）容器型：包括积水的人工容器如缸、罐、坛等和植物容器如树洞、竹筒等，是埃及伊蚊、白蚊伊蚊的主要孳生地。

2. 成虫生态

（1）食性：雄蚊不吸血，以植物汁液为食。大多数雌蚊必须吸人或动物血后其卵巢才能发育产卵。雌蚊多在羽化后 2~3 天开始吸血，吸血时间多在其活动时间，一般在 10℃ 以上时开始吸血，最适温度为 25~35℃，相对湿度在 50% 以上。吸血的同时可传播病原体引起虫媒病，蚊的嗜血性与虫媒病的传播和流行有密切的关系。蚊一般兼吸人和动物血，偏嗜人血的蚊种传病的机会较多，是虫媒病的主要媒介，吸血习性是判断蚊与疾病关系的重要内容之一。

（2）栖息：雌蚊吸血后多在阴暗、潮湿、避风的场所栖息。雌蚊栖息场所因种而异，分为家栖型、半家栖型和野栖型 3 类。嗜人按蚊、淡色库蚊、致倦库蚊等为家栖型，吸血后仍在室内消化胃血。中华按蚊、日月潭按蚊等为半家栖型，吸血后稍在室内停留，然后飞出室外栖息。白蚊伊蚊、大劣按蚊等为野栖型，吸血、栖息和产卵全过程都在野外。

（3）交配产卵：蚊常在吸血前、羽化后 1~2 天进行交配。黄昏或黎明前出现群舞现象，雌蚊常被成群的雄蚊飞舞的声音吸引而加入群舞，很快找到配偶，交配后离去。一般雌蚊一生只交配一次，但能多次产卵。

（4）季节消长：气温、雨量等综合因素造成的节肢动物季节性的种群数量变化称为季节消长。温度是最重要的影响因素，蚊的发育繁殖温度为 10~35℃。传病蚊种出现的密度与蚊媒病流行规律密切相关。

（5）越冬：越冬是蚊对气候季节性变化适应性反应的生理现象。越冬主要受温度和光周期影响，一般外界气温低于 10℃ 时开始越冬，越冬蚊处于滞育状态。大多数蚊种以成蚊越冬，微小按蚊以幼虫越冬，伊蚊以卵越冬。

（三）我国主要传病蚊种及其与疾病的关系

蚊不仅吸血骚扰，而且可传播多种病原体引起虫媒病。我国由蚊传播的疾病主要有疟疾、丝虫病、流行性乙型脑炎和登革热，其重要传病蚊种如下。

1. 中华按蚊　成蚊灰褐色，雌蚊触须上有 4 个白环，顶白环最宽，翅前缘脉上有 2 个大白斑。是我国平原地区疟疾和马来丝虫病的传播媒介。

2. 嗜人按蚊　成蚊形似中华按蚊，触须较细末端两个白环较宽，无翅缀白斑。是我国长江流域和丘陵地区疟疾和马来丝虫病的传播媒介。

3. 微小按蚊　成蚊体形小，触须上有 3 个白环，翅前缘脉上有 4 个白斑。是我国南方地区疟疾的传播媒介。

4. 淡色库蚊和致倦库蚊　成蚊形态相似，喙和足跗节无白环，第 2~6 腹节背面基部的白色条带。是我国南方广大地区室内常见的吸血蚊种，是班氏丝虫病的传播媒介。

5. 三带喙库蚊　棕褐色小型蚊种，喙中段有一宽白环，各足跗节基部有一窄白环，第 2~7 腹节背面有基部淡色带。是我国除新疆外绝大多数地区稻田蚊虫的优势种，是流行性乙型脑炎的主要传播媒介。

6. 白蚊伊蚊 成蚊黑色带银白色斑纹,是胸盾板正中有一明显白色纵纹,后跗 1~4 节有基白环,末节全白,第 2~6 腹节背面基部有白带。是我国登革热和乙型脑炎的传播媒介。

(四)防制原则

由于蚊的种类多、繁殖快、分布广、危害大,且抗药性问题越来越严重,所以目前多采取环境防制、化学防制、物理防制、生物防制和法规防制等综合防制措施。

1. 环境防制 环境治理、消灭孳生地是防蚊灭蚊的治本措施。改良稻田排灌方式,清除沟渠杂草等,可减少按蚊孳生;处理好生活污水,疏通下水道、污水沟,填平污水坑等,可减少库蚊孳生;清除小容器积水,搞好环境卫生,可减少伊蚊孳生。

2. 化学防制 杀灭幼虫常用双硫磷、倍硫磷、辛硫磷、杀螟松和溴氰菊酯等。室内灭蚊,常用喷雾器或气雾罐室内喷洒复合杀虫剂,如 0.4% 氯菊酯(3g)和胺菊酯(1g)或 0.2% 苄呋菊酯(0.2g)和胺菊酯(1.8g),也可用拟除虫菊酯类。菊酯类胶悬剂室内滞留喷洒,对防制按蚊效果明显。菊酯类固体或液体蚊香也有防蚊灭蚊作用。室外灭蚊,常用超低容量喷洒法快速杀灭疫区蚊媒。在居民点可用辛硫磷与马硫磷合剂,在村庄周围用 50% 马拉硫磷乳剂。

3. 物理防制 包括纱门、纱窗、蚊帐、电子诱蚊灯和电子避蚊器(可变式音频发生器)的使用等。

4. 生物防制 包括放养食蚊鱼类和施放生物杀虫剂。生物杀虫剂有苏云金杆菌 Bti-14 和球形芽胞杆菌等。

5. 法规防制 制订相应法律或规定,防止境外媒介蚊虫携带入境,对蚊媒病流行区强制性灭蚊,并进行定期检查、考核和监控。

二、蝇

蝇(fly)属昆虫纲,双翅目,环裂亚目,蝇科,全世界已知 10000 余种,我国记录有 1600 多种。其中与人类疾病有关的多属蝇科、丽蝇科、麻蝇科和狂蝇科。

(一)生活史与形态

蝇的生活史为全变态,成蝇羽化后 1~2 天即可交配,再经 2~3 天产卵,卵 1 天左右孵出幼虫,经两次蜕皮发育为三龄幼虫。在适宜环境中幼虫期为 4~8 天。幼虫成熟后,在距孳生地 0.5~1m 远、10~13cm 深的疏松土壤中化蛹。蛹期约 3~6 天后羽化为成蝇。在 30℃时,完成一代发育约需 10~15 天,每只蝇一个季节可繁殖 12~13 代。成蝇寿命一般为 1~2 个月,越冬成蝇可活半年(图 37-3)。

1. 成虫 虫体长 4~14mm,分头、胸、腹 3 部分,全身被的鬃毛。头部近球形,复眼 1 对,雌蝇两复眼间距离较宽,雄蝇距离较窄(麻蝇等例外)。头顶部有排列成品字形的单眼 3 个,触角 1 对,分 3 节。非吸血蝇类口器为舐吸式,由基喙、中喙和口盘(有 1 对唇瓣)组成,以口盘舐吸食物(图 37-4)。吸血蝇类的口器为刺吸式。胸部分前、中、后胸,中胸发达。中胸背板上鬃毛的排列、斑纹等特征是分类的依据。胸两侧有平衡棒和翅各 1 对,脉序有前缘脉、亚前缘脉和 6 根纵脉,第 4 纵脉末端的弯曲形状为分类鉴别特征。前、中、后胸各有足 1 对,足分节、多毛,跗节分 5 节,末端有爪和爪垫各 1 对,爪间突 1 个,爪垫密布纤毛,可分泌黏液,可携带大量病原体(图 37-5)。腹部分 10 节,背面可见 4~5 节,其余各节特化为外生殖器。雄蝇外生殖器特征是分类定种的重要依据。

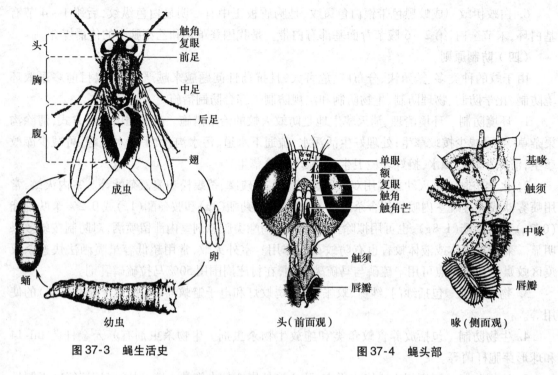

图 37-3　蝇生活史

图 37-4　蝇头部

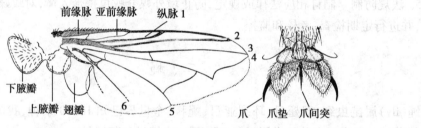

图 37-5　蝇翅及足端部

2. 卵　香蕉形,乳白色,长约 1mm。常数十至数百粒堆积成块。

3. 幼虫　俗称蛆,无足无眼,头部有口钩 1 对,胸部第 1 节有前气门 1 对,腹部末端有后气门 1 对。后气门由气门环、气门裂和钮孔组成,是幼虫分类鉴别的重要依据。

4. 蛹　圆筒形,棕褐色至黑色。不食不动,在夏秋季约 3~6 天羽化为成蝇。

（二）生态

1. 孳生地　依据孳生物性质的不同,可将蝇类孳生地分为人粪类、畜禽粪类、腐败动物质类、腐败植物质类和垃圾类等 5 类。不同蝇种的孳生地不同,但有的蝇种对孳生地要求不严格。

2. 食性　成蝇食性可分为不食蝇类(如狂蝇、皮蝇和胃蝇科)、吸血蝇类(如螫蝇属和舌蝇属)和非吸血蝇类(蜜食性、粪食性和杂食性)。杂食性蝇类如舍蝇,以食物、排泄物、分泌物和腐败动植物为食,取食频繁,边进食、边呕吐、边排便。该习性在机械性传播疾病中具有重要意义。

3. 活动与栖息　蝇类的活动和栖息因种而异。活动主要受温度和光照影响。多在白天活动,夜间常栖息在室内、外蔽光、无风的场所。如舍蝇,9℃时可爬行,12℃以上可飞行,15℃以上开始进食,17℃以上产卵,30℃时最活跃,飞行速度可达 6~8 公里/小时。活动范围一般为1~2 公里,可随车、船、飞机等交通工具扩散。

4. 季节消长 蝇对气候的适应性不同,我国蝇类可分为春秋型(如巨尾阿丽蝇、夏厕蝇)、夏秋型(如大头镏金蝇、丝光绿蝇、尾黑麻蝇)、夏型(如厩螫蝇、厩腐蝇)、秋型(如舍蝇等)。其中夏秋型和秋型蝇类与夏秋季传染病关系密切。

5. 越冬 越冬虫期因种或地区不同而异。大多数蝇种以蛹在孳生地附近土壤中越冬,而舍蝇在不同地区以不同虫期越冬。

(三)我国常见种类

1. 舍蝇 成蝇体长 5~10mm,灰褐色。胸背部有 4 条黑色纵纹,翅第 4 纵脉急弯成钝角,末端与第 3 纵脉距离较近。腹部橙黄色。全国分布。

2. 丝光绿蝇 成蝇体长 5~10mm,呈绿色金属光泽,中胸背板鬃毛发达,颊部银白色。全国分布。

3. 大头金蝇 成蝇体长 8~11mm,呈青绿色金属光泽,头宽于胸,复眼深红色,颊部杏黄色。全国分布,以长江以南多见。

4. 巨尾阿丽蝇 成蝇体长 5~12mm,呈深蓝色金属光泽,全身多毛。颊部黑色。除新疆外,全国分布。

5. 尾黑麻蝇 成虫体长 6~12mm,暗灰色,胸背部有 3 条黑色纵纹,腹部背面有黑白相间的棋盘状斑。雄蝇外生殖器亮黑色。全国分布,以东部地区为主。

6. 厩螫蝇 成虫体长 5~8mm,暗灰色,形似舍蝇。刺吸式口器,胸背部有 4 条不清晰的黑色纵纹,翅第 4 纵脉呈弧形弯曲,末端与第 3 纵脉距离较远。除青藏高原外,全国分布,以华东、华北和西北地区为主。

(四)与疾病的关系

蝇的危害除骚扰、吸血和污染食物外,更重要的是传播多种疾病和寄生引起蝇蛆病。

1. 传播疾病

(1)机械性传病:非吸血蝇类体内个携带病原体可传播霍乱、伤寒、痢疾、肝炎、结核、雅司病、沙眼、结膜炎、肠道原虫病和蠕虫病等多种传染病。吸血蝇类可实验传播脊髓灰质炎、炭疽、螺旋体病和皮肤利什曼病等。

(2)生物性传病:冈田绕眼果蝇和变色伏绕眼果蝇是结膜吸吮线虫的中间宿主。舌蝇(采采蝇)可传播锥虫病(睡眠病)。

2. 蝇蛆病 蝇类幼虫寄生于组织和器官可引起蝇蛆病。不食蝇类,如狂蝇幼虫可引起眼蝇蛆病;皮蝇幼虫可引起皮肤蝇蛆病;误食蝇卵或幼虫可引起胃肠道蝇蛆病;多种蝇类可产卵或产蚴于创面,引起创伤蝇蛆病,或产卵或产蚴于人体腔道,引起耳、鼻、咽、口腔及泌尿生殖道蝇蛆病。

(五)防制原则

目前蝇的防制仍然是采取环境防制、物理防制、化学防制和生物防制等综合防治措施。搞好环境卫生,清除蝇的孳生地是防制的基本环节,杀灭越冬虫态和早春第一代及秋末最后一代成蝇是防制的有效措施。

1. 环境防制 加强粪便和垃圾的管理,搞好环境卫生,清除蝇的孳生地。

2. 物理防制 采用淹杀、闷杀、捞出烫煮和堆肥等方法杀灭幼虫和蛹。用直接拍打、捕蝇笼诱捕和粘蝇纸粘捕等方法杀灭成蝇。安装纱门、纱窗防蝇入室。

3. 化学防制 在蝇孳生地喷洒杀虫剂杀灭幼虫,在蝇栖息场所用滞留喷洒或超低容量喷雾可有效杀灭成蝇。常用药物有敌百虫、倍硫磷、马拉硫磷、溴氰菊酯、氯氰菊酯等。

4. 生物防制 利用蝇类天敌和致病生物灭蝇,如释放寄生蜂灭蝇蛹,喷洒苏云金杆菌 H-9 外毒素灭蝇幼虫。

三、人 疥 螨

人疥螨(*Sarcoptes scabiei*)属蛛形纲,真螨目,粉螨亚目,疥螨总科,疥螨科,疥螨属,是一种寄生于皮肤表皮角质层的永久性寄生螨。

(一)生活史与形态

生活史包括卵、幼虫、前若虫、后若虫和成虫 5 个发育期(图37-8)。卵呈椭圆形,淡黄色,壳薄,大小为 0.08mm×0.18mm,产出后 3~5 天孵出幼虫。幼虫 3 对足,后 1 对具长鬃。幼虫在隧道中发育,经 3~4 天蜕皮为若虫,若虫有 4 对足,形似成虫。雄性若虫仅有 1 期,经 2~3 天蜕皮为雄性成虫。雌性若虫有 2 个期,前若虫经 2~3 天蜕皮为后若虫,其阴道已形成并可交配,又称为青春期若虫。再经 3~4 天蜕皮为雌性成虫。雄性成虫与青春期若虫多于夜间在皮肤表面完成交配,雄虫交配后不久即死亡,雌虫钻入宿主皮内蜕皮发育为雌性成虫,2~3 天后在隧道内产卵。生活史一般需 10~14 天。雌虫寿命约 6~8 周(图37-6)。

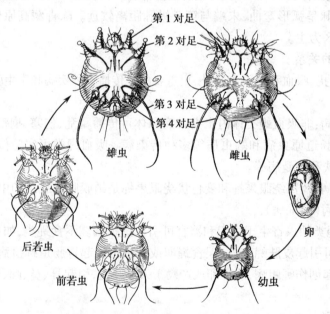

图37-6 人疥螨生活史及各期形态

成虫类圆形,背面隆起,淡黄或乳白色,雌虫长 0.3~0.5mm,雄虫略小。颚体短小,位于体前端,主要由 1 对钳状螯肢和 1 对圆锥状须肢组成。体背隆起,有波状皮纹、皮棘和刚毛,背面前部有盾板,雄虫背面后半部还有 1 对后侧盾板。腹面有 4 对粗短呈圆锥形的足。前两对足末端为吸垫。后 2 对足末端,雌虫均为长刚毛,雄虫第 3 对足末端为长刚毛,第 4 对足末端为吸垫(图 37-7)。

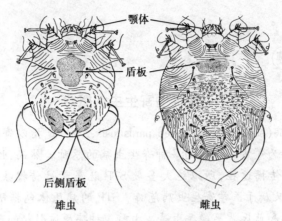

颚体
盾板
后侧盾板
雄虫   雌虫

图 37-7 人疥螨成虫背面

（二）生态

人疥螨寄生在人体表皮角质层深处,以角质组织和淋巴液为食,以螯肢和前跗爪挖掘,逐渐形成与皮肤平行的隧道,长约 2 ~ 16mm。寄生部位以人体皮肤较柔软细嫩处多见,包括指间、手背、腕屈侧、肘窝、腋窝、脐周、腹股沟、阴囊、阴茎、乳房处等处。交配发生在雄性成虫与雌性后若虫之间,多在皮肤表面夜间进行。交配后的雌虫为找到适宜寄生部位挖掘隧道寄生产卵,最为活跃,此时是最易感染新宿主的时期。人疥螨的扩散和传播与环境温、湿度有关,在较湿润的条件下,有效扩散温度为 15 ~ 35℃,有效扩散时限为 1 ~ 6 天,在此条件下虫体活动正常并具感染能力。

（三）致病及临床表现

人疥螨对人体的损害主要是挖掘隧道时对角皮层的机械刺激及其分泌物、排泄物、崩解物引起的超敏反应,临床称之为疥疮(scabies)。皮损表现为局部皮肤出现丘疹、水疱、脓疱、结节、肉芽肿及隧道。丘疹呈散在分布,隧道呈浅灰色弯曲细线,隧道的盲端有虫体寄生,肉眼可见呈灰白色小点。虫体寄生产生局部奇痒,白天较轻,夜晚加剧。搔抓后可引起出血和继发感染等并发症。

（四）诊断

根据临床症状和接触史可作初步诊断,检出病原体即可确诊。病原检查方法有:用消毒针尖挑破隧道末端的小白点,取出虫体镜检;用消毒的矿物油滴于皮肤患处,再用刀片轻刮局部,将刮取物镜检;用解剖镜直接检查皮损部位,发现隧道或其末端的虫体轮廓后,用手术刀尖端挑出虫体镜检。

（五）流行与防治

疥疮呈世界性分布,流行广泛。在欧美呈周期性暴发流行,在我国各地均发现病例。其感染方式主要是通过直接接触,如与患者握手、同眠、性交等。另外也可通过患者的衣被、手套、鞋袜等间接接触传播。许多寄生于其他哺乳动物的疥螨偶有机会感染人,但都为时短暂,症状较轻。

防治原则包括治疗病人,控制传染源;注意环境和个人卫生,避免接触患者及其衣被;杜绝卖淫嫖娼。治疗疥疮常外用 10% 硫磺软膏、10% 苯甲酸苄氯菊酯洗剂、1% 优力肤霜剂等,口服伊维菌素。

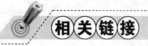

性传播寄生虫病概念

性传播寄生虫病(sexually transmitted parasitosis,STP)是指以寄生虫为病原体,可以通过性接触、类似性行为等方式传播的多种寄生虫病的总称。然而,性接触或类似性行为并非这类疾病的唯一传播途径,所以绝大多数 STP 既属于性传播疾病(sexually transmitted disease,STD)范畴,又属于医学寄生虫病范畴。STP 的病原体包括阴道毛滴虫、疥螨、耻阴虱、溶组织内阿米巴和蓝氏贾第鞭毛虫等。由前 4 种病原体引起的阴道毛滴虫病、疥疮、阴虱病和阿米巴病较多见,已被列为重点防治和监测的 STD。

四、毛囊蠕形螨和皮脂蠕形螨

蠕形螨(demodicidosis)属蛛形纲,真螨目,蠕形螨科,蠕形螨属,是一类永久性寄生螨。寄生于人和哺乳动物的种类已知有 140 余种和亚种。其中毛囊蠕形螨(*Demodex folliculorum*)和皮脂蠕形螨(*Demodex brevis*)可寄生于人体毛囊和皮脂腺。

(一)生活史与形态

两种蠕形螨的发育过程基本相似,包括卵、幼虫、前若虫、若虫和成虫 5 个期。雌虫产卵于毛囊或皮脂腺内,毛囊蠕形螨卵呈蘑菇状,皮脂蠕形螨卵呈椭圆形,大小约 0.03mm × 0.10mm。经约 60 小时孵出幼虫,再经约 36 小时蜕皮为前若虫。幼虫和前若虫有 3 对足,经约 72 小时蜕皮发育为若虫。若虫有 4 对足,形似成虫,但生殖器官未发育成熟,不食不动,经 2～3 天发育蜕皮为成虫。雌虫 120 小时左右发育成熟,雌雄虫在毛囊口交配后,雄虫死亡,雌虫进入毛囊或皮脂腺内产卵。整个发育过程需约半个月。雌虫寿命 4 个月以上(图 37-8)。

成虫细长呈蠕虫状,乳白色,半透明,体长约 0.15～0.30mm,雌虫略大于雄虫,由颚体、足体和末体 3 部分组成。颚体在虫体前端,有 1 对须肢和 1 对细针状的螯肢,为刺吸式口器。足体约占体长的 1/4,有 4 对足,粗短呈芽突状(图 37-9)。

(二)生态

蠕形螨主要寄生于人体的鼻、鼻唇沟、额、下颌、颊部、眼睑周围和外耳道,也可寄生于头皮、颈部、肩背、胸部、乳头、大阴唇、阴茎和肛门等处的毛囊和皮脂腺中。毛囊蠕形螨寄生于毛囊,一般 1 个毛囊内寄生有 3～6 个。皮脂蠕形螨常单个寄生于皮脂腺和毛囊腺中。蠕形螨对湿度、温度敏感,最适温度为 37℃,当宿主体温升高或降低时,虫体爬出体表活动,5℃时可活 1 周左右,而在干燥环境中可活 1～2 天。3% 来苏尔或 75% 酒精 15 分钟可杀死蠕形螨,日用肥皂水不能杀死蠕形螨。

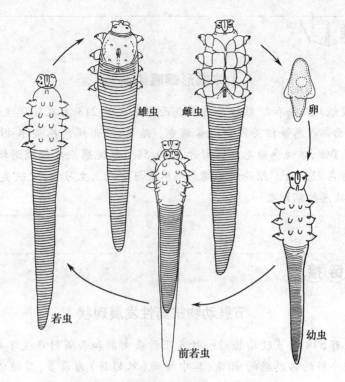

雄虫　　雌虫

卵

若虫

前若虫

幼虫

图 37-8　毛囊蠕形螨生活史及各期形态

（三）致病与诊断

毛囊蠕形螨和皮脂蠕形螨为条件致病性寄生螨，对人体的危害程度取决于虫种、感染度和宿主的免疫力等因素有关，并发细菌感染可加重症状。绝大多数感染者为无症状带虫者，或仅有轻微痒感或烧灼感。寄生虫体的机械刺激及其排泄物、分泌物的化学刺激引起皮肤组织的炎症反应。蠕形螨寄生是毛囊炎、脂溢性皮炎、痤疮、酒渣鼻、眼睑缘炎和外耳道瘙痒症等疾病的病因或诱因。

常用诊断方法有：①挤压涂片法：用痤疮压迫器刮取或用手指挤压，将刮出物置于载玻片上，加 1 滴甘油和盖玻片镜检。②透明胶纸粘贴法：睡前将透明胶纸粘贴于鼻、鼻唇沟、额部等处，次晨取下贴于载玻片上镜检。③挤粘结合法：在检查部位粘贴透明胶纸后，再用拇指挤压胶纸粘贴部位，取下胶纸镜检。

（四）流行与防治

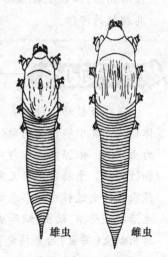

雄虫　　雌虫

图 37-9　皮脂蠕形螨成虫

蠕形螨感染呈世界性分布，我国各地人群感染率一般在 20% 以上，最高达 97.86%。人的感染是通过直接或间接接触方式传播。注意个人卫生，避免与感染者接触，不用不洁的公共盥洗器具、毛巾、枕巾和被褥等物品是预防感染的主要措施。常用治疗方法有口服甲硝唑或伊维菌素和维生素 B_6，同时外用 2% 甲硝唑霜剂、苯甲酸苄酯乳剂、二氯苯醚菊酯霜剂或硫磺软膏等。

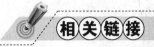

人体蠕形螨感染调查

采用透明胶纸粘贴法和挤粘结合法检查西安某大学 213 名在校学生,同时对卫生习惯、皮肤类型和面部疾患等相关因素问卷调查。结果,蠕形螨总感染率 49.3%,其中男性 51.3%,女性 47.0%,单纯感染毛囊蠕形者占 70.5%,单纯感染皮脂蠕形螨者占 3.8%,两种螨混合感染者占 25.7%。结论认为蠕形螨感染与个人卫生习惯、皮肤类型密切相关,是痤疮、酒渣鼻等疾患的病因之一。

相关链接

节肢动物抗药性发展现状

目前至少有 548 种节肢动物对一种或几种杀虫剂和杀螨剂产生了抗药性,抗性虫种数目最多的 5 个目约占总数的 90%,其中蚊蝇(双翅目)为最多,其他依次为蜱螨(蜱螨目)、蝶蛾(鳞翅目上)、甲虫(鞘翅目)和虱蝉等(同翅目)。对有机氯类杀虫剂产生的抗性最普遍,约占总数的 66%,有机磷类占 29%,氨基甲酸类占 5%。因此,应制定相应的预防措施,加强抗性预防的宣传,合理使用杀虫剂和杀螨剂,在开发杀虫剂时也要注重对其抗性的评估。

学习小结

医学节肢动物种类多,分布广,可通过直接危害和间接传播病原体等多种方式危害人体健康。其中能传播病原体的节肢动物称为病媒节肢动物,由病媒节肢动物传播的疾病称为虫媒病。依据病原体与病媒节肢动物的关系,虫媒病的传播方式可分为机械性传播和生物性传播。生物性传播又包括发育式、繁殖式、发育繁殖式和经卵传递等多种传播方式。昆虫生活史过程中的形态结构、生理功能和行为本能等一系列变化的总和称为昆虫变态。生活史经历卵、幼虫、蛹和成虫四个完整发育阶段的称为全变态,如蚊、蝇等。生活史中卵孵出幼虫(若虫)后直接发育为成虫的称为半变态,如虱、蜚蠊等。医学节肢动物可携带和传播细菌、病毒、立克次体、原虫包囊、蠕虫虫卵等病原生物引起多种虫媒病。病媒节肢动物的判定和防制是虫媒病防制中的重要环节,综合防制措施包括:环境治理、物理防制、化学防制、生物防制、遗传防制和法规防制。

(杨维平)

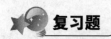 **复习题**

一、名词解释

1. 医学节肢动物　　　　　　　　3. 全变态

2. 病媒节肢动物　　　　　　　　4. 半变态

二、简答题

1. 医学节肢动物对人类有哪些危害？

2. 节肢动物生物性传播疾病的方式有哪些？并举例说明。

3. 蚊主要传播哪些疾病？如何防制？

4. 简述蝇与疾病的关系及其防制原则。

5. 简述疥疮的诊断与防治。

6. 简述病媒节肢动物的判定原则。

主要参考文献

1. 李凡,刘晶星. 医学微生物学. 第7版. 北京:人民卫生出版社,2008.
2. 金伯泉. 医学免疫学. 第5版. 北京:人民卫生出版社,2008.
3. 龚非力. 医学免疫学. 第3版. 北京:科学出版社,2009.
4. 高晓明. 医学免疫学. 第2版. 北京:高等教育出版社,2011.
5. 肖纯凌. 病原生物学和免疫学. 第6版. 北京:人民卫生出版社,2009.
6. 郭晓奎. 病原生物学. 北京:科学出版社,2007.
7. 夏克栋. 病原生物与免疫学. 第2版. 北京:人民卫生出版社,2007.
8. Brook GF,Butel JS. Jawetz,Melnick & Adelberg's Medical Microbiology. 23th ed. New York:McGraw-Hill,2004.